Alter und Krankheit in der Frühen Neuzeit

Kultur der Medizin
Geschichte – Theorie – Ethik

Herausgegeben von Andreas Frewer

Band 10
Editorische Mitbetreuung:
Andreas Frewer und Brigitte Lohff

Daniel Schäfer, Privatdozent, Dr. phil., Dr. med., ist Arzt, Germanist und derzeit wissenschaftlicher Mitarbeiter am Kölner Institut für Geschichte und Ethik der Medizin.

Daniel Schäfer

Alter und Krankheit in der Frühen Neuzeit

Der ärztliche Blick auf die letzte Lebensphase

Campus Verlag
Frankfurt/New York

Gedruckt mit der Unterstützung des Forschungspools KÖLN FORTUNE

Bibliografische Information der Deutschen Bibliothek
Die Deutsche Bibliothek verzeichnet diese Publikation in der Deutschen Nationalbibliografie.
Detaillierte bibliografische Daten sind im Internet über http://dnb.ddb.de abrufbar.
ISBN 3-593-37462-5

Druck und Bindung: PRISMA Verlagsdruckerei GmbH
Gedruckt auf säurefreiem und chlorfrei gebleichtem Papier.
Printed in Germany

Inhalt

Danksagung 11

EINBLICK:
GERIATRIE HEUTE UND GESTERN 13

1. Methodische Überlegungen 16
2. Leitfragen 18
3. Quellenauswahl 19
4. Gliederung der Untersuchung 20
5. Forschungsstand 21
6. Einführung in das Thema 24
Anmerkungen 26

ÜBERBLICK:
WAHRNEHMUNGEN, WERTUNGEN, WISSENSKULTUREN

1. Das Wissen der Alten: Darstellungsweisen des Alters aus der Antike und dem Mittelalter 31

1.1 Beschreibung des Alters 33

1.1.1 Einordnung nach qualitativen und quantitativen Kriterien 33

1.1.2 Begriffsdeutung 36

1.2 Bewertung des Alters 38

1.3 Grundlagen aus Naturphilosophie und Theologie 40

1.3.1 Natur des Alterns 41

1.3.2 Todeskonzepte 43

1.3.3 Langlebigkeit 44

1.4 Physiologie 47

1.4.1 Kälte 48

1.4.2 Trockenheit 49

1.4.3 Feuchtigkeit 50

1.4.4 Verdauungsschwäche und ihre Folgen 52

1.4.5 Mangel an Blut und Samen 53

1.4.6 Fäulnis infolge Anhäufung von Abfallprodukten 54

1.4.7 Der Faktor Luft 55

1.5 Pathologie 56

1.5.1 Alter als Folge von Krankheit: Das Marasmus-Konzept 56

1.5.2 Alter als Ursache für Krankheit: Das Konzept der Alterskrankheiten 58

1.6 Lebensregel und Therapie 60

Anmerkungen 66

2. Zwischen Altenfürsorge und Lebensverlängerung: Schriften zum Alter bis 1650 81

2.1 Gerokomien 86

2.1.1 Physiologische Konzepte 89
2.1.2 Pathologie 94
2.1.3 Diätetik. 102
2.1.4 Therapie 111
2.1.5 Ergebnisse 116

2.2 Universalmedizinische Schriften (Summen) 118

2.3 Schriften zum Thema Langlebigkeit 122
2.3.1 Diskussion anhand von Beispielen 123
2.3.2 Modifizierung der galenistischen Theorie 130
2.3.3 Therapeutische Strategien auf alchemistisch-iatrochemischer Grundlage 133

2.4 Ärztliche Schriften zur Bewertung des Alters 144

Anmerkungen 151

3. Das Alter in der Alten Universität: Eklektizismus nach 1650 168

3.1 Medizinische Hochschulschriften 169
3.1.1 Übersicht 171
3.1.2 Physiologische Konzepte 177
3.1.2.1 *Galenismus* 178
3.1.2.2 *Iatrochemie* 181
3.1.2.3 *Iatromechanik* 183
3.1.2.4 *Iatrodynamismus* 188
3.1.3 Pathologie 191
3.1.3.1 *Überlieferter Kanon von Alterserscheinungen* 193
3.1.3.2 *Altersleiden, die den Körper als Ganzes betreffen* 195
3.1.3.3 *Weitere Alterserscheinungen* 197
3.1.4 Diätetik 200

3.1.5 Therapie ... 205
3.1.6 Ergebnisse ... 208
3.2 Weitere Fachprosa zum Greisenalter ... 210
3.3 Allgemeinmedizinische Schriften ... 219
3.4 Schriften zum Thema Langlebigkeit ... 225
3.5 Philosophisch-moralische Schriften ... 230
Anmerkungen ... 234

SEITENBLICK:
GRUPPEN, GEWICHTUNGEN, GRENZBEREICHE

4. Alte Frauen:
Marginalisierung einer Mehrheit ... 267
4.1 Stilisierung eines negativen Körperbildes ... 269
4.2 Anatomie und Physiologie weiblichen Alterns ... 271
4.3 Pathologische Vielfalt ... 273
4.4 Unstrittige Prophylaxe und umstrittene Therapien ... 276
4.5 Langlebigkeit und Verjüngung ... 278
4.6 Conclusio: Marginalisierung als Folge von Maskulinisierung? ... 280
Anmerkungen ... 281

5. Langlebige Beispiele:
Exempel für ein hohes Alter ... 289
5.1 Vorbilder der Antike ... 291

5.2 Diätetische und geriatrische Literatur der Frühen Neuzeit 293

5.3 Frühneuzeitliche Schriften zur Langlebigkeit 295

5.4 *Exempla* im zeitgenössischen Kontext: Zwei ausgewählte Beispiele 297

5.5 Conclusio: Medizinische Laien als Promotoren des historischen Beispiels 300

Anmerkungen 302

6. Gullivers Greise: Konzepte zur Altersvergeßlichkeit 306

6.1 Medizinische Konzepte von Vergeßlichkeit bis 1700 309

6.2 Medizinischer Materialismus versus idealistische Philosophie und Theologie 312

6.3 Wandel des Konzeptes von Altersvergeßlichkeit um 1700 315

Anmerkungen 320

7. Geistliche Geriatrie: Die pseudosalomonischen Metaphern 325

7.1 Theologische Exegese 326

7.2 Medizinische Interpretation 336

7.3 Conclusio: Funktion der Metaphern in der medizinischen Darstellung 346

7.4 Geriatrie in geistlichen Texten 350

Anmerkungen 354

8. Die „Krankheit Alter“: Ein neues Konzept um 1700? 365

8.1 Diskussion von der Antike bis 1650 367

8.2 Alter als Krankheit im Rahmen iatromechanischer Konzepte 371

8.3 Zwischen Rhetorik und Realität: Geriatrie im 18. Jahrhundert 377

Anmerkungen 380

AUSBLICK: Geriatrie zwischen Tradition und Innovation 387

1. Formale Charakterisierung der untersuchten Quellen 389

2. Medizinische Konzepte des Greisenalters 391

3. Einflüsse und Wechselwirkungen 395

4. Besonderheiten des medizinischen Altersdiskurses 397

Anmerkungen 400

Literatur 401

1. Verzeichnis der Literatur vor 1900 401

2. Verzeichnis der Literatur ab 1900 417

Personenregister 424

Danksagung

Das vorliegende Buch, eine Überarbeitung meiner im Jahre 2001 vorgelegten Habilitationsschrift mit zahlreichen Ergänzungen, wäre in der vorliegenden Form ohne die Hilfestellung zahlreicher Personen und Institutionen nicht entstanden, die ich an dieser Stelle gerne und in Dankbarkeit erwähnen möchte. An vorderster Stelle gilt mein Dank Herrn Professor Dr. med. Dr. phil. Klaus Bergdolt, der nicht nur die Wahl des Themas befürwortete und immer wieder Anregungen zur Methodik der Arbeit gab, sondern auch den nötigen Freiraum für ihre Entstehung großzügig gewährte. Den Mitarbeitern des Institutes für Geschichte und Ethik der Medizin der Universität zu Köln, allen voran Herrn Professor Dr. med. Axel Karenberg und Herrn Theo Jäger, sowie dem Herausgeber der Reihe „Kultur der Medizin", Herrn Professor Dr. med. Andreas Frewer, bin ich für ihre kritischen Anmerkungen und Korrekturvorschläge sowie ihre vielfältige praktische Hilfe ebenfalls zu besonderem Dank verpflichtet. Wesentliche Anregungen zu einer Beschäftigung mit dem Thema Greisenalter gab mir außerdem ein Fortbildungsseminar zum Thema „Der alte Mensch in der Geschichte", das 1997 im Institut für Geschichte der Medizin der Robert Bosch Stiftung (Stuttgart) unter der Leitung von Professor Dr. Robert Jütte stattfand.

Da sich diese Untersuchung in besonderer Weise auf ältere medizinische Literatur stützt, war deren Beschaffung ein zentrales Problem, bei dessen Lösung mir die Deutsche Zentralbibliothek für Medizin unter der Leitung von Herrn Bibliotheksdirektor Ulrich Korwitz und insbesondere Frau Guttmann von der Abteilung für Fernleihe mit Rat und Tat zur Seite stand. Dem Verleger Herrn Dr. Frank Grätz aus Bergisch Gladbach bin ich für die großzügig gewährte Einsicht in seine 40.000 Monographien umfassende Privatsammlung von Dissertationen dankbar; der Köln Fortune Stiftung für einen sehr großzügig bemessenen Zuschuß zum Druck dieses Buches.

Der Beschäftigung mit dem höheren Lebensalter und insbesondere seinen medizinischen Implikationen haftet in Geschichte und Gegenwart das Image einer *tristis materies* (Albrecht von Haller) an. Daß ich dies überwiegend nicht so empfunden habe, verdanke ich dem notwendigen Kontrast, für den meine Frau und insbesondere meine vier Kinder sorgten. Ihnen widme ich dieses Werk.

Einblick:

Geriatrie heute und gestern

„Das Alter ist kein Thema für die Universität" – so beginnt im Jahr 1994 der damals 85jährige italienische Rechtsphilosoph und Politikwissenschaftler Noberto Bobbio seine Rede anläßlich der Verleihung der Ehrendoktorwürde durch die Universität Sàssari. In dieser schonungslosen Darstellung selbst erlebten Alterns wendet er sich vehement gegen die rhetorische Verherrlichung der letzten Lebensphase, wie sie gerade unter den Gelehrten vor allem unter dem Einfluß Ciceros immer wieder üblich war.[1] Die persönliche Erfahrung des Altwerdens, auf die Bobbio insistiert, ist zweifelsohne nicht durch einen wissenschaftlichen Diskurs zu ersetzen. Dennoch hat sich die Hochschule des Altersthemas auf vielfältige Weise in Forschung und Lehre angenommen, und ihr Beitrag zum Altersdiskurs ist aus der heutigen Gesellschaft nicht mehr wegzudenken. Bereits die Entstehung der Universität ist von wissenschaftlichen Untersuchungen zur Involution begleitet, nicht zuletzt in Köln, wo bereits Albertus Magnus im Rahmen des neu gegründeten Studium generale um 1250 einen Kommentar zur aristotelischen Schrift *De generatione et corruptione* (Über Entstehen und Vergehen) verfaßt.

Diese Auseinandersetzung mit Aristoteles ist keineswegs zufällig, sondern für die frühe abendländische Universität und insbesondere für ihre Thematisierung des Alterns paradigmatisch. Sie offenbart nämlich

1. eine fast ausschließlich theoretische Zugangsweise anhand von wissenschaftlicher Lektüre, Diskussion und Strukturierung des gesammelten Wissens. Demgegenüber hatten Beobachtungen aus der Praxis (*experientia*) kaum einen eigenständigen heuristischen Stellenwert, sondern dienten in der Regel der Bestätigung der Theorie. Diese Theoriebildung geschah
2. vorwiegend durch Rezeption und Adaptation längst vorhandener schriftlicher Zeugnisse, die als Autoritäten höchste Wertschätzung genossen. Der Naturforscher und Philosoph Aristoteles steht schließlich auch
3. für den von Anfang an interdisziplinären Charakter universitärer Altersforschung, weil sich neben der Philosophie und Theologie gerade auch die junge Hochschulmedizin auf ihn berief.

Zwar ist auch die heutige Universität noch grundsätzlich durch das Primat der Theorie, durch eine fruchtbare Aufnahme vorhandenen Wissens in Lehre und Forschung sowie durch Interdisziplinarität geprägt, doch hat sich gerade die Medizin als empirische Humanwissenschaft (*life science*) von diesen Grundlagen insoweit entfernt, als Praxisrelevanz, Innovation der Erkenntnisse und Fähigkeiten sowie eine fortschreitende Spezialisierung im Vordergrund stehen. Diese an sich banalen Unterschiede zwischen der frühen und der heutigen Hochschule nicht nur zu erkennen, sondern auch eine dadurch verursachte Fremdheit einstiger Wissenschaftskultur als Prämisse zu akzeptieren, ist wesentliche, aber schwierige Voraussetzung für die Suche nach frühneuzeitlichen Konzepten des Alters in der Medizin. Sie bedeutet das Hintanstellen moderner Interessen und Fragestellungen, etwa nach Fortschritt und Entdeckungen, aber auch nach der Patienten- oder Klientenperspektive, die Noberto Bobbio aus heutiger Sicht mit Recht betont. Diese Themen können im Grunde erst in einem zweiten Schritt erschlossen werden – nach einem Verständnis der theoretischen Grundlagen, die für die Welt- und Selbstbestimmung der Frühen Neuzeit so entscheidend waren.

1. Methodische Überlegungen

Diese Vorüberlegungen bestimmen auch den methodischen Ansatz der folgenden Untersuchung. Medizinische Konzepte zum Greisenalter in der Frühen Neuzeit sind fundiert nur zu erfassen, indem damalige Prozesse der theoretischen Wissensbildung, -darstellung und -vermittlung in repräsentativem Umfang nachvollzogen werden. Dies fordert von dem Medizinhistoriker, aber auch den Leserinnen und Lesern, die die Suche nach Neuem und Spektakulären als intellektuelle Norm unserer Zeit gewohnt sind, einen mühsamen Prozeß der Adaptation an Wiederholung und Variation des traditionellen Wissens, das zu einem bestimmten Zeitpunkt, aber auch im Ablauf mehrerer Jahrhunderte vorhanden war. Die möglichst vorurteilsfreie und vollständige Erschließung bestimmter vorhandener Textgruppen ist wesentlich unspektakulärer als etwa die Überprüfung moderner wissenschaftstheoretischer Annahmen an einer schmalen Auswahl von Quellen, deren Repräsentanz innerhalb der Epoche jedoch häufig schwer nachzuvollziehen ist und die häufig nur auszugsweise und einseitig ausgewertet werden. Dagegen ermöglicht die anvisierte Vollständigkeit bei der Untersuchung eines bestimmten Textkorpus neben quantifizierenden Aussagen vor allem eine valide Darstellung des „Mainstream" heilkundlicher Konzepte zum Alter. Die Aussagekraft derart fundierter Studien reicht weit über die eklektische Auswertung der Werke einiger mehr oder weniger berühmter Zeitgenossen hinaus.

Vielmehr können scheinbare Besonderheiten dieser als „fortschrittlich" angesehenen Persönlichkeiten häufig erst dann in den erschlossenen historischen Rahmen eingeordnet werden. Allerdings schließt das Ziel einer repräsentativen Darstellung medizinischer Konzepte auch das Erkennen und Aussondern tatsächlicher Abweichungen vom Standard ein, die zwar aufgrund ihrer Fortschrittlichkeit oder auch Kuriosität unser heutiges Interesse besonders wecken, in ihrem zeitgeschichtlichen Rahmen aber isoliert sind.

Auf der Suche nach weit verbreiteten medizinischen Sichtweisen des Alters berücksichtigt die vorliegende Studie daher in weit stärkerem Umfang als bislang geschehen (s. Abschnitt 5) schriftliche Quellen aus dem Bereich der frühneuzeitlichen Medizin. Um eine gewisse Einheitlichkeit des zu untersuchenden Materials zu gewährleisten, beschränkt sie sich weitgehend auf sogenannte normative Fachliteratur aus der Hand von Ärzten, die dem Bereich der herrschenden Wissenskultur zuzuordnen sind. Andere sozialhistorisch wesentlich ergiebigere Quellen wie etwa Briefe, Steuerlisten oder Hospitalakten, die die traditionellen Wissenskonzepte des Alters um die notwendige Gegenseite der subjektiven Erfahrung und des objektiven Praxisbezugs ergänzen könnten, müssen notgedrungen außer acht bleiben. So kommt in dieser Untersuchung nur eine bestimmte Sichtweise, nämlich die hochstilisierte Darstellung der gebildeten Ärzteschaft, zum Vorschein. Allerdings darf der prägende Einfluß dieser theoretischen Konzepte auf die damalige Erlebniswelt nicht unterschätzt werden.

Mit der Entscheidung für Fachtexte der gelehrten Medizin rückt zugleich deren Hintergrund, die Universität mit ihren oben angesprochenen Strukturen der Wissensbearbeitung und -vermittlung, ins Blickfeld, auch wenn sie erst in der zweiten Hälfte des Untersuchungszeitraums zum „Tatort" der Wissenspräsentation wird. Doch schon vor dieser Zeit haben fast alle Autoren ein sie prägendes Studium der Medizin durchlaufen. Deshalb muß die Studie einen besonderen Augenmerk auf die eingangs erwähnten typischen Strukturen universitärer Wissensorganisation richten, zum einen auf die Rezeption traditionellen medizinischen und nicht-medizinischen Wissens zum Alter, zum anderen auf die interdisziplinären Verflechtungen mit anderen Fachgebieten, insbesondere der Philosophie, der Theologie und der Jurisprudenz. Auf diese Weise ist es zugleich möglich, dem polyhistorischen Ideal der Epoche gerecht zu werden.

Aus den Überlegungen zur quantifizierenden Fundierung der Alterskonzepte und zu ihrer Situierung im weiteren Kontext der gelehrten Medizin ergibt sich auch der zeitliche Rahmen der Untersuchung: Er ist im wesentlichen mit dem der Alten Universität bis zur Französischen Revolution identisch. Auf Texte vor der Ära des Buchdrucks wird nur am Rande eingegangen, da nur wenige von ihnen speziell das Alter thematisieren und zugleich eine nennenswerte Wirkung entfalten. Die folgenden drei

Jahrhunderte sind trotz einschneidender konzeptueller und heuristischer Veränderungen durch eine kontinuierliche Wissenstradition gekennzeichnet, deren geistige Grundlage die Rezeption der Antike und deren gemeinsames Medium die europäische Gelehrtensprache Latein war. Beides bricht etwa um 1800 ab, woraus sich ein Ende des Untersuchungszeitraums ergibt, das der Methode und den intendierten Quellen entspricht. Die Beschränkung der Untersuchung auf einen kürzeren, historisch wesentlich leichter zu präzisierenden Zeitabschnitt wäre leicht zu begründen, ist aber nicht sinnvoll angesichts der quantitativen Situation bei den Quellen (s. Abschnitt 3) und des methodisch begründeten Interesses, einen Überblick zum medizinischen Altersdiskurs zu schaffen und die Rezeptionsströme „geriatrischer" Medizin auch innerhalb der Frühen Neuzeit nachzuvollziehen.

2. Leitfragen

Trotz des oben geäußerten Vorbehaltes gegen anachronistische Hypothesen, die von vornherein inkongruent zur Wissenstradition frühneuzeitlicher Fachprosa erscheinen, ist ein wissenschaftstheoretischer Nihilismus in der frühneuzeitlichen Forschung völlig unangebracht. Aus den methodischen Überlegungen ergeben sich durchaus eine Reihe von interessanten Fragestellungen, die zunächst

1. auf die ausgewerteten Quellen, dann
2. auf die diskutierten Konzepte sowie deren Traditionen, Diskontinuitäten und Entwicklungen innerhalb des untersuchten Zeitraums und schließlich
3. auf übergeordnete Tendenzen des medizinischen Altersdiskurses abzielen.

1. Eine ganze Reihe von formalen Fragen bezieht sich auf die untersuchten Quellen und deren Einordnung in den Kontext der zeitgenössischen Fachprosa. Wer schrieb zu welchem Zeitpunkt und aus welchem Grund über das Thema Greisenalter? Welches formale und inhaltliche Profil haben die Textsorten[2], die sich speziell mit diesem Thema befassen? Welche verwandten Textsorten gibt es? Für welches Publikum wurde (vermutlich) geschrieben? Spielt das Alter oder der soziale Status der Autoren, der Mäzene oder des Publikums eine entscheidende Rolle? Wie verteilt sich die fachliterarische Produktion über den untersuchten Zeitraum?

2. Auf der inhaltlichen Ebene muß textübergreifend nach den diskutierten Konzepten gefragt werden. Welche anatomischen, physiologischen und pathologischen Modelle des Alterns und Alters werden diskutiert und welche Ideen bezüglich Prophylaxe und Behandlung entwickelt? Integriert die heilkundliche Fachprosa auch Hinweise auf ein numerisches, psychologisches und soziales Altern in die Be-

schreibung des biologischen Verfalls? In welcher Beziehung stehen die Alterskonzepte zueinander selbst, zu naturphilosophischen Theorien von Wachstum, Involution und Tod sowie zu Krankheitskonzepten? Welche Bedeutung haben medizinische und wissenschaftshistorische Innovationen? Welchen Einfluß gewinnen ältere medizinische und nicht-medizinische Quellen auf die Alterskonzepte, in welchem Umfang und in welcher Art findet diese Rezeption statt? Welche Möglichkeiten und Grenzen besitzt der Austausch dieser Konzepte zwischen den Universitätsdisziplinen?

3. Schließlich kann auf einer professionstheoretischen Ebene nach Besonderheiten des medizinischen Altersdiskurses gesucht werden. Gibt es Anzeichen für eine frühneuzeitliche „Geriatrie" (Altenheilkunde) bzw. „Gerontologie" (Wissenschaft vom langen Leben) und für eine „Medikalisierung des Alters"?[3] Wird die letzte Lebenszeit erst aufgrund der Definitionsmacht der Medizin zum Konstrukt eines eigenständigen Lebensalters, und gibt es umgekehrt auch Hinweise auf eine allmähliche Dekonstruktion dieses Artefakts? Welche moralische Bewertung enthält der medizinische Altersdiskurs im Vergleich zur gesellschaftlichen Sichtweise des Alters, und wurzeln die Unterschiede im Wesen der medizinischen Profession?

Dies sind nur die wichtigsten Fragestellungen, die sich aus einer quellenorientierten rezeptionsgeschichtlichen Studie zu medizinischen Konzepten des Alters ergeben. Ihre Bearbeitung geschieht im einzelnen innerhalb der Kapitel der Untersuchung. In einem Ausblick werden abschließend die wichtigsten Ergebnisse präsentiert.

3. Quellenauswahl

In den methodischen Überlegungen wurde bereits die Eingrenzung des Quellenspektrums auf normative Texte der gelehrten europäischen Medizin etwa zwischen 1500 und 1800 begründet. Innerhalb dieser Grenzen sind alle zugänglichen Schriften zum Greisenalter Gegenstand der Untersuchung. Um sie zu ermitteln, wurden als bibliographische Hilfsmittel neben den traditionellen Instrumenten – gedruckte Bibliotheks- und Hochschulschriftenkataloge[4] – und einigen Spezialbibliographien[5] auch elektronische Hilfsmittel (OPACs) eingesetzt. Allerdings birgt die zuletztgenannte Methode die Gefahr eines systematischen Fehlers in der räumlichen Verteilung der erfaßten Quellen, weil derzeit nord- und mitteldeutsche Bibliotheken sowie die Bibliothèque nationale de France ihre alten Dissertationsbestände aufgrund bestimmter Förderprogramme vollständiger erfaßt haben als manche andere Standorte.

Bei der Quellensammlung ergaben sich zwei große Hauptgruppen, nämlich (1.) etwa hundertdreißig medizinische Hochschulschriften (überwiegend aus der Zeit zwischen 1620 und 1800)[6] sowie (2.) zirka dreißig geriatrische Texte, die ohne einen unmittelbaren Bezug zur Universität entstanden sind und überwiegend in der diätetischen Tradition der galenischen Gerokomie stehen. In bescheidener Auswahl wurden außerdem (3.) allgemeinmedizinische Schriften sowie (4.) Schriften zur Langlebigkeit berücksichtigt, wobei der Umfang und die Relevanz der in ihnen vertretenen Altersthematik als Auswahlkriterien fungierten. Ähnliches gilt für theologische, juristische, philosophische und philologische Werke, die überwiegend unter spezifischen Fragestellungen ausgewählt und untersucht wurden (s. folgenden Abschnitt).

4. Gliederung der Untersuchung

Eine Studie, die aus methodischen Gründen einen Zeitraum von etwa dreihundert Jahren untersucht, kann nicht ausschließlich nach sachbezogenen (z.B. medizinischen) oder konzeptorientierten Kriterien gegliedert werden. Doch geht eine zeitliche Unterteilung nach allgemeinhistorischen Epochen (gegliedert etwa nach Jahrhunderten, politischen oder kulturhistorischen Ereignissen) an den wichtigen Daten der themenspezifischen und wissenschaftshistorisch relevanten Veränderungen vorbei. Aus Sicht der untersuchten Textsorten bietet sich als Einschnitt in der Chronologie das frühe 17. Jahrhundert (1620 – 30) an, in welchem das Abflauen einer ersten Welle diätetisch ausgerichteter Schriften (die eigentlichen Gerokomien) mit dem Beginn „geriatrischer" Hochschulliteratur zusammenfällt. Auf diese Weise entstehen zwei Hauptteile mit geringen zeitlichen Überlappungen, von denen der erste vorwiegend den Gerokomien (Kapitel 2) und der zweite der Hochschulliteratur (Kapitel 3) gewidmet ist. Beide Gruppen von Textsorten werden entsprechend den traditionellen medizinischen Fachgebieten – Physiologie, spezielle Pathologie, Diätetik, Therapie – untersucht, die häufig auch in den Texten selbst als Gliederungshilfe verwandt wurden. Zum Vergleich werden in jedem Kapitel allgemeinmedizinische Werke herangezogen, um den Grad der Spezifizierung geriatrischer Schriften bestimmen zu können, sowie Schriften zur Langlebigkeit, soweit sie von Ärzten stammen. Die Abgrenzung der geriatrischen Textsorten von denen zur Longaevität ist aufgrund einer zum Teil beträchtlichen sachlichen Überschneidung erschwert; eine kombinierte Analyse von formalen und fachspezifischen Charakteristika sowie von Unterschieden in der Bewertung des Alters ist dafür notwendig, was in der Untersuchung selbst dargestellt wird.

Aufgrund des hohen Grads der Rezeption antiker Quellen in frühneuzeitlichen Texten ist es erforderlich, den beiden Hauptteilen einen dritten voranzustellen, der die relevanten Aussagen der griechisch-römischen, islamischen und lateinisch-mittelalterlichen Medizin, (Natur-) Philosophie, Naturgeschichte und Literatur zusammenstellt (Kapitel 1).

Diese drei Hauptteile dienen einem umfassenden „Überblick" zur frühneuzeitlichen Geriatrie im Sinne einer akademisch geprägten Wissenskultur. Sie werden durch eine Reihe von Einzelstudien (Kapitel 4 bis 8) ergänzt, die im Sinne von „Seitenblicken" das Quellenmaterial unter Einbezug zusätzlicher, zum Teil fachfremder Texte nach besonderen Auffälligkeiten untersuchen und hauptsächlich den wechselseitigen Einfluß von Medizin, Theologie, Literatur und Jurisprudenz im frühneuzeitlichen Schrifttum behandeln.[7] In der ersten Studie (Kapitel 4) wird unter dem *gender*-Aspekt eine fast vergessene Gruppe alter Menschen, die alten Frauen, in den Mittelpunkt gerückt und für diesen Zweck neben den spärlichen Aussagen geriatrischer Texte auch gynäkologische und kosmetische Fachliteratur herangezogen. Das folgende Kapitel 5 behandelt einen besonderen Aspekt der Rezeption griechisch-römischer Antike, nämlich die in frühneuzeitlicher Fachprosa augenfälligen Beispiele für Langlebigkeit und ihre sich wandelnde Funktion in der Fachprosa. Die folgende Einzelstudie (Kapitel 6) untersucht ein besonderes Altersleiden, nämlich die Altersvergeßlichkeit, die am Schnittpunkt zwischen medizinischen und philosophisch-theologischen Auffassungen von der Seele angesiedelt ist und entsprechend widersprüchlich interpretiert wird. Die vierte Untersuchung (Kapitel 7) folgt den Spuren geriatrischer und theologischer Exegese, in erster Linie im Blick auf eine Reihe von Metaphern für das Alter aus der Bibel, die für die medizinische Beschreibung der Alterspathologie neue Impulse lieferte. Abschließend (Kapitel 8) wird der Topos von der „Krankheit Alter" näher betrachtet, ein umstrittener Aspekt von zentraler Bedeutung innerhalb der frühneuzeitlichen geriatrischen Fachprosa, der besonders geeignet ist, Macht und Ohnmacht der Wissenstradierung im medizinischen Kontext zu demonstrieren.

5. Forschungsstand

Das Alter ist seit längerem Gegenstand historischer Forschungen, doch lassen sich in den verschiedenen Spezialdisziplinen unterschiedliche Wellen des wissenschaftlichen Interesses beobachten. Unter den ungezählten medizinhistorischen, allgemeingeschichtlichen und philologischen Studien können im folgenden nur die wichtigsten herausgehoben werden.

Die medizinhistorische Forschung im engeren Sinn hat sich schon verhältnismäßig früh mit älteren medizinischen Alterskonzepten befaßt. Parallel zu den Anfängen der modernen Geriatrie um 1940 entstehen zunächst aus der Feder des späteren Bonner Ordinarius Johannes Steudel mehrere wegweisende Aufsätze zur Geschichte der Alterskrankheiten, des Marasmus und der Gerokomie (1942 – 56), die die wichtigsten Fakten in einem diachronen Überblick vorlegen. Parallel zu Steudel publiziert der amerikanische Geriater Frederick D. Zeman eine Serie von zwölf medizinhistorischen Artikeln über *Life's later years* (1942 – 51), die die bislang umfassendste Sammlung medizinischer Quellen zum Greisenalter aus drei Jahrtausenden im kulturhistorischen Kontext enthält. Die bis heute wissenschaftlich fundierteste, weil nicht nur diachron, sondern auch systematisch gegliederte und konzeptorientierte Analyse über Alter und Altern erscheint im Jahr 1958 von dem renommierten kroatischen Wissenschaftshistoriker Mirko D. Grmek. Grmek ist auch einer von wenigen[8], die speziell aus dem Bereich der Frühen Neuzeit bestimmte Autoren und ihre Forschung über das Alter herausgreifen. Die Studie von Richard L. Grant über medizinische Alterskonzepte (1963) bietet lediglich einen kursorischen Überblick unter Einschluß auch außereuropäischer und schriftloser Kulturen. Paul Lüths Monographie über die Geschichte der Geriatrie (1965) ist die umfangreichste und bislang zugleich letzte umfassende Darstellung medizinischer Sichtweisen des Alters, die von ihm im allgemeinen medizin- und geistesgeschichtlichen Kontext dargestellt werden. Neben diesen unzweifelhaften Stärken ist sie jedoch auch durch eine Fokussierung auf den medizinischen Fortschritt (verständlich im Rahmen ihrer zeitlichen Entstehung und angesichts Lüths wissenschaftlichem Interesse an aktueller Gerontologie), aber auch durch deutliche Lücken im Bereich von Mittelalter und Früher Neuzeit gekennzeichnet. Unter den später entstandenen Überblicksarbeiten des amerikanischen Geriaters Joseph T. Freeman (1979 – 83) sticht seine Bibliographie zur Geschichte der Gerontologie hervor. Die historisch nicht reflektierten Lesefrüchte aus 2.500 Jahren geriatrischer Literatur des israelitischen Dissertanten Michael Amit (1978), des englischen Geriaters Trevor H. Howell (1986 – 88) und des französischen Gerontologen François Bourlière (1978/90) bleiben hingegen für den Fachwissenschaftler unbefriedigend. Insofern entstehen nach Lüth in der eigentlichen medizinhistorischen Forschung nur noch Untersuchungen zu bestimmten Epochen oder speziellen Themen, etwa zur Antike von Hermann Orth (1963), Gundolf Keil (1983) und Stefan Eidam (1989), zum Mittelalter von Luke Demaitre (1990 – 92), zur humanistischen Medizin der Renaissance von Timo Joutsivuo (1999) und schließlich zum 18. Jahrhundert die Dissertation von Karl Müller (1966), die jedoch nur wenige ausgewählte Autoren ohne tiefergehende Kenntnis der medizinhistorischen Epoche berücksichtigt. Einen gewissen themenspezifischen Schwerpunkt bilden Untersuchungen zur Rezeption der galenistisch-islamischen Physiologie von

Thomas S. Hall (1971), Michael McVaugh (1974), Peter H. Niebyl (1977), Richard J. Durling (1988) und Michael Stolberg (1993); weniger mit der Geriatrie als vielmehr mit der Gerontologie beschäftigt sich die ebenfalls konzeptorientierte Studie des Philosophen und Historikers Gerald J. Gruman zur Langlebigkeit (1966). Zusammenfassend läßt sich also konstatieren, daß die medizinhistorische Forschung zum höheren Lebensalter nach dem frühzeitigen Erreichen eines verhältnismäßig hohen Niveaus inzwischen methodisch und sachlich größtenteils veraltet ist, soweit sie sich nicht speziellen Fragestellungen widmet. Ein Defizit läßt sich insbesondere für die Epoche der Frühen Neuzeit ausmachen.

Eine umgekehrte Situation deutet sich in den verschiedenen Disziplinen der Allgemeingeschichte an. Hier wurde das Altersthema erst verhältnismäßig spät entdeckt, möglicherweise ausgelöst durch die umfangreiche populärwissenschaftliche Studie von Simone de Beauvoir (1970), die aus ethnologischer und historischer Perspektive heraus erstmals die Verdrängung des Alters in der modernen Gesellschaft brandmarkt, und durch die Entdeckung der Lebensalter in der von Philippe Ariès und Jacques Gélis geprägten historischen Sozialisationsforschung.[9] Seither nimmt die Zahl der Untersuchungen zum höheren Lebensalter insbesondere in den Bereichen der Diskurs- und Alltagsgeschichte kontinuierlich zu und ist inzwischen kaum mehr zu überblicken. Medizinische Aspekte des Alters werden darin zwar gelegentlich angesprochen, jedoch naturgemäß nicht näher untersucht. Einige Schwerpunkte und deren Hauptvertreter sollen dennoch genannt werden: Im Bereich der Kultur- und Mentalitätsgeschichte liegen mehrere Übersichtsarbeiten vor, etwa von Philippe Albou (1999) eine Darstellung aller Epochen, von George Minois (1987) bis ins 16. Jahrhundert hinein, von Rolf Sprandel (1983 – 84) und Shulamith Shahar (1995) zum Mittelalter und von Peter Borscheid (1987) zur Frühen Neuzeit. Die Untersuchung des letzteren ragt bereits weit in den Bereich der Sozial- und Wirtschaftsgeschichte hinein, ist jedoch dort bezüglich des untersuchten Zeitraums singulär, weil umfangreichere sozialhistorische Forschungen meist im 19. und 20. Jahrhundert angesiedelt sind und auf frühere Epochen nur kursorisch zurückblicken.[10] Verschiedenen dieser Studien ist gemeinsam, daß sie seit dem ausgehenden 18. Jahrhundert auf eine fortlaufende Veränderung der sozialen Rolle von Betagten hinweisen, im Sinne einer Entwicklung „vom Greis zum Rentner" oder gar einer „Geburt des alten Menschen".[11] In diesen sozialhistorischen und zeitlichen Kontext ist auch die wichtige These einer „Medikalisierung des höhreren Lebensalters" von Hans-Joachim von Kondratowitz (1989) eingebettet, die es in der vorliegenden Untersuchung für die früheren Jahrhunderte zu überprüfen gilt.

Forschungen zur frühneuzeitlichen Sozialgeschichte sind aufgrund der Quellenlage in der Regel noch Mikrostudien. Dies gilt auch für die wenigen Untersuchungen, die medizinische Themen berühren, etwa die körpergeschichtlich akzentuierte Analyse der Aufzeichnungen des alternden Hermann Weinsberg (1518 – 1597) durch Robert Jütte (1988). Wichtig für das Thema sind außerdem die Ergebnisse der historischen Demographie, zu denen maßgeblich Arthur E. Imhof (1995) beigetragen hat.[12]

Aufgrund der text- und rezeptionsgeschichtlichen Orientierung der folgenden Untersuchung gewinnen schließlich auch aus dem Bereich der klassischen Philologie einige Forschungen an Bedeutung: Neben dem älteren Beitrag von Georges R. Coffman zur antiken und mittelalterlichen Dichtung (1934) sind hier vor allem die Studien des belgischen Philologen Simon Byl (1974 – 88) zum Altersbild im Werk verschiedener klassischer (auch medizinischer) Autoren zu erwähnen.[13]

Wie diese Übersicht zum Stand der Forschung zeigt, kann die folgende Studie trotz ihres besonderen methodischen Ansatzes sich durchaus auf vorhandene Untersuchungen stützen, was die historischen Rahmenbedingungen, die Grundzüge medizinischer Alterskonzepte sowie die Auswahl und Interpretation der wichtigsten geriatrischen Texte angeht. Über diese bescheidenen Ansätze hinaus ist jedoch die frühneuzeitliche Geschichte der Altersheilkunde eine Wüste von zahllosen unbekannten Texten und Autoren, die es zu entdecken, zu beschreiben und zu analysieren gilt.

6. Einführung in das Thema

Studierende der Medizin lernen in ihrem knapp bemessenen medizinhistorischen Unterricht, daß die Geburtsstunde der Geriatrie im frühen 20. Jahrhundert schlug und die Altenheilkunde demnach eine der jüngeren Disziplinen ihres zukünftigen Tätigkeitsfeldes ist. Dies ist vollkommen korrekt in Anbetracht der Benennung[14] der Geriatrie und ihrer späten Professionalisierung, die sich erst seit etwa 1940 mit der Gründung eigener Fachgesellschaften, Fachzeitschriften und letztlich mit ihrer Anerkennung als Fachgebiet einschließlich der Berufsbezeichnung des Geriaters entwickelte. Dennoch liegt kein wirklicher Anachronismus vor, wenn im folgenden immer wieder von „geriatrischer" Fachliteratur der Frühen Neuzeit geschrieben wird. Der Typus einer solchen medizinischer Fachprosa, nämlich die Darstellung physiologischer, pathologischer, therapeutischer, prophylaktischer und prognostischer Sachverhalte über den alten Menschen in speziellen Monographien, finden sich nämlich nicht erst in den meist noch bekannten Forschungen Max Bürgers, Ignaz Naschers oder Jean Martin Charcots verwirklicht, sondern (in der genannten Zusammenstellung) seit dem ausgehenden 15. Jahrhundert; einzelne Aspekte sind jedoch schon zweitausend Jahre früher ein fester Bestandteil der medizinischen Literatur. Diese ältere Fachprosa ist trotz ihres erstaunlichen Umfangs und ihrer Differenziertheit auch in Fachkreisen kaum bekannt, nicht zuletzt deswegen, weil sie vor dem 19. Jahrhundert fast ausschließlich in Latein, der ehemaligen Fachsprache der Medizin, verfaßt wurde, die heute kaum mehr verstanden wird. Die Wiederentdeckung dieser Literatur ist aus verschiedenen Gründen wünschenswert: Während der Medizinhistoriker zahlreiche neue Mosaiksteine gewinnt, die sein Bild von der alten Heilkunde wertvoll ergänzen, kann die moderne Geriaterin und der Geriater, aber auch der medizinische Laie im Spiegel der Geschichte die zeitlosen aktuellen Fragen und Problemfelder des Faches studieren, die historischen Lösungsansätze mit den gegenwärtigen vergleichen und daraus Anregungen für die Zukunft mitnehmen. Dies gilt insbesondere für ethische Fragestellungen, die in der Geriatrie reichlich vorhanden sind. Neben diesen professionellen Aussagen sind aber auch die unspezifische Darstellung und Bewertung des Alters von großem Interesse.

Einige Vorbemerkungen zur frühneuzeitlichen Situation sind noch erforderlich. Als bekannt darf vorausgesetzt werden, daß sich die europäischen Gesellschaften durch eine Altersverteilung ihrer Bevölkerung auszeichneten, die sich von der heutigen drastisch unterschied. Doch täuscht die während des 16. bis 18. Jahrhunderts nahezu konstante durchschnittliche Lebenserwartung eines Neugeborenen von nur etwa dreißig Jahren darüber hinweg, daß Menschen auch damals alt werden konnten, insbesondere wenn sie die ersten zehn Lebensjahre, in denen mindestens ein Drittel eines Jahrgangs starb, überlebten. Dann nämlich stieg die durchschnittliche Lebenserwartung auf fast fünfzig Jahre an, was bedeutet, daß etliche Menschen ein auch nach heutigen Vorstellungen höheres Lebensalter erreichten. Allerdings dürften – bei deutlichen regionalen und temporären Unterschieden – weniger als zehn Prozent eines Jahrgangs das 60. Lebensjahr überschritten haben[15], und 80- bis 90jährige waren eine ausgesprochene Rarität. Diese Umstände führten zum einen dazu, daß in der Bevölkerung, aber auch in der Medizin eine andere Vorstellung vom Beginn des Greisenalters herrschten: Trotz unterschiedlicher Traditionen und fehlender Fixpunkte einer sozialen Altersdefinition (etwa der statische Beginn des Rentenalters) wurde am häufigsten das 50. Lebensjahr genannt[16], und als realistisch zu erreichendes Höchstalter galt eher das 70. als das 80. Lebensjahr. Greise im heutigen Sinn sah also der frühneuzeitliche Arzt verhältnismäßig selten, und er hatte auch bis ins 18. Jahrhundert hinein nur wenig Gelegenheit, ihre besondere Anatomie in der Leichensektion kennenzulernen. Andererseits dürfte für große Teile der Bevölkerung die weitaus höheren physischen Beanspruchungen sowie unzureichende Ernährungs- und Lebensbedingungen zu einem früheren Verschleiß bestimmter Organe (z.B. Gelenke, Zähne) und zur Häufung bestimmter (z.B. rheumatischer) Beschwerden geführt haben, während andere, heute dominierende Erkrankungen des höheren Lebensalters wie etwa Malignome schon aus demographischen Gründen wesentlich seltener zu beobachten waren.

Eine weitere Besonderheit betrifft schließlich noch die Geschlechtsneutralität des Alters. Bedingt durch den historischen Kontext, in dem das männliche Geschlecht als menschliche Norm angesehen wurde, ist in den Texten fast ausschließlich vom *senex* (Greis) die Rede, was im klassischen Latein unter anderem ein Adjektiv war, das für alle drei Geschlechter gleichermaßen benutzt werden konnte. *Senex* als frühneuzeitliches Substantiv ist formal zwar männlich und wird im folgenden auch so wiedergegeben, ist aber unter Berücksichtigung des erwähnten Kontextes als geschlechtsneutral aufzufassen. Weibliche Bezeichnungen (*anilitas*, *anus*, *vetula*) wurden nur bei geschlechtsspezifischen Themen verwandt.[17] Eine überraschende Parallele zu dieser terminologischen Indifferenz findet sich übrigens in der frühneuzeitlichen Beurteilung des Geschlechtslebens im Alter, wobei Frauen noch früher als Männern eine völlige Asexualität zugeschrieben wurde. Die Fiktion des geschlechtsneutralen alten Menschen wird jedoch an den Stellen durchbrochen, an denen aus moralischer Sicht ihre angebliche Lüsternheit und aus forensischer Perspektive ihre Heiratsfähigkeit thematisiert wird.[18]

Dieses Beispiel zeigt eindrucksvoll, wie in der frühneuzeitlichen Fachprosa mit einem bemerkenswert hohem Grad an traditionsverhafteter Stilisierung argumentiert wurde. In diese Fiktion bricht jedoch immer wieder die Realität – meist versteckt hinter ebenso traditionsbezogenen Gegenargumenten – ein, wobei in der Auswahl der Argumente nicht nur deren Instrumentalisierung, sondern auch wichtige indirekte Hinweise auf die Sichtweise einzelner Autoren deutlich werden. Variationen dieses Sachverhalts werden in der folgenden Untersuchung ausreichend zu finden sein.

Anmerkungen

1 Bobbio (1997), S. 23, 31; vgl. Marcus Tullius Cicero, Cato maior De senectute.

2 Zur näheren Einordnung des Begriffs Textsorte vgl. Schäfer (1995), S. 5. – Die ursprünglich für die mittelhochdeutsche Literatur vorgeschlagene Typisierung in Textsorten(felder) läßt sich auf die Fachprosa der Frühen Neuzeit leicht übertragen.

3 Kondratowitz (1989).

4 Vgl. Kap. 3, Anm. 4.

5 Neben der Bibliographie von Freeman (1979) bietet Sinclair (1807, Bd. 2, S. 185-303) die wohl umfassendste Darstellung diätetischer und gerontologischer Schriften vor 1800, gefolgt von Carl Fr. Canstatt (1839; S. 5-8) und Lorenz Geist (1860; S. 1-17). – Vgl. auch Mackenzie (1762).

6 Ein wichtiges Vorbild für diese Untersuchung waren medizinhistorische Forschungen zur Frühen Neuzeit, die sich methodisch ebenfalls auf Hochschulschriften als ihre Hauptquelle stützen, beispielsweise die wegweisende Monographie von Oskar Diethelm (1971) mit der Auswertung von über 1500 psychiatrischen Dissertationen, oder die Studie von Kutzer (1984) über Epilepsie. Ein von Daniela Watzke bearbeitetes Projekt am medizinhistorischen Institut in Bochum zur Imagination im 18. Jahrhundert wertet etwa zweihundert frühneuzeitlichen Dissertationen und Gerichtsprotokolle aus; eine entsprechende Publikation kommentierter Regesten ist geplant.

7 Dabei handelt es sich teilweise um überarbeitete Zeitschriftenpublikationen und Buchbeiträge; siehe auch Literaturverzeichnis am Ende der Untersuchung.

8 Grmek (1960; zu Giovanni Battista Morgagni); vgl. auch Joseph T. Freeman (1950; zu François Ranchin), Ladislao Münster (1951, 1954; zu Gabriele Zerbi und David de Pomis), Kurt Quecke (1959; zu Paracelsus) und Ubaldo Ceccarelli (1961; zu Aurelio Anselmi).

9 Vgl. beispielsweise Philippe Ariès, L'enfant et la vie familiale sous l'ancien régime. Paris 1960.

10 Vgl. Peter N. Stearns (1977), Leopold Rosenmayr (1978), Carole Haber (1983), Jean-Pierre Gutton (1988), Josef Ehmer (1990), Christoph Conrad (1994), Pat Thane (2000) und Gerd Göckenjan (2000) sowie die Sammelbände Old age in preindustrial society (ed. by. Peter N. Stearns, 1982), Life, death, and the elderly (ed. by Margaret Pelling and Richard M. Smith, 1991) und Ageing in the past (ed. by David I. Kertzer und Peter Laslett, 1995).

11 Vgl. Christoph Conrad (1994); Jean-Pierre Gutton (1988).

12 Vgl. zuletzt Arthur Erwin Imhof, Historische Demographie (CD-ROM und Begleitheft). München 1995.

13 Zum Thema *Senectus* (1995) in der griechisch-römischen Antike erschienen außerdem zwei Sammelbände, die von dem Altertumswissenschaftler Umberto Mattioli herausgegeben wurden. – Zwar keine Forschungsliteratur, aber dennoch im Kontext der Untersuchung bemerkenswert ist der von dem italienischen Philologen Hugo Paoli herausgegebene (und wohl auch selbst verfaßte!) lateinische Anonymus Namurcensis *De Senectute* (1948), der im Gewand frühneuzeitlicher Fälschung eine moderne Klage über das Alter erhebt.

14 Der Begriff Geriatrie wurde durch den gebürtigen Österreicher Ignaz L. Nasher (Nascher) in einem 1909 erschienenen Beitrag (New York Med. Journal 90, 1909, S. 358) als Analogon zu dem kurz zuvor eingeführten Terminus Pädiatrie vorgeschlagen; vgl. Lüth (1965), S. 219.

15 Vgl. Sprandel (1984; S. 119f.) und Kap. 3, Anm. 317. Auch der Theologe und Statistiker Johann Peter Süßmilch (Bd. 2, 1765, S. 319-22, § 461) errechnete Mitte des 18. Jahrhunderts eine Bevölkerungsanteil von etwa 10 % über 60 Jahren, betonte aber viel stärker die wesentlich höheren durchschnittlichen Überlebensraten von Erwachsenen (15 – 27 % eines Jahrgangs versterben in einem Alter über 60 Jahren; ebd., Bd. 2, 1765, S. 305, § 449). – In Deutschland beträgt der Anteil der über 60jährigen derzeit 22 %.

16 Vgl. Welti (1987). Verschiedene numerische Definitionen der Lebensalter und einzelner Phasen des Greisenalters werden in der folgenden Untersuchung angesprochen.

17 Vgl. Kap. 4, Anm. 111. – Zur Thematisierung der alten Frau in der frühneuzeitlichen geriatrischen Literatur vgl. Kapitel 4.

18 Vgl. Abschnitt 3.1.3.3 und Kap. 3, Anm. 206.

ÜBERBLICK:

WAHRNEHMUNGEN, WERTUNGEN, WISSENSKULTUREN

1. Das Wissen der Alten

Darstellungsweisen des Alters aus der Antike und dem Mittelalter sowie ihre Bedeutung für die Frühe Neuzeit

Im Jahr 1720 veranlaßt Johann Friedrich Depré seinen Doktoranden Hermann Härtel in Erfurt zu einer medizinischen Dissertation über die Analogie zwischen erstem und letzten Lebensalter.[1] Vier Jahre später erscheint aus der Feder des Arztes und gekrönten *Poeta laureatus* Hermann von Westhoven ein „Wundersamer Traktat über den Geiz der Greise."[2] Und weitere acht Jahre darauf veröffentlicht Jacob Hutter seine Doktorarbeit unter der provokanten deutschen Überschrift „Daß das Alter an und vor sich selbst eine Kranckheit seye".[3] Was haben diese drei sonderbaren Werktitel gemeinsam, abgesehen davon, daß die Texte etwa zur gleichen Zeit dasselbe Generalthema Alter berühren?

Bei näherem Hinsehen stellt sich heraus, daß alle genannten Überschriften programmatisch Sentenzen aus der Antike entweder wörtlich zitieren oder sich unmißverständlich auf sie beziehen. Ob nun Platon Kindheit und Alter gleichsetzt, Aristoteles den Greis psychopathologisch als habgierig charakterisiert oder Terenz und Seneca die letzte Lebensphase satirisch und didaktisch als Krankheit apostrophieren: Die Medizin der Frühen Neuzeit greift diese populären Zitate und Sujets in einem erstaunlichen Umfang auf. Aus der Antike, zu einem geringeren Teil auch aus dem Mittelalter und der Renaissance werden aber selbstverständlich auch medizinische Lehren zum Alter in die akademische Welt des 17. und 18. Jahrhunderts übertragen, und zwar in einem solchen Ausmaß, daß sich die Frage nach einem eigenständigen Beitrag dieser Epoche unwillkürlich aufdrängt. Sie kann zunächst noch nicht beantwortet werden; vielmehr ist zunächst erforderlich,

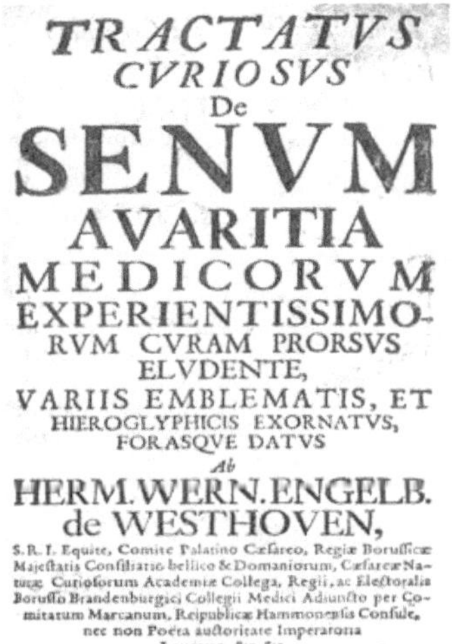
TRACTATVS
CVRIOSVS
De
SENVM
AVARITIA
MEDICORVM
EXPERIENTISSIMORVM CVRAM PRORSVS
ELVDENTE,
VARIIS EMBLEMATIS, ET
HIEROGLYPHICIS EXORNATVS,
FORASQVE DATVS
Ab
HERM. WERN. ENGELB.
de WESTHOVEN,
S. R. I. Equite, Comite Palatino Cæsareo, Regiæ Borussicæ Majestatis Consiliario bellico & Domaniorum, Cæsareæ Naturæ Curiosorum Academiæ Collega, Regii, ac Electoralis Borusso Brandenburgici Collegii Medici Adjuncto per Comitatum Marcanum, Reipublicæ Hammonensis Consule, nec non Poëta authoritate Imperatoria Laureato, &c. &c.
LEMGOVIAE,
Sumptu, & typis MEYERIANIS, 1724.

Abbildung 1: Titelseite einer Abhandlung über den Geiz der Greise des Hermann von Westhoven, Lemgo 1724

1. dasjenige Material aus früheren Epochen zu sichten, das für die frühneuzeitliche Medizin relevant war,
2. es thematisch zu ordnen sowie
3. die wichtigsten Rezeptionswege geriatrischen und gerontologischen Wissens darzustellen.

Dies geschieht unter bewußtem Verzicht auf eine umfassende Darstellung heilkundlichen Wissens über das Alter bei bestimmten Autoren oder in den einzelnen Zeitstufen und Kulturen; sie würde den Rahmen dieser Arbeit bei weitem sprengen. Hier kann nur auf die bereits vorhandene Sekundärliteratur verwiesen werden.[4]

Als Hauptquellen (vgl. Tabelle 1) werden in der frühneuzeitlichen Literatur immer wieder Hippokrates, Aristoteles und Galen zitiert, die im folgenden auch im Mittelpunkt der Darstellung stehen.

Tabelle 1: Chronologische Synopse von Autoren geriatrisch oder gerontologisch relevanter Texte aus der Antike, dem islamischen Raum und dem lateinischen Mittelalter

Zeit	Medizinischer Autor	Philosophischer Autor	Sonstige
um 400 v. Chr.	Corpus Hippocraticum	Platon	
um 350 v. Chr.		Aristoteles	
171 v. Chr.			Terenz
60 v. Chr.		Cicero	
Zeitenwende			Celsus
50 n. Chr.		Seneca d. J.	Plinius d. Ä.
160 n. Chr.	Galen		
1000 n. Chr.	Avicenna		
1250/80 n. Chr.			(Ps.-)R. Bacon
1300 n. Chr.	Arnald von Villanova		

Während im Corpus Hippocraticum (5./4. Jh. v. Chr.) Aussagen über das Alter weit verstreut sind (allenfalls in den *Aphorismen* und in der Schrift *De Diaeta* läßt sich ein gewisser Schwerpunkt erkennen), konzentrieren sich bei Aristoteles (4. Jh. v. Chr.) biologisch-medizinische Aussagen zum Alter auf die naturkundlichen Schriften der *Parva naturalia* sowie *De generatione animalium*. Galen (2. Jh. n. Chr.) schließlich verfaßte mit dem 5. Buch seiner Hygiene (*De sanitate tuenda*) erstmals eine altersdiätetische (Teil-)Schrift; darüber hinaus stammt von ihm ein kurzes Werk über den Marasmus, das auch auf die Pathophysiologie des Alters eingeht. Beide Texte sind aber in den Kontext des Gesamtwerks eingebunden und nur aus ihm heraus in den Einzelheiten verständlich. In systematisierter Form erscheint die galenische Diätetik bei byzantinischen Schriftstellern wie Paulos von Aigina sowie im islamischen Raum; dort stechen im *Canon* Avicennas (Ibn-Sīnā, um 1000 n. Chr.) besonders die kompakte Altersdiätetik sowie eine gegenüber Galen systematischere Darstellung der physiologischen Lebensvorgänge hervor. Die lateinische Rezeption dieser islamischen Gerontologie läßt sich exemplarisch an den ersten umfassenden Monographien zum Thema Altersprophylaxe in der 2. Hälfte des 13. Jahrhunderts (Ps.-Roger Bacon[5]; Arnald von Villanova) verfolgen, die traditionelle Angaben zu Physiologie, Pathologie und Diätetik mit einigen neuen therapeutischen Ansätzen vereinen. Neben diesen herausragenden medizinisch-naturkundlichen Werken aus der Antike und dem Mittelalter sind aber im folgenden auch literarische, philosophische sowie biblische Sentenzen zu berücksichtigen.

Die Heterogenität und Widersprüchlichkeit mancher Aussagen (selbst innerhalb des Werkes eines Autors) spiegeln einerseits die Quellensituation wider: Bis zur Frühen Neuzeit existierte keine umfassende systematische Lehre von der Altersphysiologie und -pathologie. Sie sind andererseits aber auch methodisch bedingt, eine Folge des hier skizzierten umfangreichen Zeitraums und der thematischen Anordnung nach frühneuzeitlichen, teilweise auch modernen Gesichtspunkten. Auf diese Weise ist jedoch eine Übersicht und zugleich Einführung in das Thema am ehesten möglich.

1.1 Beschreibung des Alters

1.1.1 Einordnung nach qualitativen und quantitativen Kriterien

Eine eigenständige Deskription des höheren Lebensalters ist in den relevanten Texten kaum zu finden; ganz im Vordergrund steht hingegen die Abgrenzung von den Eigenschaften anderer Lebensphasen. Darüber hinaus werden bestimmte Altersgruppen zunächst mehr auf qualitativer als auf quantitativer Ebene charakterisiert: Die hippokratische Heilkunde unterscheidet meist nur zwischen Älteren und Jüngeren. In diesem Sinne weist Galen verschiedentlich daraufhin, daß der Eintritt des Alters individuell sehr unterschiedlich sein kann.[6] Dies ist im wesentlichen auch die (häufig wiederholte) Position der frühneuzeitlichen Medizin, auch wenn immer wieder die – in der Antike verhältnismäßig selten genannten – absoluten Zahlen für den

Beginn des Senium aus dem Corpus Hippocraticum (s.u.) und nach Aristoteles[7] zitiert werden.

Bei der Darstellung der verschiedenen Lebensalter ist eine verwirrende Vielfalt von Unterteilungen zu beobachten[8]: Die einfachste unterscheidet *zwei* Abschnitte des Lebens: So schrieb die Frühe Neuzeit unter dem Einfluß Varros fälschlicherweise der ägyptischen Hochkultur eine symmetrische Gliederung des menschlichen Lebens in eine Entwicklungs- und Involutionsphase zu, die anhand einer konstanten Zu- und Abnahme des Herzgewichtes zu quantifizieren sei, wobei der Wendepunkt bei fünfzig Jahren liegen sollte.[9]

Aristoteles weitet dieses Konzept einer *Akmé*[10], die zwei Lebensabschnitte voneinander trennt, meist zu einem *Dreier*-Schema aus, in dem Jugend und Alter einander diametral gegenüberstehen und durch eine (von dem Philosophen idealisierte) Intermediärphase getrennt sind.[11] Diese Unterteilung in *drei* Lebensalter kennt auch Galen und besonders die islamische Medizin.[12]

Viel häufiger orientiert sich Galen aber an dem *Vierer*-Schema der altgriechischen Naturphilosophie, das eine Entsprechung der Lebensalter mit den vier Jahreszeiten favorisiert. Bereits das Corpus Hippocraticum verwendet mehrfach diese Analogie[13], nicht zuletzt wegen ihrer Anschaulichkeit für das unten dargestellte Konzept der Säftemischung (*krâsis*, *temperamentum*; s. Abschnitt 1.4.3), die je nach Lebensphase unterschiedlich ist. Allerdings fehlt beispielsweise in den hippokratischen *Aphorismen* noch eine chronologische Zuordnung von Lebensaltern und Jahreszeiten: Auf das „herbstliche" Greisenalter folgt dort eine „winterliche" Altersstufe, die zwischen Jugend und Alter angesiedelt ist.[14] Hingegen vergleicht, wie es in der römischen Antike üblich war[15], Galen regelmäßig das Alter mit dem Winter, der deshalb auch nach seiner Ansicht für die Alten die beste Jahreszeit darstellt.[16] Die vier Lebensalter finden außerdem Eingang in die islamischen und lateinischen Gesundheitslehren des Hoch- und Spätmittelalters, und zwar als ergänzende Parameter (*Res naturales additae*) bei der Beschreibung der natürlichen Befindlichkeiten des Menschen.[17] Eine Quantifizierung dieser vier Lebensphasen, wie sie beispielsweise

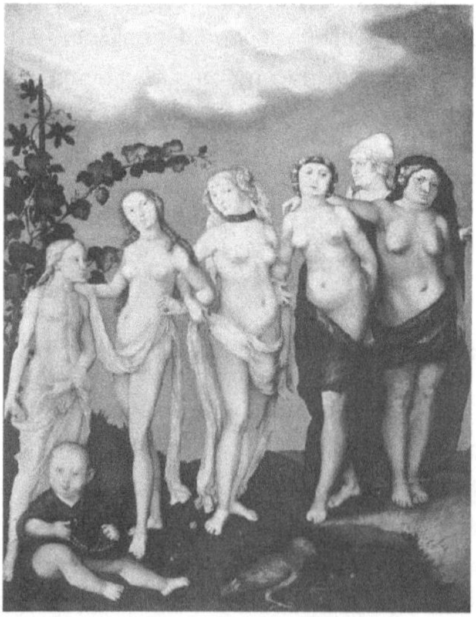

Abbildung 2: Hans Baldung Grien,
Die sieben Lebensalter des Weibes, 1544
(Leipzig, Museum der Bildenden Künste)

Pythagoras zugeschrieben wird (viermal zwanzig Jahre), spielt ebenfalls erst in der mittelalterlichen Medizin eine gewisse Rolle.[18]

Auf Varro geht eine *Fünf*teilung des menschlichen Lebens zurück, wobei als letzte Stufen die *Seniores* (45. – 60. Lebensjahr) von den *Senes* (jenseits des 60. Lebensjahrs) unterschieden werden.[19]

Wesentlich wichtiger ist aber die wohl ebenfalls auf pythagoräische Zahlensymbolik oder auf Solon[20] zurückzuführende Einteilung des Lebens in Stufen von jeweils *sieben* Jahren, wie sie in der (pseudo-)hippokratischen Schrift *De hebdomadibus* zum Ausdruck kommt. Auch hier sind die zwei letzten Abschnitte (6. und 7. Lebensalter) für die Lebensphase der Involution reserviert: Nach der griechischen Version des Textes währt der *Presbýtes* vom 49. bis zum 56. Lebensjahr (achtmal sieben), daran schließt sich der *Gérōn* an. Die wesentlich später anzusetzende lateinische Überlieferung ordnet dem *Junior* (!) das 56. bis 63. Lebensjahr (neunmal sieben) zu und begrenzt das Alter des darauffolgenden *Senex* auf vierzehnmal sieben (= 98) Jahre.[21] Etwa 200 n.Chr. erwähnt Klaudios Ptolemaios in seinem noch für die Frühe Neuzeit bedeutsamen astrologischen Werk *Tetrabiblos* ebenfalls sieben Altersperioden unterschiedlicher Dauer; die beiden letzten stehen unter dem Einfluß von Jupiter (57. – 68. Lebensjahr) und Saturn (jenseits des 68. Lebensjahrs).[22] Nicht zuletzt durch diese Assoziation mit dem damals äußersten der Planeten gewinnt das Greisenalter Anschluß an Melancholie-Konzepte der Frühen Neuzeit.[23]

Jüdisch-christliche Zahlensymbolik sowie die Analogie zu dem Konzept der Weltalter veranlaßten Augustinus und Isidor von Sevilla zu einer Reduktion dieser Unterteilung von sieben auf *sechs* Lebensalter[24], denen als siebte Stufe der Tod folgt. Aber auch in der für die Renaissance so wesentlichen Einteilung Isidors sind die zwei letzten Perioden dem Alter gewidmet: *Senectus* (50. – 77. Lebensjahr) und *Senium* (bis zum Tod).[25] Diese Zweiteilung des höheren Lebensalters wirkt sich in der Folgezeit offensichtlich auch auf das bereits angesprochene Schema von vier Lebensphasen aus: Während bis weit in das Mittelalter hinein das dritte Lebensalter noch Reife (*Juventus*) genannt wird, überliefern die Salernitanischen Merkverse die Bezeichnung *Senectus* (und entsprechend *Senium* für die vierte und letzte Stufe).[26] Die lateinischen Übersetzer der islamischen Medizin folgen diesem Vorbild.[27] Das in den siebziger Jahren des 20. Jahrhunderts wiederentdeckte Konzept eines „Dritten Alters" (in Abgrenzung zu einem vierten, pflegebedürftigen Alter) bildet zu dieser „jüngeren" Seneszenz eine erstaunliche Parallele, obwohl es eine soziologisch kaum vergleichbare Personengruppe, nämlich die wachsende Anzahl rüstiger, aber nicht mehr im Arbeitsprozeß stehender Senioren umfaßt.[28]

Im Vierer-Schema Galens ist hingegen diese Unterteilung des fortgeschrittenen Lebens in *Senectus* und *Senium* (im Gegensatz zum Siebenerschema) noch nicht vorgesehen, auch wenn die Frühe Neuzeit dies teilweise annahm.[29] Unabhängig von den Lebensaltersstufen erwähnt der Arzt aus Pergamon jedoch gelegentlich eine Zwei- oder Dreiteilung des Greisenalters selbst in eine (nach frühneuzeitlicher Terminologie) *aetas virida* bzw. *cruda*[30], *aetas media* und *aetas decrepita*. Auch hier geht die für die frühneuzeitliche Medizin so prägende Autorität Galen von einem individuell verschiedenen Beginn der einzelnen Abschnitte aus.

Abgesehen von der Tendenz zur quantifizierenden Abstufung, der sich die Heilkunde trotz überzeugender Einwände nicht immer entziehen kann, fällt die sachliche Unterscheidung von zwei oder drei letzten Phasen des Lebens recht bescheiden aus: Galen erklärt, daß die noch lebensfrischen Greise (*aetas virida*) ihre bürgerlichen Geschäfte treiben könnten, während die „mittleren“ Greise bereits eine vorsichtig abgestimmte Lebensweise einhalten müßten; die im höchsten Alter seien so geschwächt, daß sie nur noch selten baden sollten.[31] Ptolemaios spricht der Jupiter-Altersstufe eine würdevolle Zurückgezogenheit von der Rastlosigkeit des Alltags zu, während die letzten Lebensjahre unter dem Einfluß des Saturn durch Abkühlung und Verlangsamung von Körper und Seele gekennzeichnet seien.[32] Johannitius (Hunain ibn Ishâq) und Avicenna zufolge ist in der Stufe der *Senectus* (in Gegensatz zum *Senium*) die Lebenskraft (hier: *virtus*) noch vorhanden.[33] Damit sind die Angaben bereits erschöpft. Sobald aber die modifizierte Form der vier Lebensalter zugrunde gelegt wird, erhalten die beiden letzten Altersstufen *Senectus* und *Senium* entsprechend dem Vierer-Schema der Säftelehre (s. Abschnitt 1.4.3) wesentlich differenziertere physiologische und pathologische Eigenschaften. Da die antike Medizin diese Variante noch nicht kannte, kommt sie erst in der Frühen Neuzeit zum Tragen.[34]

Die Kenntnis der verschiedenen überlieferten Unterteilungen des Alters und ihrer lateinischen Bezeichnungen ist für das Verständnis der einschlägigen Texte in der Frühen Neuzeit wichtig: Mit *senectus*, *senium*, *aetas virida* und *decrepita* ist nicht selten eine unterschiedliche Vorstellung vom Alter verknüpft, und manche scheinbaren Widersprüche in den Quellen klären sich bei genauer Beachtung der Terminologie auf.

1.1.2 Begriffsdeutung

Aus der Antike und dem Mittelalter überlieferte Etymologien zeigen – anders als die Ergebnisse neuzeitlich kritischer Wortforschung – weniger die semantische Herkunft als vielmehr kulturhistorische Konnotationen und Sinngebungen eines Begriffs an.[35] Dies gilt auch für die bekannte Herleitung des griechischen Ausdrucks für Greisenalter *gēras* aus dem Wort *gē* (Erde), die wir bei Aristoteles finden.[36] Damit gewinnt der Begriff nicht nur Anschluß an die noch zu skizzierende Elemente- bzw. Temperamentelehre, worauf der Philosoph aus Stageira mit seinem *tertium comparationis*

(„kalt und trocken“) ausdrücklich hinweist; vielmehr wird auch das nahe Schicksal des Greises angedeutet, nämlich das Grab in der Erde. Entsprechend nennen altlateinische Dichtung und frühneuzeitliche Medizin die letzte Stufe des Greisenalters gerne metaphorisch *silicernium* (Leichenmahl) und ihre Protagonisten *silicerni*.[37] Aber auch Galen leitet *pémpelos*, eine altgriechische Metapher für den altersschwachen Greis, von dem Wortspiel *pompēn pémpesthai* („zum Festzug [des Todes] geschickt werden“)[38] ab. Entsprechend beschreibt der in Rom wirkende Arzt auch das Senium mehrfach als einen Weg zum Tod[39], was offensichtlich an philosophische Überlegungen der Zeitenwende (Cicero, Seneca[40]) genauso anknüpft wie an den griechischen Mythos: Als eine von wenigen mythologischen Gestalten ist Charon, der Fährmann am Totenfluß Styx, ein Greis.[41] Diese Deutung des Alters von seinem Ende her als Abnehmen der Fähigkeiten bis zu deren Verlöschen wurde besonders vom christlichen Kulturkreis mit weiteren ähnlichen Etymologien unterstützt, beispielsweise mit Isidors Herleitung der *senes* (Greise) *a sensus deminuitione* (Sinnesminderung).[42] Zwei weitere wohl eher frühneuzeitliche, jedoch auf die Antike projizierte Etymologien deuten ebenfalls auf das Ende des Lebens hin: Gabriele Zerbi (1489) leitet den bereits erwähnten Terminus technicus für das höchste Greisenalter, *decrepitus* (bzw. *aetas decrepita*) von der Bewegungsunfähigkeit der Greise ab, aufgrund derer sie kein Geräusch (*de-crepitus*) machten, während Gerard van Swieten (1763) auf das Knistern (*crepitus*) des verglimmenden Dochtes verweist.[43] Dagegen verdankt *depontanus*, diese beliebte neulateinische Metapher für den Greis, ihre Entstehung dem angeblichen Aufruf in römischer Vorzeit: *sexagenarios de ponte* („Die über Sechzigjährigen von der Brücke“), mit dem angeblich die scheinbar nutzlosen Mitglieder der Gesellschaft ihres Lebens (vielleicht aber auch nur ihres Stimmrechtes in der Volksversammlung) beraubt werden sollten.[44]

Die hier skizzierte Begriffsklärung und -interpretation macht deutlich, daß die Einordnung des höheren Lebensalters in die antike und mittelalterliche Wissenskultur fast ausschließlich durch „Definition“ im Wortsinn geschieht, das heißt einerseits mittels einer Abgrenzung von den früheren Lebensphasen, andererseits durch Annäherung an den folgenden Tod. Der Mangel an eigenständiger Darstellung und Sinngebung des Alters ist freilich kein ausschließliches Merkmal vor- und frühneuzeitlicher Gerontologie, sondern äußert sich noch in den Schwierigkeiten moderner Alterswissenschaft und Altenheilkunde, idiosynkratische Dimensionen dieser Lebensphase zu erkennen und zu erklären.

1.2 Bewertung des Alters

Ästhetische und moralische Beurteilungen des Alters in sachbezogenen medizinischen Fachtexten scheinen vordergründig nur von marginaler Bedeutung zu sein. Dennoch offenbaren sie eine wesentliche Dimension des ärztlichen Blicks auf den alten Menschen. Zugleich zeigt sich in den einschlägigen Zitaten und noch mehr in (häufig unreflektiert übernommenen) Bewertungen ein beträchtlicher Einfluß nichtmedizinischer Quellen (vor allem der Dichtung und Philosophie) auf frühneuzeitliche Texte der Heilkunde. Als Erbe der Antike lassen sich zwei gegensätzliche Strömungen verfolgen:

Die Neigung der griechischen und hellenistischen Kultur zum Ideal des Schönen und Guten (Kalokagathia) zeigt sich insbesondere in einer Verherrlichung des jugendlichen, athletischen Körpers. Demgegenüber schneidet das Greisentum im bereits erwähnten Vergleich der Lebensalter unweigerlich schlecht ab. Neben seiner körperlichen Schwäche steht die Häßlichkeit des alten Menschen im Vordergrund der dichterischen Beschreibung, wobei äußere Merkmale wie graues Haar, Runzeln der Haut oder Zahnlosigkeit geradezu Signa des Alters werden. Während Dichtung und Tragödien der Antike die Schwächen des Greises und seine soziale Isolierung noch beklagen[45], gießen Komödienschreiber wie Aristophanes[46] oder (in römischer Zeit) Plautus ihren Spott über die lächerlichen Greise aus. Ihre körperliche Mißgestalt und ihr Gestank führt vor allem zu einem Verlust der erotischen Attraktivität, die in den Schauspielen von den Betroffenen beklagt[47], oft aber auch in fataler Weise übersehen wird: Die unangemessene sexuelle Begehrlichkeit der Alten (*turpe senilis amor*[48]) wird bei Horaz, Ovid, Juvenal und Maximianus zu einem dichterischen Topos, den die frühneuzeitliche Medizin häufig aufgreift.[49]

Diese Abwertung des alten Körpers durch die Dichtung wirkt auf den Bereich der Charakterzüge fort: Trauer und Resignation sind häufig dargestellte und sicherlich noch mitleiderregende Wesenszüge der Greise in der Tragödie; die Komödie betont hingegen ihren Geiz sowie ihre Kritik- und Herrschsucht gegenüber der Jugend. Wohl am deutlichsten geht Aristoteles auf die negativen Eigenschaften der Alten ein, die er mit ihren schlechten Erfahrungen, aber auch mit ihrer physischen Konstitution und Lebenssituation begründet: Er hält sie nicht nur für gewinnsüchtig, sondern auch unfähig zu Freundschaft, mißtrauisch, pessimistisch, heftig zürnend, alles relativierend, nach rückwärts gewandt, selbstsüchtig und deshalb ehrlos. Isidor von Sevilla subsumiert all diese Eigenschaften unter dem Begriff „Verdrießlichkeit" (*odium*) der Greise als geistig-seelisches Pendant zur Schwäche des Körpers – was wiederum einer zu Beginn des 17. Jahrhunderts entstandenen Komödie von Peter Hausted den Titel gab: *Senile odium*.[50]

Jenseits der negativen Charaktereigenschaften zweifelt Aristoteles auch das Urteilsvermögen (*dianoía*) der Betagten in wichtigen Fragen an, da diese geistige Funktion genauso altere wie der Körper.[51] Der altersbedingte Verlust kognitiver Fähigkeiten (Gedächtnisverlust, Demenz, s. Abschnitt 1.5.2 und Kapitel 6) war als negative Attitüde auch in der Dichtung präsent. Eine wahrscheinlich erst im Mittelalter entstandene Etymologie *senes quod sese nesciant*[52] bringt diese umstrittene und oft auch abwertend verstandene Zuordnung der letzten Lebensphase auf den Punkt: Die unwissenden, vergeßlichen Greise markieren nicht nur eine psychopathologische Realität, die bereits in der Antike Eingang in die medizinische Literatur findet[53]; sie sind gleichsam auch ein Gegenbild zur vielgepriesenen Weisheit des Alters. Kritik an diesem Ideal, das im Mittelmeerraum und im Vorderen Orient weit verbreitet war, üben nicht nur griechische Quellen, sondern auch die spät entstandenen Weisheitsschriften der Bibel[54]; in den „Jahren, von denen Du wirst sagen, sie gefallen mir nicht"[55], stehen die Alten daher besonders in der Gefahr, verachtet zu werden.[56]

Völlig konträr zu dieser mehrheitlich überlieferten pessimistischen und abwertenden Sicht des Alters zeichnet sich bei einigen häufig rezipierten Autoren ein positives Bild des Alters ab. Vielfach zitiertes Beispiel für einen weisen, beredsamen und zugleich rüstigen Greis ist der in Homers *Ilias* ausführlich beschriebene Nestor.[57] Nicht selten werden besondere Vorteile des Alters herausgestellt: So preisen in Platons *Politeia* der greise Sophokles und der alte Kephalos den altersbedingten Verlust schädlicher Begierden.[58] Mit dem Alter ist also ein Gewinn an Tugend verbunden, was von christlichen Autoren wie Isidor[59] häufig rezipiert wird. Platon entwickelt außerdem in den *Nomoi* ein Modell der Gerontokratie nach dem Vorbild des spartanischen Ältestenrates (*Gerousía*).[60] Auch Plutarch geht von einer besonderen Eignung der Greise zu Politik aus und leitet darüber hinaus das Alter (*gēras*) von dem Wort „ehren" (*geraírein*) ab.[61] Aber der wichtigste Verteidiger des Greisenalters ist sicherlich Cicero, der die bei weitem umfangreichste und auch einzig überlieferte[62] antike Monographie speziell über das Alter verfaßt hat. In dieser von der Renaissance bis weit in das 19. Jahrhundert hinein[63] intensiv rezipierten Trost- und Verteidigungsschrift *De senectute* läßt er den greisen *Cato maior* das Alter gegen vier Einwände verteidigen: Es hindere an einer *Vita activa*, beraube den Körper seiner Stärke, unterbinde sinnliche Vergnügungen und sei schließlich dem Tode nahe. Cicero betont demgegenüber die geistige Frische und Erfahrung vieler alter Menschen, die Möglichkeit, sich durch Übung und geeignete Lebensweise gegen körperliche und geistige Schwäche zu Wehr zu setzen, die Freiheit von den Begierden (vgl. Platon) und das Argument, junge Menschen seien vom Tod viel mehr betroffen als alte. Angeblich negative Eigenschaften des Alters (vgl. Aristoteles) seien eine Folge des persönlichen Charakters und nicht des Lebensalters.

Etwas weniger idealistisch beschreibt Seneca der Jüngere einerseits die Schrekken des hohen Alters[64], betont aber andererseits auch die Vorteile dieser Lebensphase[65], insbesondere die Möglichkeit, sich von den Geschäften der Jugend zurückzuziehen und sich in der Blütezeit des Geistes dem Studium der Philosophie ganz zu widmen. Ganz in diesem Sinn läßt auch mehr als tausend Jahre später Francesco Petrarca die Stimme der Vernunft gegen die eintönige Klage des Alters auftreten, indem er die Reife dieser Lebensphase gegen die Schwächen der Jugend herausstellt.[66]

Dieser Dualismus in der Bewertung des Alters – einerseits eine scharfe Ablehnung des körperlichen und geistigen Verfalls, andererseits eine idealistische Betonung besonderer Fähigkeiten und Freiheiten – läßt sich in der Fachliteratur der Renaissance und Frühen Neuzeit fast nahtlos weiterverfolgen. Je nach persönlicher Auffassung und Intention des Werkes verwenden Juristen, Theologen und nicht zuletzt auch Ärzte die traditionellen Argumente einer optimistischen oder pessimistischen Sichtweise des Alters. Allerdings zeichnen sich Schwerpunkte ab: Während Platon und Cicero – im Gegensatz zu Aristoteles, Seneca oder den römischen Dichtern – in den geriatrischen Schriften des 17. und 18. Jahrhunderts verhältnismäßig spärlich rezipiert werden[67], greifen Rechtspflege und besonders Theologie gerne auf den *Cato maior De senectute* zurück, um einerseits die soziale und religiöse Pflicht zu Verehrung des Alters herauszustellen, andererseits aber auch das Bedürfnis des Leserkreises nach Trost im Alter zu befriedigen.[68]

1.3 Grundlagen aus Naturphilosophie und Theologie

In der von griechischer Philosophie wesentlich beeinflußten abendländischen Tradition berühren Konzepte des Alterns stets Vorstellungen von der Natur und ihren Prinzipien, ihrer Veränderung und ihrem Werden und Vergehen. Der Vergleich mit der Natur entscheidet wesentlich über die Frage, ob der Altersprozeß naturgemäß sei; er verbindet außerdem Vorstellungen des Alters mit Konzepten von Langlebigkeit, Krankheit und Tod. Ebenfalls vom Begriff der Natur ausgehend deuten christliche Theologen Alter und Vergänglichkeit im Kontext von Sündenfall und Heilsgeschichte.

1.3.1 Natur des Alterns

Eine der wichtigsten Quellen für das frühneuzeitliche Verständnis vom Alter ist die aristotelische Naturphilosophie, die ihrerseits zahlreiche Quellen zur griechischen Kosmologie (beginnend mit den Vorsokratikern) rezipiert. In *De caelo*[69] beispielsweise setzt sich Aristoteles intensiv mit Platons *Timaios* auseinander, demzufolge Welt und Mensch aus vier gegensätzlichen, körperhaften Elementen (Feuer, Wasser, Luft und Erde) bestehen, die ineinander übergehen können. Analog zu ihrer Entstehung alterten und vergingen diese Elemente und die aus ihnen bestehenden Lebewesen auch, indem die Verbindungen der Elementarteilchen (Dreiecke), aus denen sie gebildet wären, durch äußere Einflüsse und insbesondere durch aufgenommene Nahrung sich lockerten und auf diese Weise die strukturelle Einheit zersetzt werde.[70] Diese und andere Theorien entwickelt Aristoteles vor allem in *De generatione et corruptione* weiter zu einem natürlichen Gesetz von Werden, Veränderung und Vergehen der gemischten Dinge, die wie die vier Elemente, aus denen sie zusammengesetzt seien, auseinander entstünden.[71] Diese „sublunaren" Mixturen seien durch Endlichkeit und lineare Bewegung charakterisiert[72], während die himmlischen, sich ohne Ende kreisförmig bewegenden Sphären[73] aus einem unvermischten und unvergänglichen Element (*aither*, später als *quinta essentia* oder „Quintessenz" gedeutet[74]) bestünden, das wiederum die „Information" für die jeweilige Zusammensetzung der vier irdischen Elemente bestimme.[75] Nur im direkten Vergleich zu den naturgemäß konstanten Eigenschaften dieses himmlischen Elementes, die im unmittelbaren Textzusammenhang abgehandelt werden, gilt eigentlich die vielzitierte Aussage von Aristoteles, daß ein Abnehmen von Kraft (*adynamía*) wie zum Beispiel das Alter oder das krankhafte Schwinden (*phthísis*) ein Vorgang wider die Natur (*pará phýsin*) sei[76] – ansonsten ordnet sich bei dem Philosophen der Prozeß des Alterns eindeutig in das Konzept vom naturgemäßen Werden und Vergehen der gemischten irdischen Dinge ein. Dem widerspricht auch nicht eine zugespitzte Aussage in *De generatione animalium*, die dem Alter scheinbar ebenfalls pathologische Eigenschaften zuweist: Dort leitet der Stagirit von der Beobachtung eines reversiblen Ergrauens bei Krankheiten die kühne These ab, Krankheit sei nichts anderes als ein erworbenes Alter, das Alter hingegen eine natürliche Krankheit.[77] Ungeachtet des Zusammenhangs zwischen Alter und Krankheit besteht nämlich der Unterschied zwischen beiden in der Naturhaftigkeit des Geschehens, die nur das Alter für sich in Anspruch nehmen kann.

Es ist jedoch leicht zu verstehen, daß diese aristotelische Sentenz aus ihrem ursprünglichen Zusammenhang herausgelöst anders gedeutet werden konnte.[78] Selbst Cicero, in dessen *Cato maior* man kaum eine Pathologie der letzten Lebensphase erwarten würde, betont, man müsse gegen das Alter wie gegen eine Krankheit kämpfen.[79] So verwundert es nicht, daß Galen sich sehr energisch gegen „sophistische“ Theorien zur Wehr setzen muß, denen zufolge Unsterblichkeit durch eine vorbeugende Behandlung der Krankheit Alter erreicht werden könne. Demgegenüber betont der spätrömische Arzt und Philosoph, das Altern sei ein natürlicher Prozeß, keine Krankheit, und deshalb unausweichlich.[80] Diesen bereits in der Antike manifesten Konflikt um Natürlichkeit oder Krankhaftigkeit des Alters rezipiert die Medizin der Frühen Neuzeit intensiv zunächst im Sinne von Aristoteles und Galen, bis sich im frühen 18. Jahrhundert eine überraschende Gegenposition herausbildet.[81]

Als weiterer, im philosophischen Sinne aber keineswegs origineller Kronzeuge für die fortwährende Veränderung des Menschen zwischen Werden und Vergehen wird in der Frühen Neuzeit gerne Seneca zitiert: „Während wir wachsen, entwächst uns das Leben.“ Zwar geht Seneca nicht auf die Natürlichkeit dieses Prozesses ein, sein Bild von einem ins Meer mündenden Fluß des Lebens erinnert jedoch daran.[82] Lange vor Seneca entwickelt Aristoteles aus der Physik einen ähnlichen Gedanken, wenn er die Zeit als Ursache von Verfall und Altern beschreibt.[83]

Wie die griechische Philosophie verknüpft auch die christliche Theologie das Alter mit dem Begriff *natura*. Jedoch geht die frühe Kirche (im Gegensatz zu spätantiken Philosophen, etwa Plotin[84]) nicht von einer prinzipiellen Unzerstörbarkeit von Natur aus, sondern deutet mit Paulus[85] die Vergänglichkeit der Schöpfung als ein Unterworfensein unter das Prinzip der Gottferne, die Sünde. Alter ist daher ein Teil des Weltzustandes. Entsprechend werden seit Augustinus die sechs oder sieben Lebensalter gerne allegorisch mit den Weltaltern verglichen: Auf die letzte, greisenhafte Phase des Kosmos, die meist mit der Gegenwart assoziiert wird, folgt das Jüngste Gericht und die Neuschöpfung der Welt.[86] Neben dieser kosmologisch-heilsgeschichtlichen Perspektive wird das theologische Konzept von der Vergänglichkeit der Natur im Rahmen der Makrokosmos-Mikrokosmos-Entsprechung auch auf die Ebene des Menschen übertragen. Diese Analogie rezipiert im Spätmittelalter beispielsweise der Arzt Arnald von Villanova.[87] Auf der anthropologischen Ebene nähert sich die geistliche Beurteilung des Greisenalters häufig dem bekannten Dualismus innerhalb der (neu-)platonischen Philosophie an: Das Altern des Körpers ist Folge seiner Sündhaftigkeit, ja geradezu eine Strafe für die Sünde; die von Gott stammende und von ihm errettete Seele hingegen bleibt jung: „Wenn auch unser äußerer Mensch verfällt, so wird doch der innere von Tag zu Tag erneuert.“[88] Die jugendliche Frische des inneren Menschen (*senex juvenis*)[89] äußert sich beispielhaft in der Weisheit des Alters und gilt als Zeichen für das Überwinden der Sünde in der Wiedergeburt durch die Sakramente.

Jenseits dieses Leib-Seele-Dualismus kann aber das Altern auch als unvermeidlicher Ausdruck der Sündhaftigkeit des *ganzen* Menschen gewertet werden; denn der Mensch, der lange lebt, besitzt ebenso lange Gelegenheit zur Sünde. Seine runzelige

Haut wird geradezu zu einem Bild für seinen inneren Zustand, der von Sünde, vor allem von Erbsünde geprägt ist. Diese zunächst für alle Menschen geltende Erklärung des Alters läßt sich aber bei Bedarf durchaus auch in eine persönliche Schuldzuweisung verwandeln, indem auf die Laster der Greise verwiesen wird.[90]

Auf die Leib-Seele-Dialektik, die für die Frage nach der Natur des Alters teilweise von Bedeutung ist, kann an dieser Stelle nicht näher eingegangen werden.[91] Sie ist ohnehin nicht eine Entdeckung des Christentums, sondern rekurriert auf Platons Lehre von der Unsterblichkeit der Seele genauso wie auf Aristoteles, der jedoch sterbliche Anteile der Seele von einem unzerstörbaren *noûs* unterschied.[92] Wichtig für die Diskussion in der Frühen Neuzeit wird demgegenüber die medizinisch-naturphilosophische Sichtweise von der Seele und ihrer Natur, die der idealistischen teilweise entgegensteht: Die hippokratische Schrift *De diaeta* erklärt beispielsweise, die *psyché* sei aus Feuer und Wasser zusammengesetzt; deshalb werde sie auch im Alter verbraucht.[93] Galens Weigerung, über die Unsterblichkeit des Menschen eine Aussage zu treffen[94], läßt vermuten, daß er ebenfalls die Vergänglichkeit alles Materiellen, Körperhaften und Zusammengesetzten annimmt, das den Menschen wesensmäßig bestimmt. So unterschiedlich die Konzeptionen von *pneuma, spiritus, anima, mens* etc. in der abendländischen Geschichte der Medizin auch waren[95]: Sie integrieren im Grunde nicht die philosophisch-theologische Annahme eines unvergänglichen Teils im Bereich der menschlichen Natur. Auch wenn viele Ärzte persönlich von diesem Dogma überzeugt waren, hatte es in dem von der Immanenz des menschlichen Körpers bestimmten medizinischen Lehrsystem keine wesentliche Bedeutung. Sogar als die Frühe Neuzeit der Versuchung, die Eigenschaften der unsterblichen Seele mit einem subtilen Bestandteil des Körpers zu assoziieren, nicht widerstehen konnte, weigerte sich die gelehrte Medizin, daraus Möglichkeiten der Altersbehandlung und Lebensverlängerung abzuleiten.

1.3.2 Todeskonzepte

Eng an die antiken Konzepte von der Natur des Alters knüpfen Vorstellungen über Formen und Ursachen des Todes. Genauso wie die heutige Gerichtsmedizin unterschied auch die Antike grundsätzlich zwischen „natürlichem“ und „nicht-natürlichem“ Tod. Doch war die Grenzziehung zwischen beiden Gruppen anders: Während heute Krankheiten als „natürliche“ Todesursache gelten, deutet bereits die erwähnte galenische Definition von Krankheit als einer *res praeternaturalis* (*pará phýsin*) an, daß ein Ableben aus diesem Grund zu den „nicht-natürlichen“ Todesarten gerechnet wurde.[96] Dementsprechend unterscheidet bereits Aristoteles bei einem gewaltsamen Tod zwischen inneren (krankheitsbedingten) und äußeren Ursachen.[97]

Von diesem Konzept eines gewaltsamen Todes grenzt er jedoch nach dem Vorbild Platons den „natürlichen", meist schmerzlosen Tod ab, der (wenn überhaupt) höchstens durch kleine Ereignisse verursacht wird.[98] Dieser „natürliche" Tod ist unmittelbare Folge eines „natürlichen" Alters, das sich als eine fortwährende Abnahme (*phthísis*) der Lebensvorgänge bis zu deren Sistieren darstellt.[99] Das Konzept des „natürlichen" Alterstodes bleibt bis weit in das 19. Jahrhundert hinein wirksam, obwohl die Leichensektion in der Frühen Neuzeit immer häufiger krankheitsbedingte Todesursachen feststellen konnte.[100] Geriatrische Schriften des 18. Jahrhunderts diskutieren den „natürlichen" Tod durch Altersschwäche häufig unter dem Stichwort *Euthanasia*.[101] Dieser Leitbegriff umfaßt bis 1800 nicht nur, wie häufig erwähnt, geistliche und medizinische Sterbehilfe (im Sinne der *Euthanasia interior et exterior* Francis Bacons[102]), sondern auch per se das Phänomen eines schmerzlosen Todes, und zwar ausschließlich als Folge des natürlichen Alterns.

Auch die theologischen Konzepte eines „natürlichen Todes" (*mors naturalis*)[103] sind eng mit den entsprechenden Altersvorstellungen verbunden, denn dieser irdische, alle ereilende Tod (ob nun durch Gewalt, Krankheit oder Alter verursacht) wurzelt nach christlicher Lehre letztendlich in der kollektiven und individuellen Sünde des Menschen. Rasche Todesarten (*mors repentina*) gelten seit dem hohen Mittelalter als besondere Strafe Gottes[104], während ein langsames, jedoch schmerzloses Sterben (unabhängig vom Lebensalter) den gottgefälligen Menschen und besonders den Heiligen vorbehalten bleibt.

1.3.3 Langlebigkeit

Zwischen Utopie und menschlicher Realität angesiedelt, ist Langlebigkeit ein kulturgeschichtliches Thema ersten Ranges, mit dem sich Wissenschaft, Kunst und Literatur fast aller Epochen in den letzten dreitausend Jahren auseinandergesetzt haben, indem sie menschliches Wunschdenken, aber auch die harte Realität reflektierten.[105] Auch Alterskonzepte werden von der Idee der Langlebigkeit unweigerlich beeinflußt, sei es, daß unter ihrem Einfluß das Alter radikal negiert, daß sein Beginn gedanklich möglichst weit hinausgezögert oder auch, daß seine Prinzipien erforscht und neu bewertet werden: Hier ist ein breites Spektrum von Möglichkeiten vorhanden, das historisch auch ausgeschöpft wurde. Medizinisch-gerontologische Quellen der Antike wie auch der Frühen Neuzeit berühren das Thema auf verschiedene Weise, an vorderster Stelle aber anhand von Beispielen langen Lebens. Solche Exempla aus Natur und Kultur wurden etwa der *Historia naturalis* des Plinius oder Lukians *Makrobioi* entnommen[106] und zum einen affirmativ oder kritisch als Beweise für die Richtigkeit oder Falschheit einer Theorie, einer Lebensweise oder einer Therapie zitiert. Zum andern dienten derartige Beispiele aber auch induktiv als Grundlage neuer Hypothesen zur Prognose eines hohen Alters und dessen Qualität. Während sich im Corpus Hippocraticum nur sporadisch prognostisch günstige Faktoren für Langlebigkeit finden – beispielsweise viele Zähne[107], eine dem Nordwind ausgesetzte Stadt[108] oder auch eine warm-trockene (Temperament-) Konstitution des Körpers, die zu einem guten Alter (*eúgeroi*[109]) führe –, untersucht Aristoteles in *De longitudine et brevitate* systematisch Beispiele, meist aus der Tier- und Pflanzenwelt. Er kommt dabei zu erstaunlichen Schlüssen: Feuchtigkeit und Wärme begünstigten langes Leben; Einwohner solcher Länder würden deshalb älter. Weitere Faktoren seien das Vorhandensein von Blut und Fett, das die Austrocknung (s. Abschnitt 1.4.2) verlangsame. Frühe Geschlechtsreife[110], häufiger Koitus und zuviel Arbeit verkürzten hingegen das Leben. Männliche Tiere lebten aus den beiden letzteren Gründen unter Umständen kürzer als weibliche, obwohl dies von Natur aus eigentlich umgekehrt zu erwarten sei, weil männliche Lebewesen wärmer seien als weibliche.[111] Die aristotelische Schrift wird im Mittelalter häufig kommentiert, nicht nur von Averroes, der in seinem Kommentar zu *De longitudine et brevitate* die Bedeutung der natürlichen Komplexion und der Lebensführung für die Langlebigkeit herausstellt[112], sondern auch von Petrus Hispanus[113] und Albertus Magnus.[114] In ihrer Nachfolge rezipiert und übersteigert die Frühe Neuzeit die aristotelische Methode, Wissen über das lange Leben induktiv durch vergleichende Analyse von zahllosen Beispielen zu gewinnen; nicht zuletzt unter diesem Einfluß beschäftigt sich auch die frühneuzeitliche Medizin ausführlich mit mehr oder weniger seriösen prognostischen Faktoren für ein hohes Alter. Häufig zitiert wird auch Hinweis des Aristoteles, daß in vielen Fällen trotz fehlender körperlicher Tugenden ein langes Leben erreicht werden könne.[115] Ungeprüft übernommen werden aus seinem Werk freilich auch spekulative Vorhersagen eines langen Lebens, die sich auf Handlinien oder auf das Verhältnis von Ober- zu Unterbauch (gemessen an der Höhe des Bauchnabels) beziehen.[116]

Darüber hinaus faszinieren auch mythologische Motive wie die von Medea inszenierte Verjüngung des Aeson (bzw. die mißglückte des Pelias)[117], die schreckenerregende Langlebigkeit des unsterblichen und dennoch alternden Tithonos[118] oder auch das legendäre Bad im Jungbrunnen[119] manche medizinische Kreise. Die bereits in der Antike überlieferten angeblich lebensverlängernden Medikamente stimulieren seit dem ausgehenden Mittelalter die Suche nach ähnlich wirksamen Substanzen (*Occulta*, Elixire und andere). Auffällig ist schließlich auch die punktuelle Abänderung der noch zu skizzierenden Alterstheorien Galens und Avicennas (beispielsweise durch den Arzt Arnald von Villanova) genau an der Stelle, die eigentlich die Unvermeidlichkeit menschlicher Involution begründet.[120] Der Wunsch nach Langlebigkeit und Verjüngung beeinflußt auf diese Weise bereits lange vor der Frühen Neuzeit

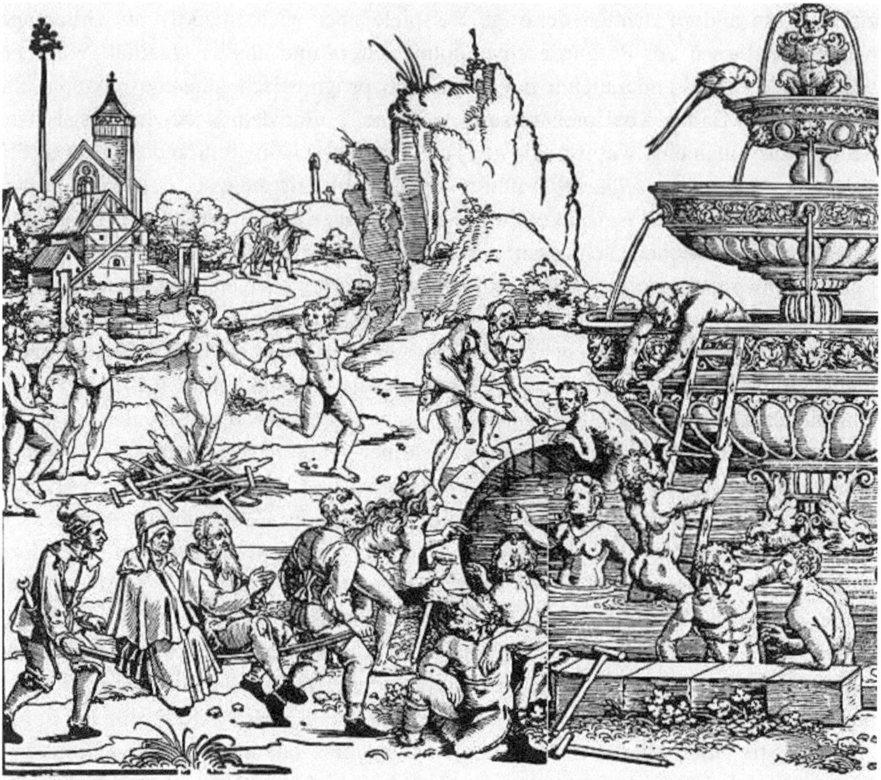

Abbildung 3: Hans Sebald Beham, Der Jungbrunnen (Detail). Holzschnitt, um 1536 (Oxford, Ashmolean Museum)

nicht nur die Praxis der Heilkunde, sondern auch geriatrisch-gerontologische Theorien.

Ein Einfluß geistlicher Schriften auf heilkundliche Texte zeigt sich auch bei dem Thema Langlebigkeit. Die extrem hohen Altersangaben für die vorsintflutlichen Menschen (*praediluviani*), die sich in den urgeschichtlichen Geschlechtsregistern der Bibel[121], aber auch in den zahlreichen Mythen des Goldenen Zeitalters aufgezeichnet finden, werden von theologischer Seite stets als Ausdruck des einstmals paradiesischen Zustandes der Menschen interpretiert, der sich infolge der Sünde allmählich abschwächte. Im polyhistorischen Zeitalter der Frühen Neuzeit fordern sie aber eine medizinische Erklärung geradezu heraus und werden in den entsprechenden Texten häufig diskutiert: Ein Enträtseln dieses Geheimnisses gibt nämlich den Ärzten

Anlaß zu der Hoffnung, die Ursache von Altern und Tod zu begreifen und vielleicht sogar zu beseitigen. Im Kontrast zu dieser prädiluvianen Lebenszeit von fast tausend Jahren stehen spätere Bibelzitate, die das Alter des Menschen auf hundertzwanzig[122] oder siebzig bis achtzig Jahren[123] begrenzen – Angaben, die als aktuelles Ideal oder auch als Ausdruck der Realität in der frühneuzeitlichen Literatur ebenfalls aufgegriffen werden.

Ein weiteres von Theologen akzentuiertes Problem im Blick auf die Lebenslänge hinterfragt nicht nur Grenzen in der Behandlung des Alters, sondern auch medizinisches Handeln im Grundsatz: Kann der Mensch die von Gott prädestinierte Lebenszeit überhaupt (durch falsche Lebensweise) verkürzen oder (mit Hilfe der Heilkunde) verlängern? Während das heutzutage berühmte *Responsum* des Maimonides[124] auf diese Frage in der Frühen Neuzeit noch nicht bekannt ist, wird Avicennas konservative Ansicht, daß die maximale Lebenszeit eines Menschen durch seine angeborene Temperament-Konstitution bestimmt werde[125], häufig rezipiert, aber durchaus auch korrigiert. Spekulationen wie beispielsweise diejenige Roger Bacons fallen auf fruchtbaren Boden: daß der Mensch als von Natur aus unsterbliches Wesen geschaffen worden sei und die in der Bibel aufgezeichnete sukzessive Verkürzung seiner Lebensdauer folglich akzidentiell sein müsse, verursacht durch eine schlechte Lebensführung. Diese führe fortwährend zur Zeugung von Kindern mit etwas schlechterer Komplexion; durch eine gesunde Lebensweise von Geburt an könne man zumindest die durch die Eltern vorgegebene Lebensspanne erreichen, durch die Kunst hingegen eine Lebensverlängerung, möglicherweise bis zu der seit dem Sündenfall bestehenden natürlichen Grenze.[126] Diese optimistische Sichtweise deckt sich freilich keineswegs mit der in der Hochschulmedizin verbreiteten Ansicht, daß das Altern innerhalb einer gewissen Frist unausweichlich sei; daher bleiben Möglichkeiten und natürliche Grenzen der Ausdehnung menschlichen Lebens in der Frühen Neuzeit – wie auch heute – umstritten.

1.4 Physiologie

Die abendländische Heilkunde kennt seit ihren Anfängen verschiedene Konzepte, die den Alterungsprozeß zu erklären versuchen.[127] In der Regel werden mehrere dieser Theorien unter dem Primat der Temperamentenlehre miteinander kombiniert. Deshalb besitzt die folgende analytische Betrachtung einzelner Komponenten eher artifiziellen Charakter, empfiehlt sich jedoch aus systematischen Gründen.

1.4.1 Kälte

„Als aber der König David alt war und hochbetagt, konnte er nicht warm werden, wenn man ihn auch mit Kleidern bedeckte ...“

1. Könige 1, 1–4

Nicht nur die Bibel, sondern auch zahlreiche andere literarische Zeugnisse der Antike[128] nennen die Kälte eines der augenfälligsten Phänomene, die an Greisen zu beobachten seien und über die von den Betroffenen geklagt werde. Die altgriechische Heilkunde greift dieses Merkmal begierig auf, und keine der folgenden Ärztegenerationen stellt es je in Frage, denn in idealer Weise verbindet es Erscheinung und Theorie des Alterns. Die Eigenschaft (Qualität) „kalt“ ist eine von vier Komponenten in dem bekannten System von zwei natürlichen Gegensatzpaaren (kalt – warm; trocken – feucht), das die vorsokratische Naturphilosophie (Empedokles) formulierte und das später im Blick auf den Menschen zur sogenannten Temperamentenlehre weiterentwickelt wurde. Die angebliche Kälte des greisen Organismus läßt sich außerdem mit einem der wichtigsten Konzepte von der Natur des Lebens in Einklang bringen, dem der (inneren oder angeborenen) Lebenswärme. Ihr steht auf der Ebene der Phänomene die Kälte des Todes gegenüber. So erwähnt das Corpus Hippocraticum eine fortwährende Abnahme dieses *thermón émphyton* (später *Calor innatus*) genannten Prinzips seit dem Moment der Geburt.[129] Am Ende des Lebens ist demzufolge nur noch ein kleiner Rest der Wärme übrig; die Kälte dominiert. Aristoteles vergleicht deshalb explizit das kalte Alter mit dem Tod.[130] Besonders wirkungsmächtig für die abendländische Medizin- und Kulturgeschichte war die sogenannte Lampen-Metapher des Stagiriten, die er in den *Parva naturalia* verschiedentlich erwähnt: Wie bei einer Öllampe erlösche die innere Flamme eines lebendigen Organismus, weil ihr die Nahrung fehle, worauf der Mensch sterbe. Dies könne auf zwei Arten geschehen: zum einen durch ein gewaltsames Ausblasen (*sbésis*), indem die Kälte der umgebenden Luft, die der Wärme entgegengesetzt sei, die Verdauung beende; zum anderen durch ein altersbedingtes Erlöschen (*máransis*), wobei eine anfangs zu große Hitze (!) die Nahrung zu rasch verbrauche. Um letzterem Prozeß vorzubeugen, sei regelmäßige Kühlung durch den Atem nötig.[131] Alter ist demzufolge im Endergebnis zwar kalt, aber durch Hitze bedingt.

Auch Galen kennt den *Calor innatus* als Lebensprinzip[132]; im Blick auf dessen Erlöschen gibt er jedoch keine einheitliche Antwort: Einerseits spricht er wie Aristoteles von einem Verbrauch des Brennstoffs[133]; andererseits kritisiert er in *De marcore* diese einfache Analogie zwischen Lebensprozeß und unbelebter Natur. Stattdessen erklärt er verschiedentlich das Vergehen (*phthorá*) als Folge der Einwirkung von „äußerer Hitze“, während der *Calor innatus* stets das Leben erhalte.[134]

Freilich leitet sich auch diese Sichtweise von Aristoteles her, denn dieser verwendet das Bild vom Ersticken eines Feuers durch ein anderes mehrfach als Beispiel für das soeben erwähnte Auslöschen der Lebenswärme (*máransis*) durch zuviel Hitze.[135] Galen scheint jedoch diese traditionelle Unterscheidung zwischen innerer und äußerer Hitze hauptsächlich vorzunehmen, um zwischen lebenserhaltenden und lebenszerstörenden Vorgängen besser unterscheiden zu können, deren Übergang eigentlich fließend und hauptsächlich quantitativer Natur ist.[136] In diesem Sinne überträgt er auch gelegentlich Beobachtungen aus der Fieberpathologie, die eigentlich als „äußere Hitze" interpretiert wurde, auf den natürlichen Prozeß des Alterns, der fieberfrei zur Kälte des Organismus führe (s. Abschnitt 1.5.1). Damit macht der spätrömische Arzt deutlich, daß dieser Prozeß trotz eines unvermeidlichen Fortschreitens infolge interner Faktoren (s. Abschnitt 1.4.2) auch von externen Parametern abhängig ist – eine in der Praxis zwar brauchbare, aber in der Theorie nicht ganz widerspruchsfreie Erklärung.[137]

1.4.2 Trockenheit

Die Einführung der Qualität „trocken" in die Altersphysiologie ist ebenfalls eine Frucht genauer Beobachtung der Natur: Ausgehend von der antiken Naturphilosophie[138] sehen die Hippokratische Schule[139] und Aristoteles[140] im Altersprozeß einen analogen Vorgang zum herbstlichen Vertrocknen vieler Pflanzen und Blätter.[141] Die Beobachtung der runzeligen, trockenen Altershaut des Menschen wird im besonderen zu diesem Schluß beigetragen haben. Neben die Wärme als Lebensprinzip tritt also die Feuchtigkeit als Grundlage des Lebens und wichtiger Parameter für Entwicklung und Degeneration des Körpers. Galen geht sogar von einer fortwährenden Austrocknung des Menschen seit der Geburt aus[142], die für die Entwicklung des Menschen einerseits unabdingbar sei: Nur so erlangten die Glieder die notwendige Festigkeit und Stabilität.[143] Andererseits führe die fortwährende Trockenheit auch zur Involution und schließlich zum Tod, der durch eine Austrocknung des zentralen Wärmeorgans Herz erfolge[144] – eine Aussage, die wiederum nur aus der Analogie zur Fieberpathologie (s. Abschnitt 1.5.1) zu erklären ist und eine eingehendere Betrachtung erfordert:

Während Aristoteles bei seiner Einführung der bereits erwähnten Lampen-Metapher auf eine nähere Charakterisierung des feuchten[145], ölartigen Brennstoffs der Lampe noch verzichtet, erweitert Galen das Beispiel um diesen Aspekt, der zu einem zentralen Punkt in seiner Altersphysiologie wird: Er erklärt eine „innere Feuchtigkeit" (*Humor insitus*[146]), die teils von der Zeugung an vorhanden sei, teils aber auch als Produkt einer Reihe von Verdauungsvorgängen entstehe, zur Nahrung der Lebensflamme. Insofern ist verständlich, daß ein vollständiger Verbrauch dieser sublimen Feuchtigkeit durch den *Calor innatus* einer Austrocknung gleichkommt, auch wenn dieser Prozeß nur den „intrinsischen" Teil des Körpers, seine festen Organe sowie deren Bildung und Ernährung betrifft. Voraussetzung für den Verdauungsprozeß und die Aufnahme des Feuchten in die Organe ist nach Galen wiederum der *Calor innatus*, der bis zu einem gewissen Grad also seinen eigenen Brennstoff herstellt. Im Falle einer allmählichen Abnahme der Wärme entsteht auf diese Weise ein unumkehrbarer Circulus vitiosus. Diesen Prozeß stellt allerdings erst Avicenna besonders heraus und erklärt damit auf einfache Weise die innere Notwendigkeit von natürlichem Altern und Tod: Der Ersatz der verbrauchten Feuchtigkeit sei immer schwerer zu gewährleisten, weil die zur Herstellung notwendige Wärme fehle.[147] Galen hingegen betont eher externe Faktoren wie äußere Wärme oder Luft, die eine Austrocknung fördern könnten und gemeinsam mit der begrenzten Menge an angeborenem *Humor insitus* den Vorgang des Lebens limitierten.

Lateinisches Mittelalter, Renaissance und Frühe Neuzeit rezipieren und modifizieren diese Altersphysiologie Galens und Avicennas in verschiedenen Varianten, die noch angesprochen werden, sich jedoch nicht grundlegend voneinander unterscheiden. Erst nach 1680 entsteht auf iatromechanischer Grundlage eine anderes Konzept von der Ursache des Alterns, das sich von den Konzepten der Kälte und Trockenheit weitgehend löst.

1.4.3 Feuchtigkeit

Angesichts dieses weit verbreiteten und in sich stimmigen Konzeptes physiologischer Alterung als eines Prozesses der Abkühlung und Austrocknung ist es nun erstaunlich, daß vor allem Galen, basierend auf wenigen Hinweisen im Corpus Hippocraticum[148], das Alter verschiedentlich für kalt und *feucht* erklärt. Zwei Gründe mögen für diese auf den ersten Blick widersprüchliche und daher verwirrende Behauptung ausschlaggebend sein: zum einen wiederum der ärztliche Blick, die beim alten Menschen häufig Katarrhe, triefende Augen und ähnliche Feuchtigkeitsabsonderungen erkennt; zum anderen die bereits erwähnte Temperamentenlehre. Diese weist nämlich dem Menschen, der aus den vier Elementen aufgebaut ist, abhängig vom Lebensalter eine unterschiedliche Mischung der bereits erwähnten vier Qualitäten zu. Bei deren genauer Zuordnung zum Alter scheint eine weitere Analogie, nämlich zwischen den vier Jahreszeiten und den Lebensaltern, denen jeweils zwei Qualitäten zugeordnet werden, von entscheidender Bedeutung gewesen zu sein. Da das römische Jahr ursprünglich im Frühling (März) begann, werden die Kinder diesem ersten Viertel des Jahres, die Greise hingegen dem Winter als dem letzten Viertel zugeordnet.[149]

Wollte man den Kindern, wie oben angedeutet, ein Maximum an Wärme und Feuchtigkeit zusprechen, so mußten aus Gründen der Logik und Symmetrie der Sommer (Jugend) warm und trocken und der Herbst (Erwachsenenalter) kalt und trocken sein, der Winter (Greisenalter) dagegen kalt und *feucht.*[150] Darüber hinaus wurden die vier Körpersäfte (*humores*), die bereits im Corpus Hippocraticum erwähnt und ebenfalls durch Qualitäten charakterisiert sind, nämlich Blut (warm/feucht), gelbe Galle (warm/trocken), schwarze Galle (kalt/trocken) und Schleim (kalt/feucht), im Sinne von Präferenzen den vier Lebensaltern zugeordnet. Nach diesem humoralphysiologischen bzw. -pathologischen System, das mehr als 1500 Jahre die abendländische Medizin beherrschte, kam dem Alter also eine kalte und feuchte, vom Schleim (*phlégma*) geprägte Konstitution zu.[151]

Diese Aussage steht freilich in direktem Gegensatz zur ebenso gut begründeten Trockenheit des Alters. Galen versucht nun an verschiedenen Stellen, den offensichtlichen Widerspruch zu harmonisieren. Nach seiner Ansicht sind die festen Körperteile (*particulae*) aufgrund der geschilderten Umstände (Mangel an *Humor insitus*) ausgetrocknet; ihre Umgebung sei jedoch zu feucht, da wegen des unzureichenden *Calor innatus* keine Aufnahme des „extrinsischen" Feuchten in den „intrinsischen" Bereich des Körpers möglich sei.[152] Demnach steht also den (zu) trockenen festen Körperteilen (*solida*) ein schädlicher Überfluß (*superfluida, excrementa*) an schleimartiger oder scharfer, weil durch Wärmemangel schlecht verdauter Feuchtigkeit gegenüber, der weitere pathologische Phänomene des Alters wie etwa Katarrhe zu erklären imstande ist. Grundlage des Alterns bleibt bei Galen jedoch immer die kalte und trockene Dyskrasie, die schlechte Mischung des „Intrinsischen", unabhängig von der Anzahl der Lebensjahre. Im höchsten Lebensalter (*aetas decrepita*) könnten sogar aufgrund einer völlig kalten Konstitution die überflüssigen Säfte wieder fehlen.[153] Weit über Galen hinaus reicht deshalb Avicennas bildhafte Vorstellung, die im Überfluß vorhandene äußere Feuchtigkeit der Greise sei fähig, den *Calor innatus* indirekt zum Erlöschen zu bringen, so wie Lampenöl infolge einer Verdünnung mit Wasser nicht mehr verbrannt werden könne. Hier vermischen sich „extrinsische" und „intrinsische" Vorgänge zu einem kaum mehr unterscheidbaren Ganzen der Lebensvorgänge.[154]

Galens integratives Konzept eines trockenen und zugleich feuchten Greisenalters wurde über die folgenden 1500 Jahre weithin rezipiert. Eine zusätzliche, chronologisch gedachte Erklärung dieser entgegengesetzten Qualitäten bot die etwa seit dem hohen Mittelalter gebräuchliche Unterscheidung zwischen *Senectus* als drittem und *Senium* als viertem Lebensalter unter Einschluß der traditionellen Temperamenten- und Säftelehre: Vor dem „feuchten" Schleim des Seniums sei der alternde Mensch zunächst (nämlich in der *Senectus*) von der „trockenen" schwarzen Galle (*melàn cholé*) geprägt. Weil Galen diese schwarzgallige Prädisposition innerhalb des Viererschemas der Lebensalter zwar nicht dem eigentlichen Greisenalter, wohl aber den Affekten der dritten Altersstufe zuordnet, erwähnt die frühneuzeitliche Medizin mitunter auch „melancholische“ Erscheinungen und Krankheiten des Alters. Die postgalenische Verwendung der Bezeichnung *Senectus* für die dritte (oder eine andere vorletzte) Altersstufe (s. Abschnitt 1.1.1) begünstigte dies.[155]

Neben diesen drei wichtigsten Parametern einer physiologischen Beschreibung des Alters in der Antike – Kälte, Trockenheit und Feuchtigkeit – werden in den Quellen sporadisch einige weitere genannt, die im Grunde Folgeerscheinungen (seltener auch Ursachen) der skizzierten Qualitätenverschiebung sind:

1.4.4 Verdauungsschwäche und ihre Folgen

„Krank vor Schlaflosigkeit stirbt meist hier der Mensch,
doch die Schwäche selbst, sie stammt vom Mahl,
das unverdauet und schwer im fiebrigen Magen ihm liegt ...“

Decimus Iunius Iuvenalis[156]

Die Verdauungsschwäche der Greise und ihre Folgen, die Juvenal hier plastisch beschreibt, lassen sich aus den hippokratischen Texten nur indirekt ableiten.[157] Wirkungsmächtig im Blick auf Galen, aber auch die frühneuzeitliche Medizin erscheint ein Hinweis in den Aphorismen, daß Betagte leichter fasten als andere Altersstufen.[158] Ursache dieser alterstypischen Eigenschaft ist nach Galen eine Schwäche des gesamten, traditionell als Kochung (*pépsis*, lat. *concoctio*) verstandenen Verdauungsprozesses, beginnend mit dem Magen-Darm-Trakt über die Blut- und Säftebildung bis hin zur „intrinsischen“ Substantifikation (lat. Fachbegriffe der vier Verdauungsstufen: *digestio*, *sanguificatio*, *appositio*, *nutritio/assimilatio*)[159], als Folge des abnehmenden *Calor innatus*. Der spätrömische Arzt betont deshalb die Gefahr, daß alte Menschen zu viel Nahrung aufnähmen, die sie nicht verdauen könnten und die daher im Magen und Darm verbleibe und ein Krankheitspotential darstelle.[160] Bei unverhältnismäßiger Nahrungsaufnahme drohe deshalb der Tod.

Avicenna erklärt im Sinne Galens aus der unzureichenden Verdauung (*debilitate digerendi*) die schon erwähnte Zunahme einer „äußeren“ Feuchtigkeit (*Humor extraneus*, kalter Schleim), die den *Calor innatus* indirekt zum Erlöschen bringen könne.[161] Grundsätzlich unterscheidet er vier Arten einer inneren („sekundären“) Nahrungsfeuchtigkeit, von denen aber nur die ersten drei (1. Feuchtigkeit an Öffnungen der kleinen Gefäße; 2. *ros*; 3. *gluten*[162]) im Rahmen der beiden letzten Verdauungsstufen entstünden und letztlich die nutritive Grundlage der festen Körperteile bildeten. Insbesondere dieser physiologische Prozeß der „inneren“ Verdauung sei im

Alter durch Wärmemangel gestört. Die vierte sekundäre Feuchtigkeit leite sich hingegen vom Samen ab und sei angeboren; sie wird in der lateinischen Übersetzung des *Canon* erstmals *Humidum radicale* genannt, weil sie den Zusammenhalt der zentralen Organe (*membra radicalia*) gewährleiste.[163] Doch erst nach Avicenna wird das *Humidum radicale* als ein Grundstoff des Lebens regelmäßig mit dem Teil der von Galen erwähnten angeborenen Feuchte (*Humor insitus* = Substrat der inneren Wärme) gleichgesetzt, der durch Verdauung nicht regeneriert werden kann und im Alter ebenfalls abnimmt.

Im Rahmen dieser besonderen Differenzierung von Verdauungsvorgängen, die die islamische Heilkunde sowie das lateinische Spätmittelalter (und hier besonders bei Arnald von Villanova[164]) entwickelt, gewinnt das Verdauungsproblem der Greise, das bis dahin eher am Rande lag, und die darauf abzustimmende Diät eine zunehmende Bedeutung[165] und behält sie bis ins 18. Jahrhundert.

1.4.5 Mangel an Blut und Samen

Folgt man der antiken Medizin, so folgt aus der Verdauungsschwäche ein Blutmangel der Greise. Ihn erwähnt bereits das Corpus Hippocraticum, allerdings als Ursache (!) für die Kälte der Alten.[166] Galen geht so weit zu behaupten, daß Menschen am Ende ihres Lebens fast kein Blut mehr haben.[167] Lange vor ihm beschreibt schon Aristoteles das Blut als Produkt des Verdauungsprozesses, der als Kochung (*concoctio*) verstanden wird; aufgrund fehlender Wärme im Alter kann dieser Vorgang nur unzureichend vonstatten gehen und entsprechend wenig Blut gebildet werden.[168] Spätmittelalterliche Autoren wie Arnald von Villanova betonen eher die mangelnde Qualität des Blutes: Vielleicht an antike Pneuma-Lehren[169] knüpft die Überlegung Arnalds an, eine Verstopfung (*oppilatio*) an nicht näher angegebenen Orten hindere den Lebensgeist (*Spiritus vitalis*), der nach galenischer Lehre im Herzen gebildet wird und sich über die Arterien verbreitet, am vollständigen Durchströmen des Körpers. Dieser „Flußstop“, der an spätere iatromechanische Konzepte erinnert, schwäche die natürliche Hitze und ihre Fähigkeit, das Reine vom Unreinen im Blut zu scheiden, wodurch rohe und faulende Säfte entstünden und das Altern befördert werde.[170]

Noch stärker als das Blut berücksichtigt Aristoteles jedoch ein weiteres „Kochprodukt“, das bei guter Verdauung und reichlicher Nahrung als hochwertiger Überschuß (*perittomátikon, superfluidum*) aus dem Blut entstehe: der Samen, der nach der Säftelehre warme und feuchte Qualität besitzt.[171] Dabei ist zu beachten, daß *sperma* von Aristoteles nicht nur als zur Zeugung benötigtes Exkret des Körpers, sondern auch als ein Grundbaustein des Lebens angesehen wird, aus dem sich – gemeinsam mit dem ebenfalls warmen und feuchten Blut – der Körper entwickle.[172] Auf die vielfältigen Implikationen dieses Konzeptes für Genese, Entwicklung und Struktur des Menschen kann hier nicht näher eingegangen werden[173]; im Blick auf das Alter sind jedoch zwei Aspekte wichtig:

Zunächst führt der Samenmangel des greisen Organismus selbstverständlich zu dessen Zeugungsunfähigkeit. Dem Verlust erotischer Attraktivität, der in der antiken Dichtung oft Gegenstand des Spottes ist[174], entspricht deshalb im Corpus Hippocraticum die Impotenz der Alten: Sie haben keine Erektion mehr[175] und demzufolge auch keine Fähigkeit, durch Zeugung „anderes (Leben) zu ernähren".[176] Aristoteles nennt in seiner Politik das 70. Lebensjahr als Grenze der menschlichen Zeugungsfähigkeit[177] und warnt in diesem Zusammenhang vor der Gefahr, daß alte Menschen durch schlechten Samen schlechte Nachkommen hervorbringen könnten.[178]

Ferner bedeutet jede Emission von Samen aus humoralpathologischer und qualitätenorientierter Sichtweise außerdem einen Verlust an lebenserhaltender Wärme und Feuchtigkeit. Deshalb rät die Diätetik seit Aristoteles vom Geschlechtsverkehr im Alter generell ab oder versucht zumindest, ihn einzuschränken.

Über diese physiologischen und diätetischen Aspekte hinaus deutet Aristoteles einen engen Bezug zwischen Sperma, Wärme und dem Pneuma (*spiritus*) an; letzteres sei ein Analogon zum bereits erwähnten unvergänglichen *aither*, dem himmlischen Element.[179] Diese Hypothese veranlaßt die Frühe Neuzeit dazu, das angeblich unvermeidliche Verlöschen des *Calor innatus* und seine Vergänglichkeit zu hinterfragen.[180] Ferner diskutieren die islamische[181] und die gelehrte abendländische Medizin des Mittelalters die Ähnlichkeit, ja sogar die Gleichsetzung von lebenswichtigem *Humidum radicale* und Samenfeuchtigkeit (*Humidum spermaticum*). Dies wirft um 1300 bei Autoren wie Arnald von Villanova oder Bernard de Gordon die Frage auf, ob die Menge dieser essentiellen Feuchtigkeit und entsprechend auch diejenige des körperbildenden Samens durch Geburt vorgegeben sei oder ob sie nicht doch (wie der für die Zeugung in der *spermificatio* bereitgestellte Samen) durch Ernährung aus dem Blut als ein hochwertiges Produkt des letzten Verdauungsvorgangs nachgebildet werden könne.[182] Solche Annahmen gaben den Spekulationen um Langlebigkeit und Altersverzögerung neuen Auftrieb und beeinflußten nicht zuletzt auch die Diätetik der Frühen Neuzeit.

1.4.6 Fäulnis infolge Anhäufung von Abfallprodukten

Bereits Aristoteles erwähnt die Fäulnis (*sēpsis*) als Folge äußerer Hitze. Sie verursache typischerweise das Ergrauen der Haare; doch könne auch das Alter insgesamt als Fäulnisprozeß angesehen werden.[183] Wesentlich differenzierter diskutieren

Galen[184] und Avicenna[185], wie bereits erwähnt, die Zunahme von überflüssiger, schädlicher Feuchtigkeit (*superfluida*; *excrementa*) außerhalb der festen Teile des Körpers als Folge einer Abnahme der natürlichen Wärme und einer unzureichenden Verdauung. Sowohl die schleimigen Verdauungsreste im Magen[186] als auch die *superfluida* neigten zur Fäulnis, weil sie nicht verbraucht oder ausgeschieden würden. Dieser Prozeß bildet nach Avicenna einen weiteren Grund für das Alter und den Tod, denn die Fäulnis des Saftes führe ebenfalls zu einer Austrocknung des Körpers.[187]

Als weiteres Abfallprodukt erwähnt Galen noch erdige, trockene Partikel im Körper von erwachsenen und alten Menschen, bei deren „Verbrennen“ rauchige Dünste entstünden.[188] In dieser Vorstellung verbindet sich das Bild vom Niederbrennen fester Stoffe zu Asche mit der bereits erwähnten aristotelischen Etymologie *gēras – gē* (Erde). – Den später *particulae terrenae* oder *terrestres* genannten Schlakkenstoffe vor allem des Blutes kommt in der Frühen Neuzeit eine wichtige Rolle bei der Erklärung des Alters zu.

1.4.7 Der Faktor Luft

Etwas abseits von der Temperamenten- oder Humoralpathologie steht das antike und mittelalterliche Verständnis vom Einfluß der Luft auf den Alterungsprozeß. Im Blick auf ihre physiologische Funktion liegt ein Bezug zur Qualitätenlehre noch auf der Hand: Luft (obschon nach der Elementenlehre von warmer und feuchter Natur) ist unabdingbar, um die vom Herzen ausgehende Lebenshitze des Körpers zu kühlen. Altern ist deshalb für Aristoteles unter anderem auch Folge einer unzureichenden Abkühlung des Körpers.[189] In diesem Sinne spricht auch Avicenna der Außenluft eine essentielle Bedeutung für die Kühlung und Belüftung des *Calor-* bzw. *Humidum*-ähnlichen *Spiritus innatus* der festen Organe zu.[190]

Umgekehrt birgt ein Übermaß an kalter Luft jedoch die Gefahr einer „Erkältung“, einer Abkühlung der inneren Wärme mit der Folge vorzeitiger Alterung.[191] Diese Bedrohung durch Kälte wird wohl erst in der Frühen Neuzeit um den zweiten wesentlichen Faktor in der traditionellen Alterspathologie ergänzt, nämlich den der Trockenheit: Luft führt demnach auch zur Austrocknung der Körperfeuchte; deshalb sei ein Schutz vor ihr dringend erforderlich.[192] Auf derselben Grundlage, jedoch mit entgegengesetzter Schlußfolgerung, argumentiert noch Aristoteles: Die austrocknende Luft biete einen gewissen Schutz vor Fäulnis, weshalb Menschen an luftigen Orten älter würden[193] und Weißhaarigkeit bei unbedecktem Kopf erst später eintrete.[194] Wichtig ist demzufolge das kontinuierliche Abdampfen (*apatmízonta*; lat. *evaporatio*) der Feuchtigkeit, beispielsweise des Gehirns.[195]

In dem umfangreichen hochmittelalterlichen Traktat *De retardatione accidentium senectutis* (Ps.-)Roger Bacons verbindet sich außerdem die traditionelle Miasma-Theorie mit gerontologischen Überlegungen: Der seit der Sintflut immer früher einsetzende Alterungsprozeß sei nämlich unter anderem auch Folge der Verpestung der Luft durch zu viele atmende Kreaturen.[196]

1.5 Pathologie

Auf Grundlage der skizzierten physiologischen Veränderungen des greisen Organismus diskutiert die antike Medizin eine wechselseitige Beziehung zwischen der letzten Lebensphase und verschiedenen Erkrankungen, auch wenn sie (wie bereits erwähnt) eine Gleichsetzung von Alter und Krankheit weitgehend ablehnt. Erwartungsgemäß lassen sich zwei Bezüge zwischen den verschiedenen Konzepten herstellen: Alter als *Folge*, aber auch als *Ursache* von Krankheiten.

1.5.1 Alter als Folge von Krankheit: Das Marasmus-Konzept

Bereits das Corpus Hippocraticum erwähnt, daß bei fehlender Übung und Kränklichkeit ein Mensch vorzeitig altern könne (*tachýgeros*).[197] Aristoteles geht noch einen Schritt weiter, wenn er das Alter als natürliche Krankheit (*nósos physikē*)[198] bezeichnet. Diesen Schluß zieht er aus einer Analogie zu nicht näher gekennzeichneten (Fieber-) Krankheiten, die er als „erworbenes Alter" charakterisiert: Dort könne man typische Alterskennzeichen wie das graue Haar beobachten, die jedoch reversibel seien. Deshalb entstehe auch das gewöhnliche Alter aus einem Erlöschen (*máransis*)[199] der natürlichen Wärme durch zu große Hitze.[200] Auch Galen kennt ein Dahinschwinden (*phthorá*) des Körpers durch äußere Hitze.[201] Insbesondere in *De marcore*, einer Schrift, die eigentlich dem Phänomen der fieberhaften Auszehrung (*marasmós*) mit konsekutiver Austrocknung gewidmet ist, diskutiert er unter Bezug auf das (uns nicht erhaltene) Werk eines Sophisten Philippos ausführlich eine besondere Variante dieser Erkrankung, den „kalten Marasmus".[202] Diese Form sei eine Folge des fiebrigen Marasmus, die bei einer besonders „abkühlenden" Therapie auftrete, und werde auch *Gēras ek nósou* (*Senium ex morbo*; [vorzeitiges] Alter infolge Krankheit) genannt. Sie gleiche nämlich der Spätform des natürlichen Alters, das ebenfalls durch eine völlige Auszehrung, freilich ohne Fieber, charakterisiert sei.[203] Alle Arten des Marasmus hätten gemeinsam, daß durch Wärme, sei sie pathologischer oder physiologischer Natur, ein Zustand völliger Trockenheit entstanden sei: Der Mensch sei „ausgebrannt“ und sein *Calor innatus* nahezu völlig verbraucht.[204]

Alexander von Tralles erwähnt im Rahmen seiner Fieberlehre ebenfalls den „echten“ Marasmus als Folge des hektischen Fiebers und vergleicht ihn ebenfalls mit dem Alter als einer natürlichen Form des Marasmus: Beide seien unheilbar; jedoch solle der Arzt dagegen kämpfen. Je mehr aber der *Kranke* leide, um so weniger solle man tun, und die ganz davon Beherrschten dürfe man nicht behandeln.[205] Diese letzte Empfehlung, die Alexander wahrscheinlich nur im Blick auf den „echten“ und nicht den natürlichen Marasmus ausspricht, wurde in der Frühen Neuzeit häufig als autoritative Erkenntnis angeführt, daß das Alter nicht behandelbar sei. Auch die Medizin im islamischen Raum, allen voran Isaac Israeli und Haly Abbas, geht ausführlich auf die galenische Fieberpathologie ein, innerhalb der mitunter ebenfalls das Alter – in den mittellateinischen Übertragungen beispielsweise unter den Stichworten *Phthysis* und *hectica febris* – angesprochen wird. Aber noch im *Canon* Avicennas sind marastisches Fieber und Altersinvolution verschiedene Vorgänge, die von unterschiedlichen Ursachen (äußerer bzw. innerer Wärme) herrühren. Im Falle des Marasmus verzehrt die „äußere“ Fieberhitze fortschreitend je nach Schweregrad die sekundären Feuchtigkeiten *ros, gluten* und die *humiditates radicales*, die in den einzelnen Verdauungsstufen entstehen (s. Abschnitt 1.4.4) und die der islamische Autor mit verschiedenen Teilen eines Lampendochtes (und nicht mit dem Öl!) vergleicht. Doch diese „radikalen Substanzen“ sind bei Avicenna wahrscheinlich auch noch nicht mit dem galenischen *Humor insitus* identisch.[206] In der Folgezeit drohen jedoch die subtilen Unterschiede zwischen dem pathologischen Marasmus und dem physiologischen Altern zu verschmelzen, indem für beide Prozesse meistens eine identische Grundsubstanz (*Humidum radicale*) angenommen und immer wieder die gleiche Lampen-Metapher zum Vergleich herangezogen wird.

Der großen Gefahr einer völligen Vermischung beider Konzepte sucht der Galenismus zu entgehen, indem er beharrlich ihre Unterschiede betont. Dementsprechend verwendet die spätmittelalterliche Heilkunde für das *Senium ex morbo* die gleiche Bezeichnung wie für hektische Fieber (*marasmodes*), während das Greisenalter offensichtlich nur im übertragenen Sinn (*transsumptive*) diesen Titel erhält (*marasmodes per etates senectutis*).[207] Auch die frühneuzeitliche Medizin rezipiert den Marasmus zunächst als eigenständige Krankheit und geht in diesem Kontext nur gelegentlich auf die Parallele zum natürlichen Alter ein. Erst im 18. Jahrhundert wird das Greisenalter regelmäßig als natürlicher oder seniler Marasmus apostrophiert und ihm teilweise auch eine Fieberpathologie zugeschrieben.[208]

1.5.2 Alter als Ursache für Krankheit: Das Konzept der Alterskrankheiten

„Viele Beschwerden umgeben den Greis."

Quintus Horatius Flaccus[209]

Dieses berühmte Horaz-Zitat erscheint in frühneuzeitlichen Quellen häufig als Einleitung oder Resümee von Darstellungen der Alterskrankheiten. Die zugrundeliegenden alterspathologischen Beobachtungen und Konzepte besitzen seit etwa 1500 noch größere Bedeutung als die spezifische Marasmus-Pathologie. Sie werden nicht nur aus medizinischen, sondern auch aus vielen literarischen Quellen gespeist, angefangen mit der Bibel, aus der frühneuzeitliche Ärzte die Klage des greisen Barsillai über die Einschränkung seiner sinnlichen Wahrnehmung zitieren.[210] Große Bedeutung gewinnt auch eine Reihe von Metaphern aus dem biblischen Buch Kohelet, in denen Theologen und Ärzte die Beschwerden und Krankheiten des Alters erkennen.[211] Mit Hilfe der griechischen Tragödie wird häufig die Altersblindheit thematisiert[212], mit Plutarchs Tischgesprächen die Altersweitsichtigkeit diskutiert, auf die auch der Franziskanermönch Roger Bacon im 13. Jahrhundert eingeht.[213] Ebenfalls unter dem Einfluß der antiken Philosophie und Dichtung listet Lotario Conte di Segni, der spätere Papst Innozenz III., eine große Anzahl von körperlichen und charakterlichen Veränderungen alter Menschen auf; seine um 1189 entstandene asketische Schrift ist wiederum frühneuzeitlichen Ärzten gut bekannt.[214]

Eine frühe medizinische Begründung der Alterskrankheiten findet sich im Corpus Hippocraticum, das den Älteren eine Tendenz zur Schwäche und dem kalt-feuchten Temperament sogar eine besondere Neigung zu Krankheit im Alter nachsagt.[215] Darüber hinaus ordnen die hippokratischen Aphorismen jedem Lebensalter bestimmte Krankheiten zu. Zwei von diesen kurzen Lehrsätzen sind besonders dem Greisenalter gewidmet und werden sehr häufig zitiert: Aphorismus II 39 betont, daß ältere Menschen aufgrund ihrer geringeren Eigenwärme weniger (akute?) Krankheiten hätten, dafür langwährende, die mit den Patienten alterten.[216] Der ältere Plinius überliefert dementsprechend die Auffassung, daß alte Menschen von fieberhaften Epidemien wie der Pest, die durch die Qualitäten warm und feucht charakterisiert sind, am seltensten dahingerafft würden.[217] Galen als praktischer Arzt deutet hingegen die hippokratische Sentenz nicht als Hinweis auf eine besondere Resistenz des greisen Organismus gegenüber Erkrankungen, sondern nimmt eine größere Sorgfalt der alten Menschen hinsichtlich ihrer Lebensweise an.[218]

Noch bekannter ist ein weiterer Aphorismus (III 31[219]) des Corpus Hippocraticum; die in ihm enthaltene Aufzählung von Alterssymptomen und -krankheiten bildete in der Frühen Neuzeit gleichsam einen Kanon, anhand dessen die Beschwerden des Alters summarisch oder sogar in Monographien abgehandelt wurden. In dieser Liste werden Dyspnoe, Katarrhe mit Husten, Harninkontinenz, Dysurie, Gelenkbeschwerden, Nephritiden, Schwindel, Apoplexie, Kachexie, Juckreiz am ganzen Körper, Schlaflosigkeit, Ausflüsse aus Bauch, Augen und Nase, Augenleiden einschließlich Glaukom sowie Schwerhörigkeit aufgezählt. Ein gewisser Schwerpunkt liegt auf Nieren- und Blasenkrankheiten – Avicenna erwähnt entsprechend in seiner Altersdiätetik ausschließlich Steinleiden der ableitenden Harngefäße.[220] Vereinzelt rechnet die Frühe Neuzeit auch Krankheiten des mittleren Lebensalters (*aetas consistens* bzw. *senectus* als drittes von vier Lebensaltern) diesem Kanon hinzu, die unmittelbar zuvor im Aphorismus III 30 aufgezählt werden. Weitere Listen von Alterskrankheiten und -beschwerden finden sich bei Celsus und Plinius dem Älteren[221]; sie haben aber bei weitem nicht die Bedeutung der hippokratischen Aufzählung.

Galen zählt neben dem altgriechischen Kanon von Altersbeschwerden einzelne „kalte" Krankheiten auf, für die alte Menschen besonders empfänglich sein sollen, wobei er besonderes Gewicht auf Erkrankungen der *Facultas animalis* (im wesentlichen kognitive Funktionen, Sensibilität und Bewegung) legt.[222] Der Gruppe von Erkrankungen des dritten Lebensalters fügt er ausdrücklich noch die *Melancholia* hinzu.[223] Außer diesen Affektionen erwähnt Galen weitere charakteristische Veränderungen des Alters: neben Hautfalten[224] und Weißhaarigkeit beispielsweise auch ein gebeugter Rücken[225], eine langsame, geringe Atmung[226] oder ein langsamer Puls (*Pulsus parvus, rarus, tardus*), der entweder weich oder – bei marastischen Formen – hart sei, unter Umständen auch arrhythmisch.[227] Aufgrund ihrer Trockenheit, die zur Kahlheit und im höchsten Alter sogar zum Schwund des Gehirns führen könne[228], litten Greise besonders unter Schlaflosigkeit[229], aufgrund ihrer Kälte unter Gedächtnisschwund und geistig-seelischer Verwirrtheit[230] (vgl. dazu auch Kapitel 6).

Bereits Aristoteles hatte den geistigen Abbau im Senium thematisiert[231] und die bereits erwähnten negativen Charaktereigenschaften auf ihr kaltes Temperament zurückgeführt.[232] Außerdem wurden in der Nachfolge Platons alte Menschen sprichwörtlich als „zweite Kinder" bezeichnet (*bis pueri senes*)[233]; diesen Topos des kindischen Greises greift Galen aus medizinischer Sicht auf, indem er sporadisch Ähnlichkeiten, aber auch Unterschiede (s. Abschnitt 1.6) zwischen Kindheit und Alter angibt.[234] Spätestens im *Liber pantegni*, einer von Constantinus Africanus angefertigten lateinischen Übertragung des *'Kitab al-Malaki* von Haly Abbas, werden Kinder und Greise als von Natur aus unvollkommen (*defecti*) angesehen und dem bereits erwähnten Status zwischen Krankheit und Gesundheit zugeordnet.[235]

Bei den meisten der bisher genannten Autoren läßt sich über eine bloße Aufzählung der Krankheiten hinaus kein weiterer Bezug zum Alter, etwa im Blick auf Pathologie, Prognose oder Therapie feststellen. Lediglich Galen erläutert die hippokratische Liste von Altersbeschwerden kurz im Blick auf ihre gemeinsame Ätiologie

(Trockenheit, Kälte und schleimige *excrementa*). In dem bereits erwähnten spätmittelalterlichen Traktat *De retardatione accidentium senectutis* wird darüber hinaus erläutert, daß verschiedene Erscheinungen (*accidentia*) des Alters wie Weißhaarigkeit, Blutmangel, Atemnot, Schlaflosigkeit, Zorn und Sinneseinschränkungen als Hauptursache (*principalis causa*) eine Schwäche der natürlichen Wärme hätten. Außerdem macht der Verfasser zu jedem dieser *accidentia* nähere pathologische Angaben: So entstehe etwa die Weißhaarigkeit durch eine Fäulnis der Säfte[236], die Atemnot hingegen durch eine Verengung der Lungenwege infolge zuviel Trockenheit oder Feuchtigkeit. Freilich kämen diese Erscheinungen nicht ausschließlich im Alter vor; in früheren Lebensjahren würden sie Krankheiten genannt.[237] Umgekehrt werde jedoch das Alter nur durch die *accidentia* bestimmt und nicht durch die Jahre.[238] Ein etwas später (um 1300) entstandenes Werk *De conservanda juventute et retardanda senectute* Arnalds von Villanova, das Robert I., König von Neapel und Sizilien, gewidmet ist und in der Frühen Neuzeit mehrmals in populären volkssprachlichen Drucken erschien[239], geht zunächst ebenfalls auf die Pathologie und Therapie von Alterserscheinungen ein, doch vorzugsweise nur auf solche, die die dritte von vier Altersstufen (*Senectus*) betreffen. Veränderungen der äußeren Erscheinung wie Runzeln der Haut oder Weißhaarigkeit seien Folge eines *Calor innatus*, der zu Kälte und Trockenheit neige, den Körper nicht mehr vor dem Alter verteidigen könne und die Speisen in den Gliedern nur unzureichend verdaue, wodurch ein Überfluß an Phlegma sowie an rohen und melancholischen (!) Säften entstehe. Letztere seien die Folge einer Milzverstopfung im Alter.[240]

1.6 Lebensregel und Therapie

Die Behandlung des alten Menschen in Antike und Mittelalter läßt sich cum grano salis in zwei verschiedene, wenn auch nicht scharf zu trennende Gruppen fassen:

1. Mittel *gegen* das Altern, die zugleich auf eine exzeptionelle Langlebigkeit abzielen, und
2. Mittel zur Pflege und Erhaltung der Gesundheit *im* Alter, von denen jedoch nicht eine Lebensverlängerung jenseits der natürlichen Grenzen erwartet wird.

Eine dritte Gruppe, nämlich Mittel zur Behandlung der erwähnten speziellen Alterskrankheiten, wird in der Antike nirgends in systematisierter Form und schon gar nicht als spezielle Therapie des Alters erwähnt. Galen lehnt dies sogar in seiner allgemein gehaltenen Altersdiätetik explizit ab[241] – obwohl er an anderer Stelle selbstverständlich ein ausführliches therapeutisches Regime für Alterskrankheiten wie die Apoplexie erwähnt[242], dort aber ohne besondere Berücksichtigung des Lebensalters. Erst der Verfasser der bereits genannten spätmittelalterlichen Schrift *De retardatione accidentium senectutis* gibt spezielle therapeutische und kosmetische Maßnahmen für einige äußere Alterserscheinungen an.[243]

1. Zur Gruppe der explizit lebensverlängernden Mittel zählen zahlreiche Wunderkuren und Panazeen wie etwa das bei Diodoros Siculus erwähnte ägyptische Heilmittel Athanasia[244], aber auch das von Galen gelegentlich erwähnte Ambrosia[245] sowie das Universialmittel Theriak, das bei greisen Leuten, mit Wein eingenommen, dem vom Marasmus ausgezehrten Körper aufhelfen und seine erlöschende innere Wärme wieder entfachen könne.[246] Jede Epoche der abendländischen Medizin kannte solche Universalmittel; frühneuzeitliche Alchimisten und Iatrochemiker zitieren jedoch gerne eine Gruppe von etwa sieben Geheimmitteln (*Occulta, Cordialia*), die der Verfasser von *De retardatione accidentium senectutis* dem über fünfzig Jahre alten Papst Innozenz IV. empfiehlt: 1. Gold[247]; 2. Ambergris (Ambra; andere Lesart: Perlen); 3. Vipernfleisch (bereits bei Galen und verschiedenen islamischen Autoren[248] erwähnt); 4. Rosmarin; 5. die Ausdünstung gesunder junger Menschen mit entsprechend viel *Calor innatus* (andere Lesart: menschliches Blut); 6. Knochen (!) vom Hirschherz[249]; 7. Aloeholz.[250] Der Verfasser nennt aber auch Mittel, die allein durch besondere Herkunft und Präparation die Eigenschaft gewinnen, die Menschen zu verjüngen, beispielsweise Wasser.[251] Kurz nach ihm rühmt der zu den frühen abendländischen Alchemisten zählende katalanische Arzt Arnald von Villanova, das nach seinem Rezept hergestellte künstliche Goldelixir überrage alle Mittel der Medizin, indem es jede Krankheit heile, sei sie warmer oder kalter Art. Durch seine geheime und subtile Natur erhalte es die Gesundheit, stärke die Festigkeit der Manneskraft und mache den Greis zum Jüngling.[252] In seiner bereits erwähnten Schrift über die Verlangsamung des Alters, die sowohl Rezepte gegen das Altern als auch Maßnahmen zur Verjüngung oder Erhaltung der Jugend enthält, empfiehlt Arnald zahlreiche andere Mittel mit teils vorsichtigen, teils maßlosen Versprechungen, unter anderem *Aloe rosarii*, Granatapfel, die zur Einbalsamierung verwandte Myrrhe und andere Gewürze sowie die Schwarze Nieswurz (*Helleborus niger* bzw. *Adonis vernalis L.*), die seit der Antike als Purgans verwandt und später von Paracelsus als lebensverlängernde Pflanze angepriesen wird.[253]

2. Neben diesen Wundermitteln steht eine weitere Gruppe therapeutischer Maßnahmen, die für die Universitätsmedizin der Frühen Neuzeit wesentlich bedeutsamer ist, nicht zuletzt, weil auch die antike Medizin sie eindeutig vorzieht und mit dieser Wahl das Altern erneut als einen natürlichen und deshalb unausweichlichen Prozeß charakterisiert. Im Vordergrund dieser Alterstherapie stehen diätetische Empfehlungen zur Erhaltung der Gesundheit, was durch die Gabe einiger Arzneimittel lediglich unterstützt werden soll.

Dem Corpus Hippocraticum zufolge ist das Alter der Patienten nicht nur für die Feststellung der Diagnose und Prognose von Bedeutung, sondern auch für die zugehörige Therapie und Diätetik.[254] Schon in dieser frühen Phase der abendländischen Heilkunde werden in der Regel Maßnahmen empfohlen, die dem Zustand oder Leiden entgegenwirken, entsprechend dem Gegensatz-Prinzip (*Contraria contrariis*). Wenn beispielsweise in *De diaeta* das Alter noch als kalt und feucht angesehen wird, folgt daraus eine erwärmende und austrocknende Lebensregel.[255] Konkret werden moderate Übungen angegeben, während Untätigkeit zu vorzeitigem Altern führe.[256] Anzustreben sei auch ein geringes Körpergewicht.[257] Der Koitus geschehe bevorzugt im Winter.[258] Spätere Autoren wie zum Beispiel Aristoteles[259] oder Galen[260] lehnen dagegen, wie bereits erwähnt, den Geschlechtsverkehr im Alter weitgehend ab, weil der Verbrauch des Samens zur Austrocknung und Abkühlung führe.

Die wichtigste Quelle für die frühneuzeitliche Altersdiätetik ist das 5. Buch von Galens Werk *De sanitate tuenda*, das größtenteils der Altenpflege (*gērokomikón*[261], daher die spätere Bezeichnung Gerokomie für eine Anzahl frühneuzeitlicher Schriften mit altersdiätetischem Schwerpunkt) als einem Teil der medizinischen Kunst gewidmet ist. Neben dem Gegensatz-Prinzip stellt Galen darin das seit langem bekannte griechische Ideal des Maßvollen in den Mittelpunkt. Alle Faktoren von Konstitution, Lebensweise und Umwelt müßten bei der Betreuung alter Menschen berücksichtigt werden.[262] Galens Ziel ist die schwierige Erhaltung der labilen Gesundheit der Greise, nicht dagegen eine Restitution früherer Stärke im Sinne einer Verjüngung. Anhand konkreter Beispiele und daher unsystematisch verdeutlicht der spätrömische Arzt seine Vorstellungen von maßvoller Altersdiätetik[263]:

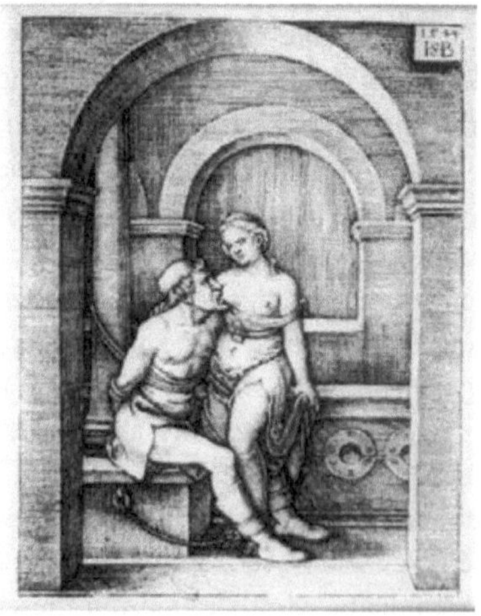

Abbildung 4: Hans Sebald Beham, Cimon und Pero, um 1544 (Washington, Privatbesitz)

Wegen ihrer unzureichenden Verdauung sollen Greise wenig, aber regelmäßig leichte „wärmende“ und „befeuchtende“ Nahrung[264] zu sich nehmen und im hohem Alter auf keinen Fall fasten. Bestimmte leicht verdauliche Weinsorten seien sehr nützlich. Mit dieser Empfehlung steht Galen in einer langen Tradition, denn schon Platon erwähnt die Gabe des Dionysos als tröstliches Heilmittel gegen die Herbheit des Alters.[265] Entsprechend zirkuliert in der Frühen Neuzeit die Sentenz, der Wein sei die Milch der Greise (*vinum lac senum*).[266] Zumindest in diesem Punkt sieht Galen einen deutlichen Unterschied zwischen dem ersten und letzten Lebensalter; denn Kindern versagt er völlig den Wein, während umgekehrt Kuhmilch für die Greise unverdaulich sei. Ziegen- oder Eselsmilch, die möglichst kurz nur der Luft ausgesetzt sein sollte, sei eher geeignet, am besten aber unmittelbar aus den Brüsten gesogene Frauenmilch[267] – vielleicht eine medizinische Reflexion auf den Mythos um Cimon, der als hinfälliger, zum Hungertod verurteilter Greis von den Brüsten seiner Tochter Pero ernährt wurde, eine Szene der *Caritas Romana*, die in der frühneuzeitlichen Malerei (vgl. Abbildung 4, S. 62) nicht selten dargestellt wurde.[268] – Im Blick auf den ungekochten Honig, der dem kalten Temperament am nützlichsten sei, folgt der Arzt aus Pergamon ebenfalls alten Vorstellungen, denn Plinius der Ältere überliefert schon hundert Jahre vor ihm das Grundrezept für ein hohes Alter: Inwendig Honigwein und äußerlich Öl.[269] Wichtig ist Galen zufolge die tägliche Anregung der Blasen- und vor allem der Darmentleerung durch geeignete Speisen, da Greise aufgrund ihrer schleimigen Verdauungsreste zur Verstopfung neigten. Bei Bedarf könne dies auch durch milde Einläufe geschehen, jedoch möglichst ohne Hilfe von Arzneimitteln. Beim Aderlaß als einer weiteren Möglichkeit des Entzugs schädlicher Säfte ist mit Rücksicht auf den Blutmangel der Greise große Zurückhaltung geboten; in der dritten und letzten Stufe des Alters solle er ganz unterbleiben. Allerdings sei hier mehr auf den körperlichen Zustand als auf die Lebensjahre zu achten.[270] Avicenna weicht diesbezüglich von seinem Vorbild Galen etwas ab, wenn er den Aderlaß bei korpulenten Sechzigjährigen nur zweimal und Siebzigjährigen sogar nur einmal pro Jahr zuläßt, falls sie daran gewöhnt seien; jenseits des siebzigsten Lebensjahres untersagt ihn der Perser völlig.[271] Doch wird die Hochschulmedizin des 18. Jahrhundert von diesen überlieferten Empfehlungen deutlich abrücken.[272] Häufige warme Bäder, die jedoch nicht bei Hungrigen, unmittelbar nach dem Essen oder vor der Entleerung angewandt werden sollten, empfehlen Galen und Avicenna ebenso wie Abreibungen (*fricationes*) sowie aktive, bei Geschwächten auch passive Übungen (Schaukeln in der Sänfte). Alle physikalischen Anwendungen sollten jedoch der individuellen körperlichen Konstitution und der persönlichen Gewohnheit genau angepaßt sein und dürften deshalb im höchsten Greisenalter nur noch mit größter Einschränkung eingesetzt werden.

Diese Altersdiätetik, die Galen noch verhältnismäßig unsystematisch skizziert, übte auf die folgenden Epochen der Medizin bis in das 19. Jahrhundert hinein größten Einfluß aus. Die Tradition riß vor allem deshalb nicht ab, weil byzantinische Autoren wie Oreibasios, Aetios von Amida[273] und Paulos von Aigina[274] sie jeweils in kurzen Kapiteln ihrer enzyklopädischen Werke unter pragmatischen Gesichtspunkten zusammenfaßten, freilich nur mit einem Minimum an Physiologie und Pathologie des Alters. Ähnliches gilt für die großen medizinischen Summen des islamischen Kulturkreises: Rhazes widmet dem Greisenalter als einer *res naturalis* zwar nur eine kurze

Passage im Rahmen der Diätetik aller Lebensalter, Averroes und Abulcasis (Abū l-Qāsim az-Zahrāwī) hingegen bereits ein besonderes Kapitel, genauso wie Haly Abbas, der eine befeuchtende Diät wegen des „extrinsischen“ Überflusses an Flüssigkeit im Alter ablehnt und vor starken Medikamenten warnt.[275] Im später unter dem Namen *Tacuinum sanitatis* latinisierten Tabellenwerk Ibn-Butlâns ist dem Lebensalter eine eigene Spalte gewidmet, in die günstige Wirkungen einer bestimmten Lebensweise und insbesondere verschiedener Nahrungsmittel auf die Altersstufen eingetragen sind.[276] Avicenna geht unter den islamischen Autoren wohl am ausführlichsten auf Verhaltensmaßregeln für die Greise ein: Sein *Canon* enthält einen kurzen separaten Traktat über die Altersdiätetik unter besonderer Berücksichtigung des Weines, Abreibungen und Übungen sowie Blasen- und Darmobstruktionen[277], während grundsätzliche Überlegungen zum Alter im theoretischen Teil zu Beginn des ersten Buches abgehandelt werden. Sachlich erscheint bei ihm gegenüber Galen wenig Neues, sieht man einmal von einem kurzen Hinweis zum Schlaf ab, den er den Alten noch mehr als den Jungen empfiehlt, sowie einigen Rezepten gegen Weißhaarigkeit.[278]

Während diese Übernahme altersspezifischer Regeln noch verhältnismäßig bescheiden ausfällt, üben die islamische Heilkunde und vor allem ihre abendländischen, scholastischen Rezipienten hingegen einen entscheidenden Einfluß[279] auf die Strukturierung der allgemeinen Diätetik aus. Diese wird fortan nach sechs bereits von Galen[280] erwähnten Gesichtspunkten (die sogenannten „Sechs nicht natürlichen Dinge“; *Sex res non naturales*) systematisiert, die über eine „natürliche“ (= unabänderliche) Bedingtheit des Menschen hinausreichen und von ihm gestaltet werden können: Luft (*aer*), Speise und Trank (*cibus et potus*), Bewegung und Ruhe (*motus et quies*), Schlafen und Wachen (*somnus et vigilia*), Füllung und Entleerung (*repletio et evacutio* bzw. *secreta et excreta*) sowie geistig-seelische Leidenschaften (*accidentia animi*).[281] Unter der großen Zahl spätmittelalterlicher Gesundheitslehren (*Regimina sanitatis*), die in praktischer Umsetzung dieses theoretischen Ansatzes entstanden, ragen jedoch nur wenige heraus, die nicht nur in einzelnen kurzen Kapiteln, sondern überwiegend oder gar ausschließlich auf die Gesundheitserhaltung der Greise (*Regimina senum*) eingehen.[282] Abgesehen von diesen Vorläufern blieb es daher der Renaissance vorbehalten, die „Sechs nicht natürlichen Dinge“ auf die Altersdiätetik systematisch zu übertragen.[283] Dieses Ordnungsprinzip übernimmt auch der größte Teil der frühneuzeitlichen medizinischen Hochschulschriften zum Alter, wenn therapeutische Fragen angesprochen werden.

Auch Roger Bacon oder ein späterer Autor wendet dieses Schema in einem kurzen Traktat *De universali regimine senum et seniorum*[284] systematisch auf seine Therapievorstellungen an. Es erscheint hingegen noch nicht in *De retardatione accidentium senectutis*, wenngleich dort erstmals gerontologische Theorie und Praxis zusammengeführt werden. Eher konventionell sind die in *De retardatione* empfohlenen Maßnahmen und Speisen, die im Sinne milder Purgativa das überflüssige Phlegma entfernen und die natürliche Feuchtigkeit generell wiederherstellen sollen.[285] Dennoch distanziert sich der unbekannte Verfasser explizit von den traditionellen Altersregimina, die lediglich eine Konservierung der vorhandenen Gesundheit zum Ziel hätten; er selbst strebe hingegen eine Abwehr der *accidentia* an, die eine vorzeitige Alterung bewirkten.[286] Wohl aus diesem Grund listet er auch über Galen hinaus Nahrungsmittel und Verhaltensweisen auf, die das Altern beschleunigten und deshalb zu meiden seien[287], und empfiehlt eine ganze Anzahl von Gewürzen, Steinen und Arzneimitteln, die die antike Diätetik nicht kennt.

In gleicher Weise betont Arnald von Villanova zunächst das Vermeiden von Lebens- und Handlungsweisen, die zum Altern führten. Vorzugsweise nennt er Leidenschaften wie Trauer, Furcht oder Verzweiflung, die zu einem Rückzug der natürlichen Wärme ins Innere führten, so daß das Aussehen greisenhaft werde. Er erkennt aber auch die Gefahr von zuviel geistiger und körperlicher Arbeit, Geschlechtsverkehr, Ruhe und Reisen. Zur Erhaltung der Kraft gäbe es nichts besseres als ein mit Wasser verdünnter Sirup aus Wein und Zucker. Neben zahlreichen Heilmitteln (s.o.) und differenzierten diätetischen Ratschlägen (unter Hinzufügung astrologischer Hinweise) empfiehlt Arnald zur Verjüngung der Greise das Abnehmen und ein anschließender Wiederaufbau des Körpers mit Hilfe gesunder Nahrung, um eine Reinheit des Blutes zu erreichen.[288] Daß für den Katalanen die Ernährung entscheidend ist, untermauert er auch auf theoretischer Ebene mit der These, daß *Humidum radicale* und *Humidum nutrimentale* wesensgleich seien: Daraus folge, daß durch eine geeignete Diät auch die essentielle Feuchtigkeit des Körpers ersetzt werden könne (im Gegensatz zu Avicenna oder Bernard de Gordon[289]), ein Gedanke, der später bei Paracelsus auf fruchtbaren Boden fällt. Eine Anregung des Appetits der Greise ist daher für Arnald von großer Bedeutung.[290] Über jeglichen diätetischen und medikamentösen Ausgleich des Säftesystems hinaus rät er den alten Menschen jedoch auch zur Lektüre der Heiligen Schrift[291] – sei es als Beruhigung der seelischen Leidenschaften oder auch als Vorbereitung auf den nahen Tod, den er trotz aller Bemühungen nicht ausschließen kann.

Diese Darstellung von medizinischen Theorien zur Physiologie, Pathologie und Therapie des Alters unter Berücksichtigung der sprachlichen Einordnung, der moralischen Bewertung und der naturphilosophischen und theologischen Grundlagen ist zwar bei weitem nicht vollständig, stellt aber im wesentlichen das Material vor, das frühneuzeitlichen Autoren zugänglich war und das sie als das „Wissen der Alten" intensiv rezipierten. Freilich geschah diese Rezeption in sehr unterschiedlicher Auswahl und mit verschiedener Intention. Form, Umfang und konkreter Nachweis dieser Rezeption werden im folgenden immer wieder an einzelnen Beispielen deutlich werden.

Anmerkungen

1 Depré/Härtel (1720).

2 Westhoven (1724).

3 Hutter (1732). Vgl. auch Abschnitt 8.2.

4 Vgl. Abschnitt 5 der Einführung; Forschungsliteratur speziell zur Antike: Richardson (1933), Orth (1963), Keil (1983), Byl (1974, 1977, 1983, 1988), Howell (1987), Eidam (1989), Senectus (1995); speziell zum Mittelalter: McVaugh (1974), Demaitre (1990); speziell zur Renaissance: Quecke (1959).

5 Der im geriatrisch-gerontologischen Kontext bedeutsame Traktat *De retardatione accidentium senectutis* (um 1240) wird in der modernen Forschung entweder Roger Bacon oder einem sich „Herr der Burg Goet" (*Dominus castri Gret* bzw. *Goet*) nennenden Verfasser zugeschrieben; vgl. Bagliani (1997), S. 194, 301f. (Anm. 13). Der Traktat wurde jedenfalls von Roger Bacon in seinem *Opus maius* intensiv rezipiert; vgl. Roger Bacon, *Opus maius*, part 6 *Experimental science*, chapter [XIII] *On the second prerogative of experimental sciences*, example II, transl. by Robert Belle Burke. Vol. 2, Philadelphia 1928, S. 617-626.

6 Galen, De sanitate tuenda V 9 (Kühn VI 356f.).

7 Lebens- (=Zeugungs-)kraft endet mit dem 70. Lebensjahr; Aristoteles, Politik VII (1335a 35-36).

8 Übersicht zu diesem Thema bei Rosenmayr (1978), S. 23-79; Welti (1987), (1988); Joutsivuo (1999), S. 164-172.

9 M. Terentius Varro nach einem Astrologen Dioscorides, der wiederum dieses Wissen alexandrinischen Einbalsamierern zuschreibt; vgl. Censorinus, De die natali liber XVII 13 (ed. N. Sallmann, 1983, S. 38); vgl. auch Rangone (1560), S. 2[v]; Anselmi (1606), S. 66; Du Laurens (1599), S. 171; Meckel/Müller (1800), S. 14. – Die Ägypter kannten jedoch nach derzeitigem Wissen keine derartige Unterteilung: Nach einer weitverbreiteten Formel zu schließen, schwebte ihnen vielmehr eine ideale Lebensspanne von 110 Jahren vor; ein Höchstalter von hundert Jahren findet sich erst in einem um die Zeitenwende entstandenen demotischen Text; vgl. Jozef M.A. Janssen, On the ideal lifetime of the Egyptians. Oudheidkundige Mededelingen uit het Rijksmuseum van Oudheden te Leiden, N.R. 31, 1950, S. 33-43.

10 Aristoteles, Rhetorik II 14 (1390 a-b).

11 Aristoteles, Rhetorik II 13 (1389 a1-2); De caelo I 1 (268 a11).

12 Galen, De sanitate tuenda VI 2 (Kühn VI 387). – Die Gesundheitslehren (*Regimina sanitatis*) islamischer Autoren wie Rhazes, Avicenna und Averroes unterscheiden häufig innerhalb der Lebensalter (*Regimen omnium aetatum*) ein Regimen für Kinder (*infantes*), (junge) Erwachsene (*adolescentes, juventus*) und Greise (*senes*); vgl. Schmitt (1973), S. 120, 128f., 139.

13 Corpus Hippocraticum, De humoribus 11 (Littré V 492).

14 Corpus Hippocraticum, Aphorismi III 18 (Littré IV 494). Nur indirekt erscheint im Corpus Hippocraticum eine Zuordnung des Alters zum Winter: Nach De Morbo sacro 9 (Littré VI 378) tritt die heilige Krankheit bei Alten gehäuft im Winter auf.

15 Vgl. Ovid, Metamorphosen XV 212.

16 Galen, De placitis Hippocratis et Platonis VIII 6 (Kühn V 692f.); Hippocratis Aphorismi et Galeni in eos commentarii 18 (Kühn XVII B 612f.). Celsus dagegen hält den Sommer für die beste Jahreszeit der Greise (De medicina II 1, 17).

17 Vgl. Wolfram Schmitt, Res naturales. LexMA VII, Sp. 750f.

18 Nach Diogenes Laertios, Leben der berühmten Philosophen VIII 10; vgl. Burrow (1988), S. 14. Minois (1989; S. 161) weist in diesem Zusammenhang besonders auf Philipp von Novarra (*Des quatre tenz d'aage d'ome*, um 1265) sowie auf das Arnald von Villanova zugeschriebene *Regimen sanitatis Salernitanum* hin.

19 M. Terentius Varro, Incertae sedis fragmenta, Fragment 447 (nach Censorinus, De die natali liber XIV 2, ed. N. Sallmann, 1983, S. 25); vgl. Anselmi (1606), S. 67.

20 Solon propagierte jedoch in seiner Lebensalter-Elegie eine Einteilung in zehn Stufen von jeweils sieben Jahren (Fragment 19, ed. Diehl; Übersetzung bei Harald Steinhagen, Solons Lebensalter-Elegie. In: Die griechische Elegie, hg. von Gerhard Pfohl. Darmstadt 1972, S. 266f.; vgl. auch Schadewaldt (1933).

21 Corpus Hippocraticum, De hebdomadibus 5 (Littré VIII 636); Original verloren, griechischer Text rekonstruiert nach Philon, *Peri Kosmopoiias* (vgl. Littré, ebd.). Diese Unterteilung nach Hebdomaden war auch Galen bekannt; vgl. Galen, Hippocratis Aphorismi et Galeni in eos commentarii III 30 (Kühn XVII B 644).

22 Klaudios Ptolemaios, Tetrabiblos IV 10; englische Übersetzung bei Burrow (1988), S. 197f.; vgl. auch S. 37f.

23 Vgl. Raymond Klibansky/Erwin Panofsky/Fritz Saxl, Saturn und Melancholie. Frankfurt/M. 1990, S. 225, 231f.

24 Vgl. Minois (1989), S. 115.

25 Isidor Hispalensis, De differentiis rerum 76; vgl. auch die Einteilung Isidors in den Etymologiarum sive originum libri XX; ed. W. Lindsay, 1911, CPL 1186), lib. XI 2, 6f. (*quinta aetas senioris* = 50. – 70. Lebensjahr; *sexta aetas senectus*, ohne Zahlenangabe; das *senium* bildet keine eigene Altersgruppe, sondern bezeichnet die Grenze des 6. Lebensalters hin zum Tod).

26 Karl Sudhoff, Zum Regimen Sanitatis Salernitanum. Archiv für Geschichte der Medizin 12, 1920, S. 152 (Cod. Amplon. 4^0, Nr. 204, 1. Hälfte 13. Jahrhundert); vgl. Burrow (1988), S. 19. – Daneben bietet das *Flos medicinae Scholae Salerni* (Vv 1820-27) auch eine Unterteilung in sieben Altersstufen (Collectio Salernitana, ed. S. De Renzi. Tom. V, Neapel 1859/Bologna 1967, S. 52).

27 Vgl. Burrow (1988), S. 22f. – Die lateinische Ausgabe des *Canon* von Avicenna unterscheidet bei vier Stufen ebenfalls *Senectus* (40. – 60. Lebensjahr) von *Senium* (ab sechzig); Canon medicinae lib. 1, fen. 1, doctr. 3, cap. 3 (ed. Venedig 1507, S. 3^v).

28 Vgl. Peter Laslett, Das dritte Alter. Historische Soziologie des Alterns. Weinheim/München 1995.

29 Vgl. Anselmi (1606), lib. I, cap. 10, S. 67; auch die lateinische Übersetzung der galenischen Jahreszeitenanalogie von Kühn (Galen, De placitis Hippocratis et Platonis VIII 6; Kühn V 692f.) ordnet *senex* dem Herbst und *decrepitus* dem Winter zu, was dem griechischen Text nicht exakt entspricht.

30 Vgl. Vergil (Aeneis VI 304) im Blick auf den greisen Charon: *Iam senior, sed cruda Deo, viridisque senectus.*

31 Galen, De sanitate tuenda V 12 (Kühn VI 379f.); vgl. auch die Zweiteilung des höheren Alters (ohne *aetas media*) bei Galen, Hippocratis Aphorismi et Galeni in eos commentarii III 31 (Kühn XVII B 648).

32 Vgl. Anm. 22.

33 Avicenna, Canon medicinae lib. 1, fen. 1, doctr. 3, cap. 3 (ed. Venedig 1507, S. 3^v).

34 Beispielsweise in dem Traktat des André Du Laurens (1599), der neben typischen Altersbeschwerden (Rheuma, Sehschwierigkeiten) auch melancholische Erkrankungen diskutiert, die dem dritten Alter zuzuordnen sind.

35 Vgl. Roswitha Klinck, Die lateinische Etymologie des Mittelalters. München 1970.

36 Aristoteles, De generatione animalium V 3 (783 b).

37 Publius Terentius Afer, Adelphoe 587; vgl. Stainer (1631), S. 14f.; Warlitz (1708), S. 111.

38 Galen, De sanitate tuenda V 12 (Kühn VI 380).

39 Galen, De temperamentis II 2 (Kühn I 582).

40 Marcus Tullius Cicero, Topica 32 (*senectutem occasum vitae velit definire*). – Zu Seneca s. Abschnitt 1.3.1.

41 Vgl. Anm. 30 und Minois (1989), S. 44.

42 Isidor Hispalensis, Etymologiarum sive Originum libri XX (ed. W. Lindsay, 1911, CPL 1186), lib. XI 2, 7; vgl. Marcus Tullius Cicero, Cato maior De senectute 38, 29: *sensim sine sensu aetas senescit* (wurde in der Frühen Neuzeit ebenfalls als Etymologie interpretiert). – In der Frühen Neuzeit kursierte als weitere Herleitung *Senex quasi seminex* (halbtot); vgl. Struve (1737), S. 4.

43 Van Swieten (1964), S. 46.

44 Vgl. M. Terentius Varro, Saturarum Menippearum fragmenta 493 (ed. R. Astbury, LLA 284, S. 82); Ovid, Fasti V 621-662; Sextus Pompeius Festus, Epitoma operis de verborum significatu Verrii Flacci, LLA 440, S. 450, 22 – 452, 16. Vgl. auch die Erläuterungen des frühneuzeitlichen Theologen Joannes a Chokier de Surlet, Fax historiarum centuriae duae, cent. prim., cap. 1. Coloniae Agrippinae, apud Joan. Ant. Kinchium, 1653, S. 2-4.

45 Vgl. Schadewaldt (1933).

46 Vgl. Byl, Le vieillard (1977).

47 So führt der greise Kephalos die Klage seiner Altersgenossen über ihre fehlende Liebeslust an; vgl. Platon, Politeia I 3 (329 a-b).

48 Vgl. Ovid, Amores I 9, 4; Minois (1989), S. 51-53, 92-96.

49 Vgl. Schäfer (2001). – Vgl. auch Hegendorffinus (1521) und die Klage des späteren Kardinals Lorenzo Azzolino (1583-1632) in seiner Satire *Contro la lussuria*: „Selbst die Alten, die kälter sind als Tithonos, leben verloren in der eitlen Bemühung um unfruchtbare Umarmungen" (zitiert nach Camporesi, 1991, S. 105). – Noch Johann Nestroy widmet 1848/49 diesem Sujet ein eigenes Stück *Der alte Mann mit der jungen Frau* (Erstfassung unter dem Titel *20 und 60*), in:

Idem, Sämtliche Werke, Historisch-kritische Ausgabe, Stücke 27/I, hg. von Urs Helmensdorfer. Wien 1997.

50 Isidor Hispalensis, Etymologiarum sive Originum libri XX (ed. W. Lindsay, 1911, CPL 1186), lib. XI 2, 7; vgl. Hausted (1633).

51 Aristoteles, Rhetorik II 13 (1389 b – 1390 a); Politik II 6, 17 (1270 b – 1271 a); Nikomachische Ethik IV 1, 37 (1121 b), VIII 6, 1 (1158 a); Problemata physica XXX 1 (955 a5). Vgl. auch die für das Schauspiel geforderte Charakteristik des alten Menschen bei Quintus Horatius Flaccus, De arte poetica 170-74.

52 Weitere Version: *senescit et se nescit*; vgl. Hans Walther, Lateinische Sprichwörter und Sentenzen des Mittelalters und der Frühen Neuzeit, N. S. II, 9. Göttingen 1986, S. 579 (Nr. 170 a2); Struve (1737), S. 4.

53 Vgl. Schäfer (2001).

54 Hiob 12, 12; 32, 9; Psalm 119, 100; Kohelet 4, 13.

55 Kohelet 12, 2.

56 Sprüche 23, 22; Weisheit 2, 10; Sirach 8, 7.

57 Homer, Ilias I, 247ff., II 370 u.a.; vgl. Schadewaldt (1933), S. 285f.

58 Platon, Politeia I 2f. (328 b4 – 330 c9)

59 Isidor Hispalensis, Etymologiarum sive Originum libri XX (ed. W. Lindsay, 1911, CPL 1186), lib. XI 2, 7.

60 Vgl. Minois (1989), S. 57-60.

61 Vgl. Alfons Senn, Beiträge zur Erläuterung von Plutarchs Schrift „An seni sit gerenda res publica“, Diss. phil. Tübingen 1978; Byl, Plutarque (1977), S. 113-117. – Selbst Aristoteles betont die mit dem Alter fortschreitende Voraussicht; vgl. Nikomachische Ethik VI 9 (1142 a11-19).

62 Mehrere Schriften antiker Philosophen zum Alter sind verloren; vgl. Minois (1989), S. 54-56; Nühlen-Graab (1990), S. 123-127.

63 Vgl. Grimm (1863).

64 Lucius Aenneus Seneca, Ad Lucillum epistolae morales 108, 28; vgl. auch Senecas Nachruf auf den greisen Bassus Aufidius (Epistulae morales 30, 1 u. 2).

65 Lucius Aenneus Seneca, Ad Lucillum epistolae morales 12, 4-6; 26, 2.

66 Franciscus Petrarca, Von der Artzney bayder Glück/ des guoten und widerwertigen (De remediis utriusque fortunae), hg. und kommentiert von Manfred Lemmer. Hamburg 1984 (Reprint der Ausgabe Augsburg, Heinrich Steiner, 1532), fol. 100-104. – Vgl. Klaus Bergdolt, Arzt, Krankheit und Therapie bei Petrarca. Die Kritik an Medizin und Naturwissenschaft im italienischen Frühhumanismus. Weinheim 1992, S. 90-101.

67 Stromer von Auerbach (1537); Anselmi (1606), S. 54-56.

68 Vgl. beispielsweise Paleotti (1595), S. 37, sowie Kapitel 7.

69 Aristoteles, De caelo III 7 (305 b27 – 306 b3).

70 Platon, Timaios 38 (81 d); vgl. auch Timaios 7 (32 c – 33 a); 20 (53 c – 55 c).

71 Aristoteles, De generatione et corruptione I 3 (318 b33 – 319 a3); II 4 (331 a7 – 332 a3).

72 Aristoteles, De longitudine et brevitate 3 (465 b).

73 Aristoteles, De caelo I 3 (269 b18 – 270 b31).

74 Vgl. Guido Jüttner, Elemente, LexMA III 1800f.
75 Aristoteles, Meteorologica I 2 (339 a11-32).
76 Aristoteles, De caelo II 6 (288 b15-20).
77 Aristoteles, De generatione animalium V 4 (784 b 33-34). Vgl. auch Galen, De sanitate tuenda VI 2 (Kühn VI 388).
78 Bereits in der Antike erwähnen der Komödiendichter Terenz und der Philosoph Seneca die offensichtlich zum Sprichwort mutierte, simplifizierte Aussage „Das Alter ist nichts anderes als eine Krankheit" (*senectus ipsa morbus est*). – Vgl. dazu Abschnitt 8.1.
79 Marcus Tullius Cicero, Cato maior De senectute 36.
80 Galen, De marcore II (Kühn VII 669f.).
81 Vgl. dazu Abschnitt 8.2.
82 Seneca, Ad Lucillum epistolae morales 24, 20; 58, 22.
83 Aristoteles, Physik IV 12 (221 a32f.); vgl. auch Petrus Hispanus, Liber de longitudine et brevitate vite (ed. M. Alonso, Obras filosóficas III. Madrid 1952, S. 442). Dieser Kommentar des Petrus enthält übrigens auch die gewohnte Alterspathologie: 1. Verlust von Feuchtigkeit durch natürliche Wärme; 2. Verlust der Wärme selbst durch zu wenig oder zu viel Feuchtigkeit (ebd., S. 448f.; vgl. H. Schipperges, Arzt im Purpur. Grundzüge einer Krankheitslehre bei Petrus Hispanus. Heidelberg 1994, S. 75).
84 Plotin, Gegen die Gnostiker (Enneade II 9; Loeb Classical Library, Plotin, vol. II, Cambridge/London 1990, S. 250).
85 Römer 8, 20f.
86 Vgl. Minois (1989), S. 114-117.
87 Vgl. Heinrich Schipperges, Die Kranken im Mittelalter. München 1990, S. 54.
88 Paulus in 2. Korinther 4, 16.
89 Vgl. Burrow (1988), S. 121.
90 Vgl. Minois (1989), S. 118-128; Burrow (1988), S. 149f.
91 Vgl. Schäfer (2001).
92 Aristoteles, De anima I 4 (408 b22).
93 Corpus Hippocraticum, De diaeta I 25 (Littré VI 498).
94 Vgl. Galen, Quod animi mores corporis temperamenta sequantur 5 (Kühn IV 786-87; die Seele ist vielleicht unsterblich, aber dem Körper untertan und mit ihm vermengt); Helene Schadel, Thanatos. Studien zu den Todesvorstellungen der antiken Philosophie und Medizin. Diss. med. Würzburg 1974, S. 127.
95 Vgl. Marielene Putscher, Pneuma Spiritus Geist. Vorstellungen vom Lebensantrieb in ihren geschichtlichen Wandlungen. Wiesbaden 1973, S. 57.
96 Dieses Konzept ändert sich im Laufe der Frühen Neuzeit: Posner/Vultejus (1673; § 5, o.S.) stellen diese traditionelle gelehrte Auffassung (*philosophi*) der volkstümlichen Redeweise (*vulgus*) gegenüber, die unter einem natürlichen Tod auch den krankheitsbedingten ohne äußeres Ereignis verstehe.
97 Aristoteles, De juventute et senectute V (469 b22-24); De respiratione 17 (478 b25).
98 Aristoteles, De respiratione 17 (479 a16); vgl. Platon, Timaios 38 (81 e).
99 Zu den pathophysiologischen Einzelheiten s. Abschnitt 1.4.

100 Frühe Beispiele von Leichensektionen an alten Menschen sind der Fall eines Hundertjährigen, den Leonardo da Vinci (nicht vor) 1503 sezierte sowie die von William Harvey 1635 durchgeführte und publizierte Sektion an dem (angeblich) 153jährigen Thomas Parr(e); vgl. Leibowitz (1980).

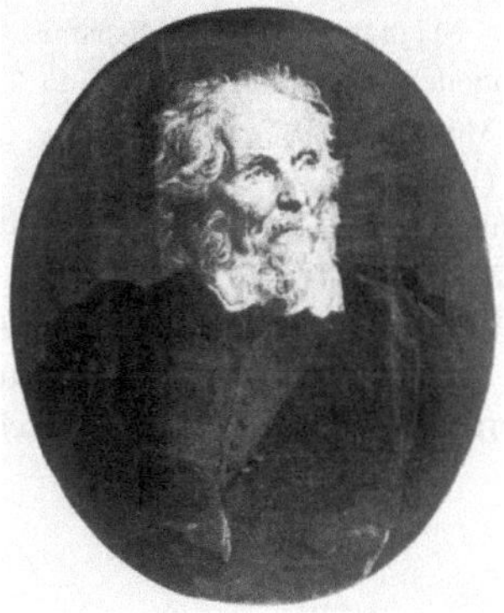

Abbildung 5: Anton van Dyck, Thomas Parr, Dresden, Staatliche Kunstsammlungen, Gemäldegalerie Alte Meister, 1032

101 Vgl. Kap. 3, Anm. 120.

102 Vgl. Udo Benzenhöfer, Der gute Tod? Euthanasie und Sterbehilfe in Geschichte und Gegenwart. München 1999, S. 66-69.

103 Im Unterschied zu den drei anderen, geistlichen Todesformen (*mors spiritualis, gratiae, aeterna*); vgl. Schäfer (1995), S. 45-84.

104 Vgl. Philippe Ariès, Geschichte des Todes. München 1980, S. 19ff.

105 Vgl. Gerald J. Gruman (1966).

106 Vgl. Kapitel 5. – Zu Lukian vgl. Byl (1978).

107 Corpus Hippocraticum, De morbis popularibus II 6, 1 (Littré V 132). Vgl. auch Aristoteles, Problemata X 48 (896 a30-37); Historia animalium II 3 (501 b22f.).

108 Corpus Hippocraticum, De aere, aquis, locis 4 (Littré II 10-20).

109 Corpus Hippocraticum, De diaeta I 32, 5 (Littré VI 510).

110 Zum Zusammenhang zwischen frühem Reifen und Altern vgl. auch Galen, De sanitate tuenda VI 3 (Kühn VI 397).

111 Aristoteles, De longitudine et brevitate 1 (465 a8-10); 5 (466 a17 – b11). Der hippokratische Autor von De septimestri partu 9, 6 (Littré VII 450) geht hingegen von einem rascheren Altern der Frauen bei kalter und feuchter Konstitution aus.

112 Vgl. Averrois Cordubensis compendium libri Aristotelis de causis longitudinis et brevitatis vite, in: Averrois Cordubensis compendia librorum Aristotelis qui Parva naturalia vocantur, ed. Shields/Blumberg. Cambridge/Mass. 1949, S. 129-149.

113 Vgl. Anm. 83.

114 Osmund Lewry (Study of aging in the arts faculty of the universities of Paris and Oxford. In: Aging and the aged in Mediveal Europe, ed. M.M. Sheehan. Toronto 1990, S. 23-38) nennt für das 13. bis 15. Jahrhundert die Zahl von etwa 40 philosophischen Kommentaren zu den aristotelischen *Parva naturalia*, die sich mit der Eigenschaft und Dauer des Lebens auseinandersetzen, darunter Werke von Albertus Magnus und Petrus Hispanus. – Zur Lampen-Metapher vgl. auch Albertus Magnus, De generatione et corruptione I 3, 8 und I 6, 6, in: Alberti Magni Opera omnia, Bd. 5/2 (ed. Paul Hossfeld). Münster 1980, S. 172.

115 Aristoteles, Rhetorik I 5, 15 (1361 b).

116 Aristoteles, Historia animalium I 15 (494 a 1); Problemata X 49, 64 (896 a38 – b5; 898 b1-4).

117 Ovid, Metamorphosen VII, 256-349.

118 Vgl. H.v.G., Tithonos. In: Der kleine Pauly. Lexikon der Antike in fünf Bänden. München (dtv) 1979, Bd. 5, Sp. 869. – Vgl. die römische Version dieses Mythos (Langlebigkeit der cumäischen Sibylle) bei Ovid, Metamorphosen XIV, 136-153; s. a. Schäfer, Gullivers Greise (Druck in Vorbereitung).

119 Vgl. Masson (1937/38).

120 Vgl. Abschnitt 1.6.

121 Genesis 5, 3-32; 11, 10-26.

122 Genesis 6, 3.

123 Psalm 90, 10.

124 Maimonides, Über die Lebensdauer. Ein unediertes Responsum herausgegeben, übersetzt und erklärt von Gotthold Weil. Basel/New York 1953. – Der Text betont mit medizinischen und theologischen Argumenten die Beeinflußbarkeit der Lebenslänge durch den Menschen im Kontrast zu dem im Islam verbreiteten Glauben an eine von Gott unverrückbar prädestinierte Lebensgrenze (*adjal*).

125 Avicenna, Canon medicinae lib. 1, fen. 1, doctr. 3, cap. 3 (ed. Venedig 1507, S. 4^{r}). Vgl. auch Gotthold Weil (in: Maimonides, wie Anm. 124), S. 46-48; Gruman (1966), S. 17.

126 Roger Bacon, Letter concerning the marvelous power of art and of nature and concerning the nullity of magic, translated from the Latin by Tenney L. Davis. Easton 1923, S. 33-38; vgl. auch Grant (1963), S. 456; Bagliani (1997), S. 197-200.

127 Vgl. Grmek (1959), S. 8-22.

128 Vgl. Quintus Horatius Flaccus, De arte poetica 170.

129 Corpus Hippocraticum, Aphorismi I 14 (Littré IV 466); De natura hominis 12 (Littré VI 64). – Bereits der Vorsokratiker Parmenides aus Elea soll die Entstehung des Alters auf einen Mangel an Wärme zurückgeführt haben.

130 Aristoteles, De longitudine et brevitate 5 (466 a20f.); zum kalten Alter vgl. auch Problemata XXX 1 (955 a17-18). – Zur Lehre des Stagiriten über die vier Elementarqualitäten vgl. Jochen Althoff, Warm, kalt, flüssig und fest bei Aristoteles. Stuttgart 1992, insbesondere S. 153-56.

131 Aristoteles, De longitudine et brevitate 5 (466 a30-33); De juventute et senectute 5 (470 a1); De respiratione 8 (474 b13-24); De generatione animalium V 4 (784 b7f.); Problemata III 26 (875 a4-15). Vgl. Niebyl (1977), S. 354.

132 Vgl. Durling (1988).

133 Galen, De placitis Hippocratis et Platonis VIII 7 (Kühn V 703f.).

134 Galen, De marcore III (Kühn VII 672-676); In Hippocratis aphorismi et Galeni in eos commentarii 14 (Kühn XVII B 408f.); De causis pulsuum III 6 (Kühn IX 129); Methodus medendi XI 8 (Kühn X 753); vgl. Niebyl (1971), S. 355.
135 Aristoteles, Meteorologica IV 1 (379 a17-19); vgl. auch De juventute et senectute V (469 b32 – 470 a4).
136 Galen, De marcore IV (Kühn VII 679).
137 Dieser Widerspruch wurde von Tommaso Campanella aufgegriffen (Thomae Campanellae medicinalium iuxta propria principia. Lugduni 1635, 595-99, 636-42); vgl. Niebyl (1971), S. 365.
138 Thales von Milet 11 A 13; vgl. Byl (1988), S. 73.
139 Vgl. Corpus Hippocraticum, De natura muliebri 1 (Littré VII 312); De morbis mulierum II 111 (Littré VIII 238-240).
140 Aristoteles, De generatione animalium V 4 (784 a30-34); De longitudine et brevitate 5 (466 a21).
141 Galen, De sanitate tuenda I 2 (Kühn VI 6), VI 3 (Kühn VI 399f.); vgl. Keil (1983), S. 47. Vgl. Aristoteles, De respiratione 17 (478 b27f.).
142 Galen, De marcore 4 (Kühn VII 676); De symptomatum causis III 10 (Kühn VII 259; *senium* ist kalt und trocken).
143 Galen, De sanitate tuenda I 2 (Kühn VI 5).
144 Galen, De marcore 5 (Kühn VII, 681-82).
145 Aristoteles, Problemata III 26 (875 a15).
146 Galen, De differentiis febrium I 10 (Kühn VII 318); vgl. Hall (1971), S. 6f.
147 Avicenna, Canon medicinae lib. 1, fen. 3, doctr. 1 (ed. Venedig 1507, S. 53[r]); lib. 1, fen. 1, doctr. 3, cap. 3 (S. 4[r]); vgl. Stolberg (1993), S. 37; Niebyl (1971), S. 359.
148 Corpus Hippocraticum, De diaeta I 32f. (Littré VI 508-512); De natura hominis 17 (= De diaeta salubri 2; Littré VI 74-76); De septimestri partu 9, 6 (Littré VII 450; rascheres Altern durch kalte und feuchte Konstitution, z.B. bei Frauen).
149 Diese Analogie legt Diogenes Laertios (Leben der berühmten Philosophen VIII 10) Pythagoras in den Mund.
150 Diese Argumentation folgt beispielsweise noch Jean Riolan (1600; S. 46): *Senectus frigida et humida, ut hyems.*
151 Vgl. Erich Schöner, Das Viererschema in der antiken Humoralpathologie. Wiesbaden 1964, S. 83 u. 92.
152 Galen, In Hippocratis de natura hominis commentarius III 7 (Kühn XV, 185-90); De temperamentis II 2 (Kühn I 580-82).
153 Galen, De sanitate tuenda V 10 u. 12 (Kühn VI 360, 379).
154 Avicenna, Canon medicinae lib. 1, fen. 1, doctr. 3, cap. 3 (ed. 1507, S. 4[r]); lib. 1, fen. 3, doctr. 1 (ibidem, S. 53[r]); vgl. Stolberg (1993), S. 37f.
155 Galen, Hippocratis Aphorismi et Galeni in eos commentarii III 30 (Kühn XVII B 645). Vgl. Anm. 223 und Kapitel 2 (Integration melancholischer Konzepte bei Marsilio Ficino, André Du Laurens, Aurelio Anselmi, François de Fougerolles und François Ranchin).
156 Juvenal, Satura I 232f.
157 Vgl. Corpus Hippocraticum, Aphorismi I 14 (Littré IV 466); trockene Lebensweise empfiehlt De natura hominis 17 (= De diaeta salubri 2; Littré VI, 74-76).

158 Galen, Hippocratis Aphorismi et Galeni in eos commentarii I 13 (Kühn XVII B 400f.); vgl. Corpus Hippocraticum, Aphorismi I 13 (Littré IV 466). – Das um 800 entstandene Lorscher Arzneibuch zitiert diesen Aphorismus als ein *Problema Aristotelis* und erklärt ihn unter Hinweis auf den Schleim der Greise, der ihren Appetit mäßige (vgl. Ulrich Stoll, Das „Lorscher Arzneibuch". Ein medizinische Kompendium des 8. Jahrhunderts. Stuttgart 1992, S. 68f.).

159 Galen, De temperamentis II 2 (Kühn I 582).

160 Galen, De temperamentis III 2 (Kühn I 659f.).

161 Avicenna, Canon medicinae, lib. 1, fen. 1, tract. 3, cap. 3 (ed. 1507, S. 4[r]); lib. 1, fen. 3, cap. 1 (ed. Venedig 1507, S. 53[r]); vgl. Stolberg (1993), S. 37f.

162 Die Bezeichnungen *ros* (Tau) und *gluten* (Leim) finden sich nicht nur bei Avicenna, sondern bereits in den *Pantegni*, der von Constantinus Africanus stammenden lateinischen Übersetzung des *Liber Regalis*, das Rhazes zugeschrieben wird; vgl. McVaugh (1974), S. 262.

163 Vgl. Stolberg (1993), S. 39f.; McVaugh (1974), S. 265f.

164 Arnald von Villanova (1963), insbesondere S. 13, 25.

165 Vgl. Abschnitt 1.6.

166 Vgl. Corpus Hippocraticum, De natura muliebri 1 (Littré VII 312); De morbis mulierum II 111 (Littré VIII 238-240).

167 Galen, De crasibus II 2 (Kühn I 582).

168 Aristoteles, Historia animalium III 19 (521 a31 – 521 b2).

169 Anonymus Londoniensis XX J. 80; Corpus Hippocraticum, De morbo sacro 7; vgl. Charles Reginald Schiller Harris, The heart and the vascular system in ancient Greek medicine. Oxford 1973, S. 19f. u. 41. – Avicenna geht in einem kurzen Kapitel auf die Beseitigung verschiedener Verstopfungen der Greise ein (Canon medicinae lib. 1, fen. 3, doctr. 3, cap. 4; ed. Venedig 1507, fol. 64[r]).

170 Arnald von Villanova (1963), S. 14, 17, 30.

171 Aristoteles, De generatione animalium I 18 (725 b19-22); De longitudine et brevitate vitae 5 (466 b5-6).

172 Aristoteles, De generatione animalium I 19 (726 b5).

173 Vgl. Ursula Weisser, Zeugung, Vererbung und pränatale Entwicklung in der Medizin des arabisch-islamischen Mittelalters. Erlangen 1983, S. 109-117; Erna Lesky, Die Zeugungs- und Vererbungslehren der Antike und ihr Nachwirken. Wiesbaden 1951 (Akademie der Wissenschaften und der Literatur, Abhandlungen der geistes- und sozialwissenschaftlichen Klasse 1950, Nr. 19), S. 133, 177-193.

174 Vgl. Abschnitt 4.1 und Kap. 4, Anm. 14.

175 Corpus Hippocraticum, Prorrheticon XII 41 (Littré IX 70).

176 Corpus Hippocraticum, De diaeta I 25 (Littré VI 498); vgl. Galen, Adversus Lycum 7 (Kühn XVIII A 238); Aristoteles, De generatione animalium I 18 (725 b 19-22); Historia animalium III 19 (521 a31 – 521 b2).

177 Aristoteles, Politik VII 14 (1335 a35-36); vgl. auch Historia animalium V 14 (545 b27-30).

178 Aristoteles, Politik VII 14 (1335 b30ff.).

179 Aristoteles, De generatione animalium II 3 (736 b34ff.).

180 Vgl. die Auseinandersetzung Anselmis (1606; cap. I 7, S. 26-28) mit der Position Fernels (s. Abschnitt 2.2 und Kap. 2, Anm. 221).

181 Avicenna, Canon medicinae lib. 3, fen. 20, tract. 1, cap. 3 (ed. Venedig 1507, S. 352[r]): Sperma enthält *humiditates radicales* und *Calor innatus*; es entsteht aus der vierten Verdauung als Überschuß innerhalb verschiedenster Organe (sog. „pangenetische" Ätiologie). Vgl. McVaugh (1974), S. 265-268.

182 McVaugh (1974), 279-281.

183 Aristoteles, De generatione animalium V (784 b8-10; 785 a26-30); vgl. auch Historia animalium III 11 (518 a8-18); Problemata XIV 7 u. 9 (909 b 2, 25-27).

184 Galen, De temperamentis II 2 (Kühn I 580f.).

185 Avicenna, Canon medicinae, lib. 1, fen. 1, doctr. 3, cap. 3 (ed. Venedig 1507, S. 4[r]); ibidem, lib. 1, fen. 3, doctr. 1 (ed. Venedig 1507, S. 53[r]); vgl. Stolberg (1993), S. 37f.

186 Galen, De sanitate tuenda V 8 (Kühn VI 351).

187 Avicenna, Canon medicinae, lib. 1, fen. 3, doctr. 1 (ed. Venedig, S. 52[v]).

188 Galen, In Hippocratis Aphorismi et Galeni in eos commentarii (Kühn XVII B 404-414).

189 Aristoteles, De respiratione 18 (479 b4f.).

190 Vgl. Stolberg (1993), S. 44-46. Vgl. auch Galen, De utilitate respirationis 3 (Kühn IV 491f.).

191 Vgl. Cardano, De sanitate tuenda I 8, in: Idem (1663), tom. VI, S. 34.

192 Vgl. Zerbi, Gerontokomia cap. VIII, 1988, S. 68; Francis Bacon, Historia vitae et mortis, in: Bacon (1859/1963), II 119f., 175-180; V 231f., 283-288, 329f.

193 Aristoteles, Problemata XIV 7 (909 b1-8).

194 Aristoteles, De generatione animalium V 5 (785 a26-33); Problemata X 48 (896 a33); Historia animalium III 11 (518 a15f.).

195 Aristoteles, Problemata X 48 (896 a35).

196 Roger Bacon (1928), S. 8. – Der gleiche Gedanke erscheint in einer 1505 gedruckten, Arnald von Villanova zugeschriebenen *Epistola de accidentibus senectutis et senii* (im Rahmen eines *Regimen sanitatis*); vgl. Joutsivuo (1999), S. 198.

197 Corpus Hippocraticum, De articulis 58 (Littré IV 254).

198 Aristoteles, De generatione animalium V 4 (784 b33-34). Vgl. Anm. 77.

199 Aristoteles, De juventute et senectute 5f. (469 b23 – 470 b5).

200 Aristoteles, Meteorologica IV 1 (379 a17-19).

201 Galen, Methodus medendi XI 8 (Kühn X 753). Vgl. Niebyl (1971), S. 354.

202 Vgl. Steudel (1942/II).

203 Galen, Methodus medendi X 11 (Kühn X 730); vgl. Niebyl (1971), S. 357.

204 Galen, De marcore IV (Kühn VII 677-81).

205 Alexander von Tralles, Über die Fieber IV, in: Alexander von Tralles, Originaltext und Übersetzung, hg. von T. Puschmann. 2 Bde., Wien 1878, I 369.

206 Stolberg (1993), S. 39f.

207 Bernard de Gordon, *De marasmode*, ed. Demaitre (1992), S. 298, 300; s. a. Demaitre (1990), S. 5, 12, 20f. (Anm. 10, 44, 89f., 95). – Zum *senium ex morbo* vgl. Du Cange, Glossarium mediae et infimae latinitatis. Bd. 4 (Reprint, 1954), S. 258 (*marasmodes ex aegritudine senectus*, in Gloss. ad Alex. Iatrosoph. MS. Lib. 2 Passion. cap. 38).

208 Einige Hochschulschriften sind speziell diesem Konzept gewidmet; vgl. Abschnitt 3.1.3.2 und Kap. 3, Anm. 193.

209 *Multa senem circumveniunt incommoda*; Quintus Horatius Flaccus, Ars poetica 169. Vgl. Zerbi (1988), S. 30. – Bei einigen Werken findet sich das Zitat sogar im Titel; vgl. Erasmus von Rotterdam (1537); Chokier de Surlet (1647); Witsius (1712).

210 2. Samuel 19, 36; vgl. Smith (1666), S. 149; Albites (1793), S. 44.

211 Vgl. Kapitel 7.

212 Vgl. Minois (1989), S. 49-51.

213 Plutarch, Quaestiones convivales I 8, 625f., in: Idem, Moralia VIII (Loeb Classical Library, Cambridge/London 1998, S. 81ff.); Roger Bacon, Opus maius, Perspectiva II 1, 1, transl. by Robert Belle Burke, Philadelphia 1928, S. 503f.; vgl. Klaus Bergdolt, Der Sehvorgang als theologisches Analogon – Augenanatomie und -physiologie bei Roger Bacon. Sudhoffs Archiv 75, 1991, S. 1-20.

214 Innozenz III, De contemptu mundi sive de miseria conditionis humanae, cap. 10; Papst Innocenz' Schrift: Über das Elend des menschlichen Lebens, Übers. von Fr. Rudolf, Festgabe zum fünfzigjährigen Priesterjubiläum Sr. Heiligkeit Papst Leo's XIII., Arnsberg 1887, S. 13f.

215 Corpus Hippocraticum, De diaeta I 32 (Littré VI 508).

216 Corpus Hippocraticum, Aphorismi II 39 (Littré IV 480-82). Nach De morbis popularibus VI 5, 3 (Littré V 316) lassen „vertraute“ (chronische) Krankheiten im Alter nach; vgl. auch Coa praesagia 502 (Littré V 701); Galen, De placitis Hippocratis et Platonis VIII 7 (Kühn V 703f.); Hippocratis Aphorismi et Galeni in eos commentarii I 14 (Kühn XVII B 404); Byl (1983), S. 94. Vgl. auch Celsus, De medicina II 1, 5.

217 Plinius Secundus, Historia naturalis VII 170 (*Senes minime sentire pestilenciam*); vgl. Korber (1537), o.S., Nr. 56; vgl. Minois (1989), S. 210f. – Dieser Behauptung widersprechen auch nicht die therapeutischen Hinweise, die Arnald von Villanova in seinem Traktat über das Alter (1963; S. 20, 51) für Pestzeiten gibt.

218 Galen, Hippocratis Aphorismi et Galeni in eos commentarii (Kühn XVII B 538).

219 Corpus Hippocraticum, Aphorismi III 31 (Littré IV 500-502); vgl. dazu Galens Kommentar in: Hippocratis Aphorismi et Galeni in eos commentarii (Kühn XVII B 648-51).

220 Avicenna, Canon medicinae lib. 1, fen. 3, doctr. 3, cap. 4 (ed. Venedig 1507, S. 64r-64v).

221 Celsus, De medicina II 1, 22 (orientiert sich an Aph. III 31; vgl. auch Kap. 3, Anm. 150); Plinius Secundus, Historia naturalis VII 168-69 (kleine Auswahl).

222 Galen, De temperamentis II 2 (Kühn I 580-82); vgl. auch Hippocratis Aphorismi et Galeni in eos commentarii III 31 (Kühn XVII B 648-51; erwähnt u.a. auch unwillkürliche Tränen); De temperamentis II 2 (Kühn I 580).

223 Galen, Hippocratis Aphorismi et Galeni in eos commentarii III 30 (Kühn XVII B 645).

224 Galen, De sanitate tuenda I 2 (Kühn VI 5).

225 Galen, In Hippocratis de articulis librum commentarii III 48 (Kühn XVIII A 552).

226 Galen, De usu respirationis 4 (Kühn IV 500f.); Adversus Lycum 7 (Kühn XVIII A 239).

227 Galen, De pulsibus ad tirones 9 (Kühn VIII 464); De praesagia ex pulsibus I (Kühn IX 247), II 4 (Kühn IX 284); De causis pulsuum III 5 (Kühn IX 118-125), IV 10 (Kühn IX 175f.); De marcore

5 (Kühn VII 686f.; bezieht sich auf das *Senium ex morbo* nach Philippos). – Nach Aristoteles haben Ältere „weniger" Puls; De respiratione 20 (480 a 9-10).

228 Galen, In Hippocratis epidemiarum librum VI commentarius III 1 (Kühn XVII B 5).

229 Galen, De locis affectis III 6 (Kühn VIII 162).

230 Galen, De locis affectis III 6 (Kühn VIII 162; Kälte ohne Feuchtigkeit führt zu Gedächtnisstörungen und Torheit); Quod animi mores corporis temperamenta sequantur 5 (Kühn IV 786-87; Altersdelirium entsteht nicht durch Trockenheit, sondern durch Kälte); vgl. auch Platon, Timaios 41 (87 a); Schäfer (2001).

231 Aristoteles, De memoria et reminiscentia 1 (450 b6-8), 2 (453 b5-8). – Vgl. Platon, Timaios 4 (26 b): Vergleich zwischen Langzeit- und Kurzzeitgedächtnis bei alten Menschen.

232 Aristoteles, Rhetorik II 13 (1389 b). – Relativierung des Gegensatzes zwischen Aristoteles und Platon durch Byl (1974).

233 Platon, Nomoi I 14 (646 a); Ps.-Platon, Axiochus 367 b7 (ed. Burnet, Platonis opera, Oxford 1900, vol. 5: Spuria). – Bereits der Sophist Antiphon erklärte im späten 5. Jahrhundert: „Greisenpflege ähnelt ja Kinderpflege" (fr. 66 ed. Diels/Kranz 1960, Bd. 2, S. 366); zu entsprechenden Erwähnungen bei Aristophanes und Aischylos vgl. Eidam, S. 38; vgl. auch Isidor von Sevilla: *Inde est quod convenit sibi infantum aetas et senum: senes enim per nimiam aetatem delirant; pueri per lasciviam et infantiam ignorant, quid agant*; Etymologiarum sive Originum libri XX (ed. W. Lindsay, 1911, CPL 1186), lib. XI 2, 7. In der Nachfolge der Jesaja-Homilie Gregors des Großen wird das Zitat *Centum annorum maledictus erit* (Jes. 65, 20) auf den kindischen Greis gedeutet; vgl. Burrow (1988), S. 153f. – Das Motiv findet sich daher in der gesamten abendländischen Literatur, beispielsweise in der spätmittelalterlichen Spruchdichtung bei Ps.-Regenboge, Gespräch mit dem Tode (in: Friedrich von der Hagen, Minnesänger. Leipzig 1838, Bd. III, S. 345f.) oder bei Johann Nestroy (wie Anm. 49, IV 14, S. 71: Verkleidung des greisen, aber liebestollen Dieners Gabriel als Baby).

234 Vgl. Byl (1988), S. 88f.

235 Vgl. Schmitt (1973), S. 92. – Bereits der vorsokratische Philosoph Demokrit bezeichnete das Alter als „Verstümmelung bei ganzem Leibe; alles hat es, und allem fehlt etwas." (fr. 296, ed. Diels/Kranz, 1960, Bd. 2, S. 206).

236 Hier schließt sich der unbekannte Verfasser (Roger Bacon, 1928; S. 19) an den Stagiriten an; vgl. Aristoteles, De generatione animalium V (784 b8-10; 785 a26-30).

237 Roger Bacon (1928), S. 18-34.

238 Roger Bacon (1928), S. 80. Vgl. Galen, De sanitate tuenda V 9 (Kühn VI 356f.).

239 Zwei ohne Erscheinungsjahr herausgegebene englische Frühdrucke des 16. Jahrhunderts mit dem Titel *The defence of age and recovery of youth* (der eine mit Angabe des Übersetzers Jonas Drumumde, der andere mit den Initialen R[obert] W[yer]) enthalten im wesentlichen das vorwiegend aus Rezepten bestehende erste Kapitel der Schrift; vgl. A. G. Little, Introduction part I, in: Bacon (1928), S. XXII.

240 Arnald von Villanova (1963), S. 13-18. Im dritten Kapitel der Schrift (ebd., S. 25f., 38) geht Arnald besonders auf Milzaffektionen als Ursache melancholischer Krankheit ein.

241 Galen, De sanitate tuenda V 8 (Kühn VI 349).

242 Vgl. Axel Karenberg, Reconstructing a doctrine: Galen on apoplexy. Journal of the History of the Neurosciences 3, 1994, S. 85-101.

243 Roger Bacon (1928), S. 48-73.

244 Vgl. Diodoros Siculus, Bibliotheca historica I 25, 6; Galen, De sanitate tuenda V 6 (Kühn VI 341).

245 Galen, De sanitate tuenda V 6 (Kühn VI 341); De simplicium medicamentorum temperamentis VI 27 (Kühn XI 824); De compositione medicamentorum secundum locos VII 3 (Kühn XIII 64).

246 Galen, De sanitate tuenda V 6 (Kühn VI 341); De theriaca ad Pisonem 17 (Kühn XIV 286). – Der Theriak soll nicht nur gegen alle Arten von Krankheiten wirken, sondern (vielleicht weil zu seinen Zutaten eine greise Schlange zählte) auch den erlöschenden Körper anregen (Galen, De theriaca ad Pisonem 9 u.13 u.17; Kühn XIV 241, 264, 286). Diese Angabe könnte ein Reflex auf die zahlreiche Panazeen und Wundermittel gegen das Altwerden sein, die es zweifelsohne bereits zur Zeit Galens gab (vgl. Anm. 244 und die entsprechende Erwähnung von Schlangenfleisch bei Plinius Secundus, Historia naturalis VII 27 u.a.). – Über die Anwendung des Theriaks bei einem 120jährigen mit fraglicher Todesfolge berichtet Maimonides in seinem Buch über die Gifte; vgl. Zeman (Bd. 11, 1944/45), S. 344. – Vgl. auch Arnald von Villanova (1963), S. 32.

247 Zum medizinischen Nutzen von Gold (allerdings nicht im Blick auf Langlebigkeit) vgl. Plinius Secundus, Historia naturalis XXXIII 84f., 92. – Trinkgold (*Aurum potabile*) wird bereits im pseudoaristotelischen Traktat *Secretum Secretorum* als Mittel zur Erhaltung der Gesundheit des Herrschers empfohlen; vgl. Bagliani (1997), S. 196f.

248 Avicenna, Canon medicinae lib. 4, fen. 6, tract. 3, cap. 21 (ed. Venedig 1507, S. 477^{v}).

249 Sogenannte „Hirschherzknochen" (möglicherweise auf verkalkte Herzklappen zurückzuführen; vgl. Kap. 3, Anm. 201) galten bis in das 17. Jahrhundert hinein als wirksames *Roborantium cordis*; vgl. Adam (1684; S. 9f.); Laguna (1550/2002; S. 35).

250 Roger Bacon (1928), S. 15, 42-44, 53-60, 65. Eine ähnliche Liste findet sich auch im *Opus maius* Roger Bacons, Buch VI, Exemplum II (ed. S. Jebb, London, Typis Guilielmi Bowyer, 1732, S. 469f.). – Vgl. auch die Erläuterung des Herausgebers Withington in Bacon (1928), S. XXXIX-XLII.

251 Roger Bacon (1928), S. 45f.

252 Arnald von Villanova, Rosarius philosophorum (1630), sect. II, cap. 31, S. 294. – Vgl. Paul Diepgen, Studien zu Arnald von Villanova. III. Arnald und die Alchemie. Archiv für Geschichte der Medizin 3, 1909, S. 395. Siehe auch Arnald von Villanova (1963), S. 45f.

253 Arnald von Villanova (1963), S. 14; Paracelsus, Herbarius, ed. Joh. Huser. Basel 1590/ Hildesheim 1972, tom. VII, S. 64-66. – Plinius Secundus hingegen rät von dem Gebrauch der Nieswurz bei Greisen wegen ihrer drastischen Wirkung dringend ab (Historia naturalis XV 61).

254 Vgl. Byl (1983), S. 85.

255 Corpus Hippocraticum, De diaeta I 32f. (Littré VI 508); De natura hominis 17 (= De diaeta salubri 2; Littré VI, 74-76).

256 Corpus Hippocraticum, De articulis 58 (Littré IV 254); De diaeta I 32 (Littré VI 510); De officina medici 20 (Littré III 324).

257 Corpus Hippocraticum, Aphorismus II 54 (Littré IV 486).

258 Corpus Hippocraticum, De diaeta III 2 (68) (Littré VI 596); vgl. Eidam (1989), S. 92f.

259 Aristoteles, De longitudine et brevitate vitae 5 (466 b5-12). Vgl. oben Abschnitt 1.4.5.

260 Galen, De sanitate tuenda VI 4 (Kühn VI 401f.).

261 Galen, De sanitate tuenda V 4 (Kühn VI 330).

262 Galen, De sanitate tuenda V 2 (Kühn VI 313).

263 Vgl. im folgenden Galen, De sanitate tuenda V 4-7 (Kühn VI 330-348); eine kurze Zusammenfassung und Ergänzung findet sich in De marcore 9 (Kühn VII 700-703). Übersicht zur Altersdiätetik in der Antike bei Orth (1963).

264 Vgl. auch Galen, In Hippocratis vel Polybi opus de salubri victus ratione commentarius 7 (Kühn XV 189f.).

265 Platon, Nomoi II 9 (666 b5f.).

266 Glaser (1964; S. 70) weist dieses Sprichwort zuerst in einer deutschen Fassung nach (Sebastian Franck, Sprichworter, das ist, Schöne, weise und kluge Reden, Frankfurt/M 1541, fol. 120[a]). – Vgl. Cornaro (1997), S. 81; Valles (1592) cap. 29, S. 237; Du Laurens (1599), S. 185; Sennert (1628), S. 894.

267 Galen, De marcore 9 (Kühn VII 701).

268 Vgl. Valerius Maximus V 4 ext. 1; bei Hyginus (Fabulae 254, 3) wird eine ähnliche Anekdote von Mykon und Xanthippe erzählt.

269 Plinius Secundus, Historia naturalis XXII 114, ed. W.H.S. Jones, London/Cambridge (Loeb Classical Library) 1961, S. 376f.; vgl. Kap. 5, Anm. 22.

270 Galen, De sectis ad eos qui introducuntur VIII (Kühn I 89); De curandi ratione per venae sectionem XIII (Kühn XI 291); In Hippocratis librum de acutorum morborum victu commentarii IV 17 (Kühn XV 763-65; hier auch Gleichstellung von Knabe und Greis bezüglich des Aderlasses).

271 Avicenna, al-Urguza fit-tib (*Cantica Avicennae de medicina*), lateinische Fassung abgedruckt in: Liber Canonis (ed. Venedig 1507), S. 570[v]. – Vgl. auch Canon medicinae lib. 1, fen. 4, cap. 20 (ed. Venedig 1507, fol. 73[v]-77[r]; Angaben zum Lebensalter in ed. Venedig 1507 nicht nachweisbar; dagegen in der englischen Übertragung des arabischen Originals von O. Cameron Gruner, London 1930, S. 502).

272 Vgl. Abschnitt 3.1.5.

273 Übersetzung des einschlägigen Kapitels von Aetios (Libri medicinales IV 30) mit einigen Ergänzungen aus dem umfangreicheren Textpartien des Oreibasios (Synopsis ad Eusthatium V 18; Libri ad Eunapium I 11) bei Orth (1963), S. 23-26.

274 Paulos von Aegina des besten Arztes sieben Bücher, lib. I, 22 (ed. I. Berendes, Leiden 1914, S. 23f.).

275 Haly Abbas, Liber pantegni, Practica I 22 und 23 (*De corporis seniorum*), in: Omnia opera Ysaac. Lyon 1515, fol. 63; vgl. Schmitt (1973), S. 92; Rhazes, Liber de medicina ad Almansorem IV 31 (*De regimine omnium etatum*); vgl. Schmitt (1973), S. 120; Abulcasis, Liber theoricae nec non practicae. Augsburg 1519, Practica 27; vgl. Schmitt (1973), S. 171; Averroes, Colliget VI 9 (*De regimine senilis aetatis*); vgl. Schmitt (1973), S. 139.

276 Tacuinum sanitatis in medicina. Codex Vindobonsensis ser. nova 2644 der Österreichischen Nationalbibliothek. Faksimilie-Ausgabe Graz 1967, Abb.1 + 2 (o.S.).

277 Avicenna, Canon medicinae, lib. 1, fen. 3, doctr. 3, cap. 1-6 (ed. Venedig 1507, S. 63v-64v). – Ein kurzes *Regimen senum*, das vor allem die Ausscheidungen überflüssiger Säfte behandelt, erscheint innerhalb des Lehrgedichts *al-Urguza fit-tib* (vgl. Anm. 271).

278 Avicenna, Canon medicinae lib. 4, fen. 7, tract. 1, cap. 16f. (ed. Venedig 1507, S. 488).

279 Vgl. Bergdolt (1999), S. 135, 140f.; Schmitt (1973). – Bereits der altarabische Arzt at-Tabari (810-855) geht auf alle sechs genannten *Non-naturales* ein; vgl. Raslan (1975).

280 Galen, Ars medica 23 (Kühn I 367); vgl. auch Corpus Hippocraticum, De victu I 2 (Littré VI 468-472).

281 Vgl. Wolfram Schmitt, Res non naturales, LexMA VII, Sp. 751f.

282 Neben den bereits zitierten Schriften von Roger Bacon und Arnald von Villanova ist besonders der 1308 von Bernard de Gordon verfaßte *Tractatus de conservatione vitae humanae* zu nennen (ed. Joachim Baudisius, Leipzig 1570, insbesondere cap. XXII *De regimine senum*, S. 117, sowie die Quaestiones XXII *Utrum senes debeant regi per contraria vel similia* und XXIII *Utrum lac competat senibus*, S. 193-206). Wolfram Schmitt nennt ferner einen 1335 entstandenen, nur in zwei oder drei Handschriften überlieferten *Liber conservationis sanitatis senis* des königlichen Leibarztes Guido de Vigevano sowie eine dem Arzt Burckhard von Horneck(e) († 1522) zugeschriebene verhältnismäßig umfangreiche Schrift *De senectute conservanda* (um 1500); vgl. Demaitre (1990), S. 7. Der aufgrund seines Titels *Regimen hominis sive Vetularius* (Leipzig 1484) häufig als Altersdiätetik apostrophierte Traktat des Prager Erzbischofs Siegmund Albich († 1427) ist hingegen in erster Linie ein allgemeines Gesundheitsregimen. Vgl. Schmitt (1973), S. 10-29, 178.

283 Beispielsweise in der *Gerentokomia* Gabriele Zerbis (1988). – Vgl. Abschnitt 2.1.3.

284 Roger Bacon (1928), S. 90-95.

285 Roger Bacon (1928), S. 48-73.

286 Roger Bacon (1928), S. 81 (Langfassung von Kapitel 11).

287 Roger Bacon (1928), S. 46-48; vgl. eine kurze Negativliste bei Galen, De sanitate tuenda V 8 (Kühn VI 351).

288 Arnald von Villanova (1963), S. 13f., 20, 24.

289 Vgl. McVaugh (1974), S. 278-281.

290 Arnald von Villanova (1963), S. 50f.

291 Arnald von Villanova (1963), S. 27; vgl. Heinrich Schipperges, Die Kranken im Mittelalter. München 1990, S. 54.

2. Zwischen Altenfürsorge und Lebensverlängerung

Galenistische Gerokomien und weitere medizinische Schriften zum Alter bis zur Mitte des 17. Jahrhunderts

Trotz ihrer engen, bis ins späte 18. Jahrhundert währenden Bindung an Konzepte der antiken und islamischen Heilkunde bilden frühneuzeitliche Vorstellungen vom höheren Lebensalter keinen monolithischen Block. Vielmehr konkurrieren seit dem späten Mittelalter die islamisch-galenistische Altersphysiologie und Gerokomie mit Ideen zur Verlängerung des Lebens, die überwiegend, doch keineswegs ausschließlich Anhängern der Alchemie, später auch der Iatrochemie zuzuordnen sind. Differenzen zu den traditionellen Autoritäten finden sich bereits bei den erwähnten Autoren (Ps.-)Roger Bacon und Arnald von Villanova, freilich zunächst nur in der Frage der Unausweichlichkeit des Alters und im Blick auf bestimmte therapeutische Optionen. Eine gegenseitige Beeinflussung von Galenismus und alchemistischen Ideen ist außerdem noch im 16. Jahrhundert regelmäßig zu beobachten. Bis in die zweite Hälfte des 17. Jahrhunderts hinein dominiert jedoch in der gelehrten Medizin des Abendlandes das galenistische Alterskonzept. Es wird hauptsächlich in spezifischen Monographien zur Altenfürsorge (Gerokomien) und weitgehend außerhalb des unmittelbaren Bereichs der Universität entwickelt, dann aber verhältnismäßig rasch von iatrochemischen und vor allem iatromechanischen Vorstellungen zum Greisenalter abgelöst, die im wesentlichen in den Hochschulschriften ihren Ausdruck finden. In der weiterhin tradierten Altersdiätetik läßt sich jedoch der Einfluß Galens noch lange nachweisen.

Eine separate Darstellung der beiden Konzepte zum Greisenalter (Galenismus und Alchemie/Iatrochemie), die im 16. und 17. Jahrhundert nebeneinander vertreten werden, käme zwar systematischen Betrachtungen entgegen. Die genaue Textanalyse zeigt jedoch häufig ihre Vermischung. Angesichts der unzureichenden Trennschärfe der – spätestens seit Karl Rothschuh[1] üblichen – konzeptorientierten Unterteilung ist es daher (wie in der Einleitung bereits angedeutet) sinnvoller, bestimmte Textarten nach formalen oder inhaltlichen Kriterien zu unterscheiden, deren unterschiedliches Profil eine klarere Vorstellung von dem frühneuzeitlichen medizinischen Diskurs zum höheren Lebensalter geben kann. Deshalb sollen – zunächst für die Periode bis 1650 – neben der Hauptgruppe der Gerokomien und weiteren diätetischen Schriften

(Abschnitt 2.1) auch Lehrsummen (2.2), Quellen, die speziell das Thema Langlebigkeit behandeln (2.3), sowie polemische Schriften von Ärzten zur Bewertung des Alters (2.4) untersucht werden, wobei inhaltliche Überschneidungen gleichwohl unvermeidlich sind.

Eine kurze Übersicht (vgl. Tabelle 2, S. 83) erleichtert die chronologische und sachliche Einordnung der Texte, die später nach systematischen Kriterien analysiert werden. Wie bereits erwähnt, setzt sich im späten Mittelalter eine schmale Gruppe von zunächst handschriftlichen Texten[2], die noch deutlich unter dem Einfluß der umfassenden, ins Lateinische übertragenen Gesundheitslehren islamischer Autoren stehen, in erster Linie mit diätetischen Fragen des Greisenalters auseinander. Unabhängig davon entstehen bereits um 1240 bzw. 1300 die ersten speziellen Schriften zu einer Prävention und Behandlung des Alters von (Ps.-)Roger Bacon und Arnald von Villanova. Eine dritte Gruppe von Texten untersucht Grundfragen der galenistischen Physiologie unter besonderer Berücksichtigung von Zeugung und Korruption.[3]

Das Jahr 1489 markiert in mehrfacher Hinsicht einen wichtigen Einschnitt innerhalb der Geschichte der Altersheilkunde: Erstmals gelangt ein geriatrisches Werk, verfaßt von dem päpstlichen Leibarzt Gabriele Zerbi[4], in den Druck. Zwar stützt sich diese Monographie durchaus auf die drei skizzierten Traditionsstränge und vereinigt sie gewissermaßen, beruft sich jedoch im Zeitalter des Humanismus nicht mehr auf die islamische Rezeption, sondern unmittelbar auf antike Autoren und insbesondere das fünfte Buch von Galens Hygiene (*De sanitate tuenda*). Aus letzterem entlehnt Zerbi den programmatischen Titel *Gerentocomia* [sic!] („Altenfürsorge"). Mit den spätmittelalterlichen handschriftlichen Texten teilt es die geringe Verbreitung, welche dazu führte, daß es trotz seiner bedeutenden Qualität so gut wie keine Spuren in der frühneuzeitlichen Literatur hinterließ.[5] Neu sind hingegen sein beträchtlicher Umfang, die breite Entfaltung des Themas in physiologischer und diätetischer Hinsicht und der Anspruch, das galenische Desiderat eines eigenen medizinischen Bereichs der Altenfürsorge zu verwirklichen.

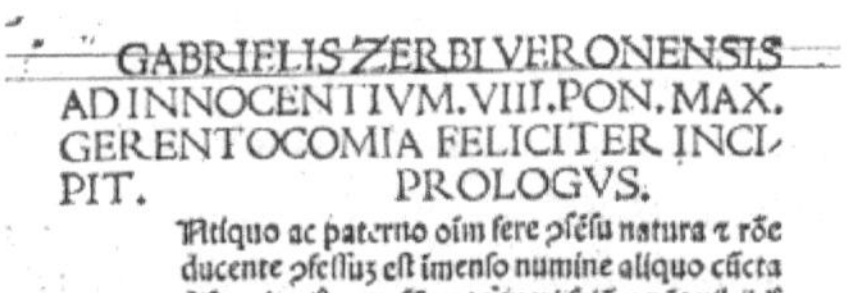

Abbildung 6: Titelblatt der *Gerentocomia* von Gabriele Zerbi, Rom 1489

Tabelle 2: Chronologische Synopse von Autoren medizinischer Texte zum Alter 1489 – 1650 nach Schwerpunkten

GEROKOMIE	UNIVERSAL-MEDIZIN	LEBENS-VERLÄNGERUNG	ALTERS-BEWERTUNG	SONSTIGE
G. Zerbi (1489)				
M. Ficino (1489)				
				Erasmus (1506)
		Paracelsus (1526)		
			H. Stromer (1537)	
Fumanelli (1540)				
G. Fuchs (1545)				
De Laguna (1550)		T. Rangone (1550)		
	Jean Fernel (1554)			
				Cornaro (1558)
			G. Cardano (1561)	
Cardano (1570ff.)				
		L. Joubert (1578)		
G. Brisiani (1585)				
De Pomis (1588)		Vallés (1588)		
Du Laurens (1597)				
	Riolan (1598)			
A. Anselmi (1606)				
			Waldung (1611)	
	Santorio (1614)			
Fougerolles (1617)				
		C. Dornau (1619)		
	D. Sennert (1620)			
Stainer (1621/31)				
		F. Bacon (1623)		
F. Ranchin (1627)				
		Van Helmont (1648)		

Dennoch wurde das von Zerbi weit vorangetriebene Projekt einer Gerokomie, das nicht zuletzt auch im zeitlichen Kontext der Genese medizinischer Spezialliteratur („Frauenbüchlein", Texte zur Kinderpflege) zu sehen ist, zunächst nicht weiterentwickelt und markiert insofern eher einen (vorläufigen) Schlußpunkt als den vielbeschworenen Beginn geriatrischer Literatur.[6] Über die Gründe für diese frühe Unterbrechung einer vielversprechenden Entwicklung können nur Vermutungen angestellt werden: Neben der geringen Verbreitung von Zerbis Werk muß vor allem ein altersfeindliches Klima bei den Intellektuellen der Renaissance dafür verantwortlich gemacht werden, das die Kehrseite ihrer Verehrung von Lebensfülle, Jugend und Schönheit darstellt.[7] Humanisten wie Erasmus von Rotterdam und Michel de Montaigne, ja selbst Geistliche wie Martin Luther oder der Bamberger Pfarrer Otho Korber schreiben so offen über die Nachteile (*incommoda*) des Alters, daß ausgerechnet der Arzt und Medizinprofessor Heinrich Stromer sich als einer von wenigen genötigt sieht, eine *Schutzrede* (1537) zur Verteidigung des Alters gegen unbillige Schmähungen und Angriffe zu verfassen.[8] So verwundert es nicht, daß erst nach 1570 die Tradition der Gerokomien durch Girolamo Cardano neu belebt wird, abgesehen von drei kurzen altersdiätetischen Schriften aus den vierziger Jahren des 16. Jahrhunderts, dem *Regimen senum* (1540) eines Veroneser Arztes Antonio Fumanelli[9], der 1543 verfaßten Gelegenheitsschrift *De Victus et exercitiorum ratione* des gerade in Köln weilenden italienischen Arztes Andrés de Laguna und der ebenfalls in Köln gedruckten *Gerocomice* (1545) des Lütticher fürstbischöflichen Leibarztes Gilbert Fuchs. Viel mehr als die kompetente Altenfürsorge interessiert die Renaissance eine grundsätzliche (altersunspezifische) Erhaltung der Gesundheit und vor allem die Verlängerung des Lebens jenseits der bekannten natürlichen Grenzen. Symptomatisch für diese Entwicklung ist der große Erfolg des ebenfalls 1489 erschienenen Werks *De vita* aus der Feder des medizinisch gebildeten florentinischen Neuplatonikers Marsilio Ficino, das neben einem ersten allgemeindiätetischen Teil *De vita sana* einen zweiten über das lange Leben (*De vita longa*) enthält. Dieses zweite Buch von *De vita* besitzt zunächst durchaus Züge einer konventionellen Gerokomie hinsichtlich Physiologie und Diätetik, wendet sich dann aber immer deutlicher den spekulativen Methoden und Mitteln zur Verlängerung des Lebens zu und betont – anders als Zerbi – eben nicht die Unausweichlichkeit des Alterns. Das massive Interesse des folgenden 16. Jahrhunderts an Möglichkeiten und Beispielen der Langlebigkeit manifestiert sich nicht zuletzt in einer ersten enzyklopädisch-polyhistorischen Darstellung dieses Themas durch den lange Zeit in Venedig wirkenden Arzt Tommaso Rangone (1550), in mehreren Editionen der *Makrobioi* des römischen Dichters Lukian[10] sowie in frühneuzeitlichen Drucken der einschlägigen spätmittelalterlichen Werke von Roger Bacon, Arnald von Villanova und Ramón Llull.[11] Aber auch der medizinisch-alchemistische *Liber de longa vita* (1526) steht gemeinsam mit weiteren Schriften des Paracelsus in diesem Kontext, ferner jeweils ein Kapitel aus den weit verbreiteten *Erreurs populaires* (1578) des Kanzlers der medizinischen Schule von Montpellier, Laurent Joubert, und aus der *Philosophia sacra* (1587) des spanischen Professors und Leibarztes Philipps II., Francisco de Vallés, und schließlich eine kurze Dissertation *Mathusala vivax* (1619) des Arztes und Humanisten Caspar Dornau. Die spekulative Diskussion der Langlebigkeit setzt sich im 17. Jahrhundert ungebrochen fort, wobei in der vorliegenden Untersuchung als Beispiele lediglich die wirkungsmächtige *Historia vitae et mortis* (1623) des englischen Lordkanzlers Francis Bacon und der *Ortus medicinae* (1648) des niederländischen Arztes, Chemikers und Philosophen Johan Baptist van Helmont angesprochen werden können.

Ungeachtet dieser Kontinuität innerhalb der spekulativen Gerontologie markieren die *Discorsi intorno alla vita sobria* (1558 – 63) des venezianischen Edelmannes Alvise Cornaro einen Wendepunkt in der Diskussion des Alters. Die verhältnismäßig kurzen *Discorsi* stellen nämlich neben einer auf Mäßigung fokussierten Diät auch ihre Folge, ein hohes und zugleich gesundes Greisenalter, als möglich und erstrebenswert dar. Zwar geht die nun wieder einsetzende Produktion von Gerokomien, soweit sie von Ärzten verfaßt werden, nur beiläufig oder gar nicht auf den medizinischen Laien Cornaro ein (im Gegensatz zu den entsprechenden Werken geistlicher Autoren), doch scheint der Erfolg der *Discorsi* das allgemeine Interesse an umfangreicher Spezialliteratur zum Alter gefördert zu haben. Diese zeichnet sich nun zunehmend durch eine systematische Darbietung der bekannten Inhalte aus. Einige medizinische Verfasser integrieren die Altenfürsorge in umfassendere Schriften: etwa der Arzt und Mathematiker Girolamo Cardano, der es als seine besondere Aufgabe erkennt, sich um Greise zu kümmern[12], und der daher in den siebziger Jahren des 16. Jahrhunderts verhältnismäßig originelle Gerokomien in das 4. Buch von *De sanitate tuenda* und in das 2. Buch des *Theonoston* einfügt; ferner der Nachfolger von Laurent Joubert als Kanzler von Montpellier, André du Laurens, der auf drei volkssprachliche *Discours* (1597) über Leiden, die mit dem fortgeschrittenen Lebensalter assoziiert sind (Sehprobleme, Melancholie, Rheuma), einen kurzen vierten über das Alter selbst folgen läßt; und schließlich der Nachfolger von Du Laurens, François Ranchin, der im Rahmen einer Sammlung von *Opuscula medica* (1627) nicht nur über Kinder und Frauen, sondern auch über die *Gerokomike* umfassend und systematisch reflektiert.[13]

Neben diesen Teilschriften entstehen in der Folgezeit, der Hochphase der Gerokomie um 1600, eine Reihe von Monographien zum Thema: die von aristotelischem Gedankengut in besonderer Weise geprägte *Geraeologia* (1585) des in Salò am Gardasee wirkenden Arztes Girolamo Brisiani, die wenig strukturierte *Enarratio brevis de senum affectibus praecavendis* (1588) des zuletzt in Venedig wirkenden jüdischen Arztes David de Pomis[14] und die daraus zum Teil plagiierte Schrift *De senum affectibus praecavendis nonnullisque curandis enarratio* (1617) aus der Feder des königlichen Leibarztes François de Fougerolles, ferner eine *Gerocomica* (1606) des noch jungen Mantuaner Archiaters Aurelio Anselmi (* um 1578)[15] als wohl umfangreichstes Werk über die Altenfürsorge, und schließlich das *Gerocomicon* eines in

Völkermarkt/Kärnten wirkenden Arztes Bernhardin Stainer (1621/31).[16] Damit bricht die Folge der von Ärzten verfaßten Schriften zur Altersfürsorge, von einigen Epigonen nach 1700 abgesehen, erneut ab.[17] Doch bis in die zweite Hälfte des 17. Jahrhunderts hinein rezipieren Philologen und geistliche Autoren medizinische Inhalte der Gerokomie in zum Teil umfangreichen Schriften zum Greisenalter.[18]

2.1 Gerokomien

Im ausgehenden 15. Jahrhundert erscheint der von Galen[19] geprägte Begriff *gērokomikón* oder *gērontokomía*, also Altenfürsorge, erstmals im Titel einer umfangreichen Monographie zum Greisenalter[20], und es bietet sich an, entsprechende Werke der Frühen Neuzeit unter dem Begriff Gerokomien zusammenzufassen, selbst wenn dieser im Titel nicht unmittelbar erscheint. Trotz beträchtlicher Unterschiede lassen sich einige grundsätzlichen Gemeinsamkeiten in dieser besonderen Gruppe von medizinischer Fachliteratur feststellen: Auf der inhaltlichen Seite bieten die Gerokomien in erster Linie eine (meist entsprechend den *Sex res non naturales* gegliederte) Altersdiätetik, wobei sie gelegentlich – im Gegensatz zur altersunspezifischen Gesundheitsliteratur – historische Beispiele für ein kurzes oder langes Leben in das Regelwerk integrieren.[21] Darüber hinaus untersuchen Gerokomien aber auch mehr oder weniger ausführlich physiologische Kennzeichen und Grenzen des Alters wie auch des Lebens sowie Gründe und Bedingungen für das unterschiedlich rasche Altern. Schließlich leiten sie aus diesen Überlegungen nicht nur diätetische, sondern auch spezielle prophylaktische und therapeutische Möglichkeiten (Medikamente, Mittel zur Körperentleerung) ab, unter Einschluß oder Ablehnung alchemistischer *Secreta* oder *Occulta*. Grundsätzlich sind deshalb die meisten Gerokomien in die Hauptteile *Theorica* (*Physiologia*) und *Practica* (*Diaeta*) gegliedert. Eine Entwicklung zeichnet sich bei der Beschreibung der Alterspathologie ab: Während die frühen sowie die verhältnismäßig kurzen Texte – Zerbi, mit Einschränkungen auch Ficino, Fuchs, Brisiano und Du Laurens – nur allgemeine Alterserscheinungen (*accidentia*) wie etwa Weißhaarigkeit, Falten oder Kahlheit ansprechen, gehen spätere und vor allem umfangreichere Werke – Cardano, De Pomis, Anselmi, Fougerolles, Ranchin und Stainer – in einem weiteren Hauptteil (*Pathologia*) dezidiert auf Altersleiden ein; dabei wird immer stärker der hippokratische Aphorismus III 31 mit seinem Spektrum von Alterskrankheiten als inhaltliche, zum Teil sogar systematische Grundlage herangezogen. Trotz dieses eindeutigen Trends zur Erweiterung, Differenzierung und Pathologisierung eines Kanons von Altersbeschwerden – Ranchin erkennt richtig, daß keine antike Autorität sich näher damit befaßt habe[22] – binden auch die späten Gerokomien diese speziellen Krankheiten immer wieder in allgemeinpathologische Überlegungen ein: Jedes Altersleiden ist zumindest mitbestimmt, wenn nicht sogar unmittelbar verursacht von der Konstitution alter Menschen.

Ein weiteres Charakteristikum der speziellen, vom allgemeinen Gesundheitsregimen abgegrenzten Gerokomie ist die bemerkenswerte, freilich nur rhetorische Institutionalisierung eines speziellen ärztlichen Altenpflegers (*Gerontocomus*) als erfahrener Leiter einer professionellen, allumfassenden Altenfürsorge. Besonders Zerbi beschreibt ausführlich dessen Eigenschaften und Pflichten (u.a. tägliche Harnschau sowie Auswahl und Aufsicht über die Bediensteten, die die eigentliche Pflege zur „Restauration" der alten Menschen durchführen sollen), und auch Ranchin fordert einen solchen Greisenarzt (*Senum medicus*).[23] Nach dieser virtuellen Berufsbezeichnung *Senum medicus* benennt übrigens der Theologe Benedictus de Bacquere im späten 17. Jahrhundert sein Werk über Altenpflege.[24] Diese frühen Tendenzen zur Professionalisierung einer Altenheilkunde kommen in den meisten medizinischen Gerokomien auch durch damals übliche paternalistische Anweisungen für die Behandlung der Greise zum Ausdruck. Ihnen steht jedoch immer wieder die Forderung nach einer Selbstverantwortlichkeit des rüstigen alten Menschen für seine Gesundheit entgegen. Ficino etwa ermuntert seine Leser dazu, das Wissen der Experten (Ärzte und Astrologen[25]), aber auch die Erfahrung altgewordener Menschen immer wieder mit dem selbst Gelernten zu verbinden.[26] Der Ratschlag des Eremiten – eines medizinischen Laien! – in Cardanos *Theonoston*, gemäß der Medizin ohne Medizin zu leben (*secundum medicinam sine medicina vivere*)[27], bezieht sich zwar zunächst auf Abführmittel, zeigt aber auch ein Leitmotiv des Textes an, ohne professionelle Hilfe (und womöglich ohne Fachliteratur!) ein hohes Alter zu erreichen. Und auch Cardanos Forderung nach einem möglichst frühen Beginn der Greisendiät – *cito senesce!* – setzt viel stärker auf die Einsicht der Betroffenen als auf medizinisches Engagement, das sich meist auf eine Beratung beschränken solle.[28] Dementsprechend scheinen Gerokomien insgesamt als spezialisierte Ratgeber für die betroffenen Laien konzipiert zu sein und das Ziel zu verfolgen, den noch nicht vorhandenen Altenarzt so weit wie möglich zu ersetzen.

Neben dieser inhaltlichen Bestimmung von Gerokomien lassen sich auch noch äußere Kriterien feststellen. Bemerkenswert, wenngleich angesichts der allgemeinen Entwicklung in der gelehrten Medizin wenig überraschend, ist die Tatsache, daß die Werke zunächst fast ausschließlich italienischer, im 17. Jahrhundert dann französischer Herkunft sind und die beiden Texte deutscher Provenienz (Fuchs, Stainer) zu den unbedeutendsten zählen. Trotz ihres teilweise beträchtlichen Umfangs war nur wenigen Gerokomien (Ficino, Cardano, Du Laurens und insbesondere Ranchin) eine nennenswerte Wirkung in der späteren Fachliteratur beschieden. Auch voneinander nehmen sie (abgesehen vom Plagiat des Fougerolles und der naheliegenden Rezeption von Du Laurens zu Ranchin) nur wenig Kenntnis; vielmehr kommen die verschiedenen Autoren aufgrund derselben antiken und mittelalterlichen Quellen (unter breitem Einschluß nicht-medizinischer Texte) und deren galenistischer Interpretation zu ähnlichen Ergebnissen. Daß einige Texte ohnehin weniger ein allgemeines Publikum als einen konkreten Adressaten ansprechen sollen, scheint angesichts des höheren Alters der angesprochenen Widmungsadressaten wahrscheinlich zu sein. Als weiterer Grund für die Abfassung imponiert das Alter des Autors bei der Drucklegung der Gerokomie (vgl. Tabelle 3).

Tabelle 3: Alter von Verfassern bzw. Widmungsadressaten bei Erscheinen einer Gerokomie oder eines Werkes zur Langlebigkeit*

VERFASSER	ALTER	WIDMUNGSADRESSAT(EN)	ALTER
Gabriele Zerbi (1489)	44	Papst Innozenz VIII.	67 Jahre
Gilbert Fuchs (1545)	(?)	Nikolaus de Balis, Johannes de Laminia	*senilis aetas*
Andrés de Laguna (1547/50)[29]	48/51	Johannes von Epstein und Mintzburg	
Tommaso Rangone (1550)	57	Papst Julius III.	67 Jahre
Alvise Cornaro (1558ff.)	74?		
Girolamo Cardano (nach 1570)	~ 70		
Girolamo Brisiano (1585)	(?)	Erzherzog Ferdinand II. von Tirol	
David de Pomis (1588)	64	Senatus (!) der Republik Venedig	
Francisco de Vallés (1588)	64		
André Du Laurens (1597)	66[30]	Herzogin von Uzéz, Gräfin von Tonnera	> 50 Jahre
Aurelio Anselmi (1606)	ca. 28		
François de Fougerolles (1617)	ca. 57		
Francis Bacon (1623)	62		
François Ranchin (1626)	> 60		
Johan Bapt. van Helmont (1648)	> 60		

* in Klammern das Erscheinungsjahr der ersten Ausgabe

Entsprechend den erwähnten Bestandteilen einer Gerokomie werden im folgenden wesentliche Aussagen zur Physiologie, speziellen Pathologie, Diätetik und Therapie aus den genannten Schriften zusammengefaßt.

2.1.1 Physiologische Konzepte

Die Frage, was das Greisenalter und seine Kennzeichen seien, beantworten die Gerokomien mit einer traditionellen *Definition und Charakterisierung* seiner verschiedenen Phasen, mit der Diskussion *innerer und äußerer Ursachen* sowie indirekt mit einer Erörterung der *Faktoren für ein langes Leben.*

Die meisten Gerokomien enthalten eine *Definition und Charakterisierung* von zwei oder drei letzten Perioden des Lebens. Die Abgrenzung zum vorangehenden Lebensalter, der *Aetas consistens*, geschieht weniger durch Jahresangaben[31] als vielmehr durch den Hinweis auf die abnehmenden Fähigkeiten und Kräfte der alternden Menschen: *Senectus* meint *defectus*, ein Mangel in den Lebensäußerungen (*operationes viventis*).[32] Diese grundsätzliche Einschätzung der letzten Lebensphase äußert sich beispielsweise bei Zerbi nicht nur in dem bekannten Galenzitat, das Alter sei ein Weg zum Tod[33], sondern auch in zahlreichen pejorativen Sentenzen, die er aus der antiken Dichtung entnimmt. Der natürliche Prozeß des Alterns, dem ein natürlicher Tod folge[34], wird als unheilbar (*insanabilis*) und letztlich unausweichlich angesehen. In diesem Zusammenhang stellt Anselmi mit Galen auch den anfänglichen Nutzen des Alterns heraus; denn nur durch diesen fortwährenden Prozeß der Austrocknung und Verhärtung des Feuchten seit der Zeugung erreiche der Körper die nötige Stabilität, die er zu einem längeren Leben benötige.[35] Mit der gleichen Stoßrichtung zitiert mehr als hundert Jahre zuvor Zerbi eine Seneca zugeschriebene Sentenz: „Was mit mir beginnt, stirbt mit mir, und was mich belebt, tötet mich auch."[36]

Im Blick auf die Physiologie des Greisenalters, an die sich oft nahtlos eine Betrachtung des Todes anschließt, übernehmen die Gerokomien der Frühen Neuzeit fast ausnahmslos die grundlegenden Positionen der antiken und islamischen Autoritäten. Als *innere Hauptursachen* werden regelmäßig der Niedergang der angeborenen Wärme (*Calor innatus*) und der Mangel an feuchter Grundsubstanz (*Humidum radicale*) genannt, die nur ungenügend durch Nahrung ersetzt werden könne. Kein Verfasser bezweifelt daher das kalte und trockene Temperament der Greise bei gleichzeitigem Überschuß von feucht-kaltem „Exkrement" (*excrementum*), das zu faulen drohe; praktisch alle Autoren betonen auch eine Schwäche der Verdauung und Ausscheidung (*Facultas concoctrix* und *expultrix*[37]) als Ursache oder Folge dieser Konstitution. Deutliche Unterschiede zeigen sich allerdings bei der näheren Erklärung dieser Fakten und in der Benennung zusätzlicher Faktoren.

Die Abnahme des *Calor innatus* wird von manchen Autoren aus einem Leitsatz der aristotelischen Philosophie erklärt: Jedes *Agens* ist zugleich ein *Patiens*; es schwächt im Tun sich selbst (Du Laurens) und nutzt sich durch vielen Gebrauch ab (*attritus*; Ranchin).[38] Dieser Auffassung steht jedoch unter Umständen das Argument einer lebenserhaltenden Funktion des *Calor* entgegen, die nach Galen eine Selbstdestruktion ausschließt. Deshalb geht die Mehrzahl der Autoren eher von einer akzidentiellen Ursache des Wärmeverlustes aus, die jedoch nur andeutungsweise erklärt wird, etwa durch einen Hinweis auf die externen Faktoren (s.u.). Demgegenüber wagt es David de Pomis simplifizierend, einen Mangel an geeigneter feuchter Grundsubstanz anzuführen. Dieses Defizit entstehe allerdings unter anderem auch durch die Lebenswärme selbst, die auf diese Weise ihre Nahrung (*pabulum*) verliere.[39] Damit entfernt sich Pomis aber von Galen, demzufolge das *Humidum* eben nicht durch die Lebensflamme verbraucht werde, sondern eher (wie beim marastischen Fieber) durch „äußere" Wärme. Aber auch andere Autoren verweisen in diesem Zusammenhang pauschal auf die aristotelische Lampen-Metapher – zu nahe liegt die einfache Annahme, das *Humidum* sei ein Art von Brennstoff des *Calor*.

Abgesehen von dieser Frage bleibt auch die Natur der angeborenen Wärme umstritten: Ist sie als ein materialisiertes, feinstoffliches *instrumentum* der unsterblichen Seele prinzipiell unvergänglich, also ein (im aristotelischen Sinne) himmlisches Element[40], oder setzt sie sich wie alles Vergängliche aus den verschiedenen Elementen zusammen (*Calor mixtus*)? Hat sie als *Spiritus insitus* oder *seminalis* ihren Sitz ausschließlich in den aus dem Samen hervorgegangenen, festen Körperteilen (*solida*), die deshalb im Gegensatz zu den Säften und den flüchtigen Substanzen (*spiritus*) als belebt (*animantia*) gelten? Oder ist sie wie die Seele stets beweglich und verflüchtigt sich wie die *Spiritus*, sei es durch das Ausatmen (Fuchs) oder durch eine *transpiratio* über die Poren der Haut (Zerbi)?[41]

Auch der an sich unbestrittene Verlust des *Humidum radicale* wird verschieden hergeleitet: Als aus feinsten Teilchen bestehende, ätherartige, reinste Essenz oder Nahrung des *Calor innatus*, die frei von allen erdigen Schlacken (*Partes terrestres*) sei, komme ihm eine physiologische Schlüsselrolle zu. Seine Herkunft aus dem Samen (*Humidum primigenium*) mache es prinzipiell unersetzbar.[42] Ohne Ersatz würde jedoch diese Feuchtigkeit in kurzer Zeit verbraucht. Daher sei eine *reparatio* des *Humidum* nötig. Dies geschehe durch Anlagerung weiterer Feuchtigkeit, indem Nahrung in den verschiedenen Verdauungsstufen zu *Humidum alimentum* verwandelt werde (*mutatio*) und auf diese Weise Weiterleben und Wachstum ermögliche. Doch ist auch eine beständige Wiederherstellung (*Restauratio perpetua*) des Verbrauchten möglich? Hier scheiden sich die Auffassungen: Stellvertretend für die meisten Autoren lehnt Anselmi diese Möglichkeit ab; als Begründung nennt er eine wachsende Ansammlung von *Partes terrestres* (Ficino und Cardano bezeichnen sie auch als *faeces*[43]), die aus der Nahrung stammten, sowie eine Schwäche der Körperglieder (*membra*), in denen dieser Vorgang der Verdauung und Umwandlung stattfinde.[44] Fougerolles betont entsprechend, daß durch den notwendigen Kontakt mit fremder Substanz (*aliena*) ein erdähnlicher Schlamm (*crassamentum terreum*) entstehe.[45] Auch Du Laurens zufolge ist der ursprüngliche Samen reiner als das ernährende Blut; neben einer Verunreinigung sei aber auch die „Verwässerung" und Schwächung des ursprünglichen *Humidum* durch unzureichenden Ersatz ausschlaggebend.[46]

Eine Minderheit von Autoren sieht hingegen andere Gründe für den Verlust des *Humidum*: Marsilio Ficino etwa erwähnt die (sonst allgemein dem fieberhaften Marasmus zugeschriebene) Gefahr, daß die Hitze zu groß werde und die luftige, ölartige Feuchtigkeit rascher aufzehre als nötig.[47] Gilbert Fuchs, der trotz seines verbalen Anti-Arabismus deutlich von Avicenna abhängig ist, deutet eine fortwährende quantitative Verminderung (*effluvio*) nicht nur der Wärme, sondern auch der feuchten Körpersubstanz durch das Ausatmen (*exhalatio*) an. Auch Girolamo Cardano erwähnt die Exhalation des *Humidum*.[48] Zerbi hingegen weist auf eine Disproportion zwischen *Humidum* und *Calor* hin, die einerseits (bei zu viel Wärme) zur vorzeitigen Austrocknung, andererseits aber auch (im umgekehrten Fall) zur Fäulnis eines *Humor restaurans* führen könne, der offensichtlich mit der angeborenen Feuchtigkeit (*Humiditas innata*) identisch ist.[49]

Für Ranchin schließlich ist der *Calor innatus* grundsätzlich zur Erhaltung, *reparatio* und Vermehrung des *Humidum radicale* fähig; Wärme und Feuchtigkeit nähmen demzufolge gleichzeitig ab, wobei initial die Abnutzung des *Calor* im Vordergrund steht (s.o.) und der Verlust des *Humidum* aus der mangelnden *reparatio* folgt (im Gegensatz zu Pomis Annahme eines einfachen Verbrauchs). Mit dieser einfachen Erklärung weicht der Kanzler von Montpellier allen Problemen aus, die aus der schwierigen Frage der Erneuerung des *Humidum* entstehen. Außerdem stimmt Ranchin auf diese Weise auch als einer von wenigen frühneuzeitlichen Autoren mit der galenischen Interpretation der Lampen-Metapher (vgl. Abschnitt 1.4.2) vollständig überein[50], ohne (wie Pomis) Galens widersprüchlichem Dogma von einer Lebenswärme, die nicht selbst Ursache ihres Niedergangs sein kann, direkt zu widersprechen.

Einige Gerokomien führen noch weitere *innere Gründe* für den Prozeß des Alterns an, die jedoch nur teilweise oder gar nicht aus den antiken Quellen abgeleitet werden können und daher nicht allgemein verbreitet sind. Zerbi etwa sieht in der verborgenen Komplexion des Herzens einen eigenständigen Faktor für die Geschwindigkeit des Alterns.[51] Der Neuplatoniker Ficino dagegen stellt neben Wärme und Feuchtigkeit die Bedeutung der flüchtigen Substanzen (*Spiritus vitalis, animalis*) heraus, die im Gleichklang (*harmonia*) mit der Seele Träger des Lebens seien und daher ernährt und gepflegt werden müßten. Bei Rückzug und Verdichtung der *Spiri-*

tus im Inneren fehlten Leben, Sinnesempfinden und Bewegung in den Gliedern.[52] Ferner betont er die Rolle des Blutes bei der Verhinderung des Alterns: Nicht zu heiß dürfe es sein, nicht zu subtil und vor allem nicht zu wässrig, weil sonst Fäulnis drohe, auch nicht zu dick, denn sonst verstopften Adern und Poren. Daß letztere eine Bedeutung für das Altern haben, behauptet auch Fuchs: Lange vor Santorio oder Francis Bacon (s. Abschnitt 2.2 u. 2.3.1) erwähnt der Lütticher Leibarzt, daß aufgrund der dichten Altershaut keine *transpiratio* der feinen „Exkremente" möglich sei, woraus altersbedingte Plethora-Krankheiten (s. Abschnitt 2.1.3) entstehen könnten.[53] Auch Cardano erwähnt beiläufig eine Art von Verstopfung: Die fortschreitende Austrocknung führe zu einer allmählichen Verfestigung des Körpers und zur Erschlaffung von Nerven, Muskeln und Bändern, weshalb der *Calor* nicht mehr frei diffundieren könne.[54] Du Laurens und sein Nachfolger Ranchin sehen hingegen in der Gegensätzlichkeit der vier Elemente, die für die Zeit des Lebens unter der Herrschaft des Temperaments und der Seele zwar eingebunden seien, aber dennoch gegeneinander wirkten, eine wesentliche Ursache für die schlechte Mischung (*intemperies*) der Körpersäfte und das Zugrundegehen (*corruptio*). Folge dieser Diskordanz und der verminderten inneren Wärme ist Ranchin zufolge außerdem ein Versagen der wichtigsten Organe Herz und Leber, die ohnehin durch den ständigen Wechsel ihrer Aktionen ermüdeten. Als weiteren Faktor des Alterns erwähnt der Kanzler von Montpellier noch den kontinuierlichen Verlust (*effluxus*) von allen drei Arten (*solida, humores, spiritus*) körperlicher Substanz, die im Greisenalter nicht mehr adäquat im Sinne einer *reparatio* ersetzt werden könne.[55]

Von diesen zahlreichen *inneren Ursachen* für das Altern unterscheiden die meisten Autoren explizit Veränderungen (*alterationes*) durch *äußere Faktoren*, die allerdings meist verstärkend auf die internen wirken. Neben zufälligen Einflüssen (z.B. Unfällen) und Krankheiten (*Res praeter naturales*) steht hier an vorderster Stelle der Einfluß der *Sex res non naturales*: Speise, Trank und Luft seien zwar essentiell für die Erhaltung der festen, flüssigen und flüchtigen Substanzen des Körpers (*solida, humores, spiritus*). Da sie sich jedoch von der Natur des Menschen unterschieden, führten sie alle (und vermehrt im Greisenalter) zu Bildung von „Exkrementen", die den Körper veränderten[56] und vorzeitiges Alter und Krankheit verursachten, wenn sie nicht vollständig vor allem durch Darm, Blase, Haut und Lunge ausgeschieden werden könnten. Insbesondere die feste Nahrung häufe als unzureichender Ersatz des *Humidum radicale* unweigerlich Schlackenstoffe (*Partes terrestres*) an und lasse so den Körper altern. Daher ist Cardano zufolge alles, was die Nahrungsaufnahme fördert, einem langen Leben abträglich.[57]

Der inkorporierten Luft wird eine besondere Bedeutung zugemessen, speziell von Ficino, der sie (ähnlich wie Gerüche, s. Abschnitt 2.1.3) als mögliche Ausgangssubstanz für den *Humor naturalis* und den *Spiritus* ansieht. Zu dichte Luft verstopfe die

Gänge und ersticke die natürliche Wärme.[58] Traditioneller argumentieren die übrigen Autoren: Ohne Luft trete Fäulnis ein; wenn sie aber zu heiß sei, werde durch sie die Austrocknung befördert.[59] Durch die Verschmutzung der Luft altere die Lunge zuerst[60] und verhärte dabei; als Folge könne die innere Wärme nicht mehr beim Einatmen im richtigen Maß abgekühlt werden.[61] David de Pomis hingegen beschreibt die Gefahr einer zu starken Abkühlung des *Calor* durch kalte Luft.[62]

Dem Bereich der Luft zugerechnet wird auch die Bewegung der Himmelskörper und ihr Einfluß auf die irdischen Dinge und insbesondere auf den *Calor innatus*, was vor allem die Renaissance-Autoren Zerbi und Ficino, aber auch noch Brisiani und Anselmi herausstellen. Bereits die Spätantike hatte die Planeten Jupiter und Saturn den beiden Phasen *Senectus* und *Senium* zugeordnet[63]; darüber hinaus deutet Zerbi an, daß langlebige Menschen jenseits des 98. Lebensjahrs unter der Führung des kalten und feuchten Mondes stünden, der eigentlich den Neugeborenen zugeordnet sei. Ein Planet namens *Alcoc(h)odem* oder persisch *Ylech* teile jedem Individuum die Jahre seines Lebens zu.[64] Ficino legt im zweiten Buch von *De vita* zunächst nur aus rhetorischen Gründen seine Ratschläge für ein langes Leben in den Mund der personifizierten Planeten; zuletzt betont er aber mit der Autorität des in Padua wirkenden Arztes, Philosophen und Astrologen Pietro d'Abano, daß Nahrung (*materia*) und Sterne auf die Dauer des menschlichen Lebens, welche nicht von Anfang an festgelegt sei, einwirkten. Außerdem regiere Saturn jeden siebten Tag und jedes siebte Jahr, woraus besondere kritische Zeiten des Umbruchs (*climacterica*) im menschlichen Leben entstünden (insbesondere das 63. Jahr); die Planeten beeinflußten nämlich die natürliche Bewegung der Säfte im Menschen.[65] Überhaupt bewirke Saturn, der bei Ficino nicht nur Ausdruck einer makrokosmischen Kraft, sondern auch einer mikrokosmischen, melancholischen Konstitution und Lebensweise ist, durch den Rückzug des *Spiritus* nach innen ein allmähliches Altern der äußeren Körperteile und ein Ersticken der Lebensflamme, während Venus umgekehrt den Geist nach außen treibe und ein rasches inneres Altern hervorrufe: Die Lebensflamme werde ausgeblasen.[66] Anselmi schließlich erwähnt die astrologischen Termini technici *Aphetica*, *Apheta* und *Anerota*, die er den drei Parzen Lachesis, Cloto und Atropos zuordnet, weil anhand dieser Parameter und der Konstellation der Himmelskörper zum Zeitpunkt der Geburt die Länge und Kürze eines menschlichen Lebens bestimmt werden könne.

Wie bei der Luft gilt auch bei den übrigen *Non naturales* nach Ansicht der meisten Autoren eine Abweichung vom Mittelmaß als wichtige Ursache des Altwerdens: Bei zuviel Nahrung könne – bildlich gesprochen – die Lebensflamme erlöschen[67]; bei zu viel körperlicher Betätigung oder Trägheit (*otium*), zu viel Wachen, zu starken Leidenschaften der Seele[68], zu häufigem Geschlechtsverkehr oder Einsatz von Purgantien[69] altere der Mensch schneller. Darüber hinaus widmet Cardano der angeblich aristotelischen Hypothese, Körper alterten infolge Bewegung, besonderes Augenmerk.[70]

Mit diesen äußeren Faktoren für das Altern, die der Mensch durchaus beeinflussen kann, ist zugleich eine wichtige Gruppe von Ursachen und Hinweisen (*signa*) für ein rasches oder verzögertes Altern angesprochen. Die damit verknüpfte *Erörterung von Kurz- und Langlebigkeit* nimmt in den Gerokomien häufig breiten Raum ein – doch nicht losgelöst von dem Hintergrund der galenischen Altersphysiologie, wie dies bei den meisten Spezialschriften zur Langlebigkeit (s. Abschnitt 2.3) der Fall ist. Im Unterschied zu diesen Texten klingt bei Zerbi oder Ranchin zeitweise sogar Skepsis an dem Ziel der Lebensverlängerung an.[71] Ohnehin sind die Autoren angesichts der oft exorbitanten mythischen Angaben von Langlebigkeit unsicher, welche artspezifischen Grenzen menschlichen Lebens von Gott oder der Natur vorgegeben sind; sie werden aber häufig mit dem 90. Psalm und anhand der Erfahrung (*experientia*) auf siebzig bis achtzig Jahre geschätzt.[72] Einer Mehrheit der Gerokomien zufolge ist es mit Hilfe der ärztlichen Kunst durchaus möglich, das Leben zu verlängern, wenn auch nicht alle so weit gehen wie Gabriele Zerbi, der sogar eine Änderung der angeborenen Temperament-Konstitution des Menschen für möglich hält, welche Avicenna zufolge die Lebenslänge bestimmt.[73] Doch selbst wenn eine göttliche Prädestination des Lebens angenommen wird, könne die Heilkunde zumindest eine Verkürzung des menschlichen Lebens verhindern.

Trotz dieses vorsichtigen Optimismus wird die Tonlage gegen spekulative und spektakuläre (in der Regel medikamentöse) Heilmittel zur Erneuerung der eingeborenen Kraft (*vis innata*) zunehmend schärfer[74] und wendet sich zuletzt unmittelbar gegen Paracelsus, der durch die Kürze seines eigenen Lebens – er verstarb mit etwa 47 Jahren – die Wirksamkeit der von ihm angepriesenen Medizin selbst widerlegt habe.[75] Wegweisend für ein möglicherweise langes Leben seien vielmehr eine sorgfältig gewählte Lebensweise, die auch konstitutive Schwächen wettmachen könne[76], ferner die hippokratischen und aristotelischen Zeichen für Langlebigkeit, eine geeignete Komplexion und Menge der Säfte, intakte Kardinalorgane, auf deren Zustand anhand äußerlicher Zeichen geschlossen werden könne, darüber hinaus Faktoren, die durch Eltern, Zeugung und Geburt vorgegeben seien, und schließlich astrologische Hinweise.[77] Die Diskussion dieser Vorbedingungen wird durch zahlreiche biologische und historische Beispiele eines langen Lebens ergänzt.[78]

2.1.2 Pathologie

Die Erörterung der Frage, ob das Alter selbst eine Krankheit sei, nimmt in den Gerokomien verhältnismäßig breiten Raum ein.[79] Dabei unterscheiden die Autoren in der Regel sehr klar zwischen einem natürlichen, nicht krankhaften Greisenalter und der vorzeitigen Vergreisung durch Krankheit (*Senium ex morbo* als Folge eines marastischen bzw. hektischen Fiebers) und erwähnen letztere nur am Rande.[80] Eine Ausnahme bildet vielleicht François Ranchin, der zwar wie alle anderen vom Galenismus geprägten Autoren die *senectus* nicht als Krankheit im eigentlichen Sinn ansieht; dennoch reiht er im zweiten Teil (*Pathologia*) seiner Gerokomie die dritte und letzte Stufe des Greisenalters (*aetas decrepita*) unter die allgemeinen Krankheiten im Alter ein, im Sinne eines *marasmus naturalis*, und bespricht sie genauso wie alle anderen Affektionen nach Ursachen, Kennzeichen und Heilmöglichkeiten.[81]

Neben dieser generellen Abgrenzung des Greisenalters gegenüber dem Bereich der Pathologie (oder auch seiner Einordnung in ihr System) diskutieren die frühen Gerokomien (Zerbi, Ficino, Cardano) in erster Linie *äußere Erscheinungen* des Alterns, hauptsächlich Weißhaarigkeit, Falten oder Kahlheit. Sie seien deshalb erste Kennzeichen des Alters, weil Haut und Haar weniger notwendig seien.[82] Die späten Schriften zur Altersfürsorge verzichten hingegen meist auf eine Erörterung dieser harmlosen Veränderungen und konzentrieren sich stattdessen auf ein ganzes Spektrum von angeblich typischen Alterskrankheiten. Die kürzeren Gerokomien schließlich (Fuchs, Fumanelli, Laguna, Brisiani, Du Laurens[83]) besprechen, wie bereits erwähnt, keinen dieser Aspekte, da sie sich auf Physiologie und Diätetik beschränken.

Ähnlich wie (Ps.-)Roger Bacon und Arnald von Villanova in ihren spätmittelalterlichen Monographien zum Altern diskutiert auch Gabriele Zerbi *äußere Erscheinungen* (*accidentia*) des Greisenalters. Sie werden auch in der antiken Dichtung immer wieder an vorderster Stelle genannt. Die *Grau- oder Weißhaarigkeit* (*canities, canitudo*) leitet Zerbi etymologisch vom Schimmel (*candor*) ab, der durch Feuchtigkeit und Luftabschluß entstehe: Ätiologisch erklärten sich nämlich die Haarveränderungen aus einer Schwäche der dritten Verdauung (*assimiliatio*), die durch mangelnde Wärme vorzugsweise in den Schläfenmuskeln bedingt sei; daher ergrauten die Schläfen zuerst. Durch diese altersinduzierte Insuffizienz entstehe anstelle eines warmen Dunstes (*vapor*) oder (nach Anselmi) eines fettig-leimartigen Rußes (*fuligo*[84]), aus dem normale Haare sich entwickelten, ein zu Fäulnis neigendes wäßrig-schleimiges *excrementum* (*vapor terrenus*[85]), das nur weiße Haare hervorbringe. Diese Tendenz zum „Verschimmeln" werde durch den Einschluß von Luft im Haar noch verstärkt, was wiederum Folge der Viskosität dieses „Exkrements" sei.[86] Cardano und Anselmi gehen sehr ausführlich auf Probleme im Zusammenhang mit der Weißhaarigkeit ein. Bei ähnlicher pathologischer Erklärung betonen sie unter anderem mit Aristoteles die Reversibilität dieses Fäulnisprozesses bei Krankheiten. Vorder- und Hinterkopf enthielten im Vergleich zu den Schläfen zu viele oder zu wenige Säfte, als daß sie faulen könnten. Tiere (die allgemein im Ruf stehen, nicht zu ergrauen) besäßen im Vergleich zum Menschen aufgrund ihres kleineren Gehirns ebenfalls so wenig feuchte Substanz, daß diese selbst noch durch wenig Wärme genügend verdaut und so vor dem Faulen bewahrt werden könne. Beim Menschen dagegen seien Weißhaarigkeit und Haarverlust Symptome eines früh alternden Gehirns; dieser Prozeß könne durch Sorgen beschleunigt, durch Freude dagegen verlangsamt werden.[87] Auf diesen letzten Aspekt beschränkt sich Ficino, unter Verzicht auf jegliche humoralpathologische Erklärungen. Denn in den ersten beiden Büchern von *De vita* geht er in erster Linie auf das melancholische Temperament ein, das er sich übrigens auch selbst zuschreibt. Im Rahmen dieses in der Renaissance weit verbreiteten Konzeptes[88] erkennt er auch in frühem Ergrauen eine innere, geistige Ursache: Durch hochsinniges Nachdenken werde der *Spiritus* nach innen gedrängt und schließlich die Lebensflamme erstickt.[89]

Altersfalten entstehen Zerbi zufolge ähnlich wie weiße Haare durch einen subkutanen *Vapor terrestris*, der entweder faule oder durch Kälte erstarre und schrumpfe und dabei die Haut, die durch Austrocknung schlaff geworden sei, in Falten werfe.[90] Anselmi zufolge ist allein die durch innere Wärme bedingte konstitutionelle Trockenheit der Greise Ursache für Abmagerung und Minderung ihrer Substanz. Die daraus resultierenden Falten seien daher, wie bereits Galen konstatiert habe[91], ein sicheres äußeres Anzeichen für fortgeschrittene Schwäche und Kälte des ausgetrockneten Organismus, dem das Substrat für die Wärme fehle.

Haarausfall und Kahlheit (*calvities*) treten nach einhelliger Meinung nicht zwingend in der letzten Lebensphase auf, seien aber häufig anzutreffen. Zerbi zufolge entstehen sie durch exzessive Trockenheit, die die Haare ihre feuchte Substanz völlig entbehren lasse, vorzugsweise am Vorderkopf wegen einer Verminderung (*paucitas*) des zu trockenen Gehirns und der dort anzutreffenden Schmächtigkeit der ernährenden Muskelschicht. Anselmi und Cardano erwähnen außer dieser Deutung eine zu starke Abkühlung des Gehirns infolge sexueller Aktivität.[92]

Zerbi, Cardano und Anselmi listen eine bunte Palette weiterer „äußerer" Kennzeichen des Alters auf, meist ohne sie näher zu erklären: etwa eine Neigung zu Strenge und Ernst, ferner Weitsichtigkeit und andere Sehschwächen, lange, nach innen gekrümmte Augenbrauen, unwillkürliche Tränen, eine Veränderung der Hautfarbe ins Bleiche, trockene Haut, ein zunehmender Verlust der Sinne, Heiserkeit, Zahnausfall infolge ausgetrocknetem Zahnfleisch, Mundgeruch, sexuelle Impotenz, eine gebeugte Körperhaltung, Gliederzittern, allgemeine körperliche und geistige Schwäche sowie ein natürlicher, schmerzloser Tod ohne Krankheitsursache.[93]

Einige dieser Alterserscheinungen werden in den späten Gerokomien als eigene *Erkrankungen oder Krankheitszeichen* angesehen und diskutiert. Voraussetzung dafür ist in der Regel, daß sie in der hippokratischen Aufzählung von vierzehn typischen Alterssymptomen und -krankheiten eigens erwähnt oder darunter eingeordnet werden. Der betreffende Aphorismus III 31[94] wird bereits von Zerbi zitiert[95], der allerdings betont, daß es mehr als dreihundert Krankheiten gebe, die den alten Menschen bedrängen könnten, und der vielleicht auch deshalb auf keine von ihnen näher eingeht. Erst David de Pomis orientiert sich in seiner Auswahl der Affektionen, von denen speziell Greise belästigt würden, mehr oder weniger vollständig an dem hippokratischen Kanon, indem er die Beschwerden (noch recht unsystematisch) nach Ätiologie, Symptomatik, Prävention und Therapie bespricht.[96] Ähnlich, wenngleich wesentlich strukturierter, geschieht dies bei Anselmi und Fougerolles, wobei jeder dieser drei Autoren Schwerpunkte innerhalb der offensichtlich unzureichenden Aufzählung setzt und Ergänzungen vornimmt.

Pomis etwa geht sehr ausführlich auf die Nephritis und die zugehörigen Steinleiden ein. Über den hippokratischen Kanon hinaus erörtert er das humoralpathologisch komplexe Beschwerdebild der *flatus* (Blähungen oder Sodbrennen infolge Verdauungsschwäche des Magens und falscher Diät) und diskutiert noch kurz Zahnbeschwerden, Lippenfissuren, Hämorrhoiden und ähnliche Symptome.
Fougerolles stellt schon im diätetischen Teil seiner Gerokomie den hippokratischen Aphorismus vor und ergänzt ihn in einem Übersichtsschema (vgl. Abbildung 7, S. 98) um „von Hippokrates vernachlässigte“ (*omissi*) körperliche Affektionen, beispielsweise Zittern, Niesen, Samenmangel, Zahnleiden, Veränderungen der Stimme und Vergeßlichkeit, sowie um psychologische und charakterliche Eigenschaften der Greise (*animi affectus*) nach Aristoteles.[97] Diese bunt zusammengewürfelte Ergänzung erfährt jedoch in der eigentlichen *Pathologia* keine nähere Beachtung, mit einer Ausnahme: An deren Ende fügt Fougerolles noch ein besonderes Kapitel über akute und warme Erkrankungen an, die zwar aus Gründen des Temperaments häufiger bei Jungen als bei Alten entstünden; wenn sie aber dennoch bei den letztgenannten einträten, würden sie aufgrund der geringen Kräfte der Alten diese unweigerlich ins Verderben führen; wichtigste Ursache der Fieberkrankheiten bei den Greisen sei der verdorbene Magen (*cruditas*).[98] Ein abschließendes Beispiel aus der ärztlichen Praxis, die sonst in Gerokomien kaum Berücksichtigung findet, erläutert die Möglichkeit einer solchen akuten, fieberhaften Erkrankung: Diese quälte einen 76jährigen Greis mit Harnverhalt, Durchfall und Erbrechen sowie Flankenschmerz bis zu seinem Tod am elften Tag.[99]

Unter den im hippokratischen Aphorismus erwähnten Altersleiden widmet Fougerolles über seine Quelle Pomis hinaus dem Katarrh besondere Aufmerksamkeit. Dieser nimmt nämlich – neben den Verdauungsbeschwerden – zunehmend eine Schlüsselrolle in der speziellen Alterspathologie ein. Fougerolles zufolge ist er die häufigste Ursache schädlicher Krankheiten, vor allem im Greisenalter. Ätiologie und Pathogenese werden traditionell beschrieben: Seine Entstehung verdanke der Katarrh einer Ansammlung von rohem Schleim (*excrementum*) im Kopf infolge der Schwä-

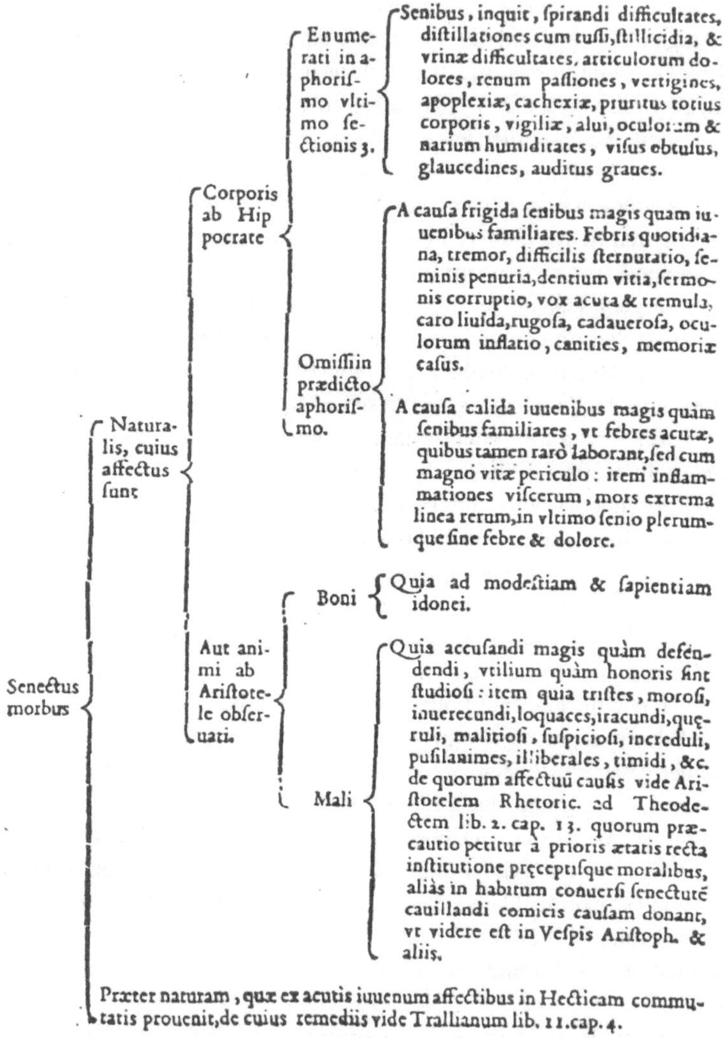
Senectus morbus
Naturalis, cuius affectus sunt
Corporis ab Hippocrate
Enumerati in aphorismo vltimo sectionis 3.
Senibus, inquit, spirandi difficultates, distillationes cum tussi, stillicidia, & vrinæ difficultates, articulorum dolores, renum passiones, vertigines, apoplexiæ, cachexiæ, pruritus totius corporis, vigiliæ, alui, oculorum & narium humiditates, visus obtusus, glaucedines, auditus graues.
Omissi in prædicto aphorismo.
A causa frigida senibus magis quam iuuenibus familiares. Febris quotidiana, tremor, difficilis sternutatio, seminis penuria, dentium vitia, sermonis corruptio, vox acuta & tremula, caro liuida, rugosa, cadauerosa, oculorum inflatio, canities, memoriæ casus.
A causa calida iuuenibus magis quàm senibus familiares, vt febres acutæ, quibus tamen raró laborant, sed cum magno vitæ periculo: item inflammationes viscerum, mors extrema linea rerum, in vltimo senio plerumque sine febre & dolore.
Aut animi ab Aristotele obseruati.
Boni
Quia ad modestiam & sapientiam idonei.
Mali
Quia accusandi magis quàm defendendi, vtilium quàm honoris sint studiosi: item quia tristes, morosi, inuerecundi, loquaces, iracundi, queruli, malitiosi, suspiciosi, increduli, pusilanimes, illiberales, timidi, &c. de quorum affectuū causis vide Aristotelem Rhetoric. ad Theodectem lib. 2. cap. 13. quorum præcautio petitur à prioris ætatis recta institutione præceptisque moralibus, aliàs in habitum conuersi senectutē cauillandi comicis causam donant, vt videre est in Vespis Aristoph. & aliis.
Præter naturam, quæ ex acutis iuuenum affectibus in Hecticam commutatis prouenit, de cuius remediis vide Trallianum lib. 11. cap. 4.

Abbildung 7: Schema aus der Gerokomie *De senum affectibus praecavendis* des François de Fougerolles, Lyon 1617, S. 53

che einer oder mehrerer *Facultates naturales*, am meisten aber der Verdauung und Ausscheidung. Das ohnehin kalte und feuchte Gehirn könne insbesondere bei äußerer

Kälte, aber auch bei zu viel Wärme die heranfließenden Säfte nicht adäquat assimilieren. Darüber hinaus entstehe der Katarrh auch durch aufsteigenden Dampf von warmen Säften eines Bauchorgans, der im Gehirn kondensiere. Vom Gehirn fließe der Schleim durch (damals angenommene) Öffnungen hinab – daher der Name *catarrhus* – in Nase und Mund, über den Rachen in den Verdauungstrakt (dessen Wärme die Flüssigkeit unter Umständen wieder in Richtung Gehirn verdampfen lasse), in die Lungen sowie in die Aorta (!). Aufgrund dieser Ausbreitung sei der Katarrh Ursache für zahlreiche Lungen- und Atemwegserkrankungen sowie Verdauungsleiden, indirekt auch für Systemerkrankungen wie Zittern, *Paralysis*, Fieber, *Atonia*, *Atrophia*, *Cachexia* und *Arthritis*. Im Gehirn selbst könne der Schleim die Ventrikelöffnungen verstopfen und so zu einer wesentlichen Ursache für Schlaganfall (*apoplexia*), Epilepsie und Katalepsie werden.[100]

Aurelio Anselmi unternimmt im dritten Teil (*cura*) seiner Gerokomie einen Durchgang durch alle von Hippokrates erwähnten Altersleiden, wobei er sich nicht auf den Aphorismus III 31 beschränkt, sondern auch den vorangehenden (III 30) hinzuzieht, der eigentlich Krankheiten des mittleren Lebensalters (*morbi in aetate consistente*) aufzählt; diese Lebensperiode sei jedoch eher ein sich (nach dem Höhepunkt der Lebenskurve) neigendes Alter (*aetas declinans*) zu nennen, weil der betroffene Mensch nicht mehr Mühen in gleicher Weise ertrage wie zuvor. Diesem Aphorismus III 30, der auch einige akute Krankheiten wie Brennfieber (*Ardores*), Pleuritis, Phrenitis und Cholera aufzählt, fügt Anselmi noch die Melancholie hinzu, die schon Galen unter den Krankheiten dieser Altersstufe vermißte[101]; alle weiteren Krankheiten seien nicht alterstypisch. Anselmi bespricht diese insgesamt zwanzig Beschwerden in der traditionellen Abfolge *a capite ad calcem*, jeweils mit Definition, Ätiologie, Pathologie (*symptomata*) und Therapie. An seiner umfassenden, systematischen Erörterung komplexer Krankheitsbilder wie *Lethargia* oder *Asthma* wird aber deutlich, daß Anselmi auf altersunspezifisches Wissen aus Lehrbüchern zurückgreift; demgegenüber fallen die Bezüge zum Greisenalter, um die er sich zwar immer wieder bemüht, eher bescheiden aus. Gerade im Bereich der speziellen Pathologie kann also von geriatrischem Wissen nur wenig die Rede sein. Im Blick auf das höhere Lebensalter besonders interessant ist, trotz der traditionellen Argumentation, die physiologische Herleitung der Schlaflosigkeit (*vigilia*) bei Greisen: Verursacht durch laugenartige (*nitrosi*), salzige und beißende Säfte, sei sie aufgrund der konstitutionell bedingten Trockenheit des alten Gehirns ein adäquates Leiden (*passio*) des Greisenalters und daher ein sicheres Zeichen für eine sonst intakte Gesundheit; bei zuviel überflüssiger Feuchtigkeit im Gehirn würden Greise hingegen schläfrig (*somnolens*), was ein Hinweis auf eine schlechte Ausscheidung sei. Um aber eine weitere konstitutionelle Austrocknung zu verhindern, müsse man ihnen Nachtarbeit, die Schlaflosigkeit befördere, untersagen.[102]

François Ranchin reflektiert als einziger der Autoren zu Beginn der zweiten Sektion des zweiten Hauptteils seiner Gerokomie über die Natur der Greisenkrankheiten: Sie seien keine ausschließliche Folge des Greisenalters – denn dieses sei ja keine Krankheit – sondern nur durch konstitutionelle Veränderung des Temperaments im Alter mitverursacht; im Rahmen dieser besonderen Disposition träten die Leiden als Akzidentien nur bei Vorliegen besonderer krankheitsspezifischer Ursachen in Erscheinung. Daher kämen sie nicht ausschließlich, sondern nur vorwiegend im Greisenalter vor. Aufgrund dieser Vorüberlegungen äußert sich Ranchin bemerkenswert kritisch über die hippokratische Aufzählung von Alterskrankheiten. Während Anselmi den Aphorismus noch mit dem Topos lobt, es gäbe keine bessere Beschreibung der Altersleiden[103], hält Ranchin ihn für ungeordnet (*confusus*) und unvollständig. Auch in anderen Altersstufen kämen diese Krankheiten häufig vor, und einige Male würden die gleichen Leiden verschiedenen Altersstufen zugerechnet.[104] Deshalb sucht Ranchin wie bereits Pomis, Anselmi und Fougerolles nach Ergänzungsmöglichkeiten; er findet sie aber nicht in Schriften der antiken Medizin, sondern in einer Reihe von biblischen Metaphern (Kohelet 12), die bereits sein Vorgänger im Amt André du Laurens vollständig zitiert und als Deskription des Greisenalters kurz gedeutet hatte.[105] Ranchin vermischt nun beide Aufzählungen von Erkrankungen und Affektionen, die hippokratische und die biblische, miteinander, ergänzt sie beiläufig und ordnet sie nach fünf Gruppen:

1. Symptome, die den ganzen Körper betreffen; hierunter rechnet er neben der *aetas decrepita* (s.o.) die *Cachexia*, bei der ein Schwund der festen Körperteile aufgrund einer Schwäche der gesamten Verdauung vorliege, weshalb sie immer mit verdorbenen Säften (der galenischen *cacochymia*) verbunden sei; ferner einen generalisierten Juckreiz (*Pruritus*) und schließlich Altersfalten der Haut.
2. Krankheiten des Kopfes bzw. der *Partes animales*: Schlaganfall (*Apoplexia*), Schwindelgefühl (*Vertigo*), *Melancholia* (einschließlich geistiger Verwirrung und Vergeßlichkeit), Schlaflosigkeit, Sehschwäche und Augenleiden, Schwerhörigkeit, chronischer Schnupfen und Zahnausfall.
3. Brustleiden: Atemnot (*Dyspnoe*), Husten, eine Austrocknung des Herzens, die nur bei Galen[106] aufgeführt werde, sowie eine deutliche Krümmung (*incurvatio*) des Oberkörpers infolge der Erschlaffung von Wirbeln.
4. Krankheiten der Bauchorgane: Magenschwäche mit der Folge von Inappetenz und Unverdaulichkeit (*cruditas*), eine Abkühlung und Atonie der Leber (die Ranchin aus keiner Quelle herleitet), Anhäufung von Flüssigkeit in den Därmen, Nierenentzündung (*Nephritis*) mit entsprechendem Steinleiden (während Kinder Hippokrates zufolge[107] mehr zu Blasensteinen neigten) und schließlich schmerz-

haftes, unfreiwilliges und zugleich erschwertes, tröpfelndes Wasserlassen (*Stranguria, Incontinentia, Dysuria*).

5. Beschwerden an den Extremitäten: Zittern von Händen und Füßen infolge einer Anfüllung (*repletio*) der Nerven mit darausfolgender Gangunsicherheit; vor allem aber Gelenkschmerzen, im wesentlichen die *Arthritis* im Sinne generalisierter Gelenkbeschwerden und Bewegungseinschränkung mit und ohne Entzündung infolge einfließender Säfte (*superfluitates*) oder konstitutionell bedingter Kälte.

Zu jeder dieser fünf Gruppen von Beschwerden und Krankheiten bietet Ranchin ähnlich wie bereits Anselmi eine Definition und Unterteilung (*divisio*), ferner diagnostische und prognostische Zeichen (*signa*) sowie Therapiemöglichkeiten (*cura* mit Rezepten).[108]

Gegenüber diesen umfangreichen Katalogen von Alterskrankheiten bei Pomis, Fougerolles, Anselmi und Ranchin fällt die Pathologie in Bernhardin Stainers Gerokomie, die sich fast ausschließlich auf Altersdiätetik beschränkt, sehr bescheiden aus: In einem Anhang (*Appendix*) diskutiert der Autor lediglich fünf *Symptomata* des Alters und deren Therapie, nämlich Magenschwäche, Blähungen (*Flatus*), ein plötzlicher Zusammenbruch der Kräfte (*Synkope*) infolge einer Schwäche der herzeigenen Lebenskraft (*Virtus vitalis*) und einer Auflösung der *Spiritus*, ferner mangelnde Ausscheidung von Exkrementen aus Darm und Harnblase und schließlich Atemnot.[109]

Einen Sonderfall stellen die gerontologischen Schriften Cardanos dar: Sie diskutieren recht unsystematisch zahlreiche Affektionen des Alters, übergehen jedoch ganz auffällig den bekannten hippokratischen Aphorismus. Stattdessen bildet Cardano eine eigene originelle Auswahl von Altersproblemen. Einige von ihnen nennt er mehrfach, nicht zuletzt deshalb, weil er selbst an ihnen litt: Aus seiner Autobiographie *De vita propria* erhalten wir minutiöse Angaben über den Ausfall seiner Zähne, über Magenschwäche, Eingeweidebrüche, sexuelle Impotenz und zeitweise Anfälle von Podagra.[110] Auch der Protagonist des *Theonoston*, ein Eremit, erwähnt sein früheres Leiden an Podagra, das er mit Überfüllung des Magens erklärt; daraus entstehe neben Blähungen (*Flatus*) eine große Menge unreinen Blutes und unverdauter Säfte, die in die Gelenke flössen. Weitere Alterskrankheiten erörtert er am Beispiel von Magen und Zähnen. Letztere seien bei kaum einem von tausend Achtzigjährigen noch intakt, denn vom Gehirn herabfließender seröser Saft sowie aus dem Magen aufsteigende Dämpfe würden sie angreifen und zerstören.[111] Einigen Leiden widmet Cardano in seiner Altershygiene, dem vierten Buch von *De sanitate tuenda*, je ein Kapitel, vorwiegend unter diätetisch-therapeutschem Aspekt und mit zum Teil widersprüchlichen, diffusen Angaben zur Ätiologie. Insbesondere stellt er die zentrale Rolle des Magens bei vielen Altersleiden heraus, weil dieser für alle Organe die Nahrung zubereite. Aufgrund dieser Wechselbeziehungen, aber auch morphologischer Veränderungen und zahlreicher Möglichkeiten der Veränderungen im Speise- und Ausscheidungsbrei (*materia excrementitia*) möchte Cardano „mindestens 116 Magenkrankheiten" unterscheiden. Die unzureichende Verdauung der Speisen (*cruditas*) erscheint ihm daher als Mutter aller Übel, insbesondere von Katarrhen (*destillationes*), Steinleiden und Schlaflosigkeit. Letztere wird anders als bei Anselmi wesentlich kritischer gesehen, da sie Schlaganfall und vorzeitigen Tod verursachen könne. Weitere von Cardano diskutierte Leiden sind beispielsweise Traurigkeit (*tristitia*), Sehschwäche oder Nieren- und Blasensteine.[112]

Von besonderem Interesse sind verschiedene Hinweise Cardanos auf Organleiden, die weit über die anderen Gerokomien hinaus und lange vor Giovanni Battista Morgagni erste Ansätze einer Solidarpathologie zeigen, freilich noch ohne das Fundament anatomisch-pathologischer Sektionen: Mit einer gewissen Nonchalance gegenüber humoralpathologischem Systemdenken betont er, daß nicht nur die Lunge (s. Abschnitt 2.1.1), sondern vor allem Gehirn, Blase und Magen schneller alterten als der übrige Körper, nicht nur, weil sie kalte Organe seien, sondern vor allem, weil sie in ständigem Gebrauch stünden.[113] In eine ähnliche Richtung ist ein Hinweis im *Theonoston* zu deuten, daß Ohren im Alter angeblich häufiger leiden als die Augen.[114] Schließlich zählt Cardano zahlreiche Arten eines vorzeitigen Todes auf, die durch ein Versagen einzelner Organe verursacht würden: Während Magen, Nieren und vor allem Lunge nur selten unmittelbar in den Tod führten, seien die Kardinalorgane Gehirn, Herz und Leber, aber auch Blase und Darm durchaus isoliert von tödlichen Krankheiten betroffen.[115]

2.1.3 Diätetik

Wie schon die Übersetzung „Altenfürsorge" verdeutlicht, stehen im Zentrum jeder Gerokomie theoretische und praktische Hinweise zur Erhaltung und Verbesserung der Gesundheit im Alter. Hinweise zur Lebensführung (*diaeta*) bilden dabei meist einen deutlichen Schwerpunkt, während therapeutische Mittel im engeren Sinne (Medikamente, kleinere chirurgische Verfahren) erst an zweiter Stelle genannt, wenn nicht sogar vollständig abgelehnt werden. Die Mehrzahl der Autoren erörtert zunächst einige grundsätzliche Ziele und Möglichkeiten der Greisendiätetik auf Grundlage ihrer physiologischen und pathologischen Vorstellungen, bevor im Rahmen der *Sex res non naturales* zahlreiche Details ausgebreitet werden. Ferner sind auch in den Abschnitten zur speziellen Pathologie zahlreiche diätetische Hinweise enthalten.

Die Abgrenzung der in den Gerokomien empfohlenen Greisendiätetik von der altersunspezifischen Allgemeindiätetik, wie sie im 16. und 17. Jahrhundert in ungezählten Schriften verbreitet wurde, ist schwierig und mitunter kaum möglich, insbesondere wenn derartige Texte nicht nur die Erhaltung der Gesundheit, sondern auch die Langlebigkeit thematisieren. Die dem greisen Francis Bacon gewidmete Schrift *Via recta ad vitam longam* des englischen Arztes Tobias Venner (1620/23) ist ein solches Beispiel. Selbstverständlich stimmen zahlreiche allgemeine Anweisungen im Bereich der *Sex res non naturales*, die auf Mäßigung und Ausgleich der Temperamente und Säfte abzielen, mit den Forderungen in Gerokomien überein. Es fehlen aber bei Venner spezifische Vorschläge für die kalte und trockene Grundkonstitution der Greise und für ihre besonderen Beschwerden; es fehlt in der Regel auch eine tiefergehende Erörterung der physiologischen Grundlagen, obwohl gerade Venner dies in dem Untertitel seines Werks, *A plaine philosophical discourse of the nature, faculties, and effects, of all such things* zu versprechen scheint.[116] Dieses Unterlassen gilt insbesondere für die zahlreichen allgemeindiätetischen Schriften, die von medizinischen Laien verfaßt werden[117], aber auch für diejenigen Teile in den wirkungsmächtigen Diätetiken Ficinos und Cardanos, die nicht speziell dem Greisenalter gewidmet sind.[118]

Einige Gerokomien scheinen sich noch in besonderer Weise von dieser allgemeinen Gesundheitsliteratur abzugrenzen, indem sie in ihren *theoretischen Überlegungen* zur Diätetik eine grundsätzlich andere Zielsetzung propagieren: Gabriele Zerbi etwa betont den größeren Nutzen einer Kunst, die zurück zur Gesundheit führe (*Ars resumptiva*) und insbesondere der trockenen Konstitution entgegenwirke, gegenüber der gewöhnlichen Erhaltung und Bewahrung der Gesundheit (*Ars conservativa, restaurativa, praeservativa*[119]), die sich dem vorherrschenden Temperament lediglich anpasse und die Greise vor einem Abgleiten in einen schlechteren Gesundheitszustand und einem zu frühen Verfall und Tod bewahre. Während eine resumptive Lebensregel beispielsweise viel „befeuchtenden" Schlaf fordere, betone ein konservatives Regimen den Vorteil der „austrocknenden" Schlaflosigkeit, die die überflüssigen Säfte vertreibe und den Appetit anrege. Tatsächlich seien beide Formen der Diätetik sinnvoll und je nach Zustand des Körpers zu mischen, nicht zuletzt auch deshalb, weil eine kunstgewirkte Heilung (*ars curativa*, die ausschließlich nach dem Gegensatz-Prinzip handle) ohne Vorliegen einer Krankheit nicht möglich sei.[120]

Auch Anselmi diskutiert zwei entgegengesetzte Möglichkeiten der Lebensregel. Eine dem vorherrschenden Temperament entsprechende Diät sei bei natürlichen Zuständen angemessen; so erhielten beispielsweise Kinder eine feuchte Kost. Wenn jedoch das Temperament schlecht gemischt (*intemperies*) sei – und diese Tendenz verfestige sich meist durch entsprechende Lebensweise –, sei eine Veränderung durch entgegengesetzte Diät sinnvoll, weil auf diese Weise das *Humidum radicale* besser erhalten werden könne. Dies gelte bereits für die Adolezenten, die dem Höhepunkt der Lebenskurve zustrebten, aber auch für die alten Menschen. Nun werde aber die Konstitution der Greise sowohl als trocken (im Blick auf die *solida*) wie auch als feucht (hinsichtlich der *superfluitates*) erachtet, doch seien die festen Körperteile, die allein mit Recht so genannt würden, ausschlaggebend. Daher sei eine warm-feuchte Diät angemessen, wie auch Galen die anderslautende Meinung des Hippokrates umgedeutet habe.[121]

In ähnlicher Weise betont Ranchin zu Beginn des diätetischen Teils seiner Gerokomie die unterschiedlichen Ansichten zur Greisendiät in Abhängigkeit von der Einschätzung ihres schwierig zu fassenden physiologischen Zustandes. Er selbst erkennt mit Galen den Greisen einen besonderen Status zwischen Gesundheit und Krankheit zu, der dem von Rekonvaleszenten ähnle, jedoch keine Hoffnung auf Gesundung, sondern vielmehr einen deutlichen Rückzug vom natürlichen, vitalen Status einschließe. Daher sei für sie eine wiederaufbauende Lebensregel (*Diaeta analeptica*, *reductio*, *correctio*) angemessen, die eine Verlangsamung des Alterns erhoffen lasse: im allgemeinen eine warm-feuchte Diät nach dem Gegensatz-Prinzip, bei Katarrhen und anderen krankhaften Zuständen hingegen eine trockene.[122]

Cardano schließlich betont, daß die Fortführung (*producenda*) der Gesundheit ein Ziel für junge Menschen sei; Alte dagegen müßten eine bloße Erhaltung des Lebens anstreben, das wie in einem Krieg von außen und innen ständig und ohne Hoffnung auf Rettung bedroht werde. Deshalb müßten sie möglichst spät und vor allem gleichmäßig in allen Gliedern ihre Kräfte verlieren. Dabei gebe es keine starken Hilfsmittel, was die Erhaltung der alten Menschen besonders schwierig mache. Als konkrete Ziele einer Greisendiät fordert er eine Befeuchtung des trockenen Körpers und die Vermeidung von Unverdaulichkeiten (*cruditates*).[123]

Einen neuen diätetischen Impuls bewirken die bei medizinischen Laien außerordentlich bekannten Beispiele zweier Venezianer, des Humanisten Kardinal Bembo und des Landadligen Alvise Cornaro, der 1566 in hohem Alter (82 Jahre?) und angeblich bei guter Gesundheit verstirbt. Insbesondere durch Cornaro, der in fortgeschrittenem Alter mehrere eindrückliche Schriften über seine persönliche Lebensregel verfaßt, rückt ab der zweiten Hälfte des 16. Jahrhunderts ein vorher wenig beachtetes[124] Moment der Greisendiät in den Vordergrund, die *sobrietas* (*vita sobria*). Darunter ist weit mehr zu verstehen als eine konventionelle, ohnehin allen Altersstufen angemessene, ausgeglichene und maßvolle Lebensweise; sie unterscheidet sich auch von der im Galenismus regelmäßig empfohlenen Maßnahme, den zunehmend verdauungsschwachen Greisen häufig kleine Mahlzeiten zukommen zu lassen.[125] *sobrietas* in Cornaros Sinne bedeutet vielmehr eine quantitative Reduktion der Speisen auf ein Minimum, das zur Aufrechterhaltung des Lebens notwendig ist, wobei nur qualitativ hochwertige Nahrung konsumiert werden soll (im wesentlichen Eidotter, Brot und verschiedene Fleischarten). Cardano, rezipiert diese Lehre Cornaros, die ausschließlich auf Empirie beruhte und angeblich in aller Munde war[126], nicht nur ausführlich (typischerweise innerhalb der Laienperspektive des *Theonoston*), sondern gibt ihr auch ein theoretisches Fundament: Durch knappe, aber qualitativ gute Ernährung (*continentia, exquisitus victus*) würden überflüssige, krankmachende Säfte vermieden. Mit Hilfe dieser Maßgabe kann er auch Cornaros starres Regimen – 12 Unzen Speisen und 14 Unzen Getränke pro Tag über mehr als vierzig Jahre – durch ein flexibles ersetzen, das soviel Nahrung zuläßt, wie keine *superfluida* und daraus entstehende Krankheiten diagnostiziert würden.[127] Nicht Zahl und Maß der Nahrung, sondern Stimmigkeit (*sensus*) und Nützlichkeit seien entscheidend.[128]

Obwohl die gelehrte Medizin Cornaros Lehren nicht unmittelbar übernimmt und sogar vorsichtige Kritik äußert – Cardanos etwas später entstandene Schrift *De sanitate tuenda* und andere Gerokomien erwähnen sie nur noch am Rande –, wird der Frage der Quantität von Nahrung in der Folge mehr Beachtung geschenkt. Unter Berufung auf die antiken Autoren[129] empfiehlt beispielsweise Anselmi eine allmähliche Reduktion der Speisen während des ersten und zweiten Greisenalters, weil die schwache Lebensflamme auch durch Überfüllung gelöscht werden könne (Magnaten vergreisen deshalb Ranchin zufolge schneller als Arme).[130] In der dritten und letzten Stufe müsse diese geringe Menge in möglichst vielen Einzelportionen zugeführt werden. Auf keinen Fall dürften aber solche Greise längere Zeit fasten, da ohne Nahrung die Lebensflamme schnell erlösche und auch durch zu wenig Speisen schlechte Säfte im Magen entstehen könnten.[131] Als Beispiele für die *sobrietas* werden statt Cornaro gerne Sokrates und vor allem die Pythagoräer[132] genannt. Ranchin hingegen leitet das Ideal der *sobrietas* aus der Bibel ab, Cardano von den Eremiten[133], und die Gerokomien geistlicher Provenienz propagieren entsprechend ihrer Ausrichtung das asketische Vorbild zahlreicher Mönche und Heiliger.[134]

Eine letzte grundsätzliche Überlegung zur Greisendiätetik, die in fast allen Gerokomien zur Sprache kommt, wendet sich der Gewohnheit der Alten zu. Sie zu ändern gilt nach hippokratischen Lehrsätzen als äußerst gefährlich.[135] Daher wird erwogen, ob und in welchen Altersstufen auch schlechte Gewohnheiten, die zur zweiten Natur (*secunda natura*) geworden seien und eine entsprechende Wirkkraft besäßen, beibehalten oder ob sie (ganz behutsam) verändert werden sollten, falls noch genügend Zeit dafür da sei.[136]

In den meisten Gerokomien wird neben den theoretischen Überlegungen auch eine ausführliche praxisorientierte *Greisendiätetik* abgehandelt, die mehr oder weniger streng nach den *Sex res non naturales* angeordnet ist. Weil jedoch zahlreiche diätetische Details in den antiken Quellen oft fehlen oder nicht einheitlich festgelegt sind, ergeben sich beträchtliche Unterschiede zwischen den Werken. Sie sind jedoch in der folgenden knappen Darstellung zugunsten einer Übersicht zu vernachlässigen.

1. Stets werden Aspekte der Luft (*aer*: Wetter, Klima) an erster Stelle angesprochen. Hier eigne sich für Greise anders als bei der Nahrung (siehe 2.) am ehesten eine warme und trockene Mischung, die (im Unterschied zu warm-feuchter Luft) keine Fäulnis erzeuge, den trockenen *Spiritus* des Körpers entspreche und geeignet sei, die überflüssigen Säfte auszutrocknen.[137] Weil die Reinheit von großer Bedeutung sei, empfiehlt Cardano Höhenluft.[138] Schlechte Gerüche und Ausdünstungen (insbesondere von Sümpfen oder Kadavern), aber auch die kühle Nachtluft seien zu meiden. Gegen schädliche Einflüsse der Luft sei der Körper zu ölen, was wohl den angeblichen Eintritt der Luft durch unsichtbare Poren der Haut verhindern soll.[139] Eine Verbesserung der Luft durch Düfte und Kräuteraromen wird meist als sinnvoll erachtet, bei Ficino sogar spekulativ als temporärer Nahrungsersatz (s. Abschnitt 2.1.4) nach dem Beispiel Demokrits diskutiert.[140] Verschiedene weitere Aspekte werden im Zusammenhang mit der „Luft" erörtert, etwa die Lage der Wohnung – östlich nach der Morgensonne ausgerichtet oder zu den Nordwinden hin geöffnet – und ihre Beheizung mit geeigneten, wohlriechenden Hölzern, die möglichst ohne Rauch verbrennen und die Räume stets warmhalten. Ferner diskutiert man den Nutzen von Kleidung, die wärmen und zugleich leicht sein solle. Selbst Details wie Ohrenstöpsel aus Baumwolle werden in den Empfehlungen nicht ausgelassen.[141] Beachtung wird auch dem Einfluß der Sterne, dem Wechsel der Jahreszeiten (Sommer, bei anderen Autoren auch Frühling oder Herbst am günstigsten), den Erdzonen und Regionen (hier genießt vor allem Venedig hohes Ansehen) und schließlich den Winden zuteil.

2. Speisen und Getränke (*cibus et potus*) stehen im Mittelpunkt jeder frühneuzeitlichen Diätetik. Neben den bereits angesprochenen Fragen der Quantität, Qualität und Häufigkeit spielt der Zeitpunkt im Tagesablauf eine Rolle: Soll mittags oder abends die Hauptmahlzeit eingenommen werden?[142] Unbestritten ist – aufgrund hippokratischer Lehrsätze – die allgemeine Abfolge von Schlaf, körperlicher Betätigung, Speise und Trank.[143] Die Vor- und Nachteile einer abwechslungsreichen Kost werden erwogen: Einerseits bestehe die Gefahr lebensverkürzender Gefräßigkeit (*gula*), andererseits wird die Bedeutung des (oft unzureichenden) Appetits alter Menschen herausgestellt. Diesen zu stärken stellt beispielsweise der sonst eher konservative Stainer eine neue Regel (*canon*) auf, die alle diätetische Bedenken beiseite läßt: Iß und trink, was schmeckt (*ede, bibe, quod sapit*).[144] Cardanos Eremit hält hingegen lediglich eine regelmäßige Abwechslung (*varietas aequalis*) durch Jahres-, Fest- und Fastenzeiten für sinnvoll. Die Speisen sollten frisch zubereitet und gekocht werden. Nahrung mit warmer und feuchter Qualität sei aus konstitutionellen Gründen im Normalfall zu bevorzugen, solche hingegen, die schwarze Galle (*melancholia*) oder Schleim (*phlegma*) erzeuge, zu vermeiden.[145] Rohkost könne nur in Medikamenten Verwendung finden.[146] Umstritten ist der Nutzen des Fleisches, das immerhin nicht zu den Nahrungsmitteln der langlebigen ersten Menschen und der Pythagoräer ge-

zählt habe; dennoch kann sich kein Autor zu einer Empfehlung rein vegetarischer Kost durchringen.[147] Während Ficino aus Gründen der Analogie das Fleisch von langlebigen Tieren (allerdings für junge Leute) empfiehlt, lehnt Ranchin dies als ungesund ab: Raben beispielsweise seien Aasfresser, und Hirschfleisch enthalte schwarzgalligen (*melancholicum*), dicken Saft.[148] Grundsätzlich sei gebratenes Fleisch besser als gesottenes, weil es weniger „Exkremente“ erzeuge.[149] Fleischbrühe wird freilich als hervorragender Nahrungsersatz bei geschwächten Greisen angesehen, wie überhaupt leichte Produkte wie etwa Honig, die möglichst wenig verdaut werden müßten oder gar bereits den feinstofflichen Produkten der vierten Verdauung entsprechen[150], bevorzugt werden sollten. Um den Magen zu entlasten, sei auf gutes Kauen zu achten; die dazu erforderlichen Zähne sollten durch Mundhygiene möglichst lange erhalten werden.[151] Für den Fall, daß die Zähne bereits fehlen, bieten verschiedene Autoren besondere Ratschläge und eine Auswahl von Speisen (u.a. Brühe, Suppen, Breie, Gelantine und Mandelmilchprodukte) an.[152] Wäßrige, leicht faulende Früchte und Gemüse seien zu meiden, da sie das äußerliche Altern förderten[153]; Trockenobst sei hingegen zu empfehlen.

Unter den Getränken steht meist der wärmende und die Lebensgeister anregende Wein an erster Stelle, wobei die Gefahr einer vorzeitigen Vergreisung durch Trunkenheit hervorgehoben wird. Eine Mischung mit Wasser sei daher ratsam. Reines Wasser wird hingegen aufgrund seiner kalten Eigenschaft meist abgelehnt; auf seine reine Qualität sei jedoch beim Kochen und Baden zu achten.[154] Milch wird meist trotz ihrer „kalten“ Qualität vorsichtig empfohlen; während bei Zerbi und Ficino noch Frauenmilch (vgl. Galen!) im Vordergrund steht, erscheint den späteren Autoren – wohl aus sittlichen oder praktischen Gründen – Esels- oder Ziegenmilch am geeignetsten.[155]

3. Ein Ausgleich von Bewegung und Ruhe (*motus et quies*) ist im Greisenalter besonders erwünscht, da sowohl von der Muße (*otium*) als auch der Geschäftigkeit (*negotium*) Gefahren drohten – mancher Greis verhalte sich wie ein Cato Maior, der für seine Agilität im Alter berühmt war.[156] Die Bedeutung regelmäßiger und gewohnter Übungen (*exercitationes*) wurde der Frühen Neuzeit im monumentalen Werk *De arte gymnastica* (1569) des Paduaner Medizinprofessors Geronimo Mercuriale besonders vor Augen gelegt[157], und die Gerokomien stimmen mit seiner Ansicht überein: Ihr unbestrittener Vorteil liege im Verbrauch überflüssiger krankmachender Säfte und in der Anregung innerer Wärme, die für die Verdauung einer sich anschließenden Mahlzeit und für eine gute Körperbeschaffenheit benötigt werde. Bei überzogener Anwendung bestehe jedoch eine nicht zu unterschätzende Gefahr, daß der Körper, der ohnehin hinsichtlich seiner festen Substanz zu trocken sei, noch weiter austrockne und die Kräfte völlig erschöpft würden – ein Risiko, das Cardano besonders herausstellt. Daher sollten lebensfrische Greise lange, jedoch mühelose

Spaziergänge machen, solche im mittleren Greisenalter jedoch nur kurze, und gebrechliche Alte fast gar keine, denn sie besäßen ohnehin einen großen Puls, weil ihre trockenen Arterien nicht ohne Verletzung erweitert werden könnten.[158] Andere Autoren betonen wie die antiken Autoritäten stärker die Vorteile körperlichen Trainings und empfehlen selbst den Altersschwachen noch Abreibungen (*frictiones*) mit Öl sowie passive Bewegungen.[159] Die Übungen sollten in jedem Fall häufig durch Ruhepausen unterbrochen werden; bei einem Übermaß an Ruhe entstehe jedoch zuviel feucht-kalter Schleim.[160]

Warme Bäder werden im Rahmen der *Sex res non naturales* häufig der Bewegung zugerechnet, weil sie auf die innere Wärme eine ähnlich fördernde Wirkung hätten; jedoch befeuchteten sie zusätzlich und verdünnten den zähen Schleim. Cardano bevorzugt sie bei kalten Extremitäten, erwähnt aber auch kalte Waschungen zur Anregung der Wärme.[161]

4. Eng an die physiologische Bedeutung von Bewegung und Ruhe knüpft diejenige von Schlaf und Wachen (*somnus et vigilia*) an. Auch dieses Gegensatzpaar soll im ausgewogenen Maß zueinander stehen. Schlaf entstehe im *sensus communis* des Gehirns durch aufsteigende Feuchtigkeit nach körperlicher Anstrengung oder Mahlzeiten; sein Nutzen bestehe in einer Erholung der Sinne sowie einer Konzentration der Wärme im Körperinneren, was zu einer vermehrten (dritten) Verdauung und dadurch zu neuer „Befeuchtung" des Körpers führe.[162] Beides sei für die „trockenen" Greise von Vorteil, solange keine „Exkremente" angehäuft würden. Cardano geht sogar so weit, dem Schlaf der Greise eine lebenserhaltende Funktion zuzuweisen (*somnus vita senum*).[163] Außerdem scheine für alte Menschen, die kalt und dem Tode nahe seien, der Schlaf besonders geeignet zu sein, weil er in der Abkühlung des Körperäußeren dem Tod gleiche.[164] Deshalb solle man ihn durch diätetische Maßnahmen (geeignete Speisen, Bäder, Medikamente) fördern. Andere Autoren halten jedoch das häufige Wachliegen alter Menschen für physiologisch und sogar nützlich.[165] Zuviel Wachen könne freilich den Körper durch Austrocknung schädigen und entkräften, zuviel Schlaf hingegen die Bewegungsfähigkeit mindern und im Extremfall sogar den Tod durch Stillstand der inneren Wärme herbeiführen. Daher gelten maßlos schlafende Greise als todgeweiht (*morituri*).[166] Bedeutsam erscheint die Schlafposition: mit erhöhtem Kopf, keinesfalls auf dem Rücken, am besten abwechselnd auf beiden Seiten, um die Verdauung und das Entweichen der Dämpfe (*vapores*) zu befördern, jedoch bevorzugt rechts, damit die Leber nicht auf den Magen drücke. Die wünschenswerte Schlafdauer sei von den Jahreszeiten abhängig, wird jedoch in der Regel mit sieben Stunden angegeben. Während im allgemeinen das Schlafen ausschließlich in der Nacht – mit Rücksicht auf deren Kühle und Feuchtigkeit – empfohlen wird (jedoch erst mehrere Stunden nach dem Essen),

dürfen Du Laurens zufolge Greise auch tagsüber nach den Mahlzeiten schlafen, weil sie nachts oft wach lägen.[167]

5. Verhältnismäßig breiten Raum nimmt die Diskussion von Fülle und Entleerung (*repletio et evacutio* bzw. *secreta et excreta*) ein, weil hier ein Hauptproblem des greisen Organismus vermutet wird, der die Ursache vieler Krankheiten bilde. Durch mangelnde Wärme und schlechte Verdauung in allen Bereichen fielen viele „Exkremente" (Kot, Urin, helle und schwarze Galle, Schweiß und unsichtbare Transpiration, Auswurf, Schleim im Gehirn und Ohrenschmalz) an. Sie könnten jedoch häufig aufgrund unzureichender Ausscheidungskraft (*robur expultricis facultatis*) sowie enger, verhärteter und trockener Ausscheidungswege nicht aus dem Körper entfernt werden und bildeten daher schlechte Säfte (*cacochymia*). Wichtigstes diätetisches Mittel sei hier die geeignete Nahrungszufuhr in Abhängigkeit von Temperatur, Jahreszeit, Region und Luft. Kein Tag solle ohne Ausscheidung vorübergehen.[168] Ferner wird eine Fülle von mechanischen und medikamentösen Methoden zur Entleerung (*evacuatio*) des Körpers beschrieben (s. Abschnitt 2.1.4), die jedoch nicht zu häufig angewandt werden dürften.

Neben der Beseitigung dieser unnützen (*inutilia*) Exkremente stellen auch die nützlichen (*utilia*), nämlich Monatsfluß und Samen, bei Älteren ein Problem dar. Anselmi erwähnt kurz, daß bei Sistieren der Menses oder (bei Männern) der Hämorrhoidalblutung selbst bei alten Menschen eine gefährliche Blutfülle (*Plethora*) entstehen könne. Dieses Konzept wird im 18. Jahrhundert noch wesentlich stärker betont (s. Abschnitt 3.1.3.2). Bezüglich des Samens, der als Überschuß aus dem Blut entstehe, diskutieren die Gerokomien ausführlich den Nutzen des Geschlechtsverkehrs für die Gesundheit. Dies wird für Frauen gelegentlich bejaht[169], für Männer jedoch entsprechend dem Mainstream der Überlieferung abgelehnt. Allerdings sieht man mit Hippokrates der Beischlaf auch als geeignet an, zu wärmen, zu befeuchten und schleimbedingte Krankheiten zu heilen[170], und darüber hinaus nehme die Samenproduktion bei den Greisen nur allmählich und individuell verschieden ab. Entsprechend ist ihre Zeugungsfähigkeit bei Juristen umstritten.[171] Dennoch gilt der Koitus meist als schädlich und (durchaus auch im moralischen Sinne) schändlich, weil er zur vermehrten Austrocknung und Abkühlung führe sowie Kräfte und feinstoffliche Substanzen (*spiritus*) verbrauche.[172] Selbst Ficino, der im allgemeinen Menschen mit melancholischem Temperament durchaus zum Vergnügen (*voluptas*) rät, hält den Beischlaf für gefährlich, sofern nicht eine angeborene „Venus-Neigung" vorhanden sei[173] – was wiederum Anselmi zufolge selten der Fall ist; vielmehr werde der Wunsch der Greise nach häufigerem Geschlechtsverkehr durch die schlechte Säftemischung des Körpers (*intemperies*) induziert.[174] Auch Cardano ist skeptisch, wenngleich er bei längerwährender Peniserektion (zugleich Zeichen potentieller Langlebigkeit) und subjektivem Wohlbefinden nach Vollzug des Beischlafs eine vorsichtige Ausübung für denkbar hält.[175] Zerbi schließlich sieht im Koitus eine Ursache für frühes Ergrauen; außerdem erwähnt er die Möglichkeit, daß Greise durch sexuelles Verhalten der Altenpfleger indirekt geschädigt werden könnten: Durch Geschlechtsverkehr entstehe bei den Bediensteten ein vorübergehender Mangel an innerer Wärme, der wiederum bei der Zubereitung des Essens zu einer Minderung der Nahrungsqualität führen könne. Deshalb sollten sie sich nach etwaigem (privaten) Geschlechtsverkehr im Fluß waschen, bevor sie wieder Speisen und Getränke der ihnen anvertrauten Altersschwachen berührten.[176]

6. Als letzten, aber dennoch wichtigen Punkt diskutieren die Gerokomien den Einfluß geistig-seelischer Leidenschaften (*accidentia animi*) auf das Greisenalter. Ein solcher wird selbstverständlich bejaht, weil auch die antike Philosophie und Medizin[177] eine enge wechselseitige Wirkung von Körper und Seele bzw. Geist herausstellten. Besonders Ficino betont die positive Wirkung geeigneter geistiger Vergnügungen (Gespräch, Musik[178]) und Sinnesempfindungen auf den greisen Organismus. Ferner sei auch die Betrachtung von grünen, noch wachsenden Pflanzen, die unter besonderem Einfluß makrokosmischer Kräfte der Planeten stünden, geeignet, den Menschen „grün" und lebensfrisch (*viridus*) zu erhalten. Durch die Anziehungskraft (*vis attracta*) einer grünen Umgebung würden nicht nur das Sehvermögen, sondern alle *Spiritus* erhalten und gestärkt.[179] Aber auch Cardano hält die Freude des Geistes (neben dem Schlaf und dem Spaziergang) für eine Konstante der Greisendiät[180], und Du Laurens sieht es als wichtige Aufgabe der Gerokomie an, alle fünf Sinne der Greise gezielt durch angenehme Empfindungen zu erfreuen.[181] In diesem Zusammenhang kommentiert Fougerolles den Sinnspruch eines unbekannten frühneuzeitlichen Dichters, demzufolge das Greisenleben durch Bücher, Haus, Garten, Bett, einen Freund, Wein, Enkel, (Heiz-)Wärme, einen heiteren Sinn und Frömmigkeit geprägt sein soll.[182] Deshalb empfehlen auch verschiedene Autoren einen Müßiggang (*otium*) mit Maß, ferner nach dem Vorbild des greisen Cato Maior die Beschäftigung mit Literatur und Landwirtschaft sowie Kontemplation und Meditation, nicht zuletzt über den nahen Tod, der angesichts der Hoffnung auf das ewige Leben durchaus Anlaß zur Freude bieten könne.

Mindestens ebenso breiten Raum nimmt die Erörterung des negativen Einflusses von Leidenschaften auf das Greisenalter ein. Dies sei bei jeder überbordenden Passion, also auch bei Freude, grundsätzlich möglich, weshalb eine Mäßigung (*metropátheia*, im Gegensatz zur stoischen *apátheia*[183]) in diesem Bereich besonders wichtig sei. An vorderster Stelle steht für Ranchin die Traurigkeit (*tristitia*), zu der die Greise aufgrund ihres melancholischen Temperaments, aber auch aufgrund äußerer Lebensumstände (Schlaflosigkeit[184]) besonders neigten. Sie führe nämlich zur Austrocknung der Gebeine und zu einer vitalen Schädigung des Herzens. Mit ihr verwandt ist die Furcht (*timor*), die Anselmi zufolge zur sukzessiven Kälte und Erstarrung führt, indem der *Calor innatus* nach innen geleitet und dort komprimiert werde. Eine dritte Leidenschaft, zu der hauptsächlich die galligen Greise tendierten, sei der Zorn (*ira*); er steht zwar im Ruf, anders als die übrigen Leidenschaften nicht zu einem plötzlichen Tod führen zu können; ferner habe er durch seine Eigenschaft, die innere Wärme und die *Spiritus* anzufachen und nach außen zu verbreiten, für alte Menschen im Blick auf ihre konstitutionelle Kälte in gewissen Grenzen sogar positive Auswirkungen. Dennoch könne er gefährliche und lebensbedrohliche Krankheiten (z.B. *apoplexia*) hervorrufen. Neben dem Zorn werden vereinzelt noch zwei weitere der Hauptlaster genannt, die Philosophie und Theologie den alten Menschen zuschreiben, nämlich Neid (*invidia*) und Habgier (*avaratia*). In gleicher Weise gelten auch Liebe (*amor*), Schmerz (*dolor*), Scham (*verecundia*) und Beschwernis (*sollicitudo*) als ungeeignet für Greise. Vor übermäßiger Sorge (*cura*), zu der melancholische Menschen neigten, wird besonders gewarnt, denn sie „macht alt vor der Zeit" (Sirach 30, 26).[185]

Mit der Erörterung dieser „Sechs nicht natürlichen Dinge" sind die Hinweise auf eine spezielle Lebensweise alter Menschen keineswegs erschöpft. Insbesondere die Abschnitte zu den Alterskrankheiten sind voll von diätetischen Anweisungen, die zum Teil auch den üblichen Vorschriften widersprechen. David de Pomis beispielsweise fordert wie die meisten Autoren im allgemeinen eine „befeuchtende" Greisendiät; bei Podagra und Gelenkbeschwerden gelte jedoch das Gegenteil, weil diese Leiden durch überflüssige Säfte verursacht würden, die man austrocknen müsse.[186] Angesichts der großen Anzahl von Altersbeschwerden und der Singularität der meisten Empfehlungen ist es jedoch in dieser Studie nicht sinnvoll, derartige Abweichungen näher zu diskutieren.

2.1.4 Therapie

Über die zuletzt erwähnten diätetischen Anweisungen hinaus findet sich bei der Darstellung der verschiedenen Alterserscheinungen und -krankheiten in der Fachliteratur noch eine Fülle von weiteren therapeutischen Empfehlungen, die ebenfalls an dieser Stelle nicht eingehend erläutert werden müssen. Ob es nun Rezepte gegen Weißhaarigkeit und Kahlheit sind oder ein Einsalben der Hoden nach dem Bad oder eigens entwickelte Bruchbänder bei Hernien der Eingeweide[187] – die Vielfalt der diskutierten Methoden ist beträchtlich, und regelmäßig wiederkehrende Angaben sind kaum zu erkennen. Im Gegensatz zu diesen besonderen Anweisungen stehen unspezifische Empfehlungen zur Therapie und Prophylaxe bei alten Leuten: Auf sie gehen die meisten Gerokomien in einem eigenen Kapitel ein[188], und eine Auswahl der dort vorgeschlagenen Anwendungen soll im folgenden vorgestellt werden. Nach Ranchin lassen sich diese unspezifischen Maßnahmen in *innere* (*Pharmacia*) und *äußere* Heilmittel (*Chirurgia*) unterteilen.

Die zur *inneren* Anwendung bestimmten therapeutischen Mittel (Medikamente, in der Regel Komposita) enthalten einige Substanzen, die mit pflanzlicher Nahrung (insbesondere Gewürzen und Aromata) identisch sind und vielleicht deswegen kaum in Frage gestellt werden, unter ihnen beispielsweise die „erwärmende" Minze (*menta*), die Ficino etwa für Magen und Intellekt (*menti*) empfiehlt.[189] Demgegenüber sind andere Mittel zumindest in den späten Gerokomien umstritten. Ihre Auswahl und Zielsetzung beruht offensichtlich im wesentlichen auf Assoziation und Analogie zu Eigenschaften der belebten und unbelebten Natur: beispielsweise zur Unvergänglichkeit (Gold), zur Verjüngung (die sich häutenden Schlangen; der Hirsch, dem ein neues Geweih wächst), zur wichtigsten Grundlage tierischen Lebens (Blut) und zur Konservierung gegen Fäulnis (Mittel der Einbalsamierung, z.B. Aloe). Auch wenn Cardano pauschal jegliche Medikamente als abträglich für ein langes Leben bezeichnet[190], wird solche *Materia medica* nicht in erster Linie deshalb angegriffen, weil mit ihrer Anwendung die Aufmerksamkeit von den entscheidenden Maßnahmen der Diätetik abgelenkt wird; ins Kreuzfeuer der Kritik geraten sie vielmehr, weil sie in ihrer Mehrheit auf einer Tradition basieren, die zumindest in diesem Bereich nicht genügend autorisiert ist, nämlich auf der mittelalterlich-islamischen Heilkunde und Alchemie. Deren Epigonen und Protagonisten stehen im 16. und 17. Jahrhundert häufig in direkter Konkurrenz zur gelehrten Medizin und verbinden mit ihrer Anwendung völlig überzogene Erwartungen (s. Abschnitt 2.3). Die wenigen Heilmittel hingegen, die bereits die antike Medizin den alten Menschen empfiehlt, wie etwa das Universalmittel Theriak oder das Antidot Mithridaticum[191], sind von dieser Gelehrtenkritik selbstverständlich ausgenommen; sie werden allerdings auch nur am Rande erwähnt.

Die frühen Gerokomien aus der Renaissance gehen freilich noch völlig unbefangen mit Medikamenten aller Art um. Gabriele Zerbi etwa empfiehlt nicht nur das in der Antike[192], vor allem aber bei Roger Bacon erwähnte Schlangen- oder Vipernfleisch, sondern auch sublimiertes Menschen- oder Schweineblut, Goldwasser (*Aurum potabile*), Elixire, Elektuarien (Pasten mit Honig oder Sirup als Trägersubstanz), Essigsirup und Edelsteine. Die konkrete Wirkweise all dieser Mittel wird – abgesehen von einem Zitronensirup für Verdauungsbeschwerden – erwartungsgemäß sehr vage formuliert: Man verspricht sich davon eine Wiederherstellung oder Erhaltung der Stärke und Komplexion sowie einen Schutz vor dem fortschreitenden Altern; Zerbi betont allerdings, daß daraus keine Verjüngung oder Lebensverlängerung jenseits der natürlichen Grenzen entstehen könne. Lediglich für Gold- oder Fleischwasser (d.i. die auch zur Greisendiät verwandte Fleischbrühe) gibt der päpstliche Leibarzt eine spezifische Wirkung bei Herzschwäche an.[193]

Für diese zuletztgenannte Indikation führt Ficino bereits eine eigene Medikamentengruppe an, die *Cordialia*[194], die in der Behandlung der „Altersschwäche" bis ins 20. Jahrhundert hinein von Bedeutung waren. Unter ihnen räumt der Neuplatoniker der Myrobalane eine besondere Kraft ein (diese Frucht ist außerdem Hauptbestandteil des in medizinischen Texten – u.a. bei Avicenna[195] – häufig erwähnten Kompositum *Triphera* (selbst der konservative Stainer verwendet sie in einem Rezept).[196] Ferner erwähnt Ficino Goldprodukte, Amber, Ingwer und andere Gewürze. Blut eines jungen Menschen solle Ovid zufolge[197] am besten direkt aus der Ader gesaugt werden.[198] Ein eigenes Kapitel widmet der Florentiner den drei Gaben der Weisen aus dem Morgenland (*Magi*), Gold, Weihrauch und Myrrhe, die den wichtigsten unter den Himmelskörpern, nämlich Jupiter, Sonne und Saturn, entsprächen und insbesondere die drei *Spiritus* (*naturalis, vitalis, animalis*) stärkten.[199]

Im Laufe des 16. Jahrhunderts wächst nun die Kritik an der Vielfalt und beliebigen Anwendung dieser Mittel. Zwar preist Pomis unter anderem ein mehr aus vierzig Bestandteilen zusammengesetztes Kompositum als Panazee und Wundermittel an, das das Greisenalter in Jugend verwandle und eine tödliche Krankheit in eine heilbare.[200] Gilbert Fuchs und Girolamo Brisiani aber warnen bereits vor dem unmäßigen Gebrauch erwärmender Medikamente, und letzterer macht sich über das alte therapeutische Prinzip (*similia similibus*) lustig, geschwächten Organen durch das entsprechende tierische Pendant aufhelfen zu wollen.[201] Anselmi verzichtet vollständig auf Medikamente, die nicht-pflanzlichen Ursprungs sind, und Fougerolles meidet die vollmundigen Versprechungen von Pomis, seiner Vorlage. Ranchin schließlich wendet sich (ähnlich wie Du Laurens oder Stainer) gegen die von der islamischen Medizin (*universa Arabum familia*), Arnald von Villanova sowie von Paracelsus und seinen Anhängern[202] aufgestellten Utopien von Langlebigkeit oder gar Unsterblichkeit, die mit der inhumanen und abergläubischen Anwendung (*usum inhumanum, superstitiosum et magicum*) von menschlichem Blut oder Goldmitteln verbunden seien. Doch entgegen dieser verbalen Skepsis übernimmt auch der Kanzler Ranchin – übrigens genauso wie sein Vorgänger Du Laurens – aus pragmatischen Gründen (*multorum desideriis et Medicinae practicae*) manche von diesen Geheimmitteln als *Restaurantia* und *Roborantia* in seine Gerokomie: insbesondere Rezepte für *Aurum potabile* und andere restaurative Wässer und Elekturarien (darunter eines von Ficino) sowie für ein Opiat-Kompositum (vielleicht unter dem Einfluß Francis Bacons; s. Abschnitt 2.3.1). Ferner befürwortet Ranchin besonders den Einsatz von Korallen und Perlen (*margaritae*) sowie – im Blick auf neue Substanzen aus den Kolonien – von Muskat und Peruanischem Balsam.

Wesentlich weniger umstritten erweist sich der Umgang mit *äußeren* Heilmitteln, zu denen Ranchin zunächst die reinigenden Mittel (*Purgantia*) rechnet; in anderen Gerokomien werden diese Methoden der *evacuatio* auch im Rahmen der *Sex res non naturales* oder bei den medikamentösen Therapien besprochen. Da der greise Organismus sowohl unter Verstopfung als auch unter überflüssigen schleimigen oder schwarzgalligen (melancholischen) *excrementa* leide, sei eine regelmäßige Entleerung durch diätetische Maßnahmen, aber auch durch milde Medikamente dringend erforderlich. Hier werden unter anderem Rezepte mit Sennesblättern, Aloe, Terebinthen und Manna angepriesen. Ficino nennt außerdem den Rhabarber, warnt jedoch vor der in der Antike, aber auch noch im 16. Jahrhundert beliebten Nieswurz (*Helleborus*), die aufgrund ihrer drastischen Wirkung nur für junge Menschen geeignet sei. Vor allem Zerbi und Anselmi empfehlen neben Purgantien auch Klistiere und zu bestimmten Jahreszeiten das künstliche Erbrechen nach antiker Gepflogenheit; diese Praxis sei jedoch seltener geworden. Das Gehirn könne durch Niesen und Schneuzen der Nase von überflüssigen Säften befreit werden.

Neben Badezusätzen komme auch äußeren Einsalbungen eine besondere Bedeutung zu. Ranchin wendet sie gezielt zur Stärkung innerer Organe (Herz, Leber, Magen) an. In diesem Zusammenhang betont er wie Cardano die Bedeutung der Hodenpflege nicht nur für die Fruchtbarkeit, sondern auch für den Zustand des ganzen Körpers (*ad totius corporis oeconomiam*), wie aus den nachteiligen körperlichen und sittlichen (!) Veränderungen der Eunuchen zu erkennen sei. Die Hoden seien nämlich eine weitere Quelle der angeborenen Wärme, die in den ganzen Körper ströme. Entsprechend könne man auch die Vulva alter Frauen einsalben, um auf ihre (damals angenommenen) inneren Testikel einzuwirken.[203]

Nicht überraschend erwähnen die meisten Gerokomien im Zusammenhang mit der *evacuatio* schlechter Säfte auch den Aderlaß. Vor einer Anwendung sei jedoch eine strenge Beurteilung der körperlichen Stärke und Konstitution (neben Jahreszeit, Region und Beschwerden) erforderlich. Zerbi empfiehlt bei 75jährigen eine bestimmte Armvene (*Vena basilica*). Ranchin preist den Aderlaß als sichere, weil vom Arzt kontrollierte Möglichkeit des Purgierens bei alten Menschen, sofern eine geringere Menge als bei Erwachsenen ausgeleitet werde; nur im dritten, gebrechlichen Altersstadium (*aetas decrepita*) solle er nicht angewandt werden. Der Kanzler von Montpellier warnt jedoch vor zeitgenössischen Vorstellungen, durch allmähliche Entleerung des gesamten Venenblutes[204], durch geeignete Ernährung und durch Medikamente könne eine Erneuerung des gesamten Organismus erreicht werden; dies sei lebensgefährlich. Anselmi ist in der Indikationsstellung noch wesentlich zurückhaltender; er empfiehlt den Aderlaß hauptsächlich bei der Blutfülle (*Plethora*). Für eine Beseitigung der schwarzen Galle, einem Milzexkrement, sei die Hämorrhoidalblutung von großer Bedeutung.[205] Falls sie im Alter sistiere, solle ebenfalls zur Ader gelassen werden. Stainer ist am restriktivsten und will die *venae sectio* nur bei „heißen" und entzündlichen Krankheiten wie Pest, Pleuritis oder Phlegmone zulassen.[206]

Seltener werden noch andere äußere Methoden der Entleerung wie Schröpfen oder das Ansetzen von Blutegeln empfohlen. Ranchin erwähnt sogar kurz das Kauterisieren.

Einige Gerokomien diskutieren als weitere externe Maßnahme eine Therapie, die bereits (Ps.-)Roger Bacon[207] andeutet: das asexuelle Beilager (*accubitus*) eines jungen Menschen bei einem Greis. Obwohl auch Galen das Auflegen von kleinen Kindern zur äußerlichen Erwärmung des Magens empfahl[208], greifen die frühneuzeitlichen Ärzte zur Autorisierung dieser seltsamen Maßnahme lieber auf ein Vorbild aus der Bibel zurück: den im Alter stets frierenden König David, den ein Mädchen namens Abisag von Sunem (Shunem) im Bett wärmen sollte.[209] Der nach ihr benannte Sunamitismus beschäftigt als spekulative Methode zur Erhaltung, Lebensverlängerung und Verjüngung der Greise auch seriöse Ärzte der Frühen Neuzeit bis weit in das 18. Jahrhundert hinein. Gabriele Zerbi erwähnt diese Methode – nach seiner Vorstellung das Umarmen eines kurz vor der Menstruation stehenden Mädchens zur Stärkung des Magens – nur kurz, stellt jedoch dem *Gerontokomos* dezidiert junge Gehilfen zur Seite.[210] Weit darüber hinaus diskutiert François Ranchin den Sunamitismus ausführlich in einem eigenen Kapitel. Weil junge Menschen viel angeborene Wärme hätten, entweiche sie ihnen als lieblicher Dunst (*halitus suavis*), den

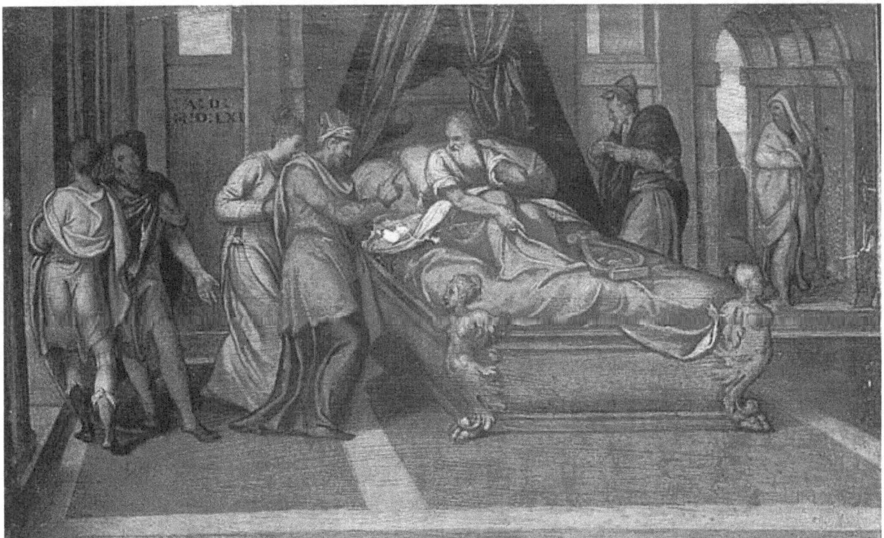

Abbildung 8: Andrea Schiavone (Meldolla) oder Nachahmer, Abisag wird zu David geführt, um 1560 (Altenburg/Th., Lindenau-Museum)

die „trockenen“ Greise vor allem durch Küsse wie ein Schwamm aufsaugen könnten. Bei Anwendung über ein Jahr oder länger bestehe jedoch die Gefahr, daß ein zu solchen „Therapiezwecken“ eingesetztes junges Mädchen dahinsieche. Entsprechend könnten auch Jünglinge, von deren Samen (*infusio seminalis*) alte Frauen beim Beischlaf profitieren, vorzeitig vergreisen. Daher empfiehlt Ranchin schließlich doch die Anwendung eines Hündchens oder frisch geschlachteter Tiere, obwohl deren Wirksamkeit aufgrund ihrer Andersartigkeit gegenüber Menschen geringer sei.[211] Ranchins physiologische Erklärung des Sunamitismus beruht vor allem auf dem seit der Renaissance weit verbreiteten Konzept der *vis attracta*, demzufolge (beispielsweise bei Makrokosmos-Mikrokosmos-Entsprechungen) Gleiches von Gleichem angezogen werde.

Eine dem Sunamitismus vergleichbare Hypothese leitet Ficino aus antiken Mythen ab[212]: Der Lebensgeist (*Spiritus vitalis*) alter Menschen könne notfalls auch vom bloßen (Nahrungs-)Duft (*odor*) erhalten werden, denn der Körper verwandle gewöhnliche Nahrung in den gleichen Dunst (*vapor*), den auch diese Düfte enthielten.[213]

2.1.5 Ergebnisse

Diese hier verhältnismäßig knapp zusammengefaßten Angaben zur Physiologie, Pathologie, Diätetik und Therapie des Greisenalters in den Gerokomien sind von denen in gerontologischen oder allgemeindiätetischen Schriften nicht immer deutlich zu unterscheiden. Angesichts des breiten Spektrums von Textaussagen stellt sich erneut die Frage nach wesentlichen und unverwechselbaren Kennzeichen der Gerokomien, die zu Beginn des Kapitels zunächst in erster Linie mit einigen formalen Kriterien beantwortet wurde.

Auf inhaltlicher Ebene fällt eine zusammenfassende Charakterisierung angesichts der Heterogenität der Texte nicht leicht. Typische Gemeinsamkeiten sind zunächst am ehesten in einer starken Verbundenheit mit der antiken und islamischen Medizin zu finden. Darin unterscheiden sich Gerokomien eindeutig von den Quellen, die in erster Linie die Langlebigkeit thematisieren und – wenn überhaupt – auf andere Traditionen zurückgreifen. Angesichts der Tatsache, daß bis zu 90 Prozent der einzelnen Aussagen in Gerokomien sich mittelbar oder unmittelbar auf traditionelle *auctoritates* stützen (selbst bei Ficino werden es mehr als die Hälfte sein), ist jedoch auch der Unterschied zur zitierten Tradition bedeutsam und zugleich richtungsweisend für eine Beschreibung der Gerokomien: Während in der antiken und islamischen Medizin eine umfassende Abhandlung zum greisen Organismus im Sinne einer Monographie fehlt und die relevanten Aussagen mühsam aus zahlreichen Texten zusammengesucht werden müssen, leistet die frühneuzeitliche Heilkunde seit der Renaissance genau diesen Beitrag und entwickelt in den Gerokomien ein komplexes, bis in Einzelheiten ausgedeutetes System der Altersphysiologie, -pathologie und -therapie, das die teilweise widersprüchlichen Angaben der Quellen zu harmonisieren sucht: Aus den einzelnen Bausteinen entstehen mehr oder weniger vollständige „Häuser" einer wissenschaftlich-theoretischen Altenheilkunde mit ersten Ansätzen einer Professionalisierung mittels eigener Fachliteratur (den Gerokomien) und mittels (fiktiver) beruflicher Spezialisierung (den *Gerontokomoi*), Häuser freilich verschiedener Bauart, je nach Präferenz, Auswahl und Interpretation der Tradition.

Auch im Detail ist der Eigenbeitrag der Autoren gegenüber der Tradition nicht zu unterschätzen: Im Rahmen des hippokratisch-galenischen Systems der Qualitäten- und Humoralpathologie, das kein Verfasser ernsthaft in Zweifel zieht, werden altbekannte Lehrinhalte der Allgemeinmedizin wie etwa die *Spiritus*, die *Facultates* oder die Perspiratio insensibilis mit der Altersmedizin erstmals in Verbindung gebracht. Gegenüber der antiken und islamischen Geriatrie erscheinen mitunter noch weitere physiologische und pathologische Begrifflichkeiten (*vis innatus, humor restaurativus*, subkutaner *vapor terrestris*, Einfluß der Gestirne), deren genaue Bedeutung freilich meist im Unklaren bleibt. Eine zentrale Rolle in der *Altersphysiologie* der Gerokomien spielt die aristotelische Lampen-Metapher, ihre Ausdeutung geschieht aber in kreativer Weise und durchaus verschieden. Über den bloßen Verbrauch von angeborener Feuchtigkeit und Wärme hinaus wird – vielleicht nicht zufällig – erst seit der Renaissance die Frage von Erneuerung oder Ersatz des Verbrauchten (*renovatio, restauratio*) diskutiert.

Die Darstellung der einzelnen *Altersbeschwerden* weit über eine bloße Wiedergabe des antiken Kanons hinaus ist ebenfalls Ergebnis einer eindrucksvollen Umdeutungs- und Syntheseleistung, denn die Details dieser Leiden wurden ursprünglich nicht in direktem Zusammenhang mit dem Altern beschrieben. Aus der Fülle von Angaben werden in der Frühen Neuzeit Verdauungsschwäche (*cruditas*) und Katarrh als zentrale pathologische Probleme herausgearbeitet.

Im Bereich der *Diätetik* ist zwar gegenüber der seit Jahrhunderten unverändert gültigen, an den *Sex res non naturales* orientierten Gesundheitslehre am wenigsten eine Veränderung zu beobachten. Doch bedeutet der Einbau der unsystematischen Gerokomie Galens – einschließlich zahlreicher verstreuter Hinweise aus den antiken Quellen – sowie des neu entdeckten Konzeptes der *sobrietas* in das allgemeindiätetische Schema der „Nicht natürlichen Dinge" eine beachtliche intellektuelle Leistung.

Die zunehmend kritische Auseinandersetzung der Gerokomien mit neueren *therapeutischen Angeboten* zur Erhaltung, Verlangsamung und Verjüngung des Alters schließlich zeigt weniger den Rückzug der gelehrten Medizin auf traditionelle Positionen angesichts des zweifelhaften Erfolges innovativer Außenseitermethoden an, sondern läßt eher eine teils auf Überlegung, teils auch auf Empirie beruhende gesunde Skepsis gegenüber Wundermitteln erkennen, die einer wissenschaftlich begründeten Altenheilkunde durchaus würdig ist.

Kann diese Entwicklung, wie sie sich in den Gerokomien der Frühen Neuzeit spiegelt, zusammen mit Hinweisen auf eine Erweiterung und „Pathologisierung" des Fachgebiets – über die spezialisierten Gesundheitsregeln des Spätmittelalters hinaus werden immer mehr Krankheiten und insbesondere die Melancholie dem Greisenalter zugeordnet – als erster Hinweis auf eine „Medikalisierung des Alters" (Kondratowitz) gelten? Betrachtet man die hier ausgewerteten Quellen allein, so könnte dieser Eindruck durchaus entstehen; ein Blick auf das gesamte medizinische Schrifttum zeigt jedoch die Vereinzelung der Gerokomien und ihr zunächst geringer, wenn nicht sogar zu vernachlässigender Einfluß auf Theorie und Praxis der Medizin – obwohl mit Ficino, Cardano, Du Laurens und Ranchin durchaus bekannte und wirkungsmächtige Autoren sich der Gerokomie zuwandten, die aufgrund ihrer Autorität geeignet waren, dieser Fachliteratur im Bereich der Medizin Geltung zu verschaffen. Die von Cornaro initiierte Idee der *vita sobria,* einer Altersdiätetik des Laien für Laien, dürfte jedoch in der Frühen Neuzeit wesentlich wirkungsvoller gewesen sein als die zwar in sich weitgehend stimmige, jedoch komplexe und in ihren Details von außen kaum nachvollziehbare Lehre der galenistischen Gerokomie. Dennoch hatte die in ihr vollzogene Aufbereitung der antiken Tradition eine nicht zu unterschätzende indirekte Wirkung, nicht nur auf die theologischen Quellen über das Greisenalter[214], sondern auch auf die entsprechenden Hochschulschriften in der zweiten Hälfte des 17. Jahrhunderts. Auch wenn eine unmittelbare Rezeption dieser geriatrischen Fachliteratur selten nachzuweisen ist[215] (dazu war die Autorität antiken Wissens zu dominant), wäre die nachfolgende, verhältnismäßig große akademische Beliebtheit des Themas ohne die Fundgrube der frühneuzeitlichen Gerokomie nicht möglich gewesen.

2.2 Universalmedizinische Schriften (Summen)

Nach dem Vorbild islamischer Summen und insbesondere des *Canon Avicennae* entstehen in der Frühen Neuzeit umfassende Gesamtdarstellungen der Heilkunde. Sie tragen dem Anspruch der Medizin Rechnung, eine vollwertige akademische Disziplin darzustellen, die in Theorie wie Praxis gelehrt sowie nach scholastischen Prinzipien strukturiert ist und dementsprechend Wissen reflektiert. Als wichtige, hier anzusprechende Beispiele können die 1554 erstmals gedruckte *Universa medicina*

Jean Fernels, das *Universae medicinae compendium* (1598) Jean Riolans (sen.) sowie die *Institutionum medicinae libri V* (1620) Daniel Sennerts gelten, der sich – trotz seines iatrochemischen bzw. chymiatrischen Interesses – im Bereich der Physiologie und Pathologie noch deutlich an Galen orientiert. Von diesem galenistischen Grundtenor weicht die Schrift *De medicina statica* (1614) des italienischen Arztes und Professors für theoretische Medizin Santorio Santorio insofern bereits ab, als sie in einigen Aphorismen zum Greisenalter neben traditioneller Diätetik eine neue, mechanistische und quantifizierende Sichtweise erkennen läßt. Dementsprechend wurde sie vor allem seit der 2. Hälfte des 17. Jahrhunderts intensiv rezipiert.[216]

Den zuerst genannten Texten ist hingegen gemeinsam, daß sie in besonderer Weise der antiken wie auch islamischen Medizin verpflichtet sind (trotz verbaler antiarabistischer Attacken), daß sie diese Traditionen jedoch in hohem Maße systematisieren, beispielsweise in der Lehre von den Temperamenten und den *Facultates*. Wie ihre Quellen gehen sie auf das höhere Lebensalter an verschiedenen Stellen ein, doch immer nur kurz, da es kein Hauptthema des rezipierten Wissens darstellte.

Zunächst wird die Situation des Greisenalters im Rahmen der Temperamenten- oder Säftelehre erörtert, in der auch der Unterschied zwischen den Lebensaltern (*aetates*) als einem wichtigen Faktor menschlicher Natur (*Res naturalis addita*) zur Sprache kommt.[217] Dabei wird zunächst das Greisenalter in bekannter, variantenreicher Weise definiert und unterteilt sowie mit der winterlichen Jahreszeit verglichen.[218] Im Blick auf die Physiologie erweitert Fernel Galens Auffassung von einem besonderen Temperament des höheren Alters, dessen kalte und trockene Mischung sich fortwährend verstärke, insofern, als die individuelle Konstitution ebenfalls von Bedeutung sei: Ein Mensch mit warm-trockenen Grundeigenschaften ist demnach im Alter immer noch verhältnismäßig warm und trocken; diese Ansicht greift der Kanzler von Montpellier Ranchin in seiner Gerokomie unmittelbar auf, indem er eine *Senectus sanguinea*, *biliosa*, *pituiosa* und *melancholica* unterscheidet und der ersteren aufgrund ihrer verhältnismäßig warm-feuchten Mischung eine Tendenz zur Langlebigkeit zuspricht.[219] Wie die Gerokomien müht sich Fernel außerdem um die widersprüchliche Position Galens zur Ursache des Alters: Einerseits sei die Temperament-Verschiebung in Richtung Kälte und Trockenheit nicht Folge äußerer Einflüsse wie etwa der Hitze oder eines unmäßigen Lebenswandels, sondern beruhe auf inneren Ursachen, nämlich der inneren Wärme, die sich infolge eines Verbrauchs ihrer Nahrung selbst zugrunderichte. Dieser Prozeß laufe andererseits jedoch nicht von selbst (*per se*) ab, weil die Wärme naturgemäß auf ihre Erhaltung angelegt sei, sondern werde akzidentiell hervorgerufen.[220] Eine nähere Erklärung dieses Paradoxon bleibt Fernel freilich schuldig. Aus einer anderen, in der Gerokomie Anselmis heftig kritisierten Schrift Fernels[221] erfahren wir darüber hinaus, daß er einen *Calor caelestis* annimmt, eine innere Wärme also, die ein im aristotelischen Sinne

„himmlisches", unvergängliches Wesen besitze, was ihre Selbstdestruktion ausschließe. Entscheidend ist daher für Fernel die Qualitätenverschiebung (*exuperantia qualitatis*), die Zunahme der elementaren Kälte im Temperament des greisen Körpers.

Riolan greift hingegen in seiner Greisenphysiologie hauptsächlich die Diskussion um die Erneuerbarkeit des *Humidum radicale* auf und betont, daß diese Lebensfeuchte nichts anderes als der ölig-luftige Anteil des Samens sei, der in den festen Teilen des Körpers seinen Bestand habe und nicht erneuert werden könne. Darüber hinaus sei es unmöglich, daß durch denselben Prozeß, der zum Verbrauch der Wärme führe, sie auch wiederhergestellt werden könne.[222] Des weiteren unterscheidet Riolan ein kalt-feuchtes *Temperamentum viventis* der Greise von ihrem kalt-trockenen *Temperamentum mixtionis*; während letzteres der Konstitution der festen Körperteile entspricht, nimmt ersteres Bezug auf den häufig erwähnten schleimig-wässrigen Saft (*pituita; humor aquaeus, excrementitius*), der bei Mangel an innerer Wärme im Überfluß (daher die Bezeichnung *superfluitates*) entstehe.[223] Im Gegensatz zu Riolan schließt Fernel an dieser Stelle melancholische Säfte explizit aus.[224]

Während Fernel aus seinem Konzept einer himmlischen Wärme keinerlei diätetische oder therapeutische Konsequenzen hinsichtlich Altersverzögerung und Langlebigkeit herleitet und Riolan nur auf eine altersunspezifische Diät für gesunde Menschen eingeht, finden sich im diätetischen Teil der *Institutiones* Sennerts immerhin Teile der Gerokomie Galens. Empfohlen werden konventionelle Maßnahmen nach den *Sex res non naturales*, also warme und feuchte Nahrung und Umgebung, vor allem im Herbst und Winter, sowie eine Beförderung der Ausscheidungen von *excrementa*.[225] Im Bereich der Diagnostik wirkt die mittelalterliche Harnlehre nach, wenn der Urin der Greise als weiß und dünn, bei Ausscheidung der *excrementa* auch dick und konkrementhaltig (*cum copioso contento*) bezeichnet wird.[226]

Sehr bescheiden fallen Hinweise auf das Senium in den Teilen der frühneuzeitlichen Summen aus, die der Pathologie gewidmet sind: Fernel erwähnt kurz in seiner Fieberlehre den Prozeß einer altersinduzierten, fieberlosen Austrocknung als Analogon zum dritten Grad des fieberhaften Marasmus. Durch letzteren werde zunächst das *Humidum carnosum* und schließlich das – mit dem Samen und der inneren Wärme assoziierte – *Humidum primigenium* verbraucht.[227] Bekämen die Greise trotz ihres kalt-feuchten Temperamentes Fieber, so seien sie mit stärker abkühlenden Mitteln zu behandeln als die Jüngeren. Darüber hinaus enthält nur noch eine kurze Kasuistik in Fernels Werk einen direkten Bezug zum Alter: Sie schildert den Fall eines besonders dem Zorn zugeneigten Greises, der nach dem Tod ohne Galle und Gallenblase, dafür aber mit einem großen Gallenstein gefunden wurde.[228] Abgesehen von dem alterstypisch geltenden Steinleiden weist diese Fallbeschreibung darauf hin, daß man alte Menschen als durch die *accidentia animi* besonders gefährdet ansah;

dies gilt gerade auch für den Zorn, der zu einer Ausbreitung des *Calor innatus* in die Peripherie führe und auf diese Weise auch zu dessen Verminderung im Herzen. Allerdings wurde als wichtigste Ursache dieses Affektes nicht das höhere Lebensalter, sondern ein Überfluß der gelben Galle (*cholé*, daher die Bezeichnung Choleriker) diskutiert.

Diese verhältnismäßig bescheidenen Hinweise auf das Greisenalter in den universalmedizinischen Schriften, aber auch in frühneuzeitlichen Kommentaren zur *Ars medica* Galens[229] oder auch in den *Quaestiones medico-legales* des päpstlichen Leibarztes Paolo Zacchia (1584 – 1659)[230] machen zunächst deutlich, wieviel weitergehend die Gerokomien das Thema erörtern. Dennoch enthalten die Schriften Fernels, Riolans, Sennerts und manch anderer Autoren[231] systematisiertes Basiswissen für die Diskussion der Lebensgrundlagen und der Vorgänge im Körper, auf das die Gerokomien und die späteren geriatrischen Hochschulschriften aufbauen konnten.

Das gleiche gilt im Grunde auch für die knappen Hinweise Santorios zur Altersphysiologie, die allerdings vorwiegend von der späteren, iatromechanisch geprägten Hochschulmedizin rezipiert wurden. Santorios allgemeiner Verdienst liegt vor allem in einer quantifizierenden Messung der bereits in der Antike bekannten unsichtbaren Hautatmung (Perspiratio insensibilis, teilweise auch *transpiratio* genannt).[232] Wie vor ihm bereits einige Gerokomien sieht er in deren Abnahme einen wichtigen Grund für das Altern (Aph. I 83), weil sich durch eine verminderte Ausdünstung Abfallstoffe im Körper ansammelten. Darüber hinaus mißt er aufgrund seiner Wiegeversuche dem Körpergewicht große Bedeutung bei. Seine Erkenntnis, daß höheres Gewicht das Altern befördert (Aph. I 37, 79), war freilich bereits der antiken Medizin geläufig, gewinnt nun aber – vielleicht auch unter dem Einfluß von Cornaros *Vita sobria* – neue Aktualität. Ohne Vorbild ist hingegen Santorios Hinweis auf die Bedeutung der Körperfasern, die er im Rahmen seiner Perspirationslehre als eine Art von Grundsubstanz des Körpers immer wieder erwähnt. Zwar beschreibt auch schon Riolan den greisen Körper als fast ausschließlich aus Körperfasern bestehend[233], doch zieht er daraus noch keine Konsequenzen für die Funktion des Körpers. Santorio hingegen deutet an, daß aufgrund der irreversiblen Verhärtung und Rigidität dieser Fasern im greisen Organismus der Mensch immer weniger fähig sei, Gewicht (beispielsweise die Nahrung) aufzunehmen, so daß er schließlich notwendigerweise sterben müsse (Aph. I 80). Aphorismus V 35 setzt sogar Altern mit einer allgemeinen Faserverhärtung gleich. Durch sie würden die Öffnungen – Poren oder kleine Blutgefäße – komprimiert, wodurch wiederum die natürliche Wärme erstickt werde. Diese zuletztgenannten Aphorismen werden anders als Santorios Transpirationslehre zunächst kaum beachtet; sie deuten jedoch bereits die Grundlagen der um 1700 beschriebenen umfassenden iatromechanischen Pathophysiologie des Alterns an.

2.3 Schriften zum Thema Langlebigkeit

Das Interesse an Langlebigkeit und Unsterblichkeit war in der Renaissance besonders ausgeprägt; es spiegelt sich im Aufgreifen verschiedener literarisch-ikonographischer Motive: Wohl aus altpersischen Quellen speist sich die Sage vom Jungbrunnen, in dem alte, verbrauchte Menschen in junge verwandelt werden.[234] Sie inspiriert nicht nur den Spanier Juan Ponce de Léon zu einer Expedition, auf der 1513 die amerikanische Halbinsel Florida entdeckt wird, sondern auch Lukas Cranach den Jüngeren zu seinem berühmten, 1546 entstandenen Gemälde. Ähnliche Wunschträume manifestieren sich in Gestalt der Glücklichen Inseln, auf denen Arbeit, Krankheit und Alter unbekannt sind[235], oder in dem sagenhaften Reich des Priesterkönigs Johannes, unter dessen Pseudonym seit dem 12. Jahrhundert ein Brief zirkulierte. Demzufolge gebe es in seinem Land eine Quelle, die den Menschen zu einem gleichbleibendem Alter von 32 Jahren verhelfe, sowie von Adlern herbeigetragene Steine, die verjüngende Kraft besäßen und die Sehkraft wiedergewinnen ließen.[236] Einen besonderen Reiz zwischen Attraktion und Hybris gewinnt schließlich seit dem hohen Mittelalter

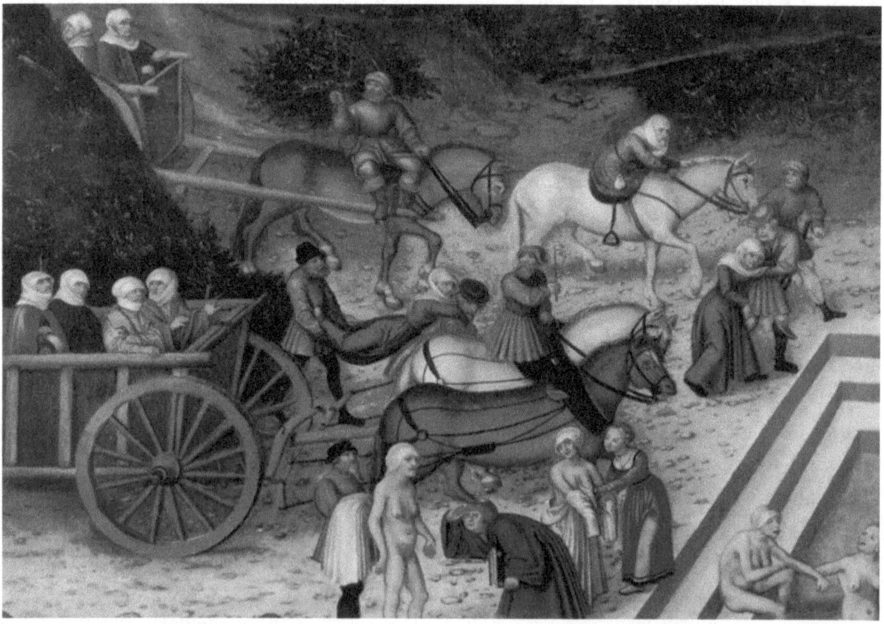

Abbildung 9: Lucas Cranach der Ältere, Jungbrunnen (Detail). Öl auf Holz, 1546 (Staatliche Museen zu Berlin, Gemäldegalerie)

(Alexanderepos; Jean de Mandeville) die Suche nach dem irdischen Paradies, in dem der Baum des Lebens Unsterblichkeit verheißt.

Auch medizinische Quellen befassen sich speziell mit der Langlebigkeit. Texte, in denen dieses Thema im Mittelpunkt steht, sind mit Gerokomien insofern verwandt, als sie immer wieder auch die Frage des Alterns (vor allem unter dem Aspekt seiner Vermeidung) anschneiden, während letztere wiederum Ursachen und Kennzeichen eines langen Lebens diskutieren. Während die spekulativen Konzepte zum langen Leben an dieser Stelle nur summarisch abgehandelt werden können, ist die oft beiläufige Diskussion des Greisenalters in den Langlebigkeits-Schriften von besonderem Interesse, weil in ihnen häufig Alternativen oder Gegenmodelle zu dem herrschenden galenistischen Konzept des Greisenalters aufscheinen, und dies, obwohl die meisten Autoren dieser Quellen Ärzte sind oder zumindest ein Medizinstudium absolviert haben. Die sehr heterogene Spezialliteratur zur Langlebigkeit läßt sich cum grano salis in drei Gruppen unterteilen, die hier anhand weniger Beispiele vorgestellt werden:

1. Exemplifizierende Texte, die in Nachfolge der aristotelischen Schrift *De longitudine et brevitate* und der *Makrobioi* Lukians die Ursachen und Kennzeichen eines langen Lebens anhand von Beispielen aus der Natur und Geschichte erörtern (Rangone, Dornau, Bacon);
2. galenistische Texte, die weitgehend ohne historische Beispiele durch Modifizierung der herrschenden Theorie die Langlebigkeit des Menschen diskutieren (Joubert, Vallés);
3. „antigalenistische“ Texte, die abseits von der Rezeption antiker medizinischer Fachprosa unter dem Einfluß alchemistischer oder iatrochemischer Tradition andere therapeutische Konzepte zur Langlebigkeit in einer sehr metaphernreichen Sprache entwickeln (Paracelsus, Van Helmont).

Da anders als bei den Gerokomien eine Synthese der einzelnen Texte zu einem gemeinsamen Ganzen kaum möglich ist, werden sie im folgenden nacheinander angesprochen.

2.3.1 Diskussion anhand von Beispielen: Tommaso Rangone, Caspar Dornau, Francis Bacon

Mehrere Auflagen sowie eine Übersetzung ins Italienische erfuhr das 1550 erstmals erschienene Werk *De vita hominis ultra CXX. annos protrahenda*[237] des in Venedig wirkenden Arztes und humanistischen Gelehrten Tommaso Rangone (Thomas Philologus; 1493 – 1577), das freilich seinem programmatischen Titel zunächst wenig gerecht wird. Es listet vielmehr mit der Antike beginnend zahllose Beispiele (*historiae*) für Langlebigkeit auf, die eher das Gegenteil belegen, wenngleich die Venezianer (freilich noch ohne das Beispiel Cornaros) im Blick auf die Langlebigkeit besonders hervorstechen. Da das Werk zunächst dem gerade gewählten (67jährigen) Papst Julius III. (1550 – 55) gewidmet ist – spätere Auflagen dann Paul IV. (1555 – 59) bzw. Pius IV. (1559 – 65) – wird anhand aphoristischer Papstbiographien zunächst die seit dem 11. Jahrhundert (Petrus Damianus) häufig diskutierte Frage erörtert, warum die Nachfolger auf dem Stuhl Petri (bisher) nicht die überlieferte „Amtszeit" des Apostels Petrus (*ad Petri annos*; 25 Jahre) überschreiten konnten.[238] Der Mediziner Rangone weist nicht auf die einschlägigen theologischen Argumente, sondern auf das häufig nicht natürliche Ende der Päpste durch Verbrechen, Krankheiten und Diätfehler hin. Diese insgesamt negative Bilanz ist nach Rangone zunächst Folge des unzureichenden Wissens der Antike. Jetzt stünden zwar Heilmittel zur Verfügung, die den Alten noch unbekannt waren; doch geschähen durch moderne *ignorantia* weiterhin Mord, Völlerei, Geschlechtsverkehr und Habsucht, die allesamt die Lebenszeit verkürzten. Auf verschiedenen, oft verworrenen Wegen versucht Rangone zu argumentieren, daß die in der Bibel genannte Grenze von 120 Jahren nicht absolut sein könne. Beispielsweise leitet er aus den überlieferten quantitativen Angaben zu den Lebensaltern die maximale Lebensdauer ab, weist jedoch kurz darauf (wie Zerbi und Ficino) auf die Abhängigkeit eines langen Lebens vom Einfluß der Planeten sowie dem individuellen Geburtstermin hin und zählt später wiederum zahlreiche biblische Beispiele für Lebensverlängerung durch Gottes Willen auf. Die anatomische, physiologische und theologische Sonderstellung des Menschen, seine Himmelsnatur (*coeli natura*), prädestiniere ihn zur Unsterblichkeit.[239] Neben derartigen kühnen Thesen finden sich aber auch sporadisch und unsystematisch die altbekannten inneren und äußeren Ursachen für das Altern und den Tod erwähnt. Für ein langes Leben entscheidend hält Rangone neben dem göttlichen Willen die medizinische Kunst. So empfiehlt er die *vita media* unter Vermeidung von Diätfehlern oder gefährlichen Medikamenten. Entscheidend sei auch die Gewohnheit der Speisen. Gegen Ende seines Traktates erwähnt der bekannte Arzt schließlich noch Giftantidota, Magnete, Perlen, Edelsteine und andere *Occulta* zur Verlängerung des Lebens.

Während Rangone das auf den ersten Seiten der Bibel überlieferte lange Leben der vorsintflutlichen Menschen (*praediluviani*) nur kurz erwähnt, konzentriert sich mehr als siebzig Jahre nach ihm Caspar Dornau (Dornavius, 1577 – 1632) in seinem 1619 erschienenen Festvortrag *Mathusala vivax* genau auf diesen Aspekt, der übrigens bereits mittelalterliche Theologen beschäftigt hatte und in der Frühen Neuzeit auf breites Interesse stieß.[240] Dabei diskutiert der an historischen wie chymiatrischen[241] Fragen interessierte Arzt und Humanist die auch in den späten Gerokomien häufig erwähnten Fragen, worauf dieser „historische“ Umstand denn beruhe und ob er heute noch erreichbar sei. Von der Riesenhaftigkeit, Weisheit und Kunstfertigkeit der *praediluviani* zeugten nicht nur die Bibel, sondern beispielsweise auch der Bau der Pyramiden; aus diesen Eigenschaften lasse sich auf ihr gutes Temperament schließen. Neben dem Einfluß der Regionen, aus dem Dornau auf die ideale Lage des ursprünglichen Paradieses schließt, sieht er wesentliche Ursachen der Langlebigkeit in der vegetarischen Ernährung der Altvordern, ferner in ihrem späten Heiratsalter und dementsprechend nicht zu frühen Ausübung des Geschlechtsverkehrs sowie in ihrer Genügsamkeit (*continentia*) – Argumente, die mit den diätetischen Konzepten der Gerokomien ohne weiteres in Einklang zu bringen sind.

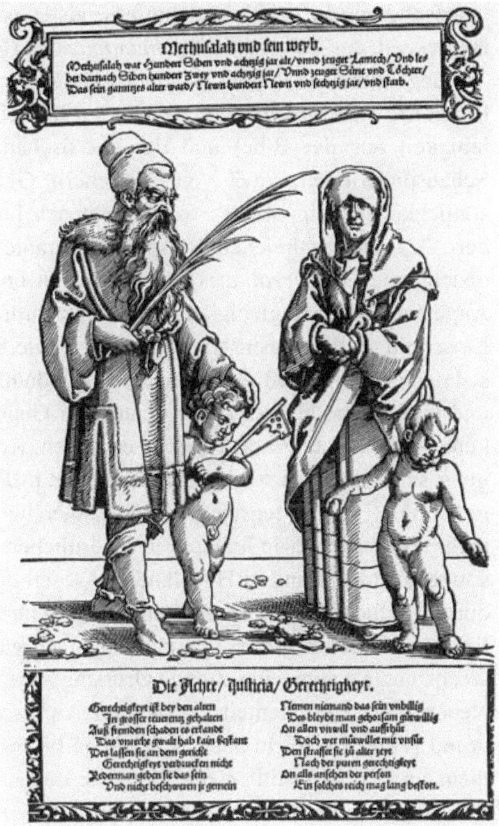

Abbildung 10: Hans Sebald Beham, Methusalah, Holzschnitt 1530. *Quelle:* Die Erzväter des Alten Testaments Serie von zwölf Einblattholzschnitten, hg. von Niklas Meldemann
(Staatliche Museen zu Berlin, Kupferstichkabinett)

Etwa zeitgleich zur Rede Dornaus erscheint die sicher bedeutendste und später in den medizinischen Hochschulschriften häufig zitierte Monographie zur Langlebigkeit im 17. Jahrhundert, die *Historia vitae et mortis* (1623).[242] In diesem Werk des bereits über sechzig Jahre alten medizinischen Laien Francis Bacon (1561 – 1626), das kurz nach seinem Sturz als Lordkanzler entstanden ist, spielt das Beispiel ebenfalls eine besondere Rolle.[243] Als Quelle für seine zahllosen naturkundlichen und historischen Exempel zur Lebenslänge dienen nicht nur die entsprechenden Schriften des Aristoteles oder der einschlägige Kommentar *De Vita et morte* (1584) des Matthias Flacius[244], sondern insbesondere die vielleicht umfassendste polyhistorische Beispielsammlung der Barockzeit, das *Theatrum vitae humanae* des Basler Gelehrten Theodor Zwinger.[245]

Gegenüber Aristoteles ist daher die Zusammenstellung von Exempeln in allen Bereichen stark erweitert, vor allem um historische Beispiele für menschliche Langlebigkeit aus der Bibel und der klassischen Antike (auch Frauen, insbesondere Schauspielerinnen) sowie von Herrschern, Geistlichen und anderen berühmten Persönlichkeiten. Hippokrates wurde demnach hundertundvier Jahre alt, Cornaro hundert.[246] Diese zahlreichen Beispiele abstrahiert Bacon zu verallgemeinernden Beobachtungen (*observationes*), Bedingungen und Kennzeichen für ein langes Leben. Angesichts der Langlebigkeit der vorsintflutlichen Menschen sieht er einen klaren Einschnitt in der Lebenserwartung durch die Sintflut gegeben. Seit der Zeit Moses seien aber maximale Lebenslänge und die damit korrelierende Körpergröße konstant, und man könne bei der Lebensdauer (im Gegensatz zur Auffassung Roger Bacons) keine weiter absteigende Tendenz erkennen. Konstitution der Eltern und Art der Zeugung seien dennoch wichtig, unter anderem dominiere bei Langlebigen das mütterliche Blut.[247] Die Menschen lebten länger bei weniger Luxus und Müßiggang und mehr Arbeit, ferner in kälteren und nördlichen Ländern – dort sei die Haut dichter – sowie auf Inseln und in Hochländern wegen der besseren Luft. Von Vorteil sei eine durch Einfachheit und Enthaltsamkeit gekennzeichnete pythagoräische oder klösterliche Lebensart, begleitet von philosophisch-wissenschaftlichen Studien; sowohl Abwechslung als auch eine strenge Ordnung selbst in diätetischen Details seien wichtig. Neben diesen größtenteils bekannten Auffassungen relativiert Francis Bacon aufgrund seiner Beispiele aber auch einige bisherige Annahmen: Anders als bei Herodicus und Cornaro solle nicht das ganze Leben nur um seine Erhaltung kreisen. Auch Kahlköpfe und Vielfraße könnten lange leben, und eine mittelmäßige Lebensweise sowie Bäder und Salbungen brächten nicht viel. Völlig unwichtig seien astrologische Parameter.[248]

Entgegen seiner explizit geäußerten Absicht, induktiv vorgehen zu wollen, leitet Bacon die nachfolgenden physiologischen und therapeutischen Vorstellungen zur Langlebigkeit nur zu einem geringen Teil aus den zahlreichen Exempeln und *observationes* ab; statt vorgeblich empirischer Natur erscheint seine Lehre viel eher spekulativ und eklektizistisch[249], mit deutlichen Bezügen zu Aristoteles und der neuplatonischen Schule (Ficino). Widersprüche sind daher nicht selten: So preist er aufgrund seiner Beispiele das Landleben mit viel frischer Luft, fordert aber später den Ausschluß der austrocknenden Luft. Grundsätzlich hält Bacon die Verlängerung des Lebens für ein Menschheitsziel, dem die Medizin bislang neben ihren anderen beiden Hauptaufgaben, der Behandlung von Krankheiten und der Erhaltung von Gesundheit, zu wenig Aufmerksamkeit gewidmet habe. Wie Zerbi macht er deshalb immer wieder in seinem Werk deutlich, daß für diese drei Ziele unter Umständen ganz verschiedene diätetische Maßnahmen ergriffen werden müssen, die den jeweils anderen Bereichen entgegengesetzt sind und sogar schaden können.[250]

Bereits in seinem Vorwort zur *Historia vitae et mortis* wendet sich Bacon sowohl gegen die chemische Medizin (ungeachtet einiger Bezüge zum Paracelsismus und zur Alchemie) als auch gegen die galenistische Theorie von lebenserhaltendem *Calor* und *Humidum*. Demgegenüber sieht er – gleichwohl mit deutlichem Bezug zur antiken Physiologie – eine Hauptursache des altersbedingten Verfalls in dem (offensichtlich wärmeähnlichen) *Spiritus innatus*, der häufig auch in der Mehrzahl angesprochen wird. Dieser sei seelengleich[251] in belebten und unbelebten Körpern (*tangibilia*) vorhanden und verzehre wie eine Flamme die Feuchtigkeit, wodurch diese in neuen *Spiritus* verwandelt werde. Während die Luft von außen den Körper auszutrocknen drohe, geschehe Austrocknung von innen durch den Konsumptionsprozeß der zu lebhaften *Spiritus*. Eine zusätzliche Gefahr bestehe in ihrem Entweichen aus dem Körper, wodurch die fetten Körperteile verhärteten und kontrahierten. Eine geringere Kontraktion geschehe bei einem weiteren Alterungsvorgang, der Fäulnis des *Humidum* durch die *Spiritus*. Diesen ständigen Zerfallsprozessen stellt Bacon zeittypisch die Möglichkeiten einer *reparatio* und *renovatio* entgegen: Ähnlich wie sein Zeitgenosse Ranchin argumentiert er, die suffiziente Reparatur des Körpers in Kindheit und Jugend zeige, daß die *materia reparationis* ewig bestehen könnte, wenn die Reparatur adäquat bliebe. Hauptproblem der Wiederherstellung seien nicht die weichen, sondern die harten Teile des Körpers, was zu einer *inaequalis reparatio*[252] führen könne. Wie Zerbi erkennt er deshalb auch Unterschiede zwischen Jungen und Alten bei der Wundheilung.[253]

Aus diesen physiologischen Hypothesen leitet Bacon seine spekulativen diätetischen und therapeutischen Vorstellungen ab, die drei Hauptzielen untergeordnet sind:

1. der Verhinderung zu rascher Konsumption,
2. der vollständigen *reparatio* und schließlich
3. der *renovatio* des Alten.

1. Besonders wichtig ist ihm eine Kontrolle des Konsumptionsprozesses durch Einwirkung auf die wärmetragenden *Spiritus*. Ziel sei ihre Verdichtung im Körperinneren (*condensatio*) zu einer kräftigen, aber nicht zu heftigen Wärme [254], damit sie dort auch harte Stoffe auflösen könnten. Dies könne auf verschiedene Weise geschehen: in erster Linie durch ein Zusammentreiben der *Spiritus* in die Mitte mittels einer Opiumkur[255] oder anderer abkühlender Mittel (Gebirgsluft, Salpeter, „kalte“ Lebensmittel, auch deren bloßer Geruch), ferner durch eine Besänftigung der *Spiritus* mittels gemäßigter Lebensweise, außerdem durch eine Reduktion der *Spiritus* mittels enthaltsamer Kost nach dem Vorbild der Pythagoräer, Eremiten und Cornaros, und

schließlich durch Zügeln der *Spiritus*-Bewegung. Letzteres geschehe durch Schlaf, durch Vermeidung von zu schwerer Arbeit und Leibesübung, durch geeignete seelische Affekte sowie durch einen Ausgleich zwischen Gewohnheit und Veränderung. Eine weitere von Bacon erwähnte Maßnahme zur Erhaltung der Feuchtigkeit ist das Vermeiden der Austrocknung durch Außenluft; man schütze sich vor ihr durch ein Leben in Höhlen oder auf dem Gebirge, vor allem aber durch Schließen der Hautporen mittels Kälte (v.a. kaltes Baden), Hautadstringentien, Einreibungen mit Öl oder Fett und geeignete Kleidung. Zwar werde dadurch die Ausscheidung der „Exkremente" mit dem Schweiß – von der Bacon ohnehin nicht viel hält – behindert; diesen Prozeß könne man aber durch Abführmittel ersetzen. Eine Verbesserung der Haltbarkeit des Blutes gegenüber Fäulnis will Bacon ebenfalls mittels kühlender Diät, aber auch durch Medikamente (Gold, Absud von Holz) erreichen.

2. Neben diese Maßnahmen zur Konsumptionskontrolle tritt als zweites therapeutisches Ziel Bacons die *reparatio* des Verbrauchten, die hauptsächlich durch eine geeignete Alimentation erreicht werden könne: Feste, trockene und süße Speisen sowie Leibesübungen sollen auch die übrigen Körpersäfte zäh, ölig und tauartig erhalten. Wichtig ist für Bacon außerdem eine Stärkung der Kardinalorgane Magen, Leber, Gehirn und Herz (durch Giftantidota, Cordialia wie Gold, Perlen und Edelsteine sowie durch geeignete Luft oder Düfte), um die Verdauung zu fördern. Die Ernährung solle abwechslungsreich sein, doch nicht unbedingt feucht; Gebratenes sei deshalb besser als Gekochtes und dieses wiederum besser als rohe Speisen. Allein von Kräutern könne sich kein Mensch ernähren; doch selbst wenn geeignete Nahrung vorhanden sei, könne die Altersabzehrung (*Atrophia senilis*) eintreten, sofern die zur Verdauung nötigen *Spiritus* zu ausgedünnt seien.[256] Greisen solle man halb verdaute, zerkleinerte Nahrung geben, um ihnen Probleme beim Kauen ohne Zähne zu ersparen. Als utopische Idee propagiert Bacon (ähnlich wie Ficino) eine Ernährung ohne Mithilfe des geschwächten Magens, etwa durch Milchbäder oder Klistiere.[257] Die Leitung der Nahrung zu den äußeren Körperteilen und ihre fortschreitende Verdauung (*attractio*) werde durch Bewegung, Massagen, Übungen und Geißelungen angeregt (doch anders als überliefert nicht bei völlig leerem Magen, sondern nach einer süßer Morgenmahlzeit), die Assimilation als letzter Akt der Verdauung hingegen durch Wärme und Schlaf.

3. Als Maßnahmen zur *renovatio* des Alten schlägt Bacon eine Aufweichung und Lockerung der verhärteten und ausgetrockneten Glieder durch Bäder und Salbungen vor. Entscheidend sind dabei jedoch adstringierende Zusätze wie Öl, Salz, Blut (unter Berufung auf Ficino) sowie Fleisch, Fett, Wein oder Gewürze. Ferner kommt die Anwendung körperlicher Wärme (etwa durch Sunamitismus) in Frage. Als innere Maßnahmen empfiehlt Bacon zum einen eine Kur, wie sie bei (Syphillis-) Kranken angewandt werde (u.a. Guajak und Chinawurzel), zum anderen das fortwährende

Abführen der verbrauchten Säfte durch Purgantien: Das rasche Entweichen des wäßrigen Saftes (*Humor aqueus*) führe zu einer längeren Konservierung des öligen Anteils im Körper.

Gegen Ende seines Traktates diskutiert Francis Bacon noch die Unterschiede zwischen Jungen und Alten hinsichtlich Physiologie, Pathologie und Charakter (letzteres wiederum nach Aristoteles). Unter Berufung auf eine anonyme französische (möglicherweise theologische) Quelle stellt er dabei auch unverhüllt Bezüge zwischen dem körperlichem und geistig-moralischem Verfall (*deformitas*) der Greise her: So entspricht etwa ihrer zur Erde gekrümmten Haltung eine Neigung zum Atheismus: Sie können nicht zum Himmel schauen.[258] In einigen vorläufigen Regeln (*Canones mobiles*) über die Lebensdauer und die Beschaffenheit des Todes systematisiert Bacon schließlich eindrucksvoll die Hauptargumente seiner weitverzweigten essayistischen Untersuchung.

Zusammenfassend kann Bacons Sichtweise des Greisenalters, soweit sie im Rahmen seiner Untersuchung von Leben und Tod zutage tritt, durchaus noch als traditionsbezogen bezeichnet werden, auch wenn er eine ungewohnte Terminologie einsetzt und bei seinen Vorstellungen zur Physiologie und Therapie lediglich (und mit Recht) Ficino und Cardano als Quellen erwähnt, die beide nicht zu den typischen Vertretern der Gerokomie zählen. Auffallend, jedoch für sein Werk und seine medizinische Außenseiterposition nicht ungewöhnlich ist das weitgehende Fehlen namentlich erwähnter Autoritäten der Antike. Und in der Tat tritt die galenische Temperamente- und Säftelehre weitgehend in den Hintergrund. Ausgangspunkt von Bacons Überlegungen ist vielmehr offensichtlich die aristotelische Lehre einer möglichen Überhitzung und Austrocknung des Körpers durch eigene oder fremde Wärme, der durch kühlende Atmung und Diät begegnet werden muß. Neben die Gefahr einer übersteigerten Konsumption tritt jedoch auch der mögliche Verlust der *Spiritus* durch Transpiration (vgl. Zerbi). Primäres Problem der Greise ist daher die Austrocknung (Mangel an *Humidum*) und nicht die Kälte, die erst der Austrocknung folgt. Daher kann Bacon eine abkühlende Diät und Medikation fordern, die den Empfehlungen der meisten Gerokomien diametral entgegensteht. Angesichts dieser – eigentlich bei akuter Krankheit üblichen – Maßnahmen zur Verhinderung von Vergreisung und Tod rückt das Greisenalter in die unmittelbare Nähe eines konsumierenden Leidens[259], und die sorgfältige Unterscheidung Galens zwischen „heißem" und „kaltem" Marasmus wird dementsprechend nicht erwähnt. Ebenfalls eigenständig schlägt Bacon Heilmittel wie etwa Opium oder Salpeter vor, die für diese Indikation nicht erprobt, sondern lediglich aus seiner Überlegung abgeleitet sind. Der durchweg realistische Umgang mit den Möglichkeiten einer Lebensverlängerung, die kritische Sichtung einiger Wundermittel und der eindeutig diätetische Schwerpunkt rücken den Text hingegen wieder in die Nähe der zeitgenössischen Gerokomien.

Bacons induktiv-eklektizistische und zugleich traditionsverhaftete Sichtweise erklärt auch, warum er in seinem ganzen Werk die für die menschliche Physiologie kaum zu überschätzende Entdeckung seines eigenen Leibarztes William Harvey nicht erwähnt.[260] Sie wird erst in der zweiten Hälfte des 17. Jahrhunderts auf breiter Front diskutiert.

2.3.2 Modifizierung der galenistischen Theorie: Laurent Joubert, Francisco de Vallés

Zwei renommierte Autoren des ausgehenden 16. Jahrhunderts diskutieren jeweils in einem Kapitel eines umfassenden Werkes kurz, aber mit entgegengesetzten Schlußfolgerungen die Möglichkeit eines langen Lebens. Laurent Joubert (1529 – 1589), der Vorgänger von André Du Laurens im Amt eines Kanzlers der medizinischen Schule von Montpellier, stellt in seinen weitverbreiteten, von vornherein in der Volkssprache verfaßten *Erreurs populaires* (1578) die Gretchenfrage, „ob es möglich ist, durch Medizin das menschliche Leben zu verlängern."[261] Gleich zu Beginn zitiert Joubert Positionen der traditionellen Medizin (Aristoteles, Averroes, Galen, Avicenna), die zwar von individuell verschiedenen, insgesamt aber natürlichen oder gottgegebenen Lebensgrenzen ausgehen, welche auch mit Hilfe der Medizin nicht überschritten werden können. Um so mehr überrascht es im folgenden, daß der Kanzler von Montpellier sich modifizierenden Argumenten durchaus nicht verschließt: daß nämlich Lebensverlängerung mittels astrologischer Kenntnisse, vor allem aber durch das Einhalten von Gesundheitsregeln durchaus möglich sei. Personen mit schwächerer Konstitution lebten ja oft länger als solche mit stärkerer, weil sie mehr auf ihre Lebensweise achteten. Da eine Lebensverkürzung durch Diätfehler möglich sei, müsse auch umgekehrt Lebensverlängerung möglich sein, trotz eines unbestritten unausweichlichen Prozesses der Austrocknung durch die natürliche Hitze. Dieser könne aber beispielsweise durch *Cordialia* oder Aromata aufgehalten werden. Joubert unterscheidet im folgenden drei Arten von Lebensbegrenzung:

1. Eine übernatürliche, die von Gott bestimmt und nur von ihm beeinflußbar sei und der beispielsweise die *praediluviani* ihr langes Leben verdankten – durch Gottes Wille könne ein Mensch sogar ohne Essen und Trinken leben;
2. eine akzidentielle, durch äußere Zufälle charakterisierte, die vom Menschen meist auch nicht beeinflußbar sei;
3. eine natürliche, die individuell verschieden sei, abhängig vom *Calor naturalis* und dem *Humidum radicale* eines Menschen.

Joubert geht unter Bezug auf die galenistische Physiologie davon aus, daß durch den Schwund dieser beiden lebenswichtigen Faktoren ein natürlicher Tod mit 100 bis 120 Jahren ohne Medizin unausweichlich werde. Hier bestehe aber eine sehr weitgehende Einflußmöglichkeit der Medizin: Zum einen könne Fäulnis verhindert werden, indem überflüssige Säfte aus dem Körper gezogen würden, und zum anderen werde durch Diätetik jedes Lebensalter über seine natürliche Grenze hinaus verlängert (ähnlich argumentierte bereits Roger Bacon[262]). Insbesondere sei eine *reparatio* und *restauratio* von *Calor* und *Humidum* durch geeignete „feuchte" Nahrung möglich: Die Leerräume und Poren im Gewebe würden auf diese Weise mit nutritivem *Humor* gefüllt, um den Verbrauch des *Humidum radicale* aufzuhalten, so wie man Öl in der Lampe verdünne, um die natürliche Hitze zu mindern (die letztere Vorstellung scheint aus Behandlung hektischer Fieber abgeleitet zu sein).[263] Selbst eine schlechte Temperament-Konstitution, beispielsweise die kalte und trockene, zur Kurzlebigkeit neigende Schwarzgalligkeit (Melancholie), könne allmählich durch die medizinische Kunst zu einer langlebigen sanguinischen verändert werden.[264]

Auch wenn Joubert es nicht ausdrücklich betont, unterscheidet sich seine optimistische Einschätzung der medizinischen Möglichkeiten deutlich von der Skepsis, die Galen gegenüber den Langlebigkeitsphantasien seiner Zeit äußerte, und von der Vorbestimmung menschlicher Lebenslänge durch das Temperament, die Avicenna vertrat. Möglich wird dies durch eine Umdeutung der Nahrungsfunktion im Rahmen der Flammen-Metapher: Die Alimentation dient bei Joubert nicht nur der Aufrechterhaltung, sondern auch der Zügelung innerer Wärme, ein kurzer Hinweis auf aristotelisches Gedankengut, den Francis Bacon (s.o.) später zu einem breiten therapeutischen Ansatz ausbauen wird.

Wenige Jahre nach Joubert untersucht der wesentlich ältere Francisco de Vallés (1524 – 1592) in seiner 1588 erstmals erschienenen *Sacra philosophia*, die als frühes Werk der medizinischen Bibelexegese (*Medica-sacra*-Literatur) imponiert[265], die Frage, ob für Menschen im allgemeinen und speziell durch das Essen vom Baum des Lebens (*lignum vitae*; vgl. Gen. 3,22) überhaupt die Möglichkeit ewigen Lebens besteht.[266] Aus seiner diffizilen philosophisch-theologisch-medizinischen Erörterung geht zunächst hervor, daß Essen lebensnotwendig für alle Lebewesen ist – wie lange man ohne Nahrung leben kann, bleibt jedoch umstritten. Durch Essen geschehe eine Wiederherstellung (*repositio*) feuchter Substanz, die fortwährend durch den *Calor innatus* sowie durch externe Gründe, vor allem Luft, Wärme und Kälte verbraucht werde, was ohne Ausgleich zum Tod durch Austrocknung führe. Ferner sei die Qualität (*bonitas*) von Speisen sicher entscheidend für ein längeres oder kürzeres Leben. Falls das Essen vom Baum des Lebens unsterblich mache, dann gleiche es prinzipiell den Vorschriften des bei Galen erwähnten ägyptischen Sophisten (vgl. Abschnitt 8.1): Der Tod sei dann nur noch eine Folge von Unwissenheit oder fehlendem Zugang. Doch Vallés gibt sich skeptisch: Zwar lasse die bloße *materia* der Nahrung keinen Schluß auf eine Sterblichkeit des Körpers durch Essen zu. Doch sei Unsterblichkeit bei keinem Wesen, das natürliche Speise zum Leben braucht, bekannt und daher auch nicht für die Zukunft zu erwarten. Warum aber könne das Feuer, solange Nahrung vorhanden sei, ohne Ende brennen, der Mensch aber nicht? Nicht in der materiellen Eigenschaft der Nahrung liege der Unterschied, sondern in der formalen: Lebewesen benötigten im Gegensatz zu Nicht–Lebendigem eine Verwandlung der Nahrung in bereits Bestehendes (*praeexistentes*), das erhalten und vermehrt werden müsse; das Feuer hingegen werde ständig neu hervorgebracht. Ferner kann sich aus dem Umstand der Veränderung (*alteratio*) eine Lebensbegrenzung ergeben: Falls dem Körper eine größere Bewegung (*motus*) von außen aufgezwungen werde, als durch die befeuchtende Nahrung ausgeglichen werden könne, trockne er letztendlich aus. Und tatsächlich sei die speisebedingte Bewegung geringer als eine direkt von außen einwirkende, weil sie nicht auf eine Veränderung, sondern nur auf eine Wiederherstellung der Substanz abziele. Ein letzter Einwand bezieht sich auf die Wirkweise der Nahrung: Sei sie ein bloßer Ersatz des Verbrauchten, so könne sie die bereits eingetretene qualitative Veränderung der verbliebenen Feuchtigkeit hin zum Trockeneren nicht verändern und deshalb die Austrocknung nicht stoppen. Verändere sie dagegen auch die Qualität des noch Vorhandenen, so wirke sie wie ein Medikament, das einen gesunden Menschen krank mache und den Tod herbeiführe. So gebe es also keine natürliche Erklärung, warum ein Körper durch Speise nicht sterben sollte. Deshalb sei auch der sündlose Mensch prinzipiell sterblich (*mortalis*), aber nach Gottes Willen nicht dem Tode geweiht (*moriturus*), weil der Tod erst durch die Sünde in die Welt gekommen sei. Wie Gott die sterblichen, aber noch sündlosen Menschen im Paradies vor dem Tode bewahrte, weiß Vallés nicht sicher zu sagen, doch der Baum des Lebens müsse dabei eine entscheidende Rolle gespielt haben, sei es, daß seine Frucht in der Tat die vorzüglichste aller Speisen war und geeignet, dem Menschen ein „ewiges“, d.h. langes Leben zu verschaffen, oder sei es, daß der Baum diese Eigenschaft nicht von Natur aus, sondern allein durch Gottes Segen besaß.

Mit dieser zunächst schwer nachzuvollziehenden, philosophisch-spitzfindigen Argumentation greift Vallés in die aktuelle medizinische Diskussion um den Baum des Lebens ein, eine ursprünglich (und bis heute weit verbreitete) theologische Metapher für das erlösende Kreuz Christi, die freilich auch in der Heilkunde spätestens seit der Renaissance, aber noch im 17. und 18. Jahrhundert häufig verwandt wurde[267] – nicht nur als Metapher für vielfältiges therapeutisches Vorgehen im Blick auf die Langlebigkeit (Paracelsus, Van Helmont; s. Abschnitt 2.3.3), sondern auch im wörtlichen Sinn als identifizierbares Wunder- und Allheilmittel. Ficino beispielsweise setzt den Baum des Lebens mit der Myrobalane-Frucht gleich.[268] Vor diesem Hintergrund betont Vallés mit seiner Exegese zu Genesis 3, daß aus grundsätzlicher (medizinischer wie theologischer) Sicht der Mensch überhaupt nicht auf Unsterblichkeit angelegt sei, sondern nur durch Gottes Gnade vor dem Tod bewahrt werden könne. Entgegen der Ansicht eines Arnald von Villanova und manch anderer Ärzte sei die Nahrung nicht geeignet, den Konsumptionsprozeß vollständig auszugleichen. Daß sie freilich zur Langlebigkeit entscheidend beitragen kann, ist für den spanischen Professor unzweifelhaft, deckt sich allerdings auch mit der diätetischen Präferenz des Galenismus.

Dennoch setzt sich ein besonderer Verfechter der Tradition wie Anselmi in seiner Gerokomie sehr kritisch mit diesen Thesen von Vallés auseinander, doch nicht hinsichtlich der Frage einer Unsterblichkeit durch Speise (hier dürfte beiden die ablehnende Haltung gemeinsam sein), sondern im Blick auf die Bedeutung der äußeren Ursachen für die Austrocknung des Körpers: Anselmi argumentiert hier (angeblich mit Galen), daß allein der austrocknende *Calor innatus* und der als Schlacken sich ansammelnde erdhafte Teil der Nahrung (*pars terrestris*) als Ursachen für das Altern in Frage käme, und nicht die Luft oder andere *Res non naturales*, die je nach Anwendung auch positive Auswirkungen auf den Körper haben könnten. Auch sei die innere Bewegung durchaus auch stärker als die äußere, weil sonst der Körper niemals wachsen könnte.[269]

Diese kurze akademische Diskussion zeigt erneut, daß über den Einfluß äußerer Ursachen auf das Altern in der Frühen Neuzeit schon innerhalb des Galenismus keineswegs eine einhellige Meinung bestand. Um so weniger verwundert es, wenn solche Details im Blick auf die Lebensverlängerung von manchem Autor umgedeutet wurden.

2.3.3 Therapeutische Strategien auf alchemistisch-iatrochemischer Grundlage: Paracelsus, Johan Baptista van Helmont

Eine dritte, sehr wirkungsmächtige Gruppe von Texten zur Langlebigkeit geht auf die traditionelle Physiologie des Alterns und entsprechende diätetische Ansätze nur am Rande ein. Sie speist sich vielmehr aus der alchemistischen Tradition der Spätantike, des Islam und des lateinischen Mittelalters. Demnach wird gewissen Substanzen (z.B. Metallen, Salzen, Säuren) oder der *Materia medica* durch bestimmte, aus heutiger Sicht biologische oder chemische Prozesse und Prozeduren eine besondere Wirkkraft zuteil, und diese solchermaßen veränderten Substanzen sollen nicht nur die Kraft zur Metallverwandlung besitzen, sondern auch die Fähigkeit zu heilen, zu verjüngen oder zumindest das Greisenalter hinauszuzögern. Im lateinischen Spätmittelalter finden sich bereits bescheidene Ansätze einer derartigen medizinischen

Anwendung, beispielsweise im *Rosarius philosophorum* Arnalds von Villanova.[270] Während der Renaissance und den folgenden Jahrhunderten blüht dieser spekulative therapeutische Ansatz einer Lebensverlängerung nicht zuletzt aufgrund des besonderen gesellschaftlichen Interesses weiter auf, was nicht nur in den Gerokomien (s. Abschnitt 2.1.4), sondern vor allem in zahlreichen Spezialtraktaten seinen Widerhall findet. Die Untersuchung beschränkt sich hier auf zwei wichtige Vertreter dieser Richtung, auf die auch die Gerokomien und die spätere Hochschulliteratur namentlich eingehen, nämlich Paracelsus und Van Helmont.

Theophrastus von Hohenheim, genannt Paracelsus[271] (um 1493 – 1541) scheint sich noch in seinen frühen Jahren, vielleicht während seiner Straßburger Zeit (1526), besonders mit der Frage der Langlebigkeit beschäftigt zu haben. Sie ist das zentrale Thema nicht nur seines *Liber de longa vita* (dt.)[272], sondern auch der *Archidoxen* und des *Liber de renovatione et restauratione* sowie einiger Büchern der später entstandenen Schrift *De natura rerum.* Aus keinem dieser Werke läßt sich freilich eine systematische Erörterung der Ursachen eines langen Lebens und der therapeutischen Ansätze, es zu erlangen, erkennen[273], geschweige denn eine vollständige Theorie über das Alter ableiten.[274] Die folgende, aus den genannten Büchern extrahierte und vereinfachte Zusammenstellung der wichtigsten Thesen des Paracelsus zur menschlichen Physiologie, ihrer Gefährdung durch Alter und Tod und zu Möglichkeiten ihrer Erhaltung ist daher artifiziell. Sie zeigt zunächst eine gewisse Abhängigkeit des Theophrastus von der neuplatonischen Spirituslehre und vom Werk *De vita* des Marsilio Ficino.[275] Paracelsus zufolge besteht der Mensch aus einem vergänglichen *Corpus materiae* und einem unsichtbaren und potentiell ewigen *Corpus spirituale.* Die mit Luft, Feuer oder Balsam verglichenen Lebensgeister (*Spiritus*) des letzteren seien ein in vielfältigen Arten ausgebildetes Wesensprinzip, das über den Menschen hinaus allen Körpern, auch den unbelebten zu eigen sei. Ihr materieller Ursprung liege im Samen oder Sperma, welche offensichtlich eng verwandt mit den *primae materiae* Sal, Sulphur und Mercurius und dem *primum ens* der Arznei sind, die als stoffliche Prinzipien imponieren (s.u.).[276] Während aber der *Spiritus vitae*, auch (*Quinta*) *Essentia*, Kraft oder Tugend genannt, bei Dingen und Pflanzen unvergänglich sei und daher wiederbelebt oder zu Nahrungs- und Heilzwecken extrahiert werden könne, gehe er bei empfindenden Wesen und insbesondere beim Menschen zugrunde (im Unterschied zur unsterblichen Seele). Bei einem vorzeitigen unnatürlichen Tod könne er freilich noch in Form von *Mumia* (einem aus Leichenteilen gewonnenen Heilmittel) wirksam sein.[277] Ein natürlicher Tod hingegen sei geradewegs durch eine Wegnahme, Verderbnis oder Vergiftung der Lebensgeister gekennzeichnet und hinterlasse einen faulenden, wertlosen Körper, der nicht mehr erneuert werden könne, weil er – anders als beispielsweise Metalle – nicht in *prima materia* bzw. Sperma reduziert und von da in ein neues Wesen gebracht werden könne.[278]

Ursache des Verfalls der Lebensgeister scheint dem *Liber de longa vita* zufolge die Vergänglichkeit der vier[279] Lebenssäfte des menschlichen Körpers zu sein. Sie werden deshalb *Humores vitae* genannt, weil sie den *Spiritus vitae* erhalten, indem sie ihn ernähren wie das Holz eine Flamme. Wäre bekannt, wie man dieses Holz des Lebens (*lignum vitae*)[280], das Adam zuletzt verlor, wiedergewinnen könnte, wäre ein Leben bis zur Erneuerung der Welt naturgemäß möglich. Vermischten sich diese *Humores vitae* mit einer externen *Essentia* (*Humor rei*, beispielsweise von Pflanzen), würden sie zwar konserviert und dadurch das Leben verlängert, doch würden dabei die an sich beständigen (*fixen*) *Essentia rerum* geschwächt und verzehrt, so daß durch diese Dinge (Nahrung oder Arznei) der Körper auf die Dauer ebenfalls nicht erhalten werden könne. Im *Liber de renovatione et restauratione* erscheinen die *Humores vitae* in engem Bezug zum traditionellen *Humor radicalis*, der mit der festen Materie des Körpers untrennbar verbunden sei wie Glockenton und Glocke und der als Substanz den *Spiritus vitae* ernähre. *Humores vitae* oder *Humor radicalis* sind jedoch bei Paracelsus von den traditionellen vier Säften und Komplexionen zu unterscheiden, die von ihm als völlig nebensächlich (*accidens*), ja sogar überflüssig angesehen werden, weil sie nicht zur festen Materie des Körpers gehören.

Da sich *Humores vitae* bzw. *Humor radicalis* (Wurzel des Lebens, *virtus naturae*[281]) sowie die Hauptorgane des Körpers einem direkten Zugriff entziehen, könne die Erneuerung des Körpers ausschließlich durch seine Befreiung von den *superfluae* [sic!] geschehen, die von ihm abfallen müßten wie Blätter oder Früchte von einem Baum, bevor er neue treiben könne.[282] In wieweit diese „überflüssigen" Dinge (Haare, Zähne, Haut, Nägel, aber auch die vier Säfte[283] und Komplexionen) eine separate Ursache des Alterns darstellen, wie dies in der galenistischen Altersphysiologie der Fall ist, bleibt unklar; Paracelsus' Vergleich der Lebenserhaltung mit der Einbalsamierung, bei der ebenfalls störende „Exkremente" durch Ausweidung des Körpers entfernt werden, oder mit dem Purgieren durch Feuer legt dies jedoch nahe: Das durch Fäulnis verdorbene Alte im Körper solle vom – stets vorhandenen – Jungen wie in einem chemischen Prozeß geschieden und entfernt werden.[284]

Der Lebenserhaltung (*conservatio*) und Erneuerung (*renovatio*, *restauratio*) des Körpers solle jedoch die Heilung der akuten Krankheiten vorausgehen, weil diese auch durch eine andere Ursache entstehen, nämlich durch eine falsche Lebensweise, das Alter und einige wenige chronische (Alters-)Krankheiten (*Decrepitaet*, *Podagra*, *Caducus*)[285] hingegen durch Natur und Zufälle.[286] In der *Practik* des *Liber de longa vita*[287] vermischen sich jedoch beide Ziele zu einem untrennbaren Ganzen. Drei Hauptfaktoren werden von Paracelsus unterschieden, die einen Einfluß auf das lange Leben haben können: das traditionelle, jedoch auf die Nahrung beschränkte *Regimen* (Diätetik), die *Region* und die *Arznei*.

Das nur kurz erwähnte, weil vom Autor als bekannt vorausgesetzte *Regiment* diene vor allem der Austreibung überflüssiger Säfte. Eine moderate Diät führe am ehesten zu einem langen Leben. Durch bestimmte Prozesse könne Nahrung von Unreinigkeit geschieden und in Arznei verwandelt werden. So wirke sie besonders auf die Komplexe (*complexiones*) und erneuere Fleisch und Blut. Die *Archidoxen* erwähnen außerdem noch die von Ficino bereits beschriebene Möglichkeit einer „parenteralen" Ernährung durch die Haut, die aus Luft, Feuchtigkeit und Erde die notwendigen vier Elemente ziehen könne.[288]

Der *Region* komme eine besondere Bedeutung zu, weil von manchen Gegenden eine besondere Langlebigkeit, ja sogar Unsterblichkeit bis zum Untergang (*Consumption*) der Welt berichtet werde. Paracelsus erwähnt hier besonders das irdische Paradies, in dem Lebewesen ohne Wunder auf natürliche Weise vor dem Tod bewahrt würden, im Gegensatz zu den übrigen Regionen, wo mit unvollkommenen Mitteln (*behelf*) gelebt werden müsse. Traditionell wichtige Einflußfaktoren der Regionen sind auch bei Paracelsus Winde, Luft, Gestirne (die *superiores*) sowie die Erde. Ihnen allen sei gemeinsam, daß sie sowohl böse (Opiate, Gift) als auch gute Dinge (Gold, Melisse) und Kräfte hervorbringen könnten, die dem Leben schadeten oder es schützten. Aufgabe des Arztes sei es, den Körper den guten Einflüssen auszusetzen und die bösen auszugleichen. Letzteres geschehe am deutlichsten auf der Ebene der vier Elemente, die jeweils spezifische Krankheiten hervorbringen, aber auch den entgegengesetzten wehren könnten. So wirke das Feuer Krankheiten entgegen, die *aquatisch* seien. Die Auswahl geeigneter Elemente schätzt Paracelsus so hoch ein, daß er diese durch Erfahrung gewonnene Weisheit (*labor sophiae*) als zweites irdisches Paradies bezeichnet, in dem wie im ersten keine Krankheit existieren könne. Jedoch müsse diese Kunst wegen der Schmähungen der Unerfahrenen (*idiota*) geheim bleiben.

Die *Arznei* schließlich hält Paracelsus für den wichtigsten Faktor eines langen Lebens. Sie verhindere nicht nur (wie das *Regiment*) die Entstehung von Überflüssigem und von Schlacken (*tartaren*), aus denen Fäulnis und Krankheiten entstünden, oder verbrenne diese Stoffe; sie heile auch teils krankheitsspezifisch (z.B. Goldquintessenz den Aussatz[289]), teils organ- oder säftespezifisch (Elixire wirken über das Herz auf die *Spiritus vitae*[290]) und zum Teil völlig unspezifisch die Krankheiten und bewirke darüber hinaus eine *conservatio* und *renovatio* des ganzen Körpers durch (indirekte) Einwirkung auf die *Spiritus* und *Humores vitae*. Paracelsus gibt an, daß durch unbehandelte, nicht vermischte Arzneimittel (*simplicia*; z.B. *folia daurae* oder *flos sectae croae*[291]) aufgrund deren unvergänglicher Wirkkraft (s.o.) eine Konservation bis zum Alter von 140 Jahren möglich sei; durch (alchemistische) Behandlung würden sie aber noch mehr Kraft gewinnen und die *radicales humores* besser ernähren.

Im *Liber de longa vita* werden nur die *arcana* als konservierende Mittel erwähnt. Ihnen wird zum einen die Eigenschaft zugeschrieben, in jedem der drei Lebensalter (Kindheit, Erwachsenenalter, Senium) bei Schwäche eine altersentsprechende (relative) Lebensverlängerung zu bewirken: Geschwächte Säuglinge könnten also durch sie nicht eine normale Lebenserwartung gewinnen, sondern nur eine sehr geringe. Wichtig sei dennoch ein rechtzeitiger Beginn, je nach Körperzustand und Zeichen von Schwäche und Krankheit. Alte Menschen sollten sie zunächst einmal in der Woche, mit neunzig oder hundert Jahren dann jeden dritten Tag einnehmen. Zum andern bewirkten die Arzneien aber auch eine pauschale Vervielfachung der natürlichen Lebenserwartung: Dem Menschen werden zwei, drei oder noch mehr Lebensalter (*aetates*) geschenkt.

Der *Liber de renovatione et restauratione* beschreibt das materielle Wirkprinzip dieser Stoffe (*arcana, magisteria, quintessentia*) als „imperfektes" *primum ens*, das die *Spiritus* der Arznei vollständig enthalte und aufgrund seiner fehlenden Ausformung (*Imperfection*) sowie durch seine Reinheit und Feinheit bei Einnahme am ehesten in den Körper penetriere, weil es noch nicht koaguliert sei. Solche *prima entia* könnten nicht nur aus Pflanzen, sondern auch aus Mineralien, Metallen, Edelsteinen und Flüssigkeiten hergestellt werden. Sie sollten immer bei Sonnenaufgang mit Wein eingenommen werden, bis die Finger- und Zehennägel abfielen, die Zähne ausfielen, die Haut eintrockne und zuletzt eine neue zu wachsen beginne.[292]

Die *Archidoxen* schließlich gehen am detailliertesten auf die einzelnen Arzneigruppen ein. Für eine Lebensverlängerung kämen einige Quintessenzen in Frage, die durch Scheideprozesse aus verschiedensten Substanzen (auch Nahrung) entstehen könnten und einen Hundertjährigen zum Zwanzigjährigen verjüngten. Wichtiger scheinen die noch stärker wirkenden Arcana zu sein (u.a. *Prima materia, Lapis philosophorum, Mercurius vivus, Tinctura*, aber auch natürlich vorkommende wie *Crocus* [*C. martis*: Eisensafran, Fe_2O_3] oder Schwefel), die zum Teil (organbezogen) verjüngten, zum Teil aber auch erst auf kommende Generationen wirkten und unter anderem auch aus körpereigenen Substanzen (*Sperma, membra*) hergestellt würden. Bei einer weiteren Arzneigruppe, den *Magisteria*[293], wird als Ausgangsprodukt unter anderem menschliches Blut empfohlen, das zuvor aber durch Arcana oder Quintessenzen saniert werden müsse. Weil Blut generell aus den wertvollen, verdaulichen Teilen der Nahrung entstehe, wird es für Paracelsus weit über den konkreten Saft hinaus zur universellen Metapher für unsichtbare ernährende Wirkkräfte, beispielsweise des Samens (*Blut spermatis*) oder des Brotes (*Blut panis*). Eine letzte Arzneigruppe, die Elixire, vergleicht der Autor mit dem Balsam, der Leichname von außen erhalten könne; entsprechend konserviere das Elixir (offensichtlich durch direkte Einwirkung auf den *Spiritus vitae*) den lebenden Körper von innen, so daß er bis zu zehn Lebensalter erreichen könne. Es werde durch Transmutation aus typischen Konservierungsstoffen hergestellt, beispielsweise Balsam, Salz, Zucker, Aloe oder Myrrhe.

Neben diesen Möglichkeiten zur *conservatio* des Körpers (bzw. seines *ens*) durch Lebensweise, Auswahl der Region und Arznei geht Paracelsus in seinem *Liber de longa vita* noch ausführlich auf eine zweite Gruppe von lebensverlängernden Maßnahmen ein, die auf den *Geist* (*mens*) einwirken. Der menschliche Vernunftgeist (*Spiritus rationis, mentis*) werde nicht nur durch zufällige Säftemischungen (*complexiones*) oder Affekte (Trauer, zu viel Freude), sondern vor allem durch die *Influenz* der Gestirne, durch Zauberei (*incantationes*), feindliche Gedanken (*imaginationes*) und Selbstüberschätzung (*aestimatio*) negativ beeinflußt. Als Gegenmaßnahmen, die Krankheiten des Geistes verhindern und dadurch das Leben verlängern sollen, empfiehlt Paracelsus neben Arzneien, die über den *Spiritus vitae* auch auf den *Spiritus rationis* einwirken, unter anderem Planetenringe, Körperabbildungen aus Wachs (amulettartige *homunculi*), ein mildes, frommes Gemüt (*pietas*) sowie einen gesunden Zweifel an der eigenen Narrheit.[294]

Aus diesen umfangreichen praktischen Empfehlungen wird – weit eher als aus den dürftigen theoretischen Grundlagen – deutlich, daß für Paracelsus das lange Leben eine realistische Größe ist, die jedoch stets in Relation zur normalen Lebenserwartung (meist deren Vervielfachung) steht. Daher erscheint bei sorgfältiger Lektüre – entgegen mancher Behauptungen zeitgenössischer, aber auch moderner Interpreten – das menschliche Leben in den zitierten Schriften durchaus eine Grenze zu besitzen, denn seine Verlängerung bis zum unabsehbaren Weltende sei ohne das irdische Paradies und dessen Baum des Lebens genauso Utopie wie eine Wiederbelebung toter Menschen nach dem Vorbild einiger Tierarten.[295] Dem widerspricht auch nicht die mehrfache Versicherung des Paracelsus, es gebe keinen festgelegten Todeszeitpunkt (*terminus mortis*), weil Gott dem Menschen das Wissen um lebensverlängernde Nahrung und Arznei gegeben habe[296]: Diese Verlängerung orientiert sich nämlich immer an der ursprünglich prädestinierten Lebensdauer[297], die daher in ihrem Wesen erhalten bleibt, auch wenn der Tod hinausgezögert wird. Insofern unterscheidet sich die Vorstellung des Paracelsus im Grunde nicht wesentlich von den optimistischen Ansichten eines Laurent Joubert (s. Abschnitt 2.3.2).

Dieser verhältnismäßig kurze Überblick zu einigen wichtigen Schriften des Paracelsus über die Lebensverlängerung macht verschiedene Aspekte seiner Lehren deutlich:

1. Auf der theoretischen Ebene macht Theophrastus von Hohenheim kaum konkrete Angaben. Obwohl eine genaue Lektüre manche im Dunstkreis der Alchemie angesiedelte sprachliche Verschleierung zu enthüllen vermag, bleibt vieles offen oder nur angedeutet. Über bekannte neuplatonische Spekulationen (Spirituslehre, Makrokosmos-Mikrokosmos-Beziehung) hinaus weicht der Autor erstaunlich wenig vom

traditionellen Fundament der Altersphysiologie, der bedrohten lebensspendenden Dyade *Calor/Spiritus innatus* und *Humidum radicale/Humor radicalis* ab.[298] Da er deren Abnahme ausschließlich endogen im Sinne eines einfachen Verbrauchs – einmal mehr unter Verwendung der aristotelischen Lampen- oder Flammen-Metapher – erklärt, spielt seine verbale Ablehnung der Humoraltheorie[299] und Temperamentenlehre (und damit auch des kalt-trockenen Alters) in diesem Kontext keine große Rolle. Lediglich der (pflanzlichen) Nahrung kommt eine neue Bedeutung zu: Weit über diätetische Erwägungen hinaus, die sonst lediglich den Ausgleich einer gestörten Balance zum Ziel haben, erkennt Paracelsus ihr grundsätzlich dieselbe Wirkweise zu wie der Arznei: Beide enthalten unvergängliche, lebensverlängernde Substanzen (*prima entia, essentia*), die potentiell Unsterblichkeit verleihen. Doch kennt Paracelsus auch pathologische Folgen der Nahrung: Sie häufe – ähnlich wie die *res aliena* der galenistischen Theorie – als *grobe, wilde* Substanz unter bestimmten Umständen (aber nicht obligat) schleimähnliche[300] Schlacke (*tartarus*) an und erzeuge *tartarische* Krankheiten (z.B. Steinleiden). In der rudimentären Physiologie des Theophrastus scheinen diese negativen Auswirkungen unter anderem Folge einer unordentlichen Lebensweise zu sein, die durchaus ständekritisch besonders den Reichen vorgeworfen wird.[301]

2. Weit mehr als theoretische Überlegungen und noch stärker, als dies bereits aus dem kurzen Überblick hervorgeht, spielen Beobachtungen aus der Natur und ihrer künstlichen Veränderung eine Rolle. Sie führen regelmäßig zu Analogieschlüssen: zwischen Makrokosmos und Mikrokosmos (z.B. in der Signaturenlehre); zwischen den drei Reichen der Natur (Mineralien, Pflanzen, Tiere); zwischen Beobachtungen und Verfahrensweisen im handwerklichen Bereich (Salzsiederei, Bergwesen, Verhüttung und Metallveredelung durch Feuer und chemische Reaktion) einerseits und den Lebensvorgängen im Menschen andererseits, vor allem im Blick auf Pathologie und Therapie. Der später sprichwörtliche Vergleich zwischen Altern und Rosten findet hier seinen Ursprung[302], und ältere Schlüsselbegriffe aus den Gerokomien und Regimina wie *conservatio, reductio, renovatio* und *restauratio* gewinnen in diesem Zusammenhang einen neuen, materiellen und stets praxisbezogenen Sinn.

3. Unübersehbar (und im lateinischen *Liber de vita longa* noch viel deutlicher nachzuweisen[303]) ist der Einfluß der traditionellen Alchemie, die sich um Wesen und Deutung der Stoffumwandlungen sowie um technische und medizinische Anwendungen (Metalltransformation, Heilung von Krankheiten, Lebensverlängerung) bemühte. Sie zeigt ihre Wirkung nicht nur im völlig unscholastischen, kreisenden Denkstil und in der Semantik der Texte, sondern auch in der therapeutischen Praxis: Verschiedene Arzneien zur Verlängerung des Lebens (z.B. *Lapis philosophorum*, Tinkturen, Elixire[304]) werden unmittelbar nach oder analog zu alchemistischen Prozeduren entwickelt, und ihre Ausgangsstoffe (Metalle, Mineralien, Schwefel, Salze etc.) sind

typische Substanzen der alchemistisch-bergmännischen Tradition. Bei ihrer Herstellung wird fast immer Alkohol eingesetzt, was an die mittelalterliche Tradition der Herstellung von Branntweinen erinnert, die häufig auch als Lebenswässer (*Aquae vitae*, Aquavit) bezeichnet und eingesetzt wurden.[305] Allerdings vermißt man bei Paracelsus einige durchaus bekannte Arzneien aus dem Umkreis der Alchemie, etwa die meisten der pflanzlichen und tierischen *Occulta*, die in dem hochmittelalterlichen Traktat *De retardatione accidentium senectutis* erwähnt sind.[306]

Die Wirkung der Langlebigkeitsvorstellungen des Paracelsus auf iatrochemische, iatromagische und paramedizinische Strömungen des 16. und 17. Jahrhunderts ist schwer abzuschätzen und außerhalb der gelehrten Medizin wohl kaum zu überschätzen.[307] Ihren Widerhall finden sie, wie oben gezeigt wurde, etwa ab 1600 auch in den vom Galenismus geprägten Gerokomien und Hochschulschriften. Dort erscheinen sie freilich meist nur als verzerrtes Modell, das – nicht zuletzt aufgrund seiner Überschätzung durch die eigenen Anhänger – als Unsterblichkeitsphantasie mißverstanden und grundsätzlich abgelehnt wird und von dem bestenfalls aus pragmatischen Gründen einige therapeutische Anwendungen übernommen werden. Gerade im Bereich der *Materia medica* scheint aber die gelehrte „Geriatrie“ der Frühen Neuzeit und vor allem ihr Publikum am deutlichsten Defizite empfunden zu haben, die durch die neuartige paracelsische „Chemiatrie“[308] unter Umständen aufgewogen werden konnten. Vielleicht hatte auch die Behandlung nach dem *Simile*-Prinzip (und nicht nach *Contraria contrariis*) eine gewisse Anziehungskraft im Blick auf die natürliche, nicht-pathologische Disposition des Greisenalters.

Fast hundert Jahre nach Paracelsus greift mit Francis Bacon ein weiterer wirkungsmächtiger Autor die Frage der Langlebigkeit in Verbindung mit der neuplatonischen Spirituslehre auf (s. Abschnitt 2.3.1). Ein unmittelbarer Einfluß des Hohenheimers, der ja gerade im englischen Sprachraum intensiv rezipiert wird, ist dennoch unwahrscheinlich, da Bacon in einem entscheidenden Punkt ein entgegengesetztes therapeutisches Konzept verfolgt: die Verminderung der Konsumption durch Zügelung der Lebensgeister, die Paracelsus gerade beleben will.

Anders als Francis Bacon rezipiert der flämische Arzt, Chemiker und Philosoph Johan Baptista van Helmont (1577 – 1644) in seinem postum veröffentlichten *Ortus medicinae* (1648), der bereits im Untertitel das lange Leben als Ziel des Werkes nennt, ausführlich und zugleich kritisch die paracelsischen Schriften und insbesondere den *Liber de longa vita*. Christian Knorr von Rosenroth faßt 1683 in seiner deutschen Übertragung *Aufgang der Artzney-Kunst* die entsprechenden Kapitel des *Ortus* und seines Anhangs in einem abschließenden 55. Traktat *Vom langen Leben* zusammen.[309] Schon in seiner Vorrede gibt Van Helmont an, daß Paracelsus zwar einen Traktat mit gleichem Titel geschrieben, die Materie aber nicht ganz verstanden habe. Mehr als hundert Jahre nach dem Hohenheimer geht er das Thema Langlebigkeit insgesamt weniger euphorisch an. Ohne Roger Bacon zu erwähnen, teilt er dessen Pessimismus im Blick auf die Entwicklung der natürlichen Lebenserwartung: Es sei zu befürchten, daß die Lebensdauer immer kürzer werde, so daß die Menschen schließlich schon in jungem Alter sterben müßten. Andererseits sei eine Lebensverlängerung durchaus möglich, was durch das Vorhandensein von entsprechend wirksamen Arzneien und Regionen (nicht jedoch durch astrale Einflüsse) erwiesen sei; doch sei im Gegensatz zu Paracelsus' Ansicht eine Lebensverlängerung nur bis zum Alter von höchstens dreihundert Jahren möglich, und dies auch nur abhängig vom individuellen Zustand.[310] Die (theologisch hergeleitete) Hauptursache des Todes bestehe in der Fortpflanzung, die anstelle durch Gottes Geist mittels sexueller Begierde vonstatten gehe, was Van Helmont metaphorisch mit Adams Biß in die paradiesische Frucht der Erkenntnis des Guten und Bösen identifiziert. Dadurch erst habe der Mensch eine sinnliche, sterbliche Seele (*anima sensitiva*) erhalten, während er zuvor allein vom unsterblichen *Gemüth* (*mens*) bestimmt gewesen wäre und durch den Lebensbaum (*arbor vitae*) seinen körperlichen Verfall hätte aufhalten können.[311] Van Helmont spekuliert ausführlich über dieses Konzept der Erbsünde und das geistliche Ideal der Keuschheit, bevor er zu medizinischen Gründen des Alters überleitet: Zwar sei das Alter durch eine Austrocknung gekennzeichnet, doch sei dieser Zustand viel mehr als Folge denn als Ursache zu betrachten. Anders als Paracelsus, der das Konzept der *Wurzelfeuchtigkeit* (*Humidum radicale*) unter verschiedenen Namen (*Mumia*, *Mercurius*, *Tres initia*) weitergeführt habe, lehnt Van Helmont es mitsamt der Wärme als Lebensprinzipien radikal ab, und mit ihnen auch die Flammen-Metapher. Sowohl diejenige Feuchtigkeit, die mit dem Samen angeboren sei, als auch diejenige, die das Wachstum bewirke, seien wesensmäßig mit der Nahrungsfeuchtigkeit identisch, welche bis zum Ende des Lebens eine Austrocknung verhindern könne. Ursache von Wärme und Gedeihen bzw. Wachstumsstillstand und Involution sei vielmehr ein Strömen bzw. Versiegen der vom Gehirn stammenden Lebenskraft (*Potestas vitalis*, *Aura vitalis*), die Van Helmont in einem doppelten Tierversuch (bei einer teilweise bzw. vollständig durch den Kopf gepfählten Kröte) nachgewiesen zu haben glaubt. Materielle Grundlage dieser Kraft sei der gesalzene Lebensgeist (*Spiritus vitalis*, vitales *Gas*), der durch Fermentation im Herzen aus dem Blut entstehe und im Gehirn zu einem wesensgleichen *Spiritus animalis* werde. Zu diesen – im Grunde noch galenistischen – *Spiritus*, die als solche noch tot seien, trete jedoch im Herzschlag das immaterielle, substanzlose, vom Schöpfer gegebene und von der Wärme zu unterscheidende Lebenslicht (*Lumen vitale*).[312] Dieses *Lumen* entspricht nach Van Helmonts Worten der Natur der beseelten Formen und der sinnlichen Seele (*Anima sensitiva*), weshalb es auch bei Vergiftung, Krankheit und Tod entschwinde. Der *Spiritus vitalis* hingegen scheint mit dem vegetativen *Archeus influus* (ebenfalls *Potestas vitalis* genannt) als dem wirkenden und lenkenden Urprinzip des Körpers zu korrespondieren.[313] Weil jedoch jedes Hauptorgan seinen eigenen *Archeus insitus* besitze, könne es infolge dieser Vielheit (*pluralitas*) zu einer Auflösung (*dissolutio*) des Lebens kommen, zumal die einende Herrschaft des unsterblichen *Gemüths* (*mens*) nicht mehr vorhanden sei.[314] Hauptursache des natürlichen Alterns sei aber das Dahinschwinden der Lebenskräfte (*Potestates vitales, seminales, insitae*; *Spiritus insitus*), verursacht durch die schlechten *excrementa*, die beim Verflüchtigen der Nahrungsfeuchtigkeit nach der letzten Verdauung in den Gliedern übrigblieben. Außerdem wird eine unzureichende Verdauung durch den Mangel an Fermenten (*Urheben*) angegeben, wodurch das *ens essentiae* der Nahrung nicht mehr gewonnen werden könne.[315] Dieser Alterungsprozeß äußere sich zuerst in einem Niedergang der sinnlichen und motorischen Fähigkeiten (Gedächtnis, Geschmack, Gang), was nicht nur auf eine Sentenz des älteren Seneca verweist[316], sondern auch auf den Sitz der *Aura vitalis* im Gehirn.

Was die Therapie angeht, so will Van Helmont (ähnlich wie Francis Bacon und noch strikter als Paracelsus) zwischen der Erhaltung des Lebens einerseits und der Gesundheit andererseits unterscheiden. Deshalb müßten vor einer Lebensverlängerung zuerst alle lebensverkürzenden Dinge (Krankheiten, schlechte Lebensweise, zu viel geistige Arbeit, Geschlechtsverkehr, Tabak, Aderlaß, schlechte Luft bzw. Region) korrigiert werden; entsprechend problematisch seien angeborene und unheilbare Leiden. Die geheimen Arzneien des Theophrastus von Hohenheim seien nur für Krankheiten sehr geeignet, wie sein eigener früher Tod beweise. Dennoch zählt Van Helmont einige Universalmittel des Paracelsus auf, die durch ihre Reinigungs- und Heilkraft auch der Langlebigkeit (*longae naturae*) dienen könnten, insbesondere ein durch Zugabe von Alkahest modifiziertes *Elixir proprietatis*. Umgekehrt wirke der sogenannte Baum des Lebens nur auf das lange Leben und heile keine Krankheiten außer solchen, die unmittelbar auf die *potestates vitales* wirken. Während gute Nahrung keinen besonderen Einfluß auf ein langes Leben habe, hält Van Helmont (ähnlich wie Cardano) die Bergluft für nützlich, allerdings unter Verweis auf eine alttestamentarische Sentenz (Ps. 15,1) und insbesondere in Verbindung mit der Lebensbaum-Arznei. Dieser *arbor vitae* sei schwer zu erlangen, obwohl er dem einstigen Paradiesbaum nur nachgebildet sei. Van Helmont lehnt zahlreiche metaphorische Identifizierungen dieses Baumes (*Lapis philosophorum*, langlebige Tiere, Steine, Kräuter, Tau, ägyptischer Balsam) ab, um zuletzt seinen eigenen Vorschlag in einer Traumvision zu verkünden: die libanesische Zeder, die die Sintflut überstanden und im Alten Testament besondere kultische Bedeutung besessen habe. Der balsamisch-aromatischen Wirkung ihres Holzes sei es zuzuschreiben, daß die mit ihm vermischte Nahrung auch nach ihrem Verdunsten (Verbrauch) noch Angenehmes (*gratia*) hinterlasse. Am besten sei es, die salzartige Lösung, die als *ens primum* nur durch schwierige Zubereitung aus dem Holz entstehe und die ganze Lebenskraft (*vis vitalis*) enthalte, möglichst früh einzunehmen, idealerweise schon über die Eltern oder die Säugamme. Einem alten Menschen, wie er selbst einer sei, könne sie nicht mehr viel nützen.[317] Als Alternative für einfache (*gemeine*) Leute empfiehlt Van Helmont zuletzt noch Schwefelöl (*liquor sulfuris*) zur Lebensverlängerung, dessen konservierende Wirkung er bei der Weinherstellung erkannt und an einem 58jährigen erprobt habe, der daraufhin bis dato 41 weitere Jahre gelebt habe.[318] Den Aderlaß hingegen schließt er als lebensverlängerndes Mittel aus, weil „im Blut das Leben ist" (vgl. Leviticus 17, 11) und die *Spiritus vitales* als Träger der *Anima sensitiva* sich im Blut manifestierten.[319]

Obwohl sich der „letzte Paracelsist"[320] Johan Baptist van Helmont in diesen letzten Kapiteln seines *Ortus medicinae*, die offensichtlich gegen Ende seines Lebens entstanden sind, deutlich von Paracelsus abgrenzt, scheinen dennoch deutliche Bezüge zu dem Hohenheimer auf: etwa die neuplatonisch-kabbalistischen *Spiritus vitae* als Lebensträger (die Van Helmont freilich um das „vitalistische" Prinzip des *Lumen vitale* bereichert, hinter dem sich wiederum die aristotelische *Anima sensitiva* verbirgt), die Wirkweise von Nahrung, Arznei und Region, die unmittelbare Vertrautheit mit alchemistischer und iatrochemischer Sprache und Prozedur, der therapeutische Schwerpunkt seiner Erörterungen und schließlich ein ähnlich unscharfes physiologisches Gedankengebäude, das der Interpretation weiten Spielraum läßt. Van Helmonts Vorstellungen zur Langlebigkeit sind jedoch sicherlich realistischer, indem sie noch stärker als Paracelsus den individuellen Zustand eines Organismus und sein Alter berücksichtigen. Sie sind jedoch – was im Zeitalter von Orthodoxie und bekennender *Religio medici*[321] nicht überraschend ist – gleichzeitig auch spiritueller als der frühe Paracelsus, indem wesentliche Aussagen aus Bibelinterpretation oder mystischer Vision hergeleitet werden. Und schließlich wenden sie sich noch deutlicher als Paracelsus gegen traditionelle Vorstellungen des Galenismus, indem erstmals Wärme und angeborene Feuchtigkeit als ursächliche Lebensgrundlagen zugunsten eines vitalistischen Prinzips verworfen werden. Manches scheint dennoch eine bloße Adaptation überlieferter Theorien zu sein, etwa die *Spiritus* als Träger eines Lebensprinzips, die Bedeutung von Verdauung und *excrementa* für die Alterspathologie, vor allem aber, daß die Nahrungsfeuchtigkeit letztendlich doch einer Ergänzung durch eine (wie auch immer geartete) Essenz bedarf, die etwa im angeborenen Samen vorhanden, durch Verdauung herzustellen oder durch Arznei hinzuzufügen sei.

Wenngleich Van Helmont ein Außenseiter im Wissenschaftsbetrieb war, hatten seine Überlegungen zur Langlebigkeit beträchtliche Wirkung, beispielsweise auf den Jenaer Professor und Iatrochemiker Georg Wolfgang Wedel.[322] Seine Spuren lassen sich aber auch in den geriatrischen Hochschulschriften finden, obwohl deren Autoren

Van Helmonts Thesen meist ablehnend gegenüberstanden. Gleichwohl rezipierten sie nicht nur seine neuen lebensverlängernden Mittel, sondern mindestens ebenso häufig seine Ablehnung des Aderlasses.

Ein extensiver Vergleich dieser kleinen Auswahl von wichtigen Schriften zur Langlebigkeit mit den universalmedizinischen Schriften oder den Gerokomien erübrigt sich. Die Kompetenz der zuletztgenannten Fachprosa in Fragen der Physiologie, Pathologie und Diätetik des Greisenalters ist eindeutig. In Details zeigen sich zwischen den verschiedenen Texten, die die Langlebigkeit thematisieren, manche Übereinstimmungen; sie sind teils auf gemeinsame Traditionen, teils auf gegenseitige Beeinflussung, teils aber auch auf die allgemeine medizinische und kulturhistorische Prägung der Epoche zurückzuführen, die auch völlig verschiedenen Textarten ihren Stempel aufdrücken konnte. Das Interesse an Fragen der Langlebigkeit zählt hierzu genauso wie der Einfluß von Philosophie (Aristotelismus, Neuplatonismus), Theologie und Religiosität. Textsortenübergreifend wirkt das Alter der Autoren als wesentlicher Faktor für die Textentstehung (vgl. Tabelle 3, S. 88). Praktisch alle Autoren unterscheiden zwischen der Erhaltung der allgemeinen Gesundheit einerseits und einer speziellen Altersmedizin bzw. Kunst der Lebensverlängerung andererseits. Daher wird bei letzterer nicht nur der Diätetik, sondern auch der geographischen Region und der Arznei ein vergleichsweise hoher Stellenwert eingeräumt. Und schließlich gewinnen gerade gegenüber den antiken und islamischen Quellen Verdauung und Retention von „Exkrementen“ eine bis dahin nicht gekannte pathologische Dimension, so daß das Alter respektive ein verkürztes Leben geradezu als Folge eines peptisch induzierten Prozesses innerer Vergiftung erscheint. Damit rücken – bis zu einem gewissen Grade – Altern und Krankheit nahe zusammen, näher als in den Gerokomien, die unter dem Einfluß Galens diese These strikt zurückweisen.

2.4 Ärztliche Schriften zur Bewertung des Alters

Abseits von Gerokomien, universalmedizinischen Summen und Schriften zur Langlebigkeit, die von „Altersmedizin“ im engeren Sinne handeln, beschäftigen sich einige frühneuzeitliche Texte aus der Feder von Ärzten unspezifisch mit den Vor- und Nachteilen des Alters, insbesondere im Vergleich zur Jugend. Hintergrund dieser häufig polemischen, sehr unterschiedlichen Einzelschriften bilden die bereits erwähnten diametral entgegengesetzten, wertenden Darstellungen des Alters in den antiken Quellen: hier die würdevolle Seneszenz und Tugend eines Nestor, Ödipus (auf Kolonos), Kephalos oder Cato Maior in Epik, Tragödie oder Philosophie (Platon, Cicero), dort die herabsetzend inszenierte Altersschwäche in der Komödie, bei Aristoteles und teilweise auch dem jüngeren Seneca. Der Gegensatz zwischen Jung und Alt wird ebenfalls bereits in der antiken Literatur aufgegriffen, etwa in den aristotelischen Schriften oder den Komödien. Letztere thematisieren neben dem Verhältnis der beiden Geschlechter gerne auch dasjenige der Generationen und sprechen oft beide Themen gemeinsam an. Das späte Mittelalter greift dieses Sujet im formalen Rahmen eines scholastischen Lehr- oder Streitgesprächs auf, das personifizierten Gegensätzen (Jahreszeiten; Leib und Seele; Leben und Tod) in den Mund gelegt wird. Jugend und Alter streiten beispielsweise im anonymen *Dialogus senis et juvenis de amore disputantium* (1492) über den Wert der Liebe zu den Frauen.[323]

Eine solche literarische Form greift auch der Arzt, Lehrer und *Professor für Physik* Wolfgang Waldung (1555 – 1621), der an dem Gymnasium und der späteren Universität in Altdorf wirkte, in einem kurzen *Certamen senectutis cum adolescentia* (1611) auf. Freilich berührt er das Thema Liebe nur am Rande. Der Greis Waldung (*in ipso senectutis lumine*) widmet diese akademische Gelegenheitsschrift zwei jungen Männern (wahrscheinlich Absolventen des Gymnasiums).[324] Sie enthält lediglich zwei Reden, die interessanterweise beide den jungen Menschen in den Mund gelegt werden: Eine an erster Stelle stehende Empfehlung des Greisenalters (*senectutis commendatio*) orientiert sich deutlich an Plutarchs Schrift *An seni sit gerenda res publica* und preist mit ihr den Erfahrungsschatz und Rat sowie die Weisheit, Mäßigung (*temperantia*) und *auctoritas* der Greise in Staatsdingen, während die Jungen nur körperliche Kraft einsetzen könnten und aufgrund ihrer Laster (*intemperantia, invidia*) oft ähnliche Leiden (*somnolentia, imbecillitas*) aufwiesen wie die Alten. Solche Beschwerden des Alters vermehrten sich nämlich nur bei denen, die unvorsichtig (*imprudenter*) leben und – metaphorisch gesprochen – mit großen Flammen rasch niederbrennen. Der sanfte, naturgemäße Alterstod sei außerdem dem gewaltsamen der Jüngeren bei weitem vorzuziehen.

Die nachfolgende Rede, ein Lob der Jugend (*adolescentiae laus*), beruft sich hingegen auf die Komödiendichter Plautus und Alexis[325] als Autoritäten und hält mit ihnen die Greise in Liebesdingen für lüsterner als junge Menschen. Überhaupt könnten alle Laster der Jugend sich auch im Greisenalter manifestieren, und umgekehrt sei die Weisheit altersunabhängig und fehle bei kindischen Alten vollständig. Neben äußerlichem Verfall, Schwäche und Sterilität thematisiert der fiktive Redner auch die Laster der Greise, ihre Dummheit (*stultus*), Faulheit (*piger*, *otium*) und Todesfurcht, ihr (Selbst-)Haß und Neid. Schließlich wird noch das Problem der Altersarmut herausgestellt, während junge Menschen sich in einer solchen Lage aufgrund ihrer Stärke helfen könnten.

Waldung liefert keine Synthese dieser grundverschiedenen Positionen, die er im akademischen Spiel gegeneinander stellt. Die Argumente spiegeln eine damals bereits zweitausendjährige Kulturgeschichte der Altersvorstellungen. Allerdings wurden die altersspezifischen Tugend- und Lasterkataloge primär von Theologie und Philosophie rezipiert.[326] Doch Waldungs Schrift zeigt, daß mit ihrem Eindringen in die frühneuzeitliche Medizin sie um weitere physiologische und psychologische Argumente ergänzt werden konnten.

Mit ähnlichen Argumenten, aber in einer anderen literarischen Form, die ursprünglich aus dem Gerichtswesen stammt, setzt sich der Leipziger Professor für Medizin Heinrich Stromer (von Auerbach; 1482 – 1542) auseinander. Seine um 1537 in Latein, aber auch in deutscher Übersetzung erschienene *Schuotzrede und verteidigung des ehrlichen und loeblichen Alters, welchs von groben unverstendigen/ unbillich verschmecht und gelestert wird* entspricht formal einer Verteidigungsrede gegen nicht namentlich genannte (literarische) Invektiven. Die im lateinischen Druck von Nürnberg zusammengestellten Texte stellen ein hochinteressantes Konvolut zum Thema *De senectute* dar: Neben Stromers Werk finden sich eine lateinische Übertragung der *Makrobioi* Lukians, ferner die in Frage und Antwort formulierten 138 Thesen eines damals lutherischen Bamberger Pfarrers Otho Korber über das beschwerliche Alter (*Resolutae quaestiones de molesta senectute*) und schließlich ein dem Basler Arzt Gulielmus Copus († 1532) gewidmetes heroisches Gedicht zum gleichen Thema (*Carmen de senectutis incommodis* = *Carmen alpestre*; 1506[327]) aus der Feder des berühmten Erasmus von Rotterdam (1466/69 – 1536). Da sich die beiden letzteren Autoren mehr oder weniger deutlich über die Nachteile des Greisenalters äußern, ist anzunehmen, daß der 55jährige Stromer indirekt auch auf ihre Schriften reagiert. Während auf Korber an anderer Stelle noch eingegangen wird[328], soll der Inhalt des nicht nur literar-, sondern auch medizinhistorisch bemerkenswerten *Carmen* des Erasmus kurz beschrieben werden, bevor Stromers Verteidigung zur Sprache kommt.

Anlaß des *Carmen alpestre* ist das Auftreten erster Anzeichen des Alters, vielleicht auch der im Text erwähnte bevorstehende vierzigste Geburtstag des

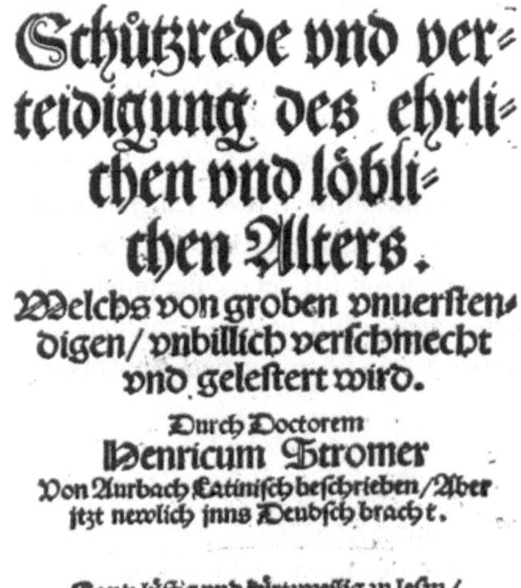
Schützrede vnd verteidigung des ehrlichen vnd löblichen Alters.
Welchs von groben vnuerstendigen/ vnbillich verschmecht vnd gelestert wird.
Durch Doctorem Henricum Stromer Von Aurbach Latinisch beschrieben/ Aber jtzt newlich jnns Deudsch bracht.
Gantz lüstig vnd kurtzweilig zu lesen/ beide/ Jungen vnd Alten.
Wittemberg.
M. D. xxxvij.

Abbildung 11: Titelblatt eines Plädoyers für das Alter von Heinrich Stromer, Wittenberg 1537

Autors. Beides mahnt ihn angesichts der unnütz vertanen Jugend zu einer christlichen *Conversio.* Hauptinhalt der kunstvollen Hexameter und Jamben ist eine Klage um die verlorene Jugend; vor allem zu Beginn bietet Erasmus – wohl um dem Arzt als Adressaten zu entsprechen – auch eine poetische Pathophysiologie des Alterns: Das schreckliche Greisenalter, diese ungeheure Krankheit, verzehre unter Begleitung von dreihundert Übeln[329] die Säfte des Körpers und schwäche die Lebenskraft des Geistes; stets sich erneuernd mache es die Annehmlichkeiten des Lebens (äußerliche Statur, Gedächtnis, Sehfähigkeit, Schlaf, körperliche Kräfte, Behendigkeit) zunichte und mindere das Lebensflämmchen (*vitae igniculum*), den ernährenden Saft, das Blut und den Lebensatem. Sollte man es nicht eher einen langsamen Tod nennen? Während Hirsch und Rabe viele Jahrhunderte lebten, sei der Mensch nach 35 Jahren schon vom fauligen Alter in seinen Körperkräften erschöpft, und noch vor Erreichen der Fünfzig greife es (wenn man Aristoteles glauben wolle) das Unsterbliche im Menschen an, seinen Geist. Durch dieses Alter werde der Mensch sich selbst unähnlich. Erste weiße Haare zeigten das kalte Greisenalter, den Winter des Lebens an.

Diese durchweg pessimistische Beurteilung des Greisenalters durch Erasmus steht in der antiken literarischen Tradition der Altersklage. Sie wurde im Spätmittelalter vor allem durch Dichter wie Oswald von Wolkenstein oder François Villon aufgegriffen und entwickelte sich – angesichts ihrer konventionellen Ausrichtung auf eine Umkehr zu Gott – zu einem beliebten Sujet der Lehrdichtung.[330] Das *Carmen* unterscheidet sich aber von den meisten dieser Texte insofern, als nicht nur äußere Merkmale des Alterns aufgegriffen werden, sondern zumindest andeutungsweise auch der physiologische und pathologische Hintergrund nach galenistischer Vorstellung aufscheint: Der Humanist zitiert wie selbstverständlich medizinisches Basiswissen, übrigens genauso, wie der im folgenden angesprochene Arzt humanistische Leittexte heranzieht: Beides gehört offensichtlich zum Wissenskanon der gebildeten Renaissance.

Heinrich Stromers *Schuotzrede ... des Alters* geht nicht unmittelbar auf Erasmus und diese breite Tradition der Altersklage ein; vielmehr rezipiert er als einer von wenigen Ärzten ausführlich die Argumente gegen das Greisenalter aus Ciceros *Cato Maior*[331] und sucht sie im Sinne seiner Quelle mit zahlreichen Argumenten und historischen Beispielen zu widerlegen. Während jedoch Cicero lediglich den Kampf gegen Geistesschwäche im Alter propagiert, behauptet Stromer, alte Menschen würden keine Gedächtniseinbußen erleiden, solange sie sich mäßig ernährten und abends die Erfahrungen des Tages als Übung memorierten. Stromer widerspricht übrigens seiner übersteigerten Annahme auch selbst, wenn er in der folgenden *Beschlußrede* (*Decreta aliquot medica*) die These aufstellt, das Alter sei ein Haus der Vergeßlichkeit (*oblivionis domus*).[332]

Dieser Widerspruch führt einmal mehr die Macht der literarischen Tradition plastisch vor Augen: Während die *Schuotzrede* ausschließlich Cicero rezipiert, zitiert derselbe Autor in den *Decreta aliquot medica* ausführlich Hippokrates und Galen. Deren Einfluß äußert sich vor allem in der Aufzählung von Altersbeschwerden (Aphorismus III 31) wobei besonders der Schlaganfall als Gefährte des Alters (*senectutis comes*) hervorgehoben wird. Ferner wird mit Hippokrates (Aphorismus II 39) auf das seltenere Kranksein von Alten gegenüber Jungen hingewiesen, jedoch unter der Einschränkung, daß dieser Vorteil dann nicht zutreffe, wenn er durch eine schlechte Lebensweise zunichte gemacht werde. Auf die antike Medizin verweist außerdem eine Warnung vor austrocknenden Übungen, da das Greisenalter konstitutionell trocken und zugleich äußerlich feucht sei; und schließlich eine Anspielung auf die Flammen-Metapher. Stromer geht davon aus, daß die Alterskrankheiten häufig Spätfolgen eines diätetischen Exzesses in der Jugend sind. Sie stellten so sehr die Regel dar, daß man alte Menschen nicht allgemein nach ihrem Befinden, sondern konkret nach ihren Beschwerden fragen solle. Galenistisch ist auch Stromers Ansicht einer limitierten Lebensdauer, die durch das Verhältnis zwischen angeborener Wärme und Feuchtigkeit bestimmt sei.[333] Zeittypisch hält er jedoch auch eine Lebensverlängerung durch Gottes Hilfe, Himmelseinflüsse oder die medizinische Kunst bis zu einem Alter von weit über hundert Jahren für möglich.

Stromers *Schuotzrede*, die den *Decreta* vorangestellt ist, huldigt offensichtlich dem Humanismus als einer Strömung unter den zeitgenössischen Gelehrten, an der Ärzte ebenso teilhatten wie andere akademische Berufe. Daß der Leipziger Professor im Gegensatz zu Erasmus die positiven Aspekte des Greisenalters aus der Tradition der Antike herausgreift, scheint gleichwohl eher Folge seiner persönlichen Situation und Erfahrung als seiner humanistischen Prägung oder medizinischen Einschätzung zu sein. Letztere äußert sich in den *Decreta*, die zugleich einen frühen Eindruck von einem spezifisch hochschulmedizinischen Interesse an „Geriatrie“ geben: In dieser ersten gedruckten Disputation zum Alter rückt allgemeines Wissen, das die Gerokomien breit darlegen, eher in den Hintergrund, während spezielle Fragen zur Seneszenz ganz im Mittelpunkt stehen.

Als letztes Beispiel einer unspezifischen ärztlichen Bewertung des Greisenalters, das zudem die beiden entgegengesetzten Positionen von Lob und Tadel zu versöhnen sucht, soll das entsprechende Kapitel aus dem moralischen Traktat *De utilitate ex adversis capienda* (1561) vorgestellt werden. Girolamo Cardano verfaßt dieses Werk noch vor seinen Gerokomien im Alter von etwa sechzig Jahren während einer Zeit persönlicher und familiärer Schwierigkeiten.[334] Offensichtlich nach dem Vorbild von Petrarcas *De remediis utriusque fortunae* werden die Leser anhand verschiedenster Beispiele dazu angehalten, die Nachteile vieler Lebenssituationen zu erfassen, dann aber auch ihren Nutzen zu begreifen oder ihn aus der Situation zu entwickeln. Dementsprechend wertet Cardano auch das Greisenalter zunächst völlig ab, was an seine Selbstdarstellung in *De vita propria* erinnert[335] und der Position des Eremiten im *Theonoston* diametral entgegengesetzt ist. Es gebe kein größeres und zugleich weniger reparables Übel als das Alter. Ciceros Beispiel des agilen Cato Maior sei als Wunder anzusehen und sicherlich nicht der Normalfall. Neben Krankheiten und körperlicher Schwäche betont Cardano die geistigen und charakterlichen Defizite der Greise und die Tatsache, daß sie für die Angehörigen unsichtbar seien, also von ihnen gemieden werden. Doch gebe es einen Ausweg aus dieser schlimmen Situation: Cardano gibt den Rat, den Verstand zu nutzen, der erst nach dem Körper, nämlich zuletzt mit den Sinnen altere. Wie in seiner später entstandenen Schrift *De sanitate tuenda*[336] benutzt er den Vergleich zum Kriegswesen: Man müsse sich im Alter wie im Feindesland bewegen, sich nicht auf Verpflegung vor Ort verlassen, sondern rechtzeitig durch Vorbereitung Reserven schaffen. Der Praktiker Cardano nennt dafür aus eigener Anschauung verschiedenste Möglichkeiten: Etwa solle man sich rechtzeitig Nachkommen schaffen, solange man noch fruchtbar sei. Wichtig sei auch, sich die Freunde zu erhalten. Man meide also viele Klagen und Geschwätz und gewöhne sich an gute Tischsitten. Insbesondere schweige man beim Essen, denn dadurch könne man auch das Herausfallen von Nahrungspartikeln aus dem zahnlosen Mund oder das Anspucken des Gegenübers vermeiden. Ferner betreibe man eine gründliche Mundhygiene, um den Gestank und den Anblick der Nahrungsreste sowie der schwarzen Zähne zu vermeiden.[337] Von den Tieren solle man lernen, mit den Waffen zu kämpfen, die für die eigene Art am geeignetsten sind. Also suche man im Alter nicht mit Stärke oder Schnelligkeit, sondern mit Verstand und Rat den andern zu überwinden und für sich zu gewinnen, unter Umständen auch mit dem Einsatz für das öffentliche Wohl. Zur Vorbereitung auf Lebensmöglichkeiten im Alter zählt Cardano auch die materielle Vorsorge, um später jede Mühe im Alter vermeiden zu können. Falls man tatsächlich alt geworden sei, solle man sich vergegenwärtigen, welche Wohltat man von Gott oder der Natur verliehen bekommen habe, wie sie nur wenigen zuteil werde. Man melde ferner die jugendlichen Laster und Gewohnheiten (und auch die Ehe!), beginne nichts Unbekanntes und konzentriere sich ganz auf Weisheitsstudien, Mäßigung, Erziehung der Nachkommen und die Lenkung des Staates. Bei der Lebensweise sei vor allem auf das Meiden seelischer Verwirrungen, insbesondere Zorn und Liebe, zu achten. Auch Müßiggang (*otium*) sei zu umgehen, weil er nur Todesfurcht entstehen lasse. Man ordne seine Angelegenheiten, als ob man ein Sterbender (*moriturus*) sei, und diese Ordnung sei ein besonderer Vorteil des Alters. Falls man die Jugend glücklicher schätze, mache man sich klar, daß man selbst jung gewesen sei und die Jüngeren bald alt würden. Cardano zählt außerdem Privilegien auf, die alten Menschen nach dem weltlichen und geistlichen Recht zukommen (Befreiung von Abgaben, Militärdienst und dem Schuldkerker).[338] Man könne außerdem Hippokrates zufolge (Aphorismus II 39) als alter Mensch ein gesünderes Leben als Junge führen. Und schließlich sei der Übergang zur unsterblichen Glückseligkeit durch den Tod nahe.

Cardanos Argumentation, die er durch fingierte Einwände fast zu einem Streitgespräch belebt, wirkt trotz eines faszinierenden Realismus und trotz häufigen Aufgreifens persönlicher Erfahrung (beides zeichnet ihn vor den meisten frühneuzeitlichen Autoren aus) dennoch zwiespältig: Seine Kehrtwende von einer Beschreibung der Altersleiden hin zu den -freuden läßt sich nur aufgrund der entgegengesetzten Traditionen nachvollziehen, die er beide zu integrieren sucht. Als roter Faden dient ihm das Glück (*felicitas*). Es kann dem alten Menschen einerseits nur bei konsequenter Vorbereitung in materieller, diätetischer und geistiger Hinsicht, durch stoische Mäßigung und Konzentration auf Weisheitsstudien zuteil werden. Andererseits soll es aber zugleich als (juristisches) Privileg und (geistliche) Wohltat empfangen werden. Dieses Glück entbehrt nur der, der sich nicht rechtzeitig mit den Möglichkeiten und Grenzen des Alters auseinandersetzt. Insofern steht Cardano dem Catonischen Ideal des rüstigen Greises doch näher, als seine anfängliche Polemik es vermuten läßt; er ergänzt es jedoch um den medizinischen, aber zugleich auch theologisch-asketischen Gedanken einer Vorbereitung der Zukunft durch ein geeignetes Leben. Dieses Ideal läßt sich jedoch nur durch umfassende Einsicht und geistige Kontrolle verwirklichen. Solche Eigenschaften spricht der Akademiker Cardano konsequenterweise dem greisen Menschen bis zuletzt zu, indem er die – anfangs noch erwähnte – Geistesschwäche ausblendet. Was geschieht, wenn der Geist vor dem Körper zusammenbricht, bleibt von ihm ungesagt.

Wie bewerteten frühneuzeitliche Ärzte das Greisenalter jenseits der eigentlichen medizinischen Aspekte? Eine inhaltliche Zusammenschau dieser wenigen sehr heterogenen Beispiele ist kaum möglich. An ihnen zeigt sich jedoch eindrucksvoll und wesentlich deutlicher als in den Gerokomien der Einfluß nicht-medizinischer, kulturhistorisch bedeutsamer Topoi zur letzten Lebensphase, die gerade in der Frühen Neuzeit auch die Medizin erreichten. Die Ambivalenz, die in diesen Texten aufscheint, ist jedoch nicht nur Ergebnis stereotyper literarischer Traditionen, sondern spiegelt möglicherweise hinter aller Konvention und Form indirekt auch die persönliche Einstellung und Betroffenheit der Autoren wider. Abgesichert durch die mehrdeutige Autorität der Antike konnten Ärzte unter Umständen auch gegen ihre eigene fachliche Ansicht argumentieren. Während nämlich die Heilkunde – in gleicher Weise einseitig von Traditionen geprägt – fast immer einen unaufhaltsamen Niedergang von Körper und Geist betonte, erwähnte sie demgegenüber nur verhältnismäßig selten das dennoch mögliche Wohlbefinden und die Gesundheit der Greise.

Anmerkungen

1 Rothschuh (1978).

2 Vgl. Kap. 1, Anm. 282 und L.R. Lind, Introduction to Zerbi and his works, in: Zerbi (1988), S. 4f.

3 Vgl. Kap. 1, Anm. 207; Demaitre (1990), S. 8-10; McVaugh (1974).

4 Vgl. L.R. Lind, Introduction to Zerbi and his works, in: Zerbi (1988), S. 3-16; Zeman (vol. 10, 1943/44); Münster (1951).

5 Vgl. aber Kap. 3, Anm. 348.

6 „The first printed monograph on geriatrics"; Grmek (1958), S. 59.

7 Vgl. Minois (1989), S. 249-270.

8 Erasmus von Rotterdam, Carmen de senectutis incommodis (1537); Laus stultitiae 13 (Erasmus von Rotterdam, Ausgewählte Schriften in 8 Bänden, hg. von Werner Welzig. Bd. 2, Darmstadt 1995, S. 24-28). – Michel de Montaigne, Essais II 8. – Zu Luther und Korber vgl. Schäfer (2000), S. 225f; zu Stromer s. Abschnitt 2.4.

9 Vgl. Mackenzie (1762), S. 245 (*Antonius Fumanellus aus Verona schrieb de senum regiminem im Jahr 1540, worinne er sich erkläret, „daß er den Meynungen des Hippokrates und Galens folge."*) Fumanellis Gerokomie ist auch in seinen *Tractatus XXIII, varia doctrina* (Magdeburgi, Johan. Frankij, 1592) enthalten; vgl. Joutsivuo (1999), S. 249.

10 Vgl. neben den zahlreichen umfassenderen Werkausgaben die lateinische Übersetzungen speziell dieses Lukian-Werks durch Vincentius Opsopoeius (Lukian, Nürnberg 1537; s. Literaturverzeichnis) und Johannes Alexander Brassicanus (Lukian, Libellus de longaevis, Tübingen 1525).

11 Roger Bacons Alterstraktat wurde erstmals 1590 in Oxford unter dem Titel *De retardandis senectutis accidentibus* gedruckt (vgl. A.G. Little, Introduction, in: Bacon, 1928, S. VIIf.), das *Libellus de mirabili potestate artis et naturae*, welches auch Fragen der Langlebigkeit anspricht, 1542 in Paris; außerdem erschienen Übersetzungen seiner alchemistischen Werke (This boke doth treate all of the beste waters artyfycialles, Wyer, 1530; The mirrow of alchemy, London, Olive, 1597) sowie ihm zugeschriebene Werke (Speculum alchemiae, enthalten in einem Sammelband, der 1541 in Nürnberg gedruckt wurde; Medulla alchimiae, Eißleben 1608). – Zu Arnald von Villanova vgl. Kap. 1, Anm. 239 und 252. – Zu Raimundus Lullus vergleiche sein einschlägiges Werk *De conservatione vitae* (1616).

12 Cardano, De vita propria 23, in: Idem (1663), I 15. Vgl. Siraisi (1997), S. 71f., 77, 79, 88-90, 221.

13 Vgl. Freeman (1950).

14 Vgl. Aldo Mecchia/Luigi di Florio, Cenni di geriatrica in un' opera del medico umbro Davide De Pomis (1525 – 1600). Pag. stor. med. 10, 1966, N. 2, S. 58-62; Münster (1954).

15 Vgl. Ceccarelli (1961).

16 Nach Johann Heinrich Zedler (Grosses vollständiges Universal-Lexicon, Bd. 39, 1744, Sp. 1038) erschien bereits 1621 in Wittenberg ein von Stainer verfaßtes *Gerocomicon de conservanda senum sanitate*, das jedoch nicht nachgewiesen werden konnte. Die hier untersuchte, von Stainers Schwiegersohn Johann Neydecker besorgte (Neu-)Ausgabe (Würzburg 1631) ist nach dessen Angaben gekürzt (*contractum atque concinnatum*). Möglicherweise von demselben Stainer

stammt aus jungen Jahren eine 1572 in Tübingen unter Jakob Andreä verfaßte Disputation *De consiliis*.

17 Vgl. Abschnitt 3.2.

18 Vgl. Abschnitt 7.4 und Lemnius (1582), lib. I, cap. 9 (*De sicco aridoque corporis habitu*), S. 71^{v}-83^{r}; Paleotti (1595); Tossanus (1599); Lessius (1614); Chokier de Surlet (1647); Bacquere (1673).

19 Galen, De sanitate tuenda V 4 (ed. Kühn VI 330); De marcore 5 (ed. Kühn VII 681). Vgl. aber den Hinweis von Karl Deichgräber auf entsprechende Benennungen in der doxographischen Literatur (Theodas von Laodikeia) und in der Empirikerschule (Karl Deichgräber, Die griechische Empirikerschule. Um Zusätze vermehrter anastatischer Neudruck der Ausgabe von 1930. Berlin/Zürich 1965, S. 290).

20 Vgl. Zerbi (1988). – Im folgenden werden Paraphrasen aus Zerbis Werk mit dieser leicht zugänglichen Übersetzung von L.R. Lind und unter dem von ihm korrigierten Titel *Gerontokomia* nachgewiesen; wörtliche lateinischen Zitate sind dagegen aus der Originalausgabe von 1489 zitiert, die allerdings keine Seitenzählung aufweist.

21 Vgl. Abschnitt 5.2.

22 Ranchin (1627), S. 457.

23 Vgl. Zerbi, Gerontokomia cap. XI, XIV (1988), S. 78, 87; Fumanelli (1557), S. 1; Ranchin (1627), S. 544; Le Secq/Bonier (1627); Vgl. auch Seiler (1799), Prooemium, S. XIX (Erwähnung von *gerontodochii*, die unter der Anweisung von Ärzten arbeiten).

24 Der *Senum medicus* sei unverzichtbarer Bestandteil eines geplanten Altersinstitutes (*Senectutis Academia*). Diese (geistige) Institution müsse ausschließlich der Behandlung des Greisenalters gewidmet sein, wobei nutzlose Spekulationen ausgeschlossen sein sollten. Wichtig sei für den dort tätigen Arzt nicht nur die in der Gerokomie dargestellte Altenfürsorge, sondern auch eine regelmäßige Konsultation von Philosophen, Theologen und *Historici*. Entsprechend plant Bacquere seine Gerokomie als fünften Teil eines Sammelwerkes mit dem gleichem Titel *Senectutis academia*; Bacquere (1673), Prooemium (o.S.). Zu Bacquere vgl. auch Abschnitt 7.4 und Kap. 7, Anm. 133.

25 Auch bei Zerbi spielt der *astrologus* eine bedeutende Rolle, indem er die Greise vor unheilvollen Einflüssen warne, denen dann durch eine geeignete Lebensführung begegnet werden könne (Zerbi, Gerontokomia cap. II; 1988, S. 35).

26 Ficino, De vita II 20 (1998), S. 232.

27 Cardano, Theonoston II, in: Idem (1663), II 390.

28 Cardano, De sanitate tuenda I 8, in: Idem (1663), VI 36; Theonoston II, in: Idem (1663), II 384.

29 Eine gleichnamige Schrift Lagunas (1550) wurde bereits 1547 Papst Paul III. gewidmet

30 Nach Baier (1705), S. 12.

31 Als Beginn des zweigeteilten Greisenalters setzen Zerbi (Gerontokomia cap. I, 1988, S. 29) und Fumanelli (1557; S. 1) nach Avicenna das 30. – 40. Lebensjahr; Fuchs (1545; o.S.): Dreiteilung, keine chronologische Angaben; Cardano (De sanitate tuenda IV 12, in: Idem, 1663, VI 263f.): Dreiteilung, Beginn 40. Lebensjahr; Pomis (1588, S. 4^{v}): Dreiteilung, Beginn 50. – 55. Lebensjahr; Du Laurens (1559; S. 174): Dreiteilung, keine chronologische Angabe über den Beginn (die zweite Stufe beginnt mit 70 Jahren); Fougerolles (1617; S. 55): Dreiteilung, Beginn mit 55 Jah-

ren; Ranchin (1627; S. 459): Dreiteilung, Beginn um das 50. Lebensjahr; Stainer (1631; S. 14f.): Dreiteilung, keine chronologische Angabe; vgl. auch Anselmi (1606), S. 65-67 (Auflistung zahlreicher Varianten). – Ficino bietet keine Definition.

32 Anselmi (1606), S. 13, 24.

33 Vgl. Kap. 1, Anm. 39; Zerbi, Gerontokomia cap. I (1988), S. 29.

34 Vgl. Zerbi, Gerontokomia cap. II (1988), S. 35f.

35 Anselmi (1606), S. 18f., 37f.

36 Zerbi, Gerontokomia cap. II (1988), S. 36 (in dieser Form bei Seneca nicht nachweisbar; vgl. aber Seneca, Ad Lucillum epistolae morales 24, 20).

37 Cardano, De sanitate tuenda IV 6, in: Idem (1663), VI 253. – Beide *facultates* lassen sich den galenischen *Facultates naturales* zuordnen.

38 Vgl. Ranchin (1627), S. 542; Du Laurens (1599), S. 170f.

39 Pomis (1588), S. 81.

40 Fougerolles (1617), S. 22 (Schema zur Wirkweise des *Calor insitus*).

41 Fuchs (1545; o.S.).; Anselmi (1606), S. 25-37. Zerbi (Gerontokomia cap. II, XII [1988], S. 36, 83) spricht von einem Entweichen (*evaporatum*) der luftigen, geschwinden Feuchtigkeit (*est humiditas aerea celerius vaporabilis*), also zwei Eigenschaften, die eigentlich dem *Calor innatus* zukommen.

42 Brisiani (1585), S. 21^r^-23^r^.

43 Ficino, De vita II 3 (1998; S. 170); Cardano, De sanitate tuenda IV 1, in: Idem (1663), VI 242.

44 Anselmi (1606), S. 37-50.

45 Fougerolles (1617), S. 19f.

46 Du Laurens (1599), S. 170. – Vgl. auch Cuffe (1607), S. 77-80, 84.

47 Ficino, De vita II 3 (1998), S. 170.

48 Cardano, De sanitate tuenda I 8, in: Idem (1663), VI 253.

49 Zerbi, Gerontokomia cap. II (1988), S. 35.

50 Ranchin (1627), S. 542f.

51 Zerbi, Gerontokomia cap. IV (1988), S. 46.

52 Ficino, De vita II 5 u. 18 (1998), S. 174-176, 224-26.

53 Fuchs (1545; o.S.).

54 Cardano, De sanitate tuenda I 8, in: Idem (1663), VI 33. – Zur Blockade der Spiritus-Diffusion vgl. die Position Arnalds von Villanova in Abschnitt 1.4.5, Kap. 1, Anm. 170.

55 Du Laurens (1599), S. 169f.; Ranchin (1627), S. 542.

56 Du Laurens (1599), S. 172.

57 Cardano, De sanitate tuenda I 8, in: Idem (1663), VI 34.

58 Ficino, De vita II 5 u. 18 (1998), S. 176, 222.

59 Zerbi, Gerontokomia cap. V, VIII (1988), S. 48, 68.

60 Cardano, De sanitate tuenda I 8, in: Idem (1663), VI 34, 250.

61 Brisiani (1585), S. 29.

62 Pomis (1588), S. 1^v^, 2^v^.

63 Vgl. Kap. 1, Anm. 22.

64 Zerbi, Gerontokomia cap. I-IV, XV (1988), S. 30, 34, 38, 46, 94; vgl. auch Brisiani (1585), S. 17ᵛ, 35f.

65 Ficino, De vita II 11 u. 20 (1988), S. 196, 230-32. – Das kritische 63. Jahr wird auch in der Gerokomie des Theologen Tossanus erwähnt (ed. 1599; S. 54). Zu den *anni climacterici* vgl. auch Kap. 3, Anm. 46.

66 Ficino, De vita II 16 (1998), S. 216.

67 Anselmi (1606), S. 136.

68 Du Laurens (1599), S. 172.

69 Ranchin (1627), S. 543.

70 Aristoteles zufolge ist Bewegung Ursache von Veränderung (Physik III 1; 200 b 12f.). – Vgl. Cardano, Theonoston II, in: Idem (1663), II 399f. – Zur Abneigung Cardanos gegenüber heftigen Leibesübungen vgl. Nancy Siraisi (1997), S. 77.

71 Zerbi, Gerontokomia (1988), Prolog, S. 19 (Lob der Kürze des Lebens angesichts der Beschwerden des Alters); Ranchin (1627), S. 461 (Praxis der Altentötung bei den Barbaren).

72 Ranchin (1627), S. 459.

73 Zerbi, Gerontokomia (1988), Prolog, S. 73; vgl. Avicenna, Canon medicinae lib. 1, fen. 1, doctr. 3, cap. 3 (ed. Venedig 1507, S. 4ʳ).

74 Brisiani (1585), S. 8ᵛ-11ᵛ.

75 Ranchin (1627), S. 463 (wendet sich explizit gegen Ficinos *Liber de vita* und Paracelsus' *De vita longa*); Stainer (1631), S. 1f.; Cuffe (1607), S. 71f. (vgl. Kap. 5, Anm. 45).

76 Fuchs (1545; o.S.).

77 Vgl. Abschnitt 1.3.3; Zerbi, Gerontokomia cap. VII (1988), S. 60-66; Cardano, De sanitate tuenda I 8, IV 3f., in: Idem (1663), VI 34-36, 243-251; Fougerolles (1617), S. 28-33; Anselmi (1606), S. 56-65.

78 Vgl. Kapitel 5.

79 Vgl. Abschnitt 8.1.

80 Anselmi (1606), S. 49; Fougerolles (1617), S. 56. – Zur Übernahme des galenischen Konzepts von einem neutralen Status des Greisenalters in frühneuzeitliche Kommentare der *Ars medica* vgl. Joutsivuo (1999), S. 180-190.

81 Ranchin (1627), S. 459, 541-44. – Allerdings muß man berücksichtigen, daß Ranchins Gerokomie keinen physiologischen Teil enthält; Grundlagen des Alters finden sich dementsprechend nur in dem ausführlichen Vorwort und eben jenem Kapitel der *Pathologia*. Vgl. auch Kap. 8, Anm. 37.

82 Cardano, De sanitate tuenda IV 15, in: Idem (1663), VI 265.

83 Du Laurens bietet lediglich eine kurze, alterspathologisch akzentuierte Exegese der Kohelet-Metaphern; vgl. Abschnitt 7.2.

84 Anselmi (1606), S. 70f.

85 Anselmi (1606), S. 73.

86 Zerbi, Gerontokomia cap. V (1988), S. 48f.

87 Cardano, De sanitate tuenda IV 1 u. 15, in: Idem (1663), VI 242, 265f.; Anselmi (1606), S. 75.

88 Vgl. die Standard-Monographie zu diesem Thema von R. Klibansky/E. Panofsky/F. Saxl, Saturn und Melancholie. Frankfurt/M., 1990.

89 Ficino, De vita II 16 (1998), S. 216.

90 Zerbi, Gerontokomia cap. V (1988), S. 49f.

91 Galen, In Hippocratis Epidemiarum librum VI. Commentarii I 26 (Kühn XVII A 869); Anselmi (1606), S. 70.

92 Cardano, De sanitate tuenda IV 15, in: Idem (1663), VI 266; Anselmi (1606), S. 78-82.

93 Zerbi, Gerontokomia cap. VI, LVII (1988), S. 53-59, 305f.; Cardano, De sanitate tuenda IV 1, in: Idem (1663), VI 242f.; Theonoston II, in: Idem (1663), II 375; Anselmi (1606), S. 82.

94 Vgl. Abschnitt 1.5.2.

95 Zerbi, Gerontokomia, Prolog (1988), S. 18.

96 Pomis (1585), S. 4[v], 28-73.

97 Fougerolles (1617), S. 53.

98 Vgl. auch Anselmi (1606; S. 102): *cruditas, quae morborum est generatrix.*

99 Fougerolles (1617), S. 120-128.

100 Fougerolles (1617), S. 103-113. Der Autor widmet der Pathologie und Therapie der *Catarrhi* ein eigenes Schema (ebd., S. 113).

101 Anselmi (1606), S. 190f.; vgl. Galen, Hippocratis Aphorismi et Galeni in eos commentarii III 30 (Kühn XVII B 645).

102 Anselmi (1606), S. 220.

103 Anselmi (1606), S. 190.

104 Zu dieser Behauptung gelangt Ranchin allerdings nur, weil er eine Liste aus den *Coacae praecogitiones* (Nr. 502, ed. Littré V 700), die Krankheiten aufzählt, welche *nicht* in der Jugend vorkommen, ohne Bedenken den Greisenkrankheiten zurechnet.

105 Ranchin (1627), S. 537-540; vgl. Du Laurens (1599), S. 175-77; s. auch Abschnitt 7.2 und Kap. 7, Anm. 93.

106 Galen, De marcore 5 (Kühn VII, 681-82).

107 Corpus Hippocraticum, Aphorismi III 26 (Littré IV 498).

108 Ranchin (1627), S. 541-592.

109 Stainer (1631), S. 47-58.

110 Cardano, De vita propria 6 (*De valetudine*) und 46 (*De me ipso*), in: Idem (1663), I 5f., 43f.; vgl. auch Idem, De sanitate tuenda IV 10, in: Idem (1663), VI 258f.

111 Cardano, Theonoston II, in: Idem (1663), II 374f., 396.

112 Cardano, De sanitate tuenda IV 11, 14, 17-32, in: Idem (1663), VI 260f., 264f., 268-284.

113 Cardano, De sanitate tuenda IV 1, in: Idem (1663), VI 242.

114 Cardano, Theonoston II, in: Idem (1663), II 374f.

115 Cardano, De sanitate tuenda IV 2, in: Idem (1663), VI 243.

116 Venner (1620). – Ein weiteres Beispiel aus der Allgemeindiätetik ist die *Synopsis tuendae et conservandae bonae valetudinis* (1646) des aus s'Hertogenbosch stammenden Arztes Johannes Follinus, die trotz ihrer Widmung *in gratiam ac utilitatem omnium ad venerandam senectutem aspirantium conscripta* nur wenige Hinweise auf Möglichkeiten der Langlebigkeit (unter Ablehnung des Paracelsus, trotz eigener „chymischer“ Neigungen) sowie auf eine fehlerhafte Qualitäten- und Säftemischung (*intemperantia*, *cacochymia*) als Ursache aller Krankheiten gibt.

117 Vgl. beispielsweise die allgemeindiätetische, aufgrund ihrer Abfassung in der Volkssprache weit verbreitete Schrift *The castell of helth* (1534) des englischen Adeligen Thomas Elyot.

118 Ficino, De vita, lib. I De vita sana; nach Empfehlungen aus diesem ersten Buch skizziert Cardano eine spezifische Langlebigkeits-Diät (*Marsilii Ficini inventio*), die jedoch mit der Gerokomie des zweiten Buchs nichts zu tun hat; Cardano, De sanitate tuenda IV 3, in: Idem (1663), VI 247.

119 Bernard de Gordon unterscheidet im Gegensatz zu Zerbi noch zwischen einem *Regimen reductivum* (Anwendung einer dem Grad der Dyskrasie genau entgegengesetzten Lebensweise), einem *Regimen praeservativum* (Anwendung eines geringeren entgegengesetzten Grades), einem *Regimen conservativum* (Anwendung eines entsprechenden Grades?), sowie einem *Regimen resumptivum et enutriens* (Anwendung einer temperierten Diät, die jedoch dem Warmen und Feuchten zugeneigt ist); vgl. Bernard (1570), Quaestio XXII *Utrum senes debeant regi per contraria vel similia*, S. 197f. – Auch der Theologe Zanardi (1620; S. 44) geht kurz auf eine galenische *ars conservativa, reductiva* und *resumptiva* ein. – Eine theoretische Diskussion der Altersdiätetik findet sich auch in den medizinischen Kommentaren zur *Ars medica* Galens angedeutet; vgl. Joutsivuo (1999), S. 190-96.

120 Zerbi, Gerontokomia cap. XI (1988), S. 78-80, cap. XXXIX, S. 247-49. – Ranchin (1606; S. 466) verordnet diese *Diaeta resumptiva* nur bei einem Status der Schwäche, den jedoch einige auch den Greisen zusprechen würden.

121 Anselmi (1606), S. 92f., 105-107. – Nach dem Corpus Hippocraticum (De natura hominis 17 = De diaeta salubri 2; Littré VI, 74-76) sollen Greise meistens eine trockenere Diät erhalten; Galen kommentiert die Einschränkung „meistens“ dahingehend, daß sich diese Äußerung nicht auf den Körperzustand (*habitus*) oder das Alter beziehen könne, weil nämlich jedem Körper eine besondere Diät zukomme (In Hippocratis vel Polybi opus de salubri victus ratione commentarius 7, ed. Kühn XV 189f.).

122 Ranchin (1627), S. 465-68.

123 Cardano, De sanitate tuenda IV 1f., 5, in: Idem (1663), VI, 242f., 251-53; Theonoston II, in: Idem (1663), II 375.

124 So wirft Cardano Galen vor, nur die Qualität, jedoch nicht die Quantität der Nahrung beachtet zu haben (De sanitate tuenda I 8, in: Idem, 1663, VI 35) und die Natur der Greise schlecht verstanden zu haben (*male natura senem intellecta*; Theonoston II, in: Idem, 1663, II 380). Vgl. auch das Ideal der *parcitas* (Sparsamkeit, „die die Parzen zurückhält“) bei Ficino, De vita II 20 (1998), S. 234.

125 Zerbi, Gerontokomia cap. XVII (1988), S. 126; Fuchs (1545; o.S.).

126 Cardano, De sanitate tuenda I 1, in: Idem (1663), VI 15. Vgl. Siraisi (1997), S. 79-81.

127 Cardano, Theonoston II, in: Idem (1663), II 375-77, 380; vgl. auch Idem, De sanitate tuenda IV 6, in: Idem (1663), VI 254f.

128 Cardano, De utilitate 5, in: Idem (1663), II 61.

129 Greise fasten leicht (Corpus Hippocraticum, Aphorismi I 13, Littré IV 466); ungesättigt vom Tisch aufstehen (De morbis popularibus VI 4; Littré V 312).

130 Ranchin (1627), S. 464.

131 Anselmi (1606), S. 135-37. Vgl. Ranchin (1627), S. 475f.; Du Laurens (1599), S. 182; Cardano, De sanitate tuenda IV 5, in: Idem (1663), VI 252.

132 Nach Aristoxenos bestand die Speise der Pythagoräer nur aus Brot mit Honig, weshalb sie ohne Krankheiten lebten (Fragment 27 ed. Wehrli; vgl. Georg Wöhrle, Studien zur Theorie der antiken Gesundheitslehre. Stuttgart 1990, S. 43). Die Verknüpfung dieser speziellen Diätetik mit der Altenfürsorge scheint frühneuzeitlichen Ursprungs zu sein.

133 Vgl. Du Laurens (1599), S. 183; Ranchin (1627), S. 462; Cardano, Theonoston II, in: Idem (1663), II 385.

134 Vgl. Anm. 18.

135 Corpus Hippocraticum, Aphorismi II 49f.

136 Zerbi, Gerontokomia cap. XIII (1988), S. 85f.; Cardano, De sanitate tuenda IV 6 u. 24, in: Idem (1663), VI 254, 273f. (*consuetudo senibus amica*); Theonoston II, in: Idem (1663), II 380; Ranchin (1627), S. 477; Stainer (1631), S. 14.

137 Anselmi (1606), S. 107; Du Laurens (1599), S. 180f.; Ranchin (1627), S. 469. Cardano hingegen empfiehlt den Greisen warm-feuchte Meeresluft; De sanitate tuenda IV 11, in: Idem (1663), VI 260.

138 Cardano, Theonoston II, in: Idem (1663), II 400. Vgl. auch Stromer, Decreta (1547; o.S.).

139 Ficino, De vita II 17 (1998), S. 220; vgl. auch Anselmi (1606), S. 94f. sowie die entsprechende Anweisung von Francis Bacon (s. Abschnitt 2.3.1).

140 Ficino, De vita II 18 (1998), S. 220-28. – Demokrit soll sich mehrere Tage allein durch den Duft von frischgebackenem Brot ernährt haben.

141 Cardano, De sanitate tuenda IV 11, in: Idem (1663), VI 260.

142 Fuchs (1545; o.S.).

143 Cardano, De utilitate II 5, in: Idem (1663), II 61. Vgl. Corpus Hippocraticum, De morbis popularibus VI 4 (Littré V 314).

144 Stainer (1631), S. 15f.; vgl. auch Ranchin (1627), S. 476.

145 Fuchs (1545; o.S.).

146 Cardano, Theonoston II, in: Idem (1663), II 382f., 397.

147 Ficino, De vita II 6 (1998), S. 178-80; Ranchin (1627), S. 501-504.

148 Ficino, De vita II 6 (1998), S. 182; Ranchin (1627), S. 476. – Hirsch und Rabe werden als Verjüngungsmittel auch erwähnt bei Ovid, Metamorphosen VII 273f.

149 Cardano, Theonoston II, in: Idem (1663), II 379, 397f.

150 Ficino, De vita II 15 (1998), S. 210.

151 Zerbi, Gerontokomia cap. XL (1988), S. 258f., Cardano, De utilitate II 4 u. 5, in: Idem (1663), II 51, 61; Theonoston II, in: Idem (1663), II 382. – Vgl. zu diesem Thema Schäfer (2003/II).

152 Ficino, De vita II 17 (1998), S. 220; Cardano, De sanitate tuenda IV 8, in: Idem (1663), VI 256f.; Ranchin (1627), S. 508; Stainer (1631), S. 19f.

153 Vgl. Zerbi, Gerontokomia cap. III (1988), S. 43; Ficino, De vita II 6 (1998), S. 178.

154 Ficino, De vita II 19 (1998), S. 140-42; Fuchs (1545; o.S.).

155 Zerbi, Gerontokomia cap. XXVII (1988), S. 179-83; Ficino, De vita II 11 (1998), S. 196; Cardano, Theonoston II, in: Idem (1663), II 390; Anselmi (1606), S. 122. – Vgl. Kap. 1, Anm. 267.

156 Stainer (1631), S. 34f.

157 Mercuriale (1587) IV 8 (*De corporibus valetudinariis et senilibus exercendis*), S. 209-211.

158 Cardano, De sanitate tuenda IV 5 u. 12, in: Idem (1663), VI 252, 263f. – Vgl. auch Anm. 70.

159 Anselmi (1606), S. 144-50; Stainer (1631), S. 30-32.

160 Zerbi, Gerontokomia cap. XVI (1988), S. 118f.

161 Zerbi, Gerontokomia cap. XVI (1988), S. 115-18; Cardano, De sanitate tuenda IV 11, in: Idem (1663), VI 259f.

162 Ausführlich zur Physiologie des Schlafs von der Antike bis zur Renaissance vgl. Renate Wittern, Der Schlaf als medizinisches Problem am Beginn der Neuzeit. Habil.schr. (masch.), München 1978.

163 Cardano, De sanitate tuenda IV 11, in: Idem (1663), VI 260.

164 Stainer (1631), S. 37.

165 Vgl. Anm. 102.

166 Ranchin (1627), S. 479.

167 Du Laurens (1599), S. 190; vgl. auch Riolan (1600), S. 284.

168 Anselmi (1606), S. 168. Vgl. auch Kap. 3, Anm. 269.

169 Vgl. Ranchin zum Sunamitismus (s. Abschnitt 2.1.4 und Anm. 211) sowie Abschnitt 4.4 (Kap. 4, Anm. 88).

170 Corpus Hippocraticum, De Diaeta II 22 (Littré VI 572); De morbis popularibus VI 5 (Littré V 320).

171 Vgl. Abschnitt 3.1.3.3 und Kap. 3, Anm. 206ff.

172 Fumanelli (1557), S. 71f. (cap. 17 *De venereis*); Ranchin (1627), S. 482f.

173 Ficino, De vita II 16 (1998), S. 214-216. – Vgl. auch Camporesi (1991), S. 16f.

174 Anselmi (1606), S. 170f.

175 Cardano, De sanitate tuenda IV 4 und 13, in: Idem (1663), VI 251, 264.

176 Zerbi, Gerontokomia cap. XIV (1988), S. 89. – Das zugrundeliegende Konzept einer „Wärmeübertragung“ durch äußerlichen Kontakt ist auch für den sogenannten Sunamitismus grundlegend; vgl. Anm. 209ff. und Abschnitt 2.1.4.

177 Vgl. Platon, Timaios 41f. (86 b – 89 d); Galen, Quod animi mores corporis temperamenta sequantur (Kühn IV 767-822).

178 Über die diätetische Wirkung der Musik auf alte Menschen vgl. Werner Friedrich Kümmel, Musik und Medizin. München 1977, S. 186-192; Ranchin (1627; S. 485) widmet diesem Aspekt sogar ein eigenes Kapitel.

179 Ficino, De vita II 14 (1998), S. 202-208.

180 Cardano, De sanitate tuenda IV 5, in: Idem (1663), VI 252.

181 Du Laurens (1599), S. 191-93.

182 *Vita senis libri, domus, hortus, lectus, amicus, vina, nepos, ignis, mens hilaris, pietas*; Fougerolles (1617), S. 66-71; vgl. auch Ranchin (1627), S. 505.

183 Ranchin (1627), S. 483f.; Cardano hingegen greift neben *abstinentia* und *continentia* den stoischen Begriff der *animi tranquillitas* (vgl. Seneca; s. Kap. 3, Anm. 273) auf und umschreibt mit diesen drei Begriffen eine globale Lebensregel zum Erreichen eines hohen Lebensalters (De utilitate II 5, in: Idem [1663], II 61).

184 Vgl. Cardano, De sanitate tuenda IV 14, in: Idem (1663), VI 264f.

185 Ficino, De vita II 16 (1998), S. 216; Brisiani (1585), S. 61^r-63^v; Anselmi (1606), S. 171-178; Ranchin (1627), S. 483f.; Stainer (1631), S. 45f.

186 Pomis (1588), S. 38f.; vgl. auch die abweichende Diätempfehlung Ranchins bei Katarrhen (s.o. und Anm. 122).

187 Cardano, De sanitate tuenda IV 15 u. 21, in: Idem (1663), VI 266, 271. – Ein Bruchband bei Hernie wird auch im Gedenkbuch Hermann Weinsbergs erwähnt; vgl. Jütte (1988), S. 274f.

188 Brisiani (1585), II 8, S. 63^r-73^r; Du Laurens (1599), IV 9, S. 193f.; Anselmi (1606), II 8, S. 178-88; Ranchin (1627), II 1, S. 515-535.

189 Ficino, De vita II 18 (1998), S. 226.

190 Cardano, De sanitate tuenda I 8, in: Idem (1663), VI 34.

191 Vgl. Zerbi, Gerontokomia cap. XLVI, IL, LVI (1988), S. 283, 289, 301f.; Brisiani (1585), S. 40^v. Anselmi (1606), S. 188; Ranchin (1627), S. 524.

192 Plinius Secundus, Historia naturalis XXIX 38, 121f.; XXX 39, 117.

193 Zerbi, Gerontokomia cap. L-LVI (1988), S. 290-304.

194 Vgl. die Avicenna zugeschriebene und häufig mit seinem *Canon* herausgegebene Schrift *De medicinis cordialibus*, die Ficino beeinflußt haben könnte; vgl. Stolberg (1993), S. 45, 52.

195 Avicenna, Canon medicinae lib. 4, fen. 7, tract. 1, cap. 16 (ed. Venedig 1507, fol. 488^r).

196 Stainer (1631), S. 52; Zanardi (1620), S. 43; vgl. auch die Erwähnung der Frucht bei Richard/ Marais (1688; o.S.). – Vgl. auch Demaitre (1990), S. 19.

197 Ovid, Fasti VI 131-43; vgl. auch Metamorphosen VII 288.

198 Ficino, De vita II 9-11 (1998), S. 192-198.

199 Ficino, De vita II 19 (1998), S. 228-230; zitiert bei Paleotti (1595), S. 15. Vgl. auch Alberti/ Steinmeyer (1728), § 3, S. 12.

200 Pomis (1588), S. 73-75.

201 Fuchs (1545; o.S.); Brisiani (1585), S. 68^vf.

202 Ranchin (1627), S. 497f., 520; Du Laurens (1599), S. 171. – Gegen den Stein der Weisen, gegen ein von Paracelsus mit dunklen Worten beschriebenes Lebenselixir und auch gegen verschiedene Regeln zur Verjüngung aus der Schrift Arnalds von Villanova wendet sich Stainer (1631; S. 2), eine Passage, die wiederum Follinus in seiner Allgemeindiätetik (1646; S. 16) fast wörtlich zitiert (vgl. auch Anm. 116).

203 Ranchin (1627), S. 529f.

204 Vgl. Ovid, Metamorphosen VII 283-292 (Verjüngung des Aeson durch Ausbluten und Blutersatz; ausführlich angesprochen in Abschnitt 5.4). – Einen ähnlichen Ansatz verfolgte Arnald von Villanova; vgl. Kap. 1, Anm. 288.

205 Cardano zufolge gilt dieser Nutzen auch bei Podagra; Cardano, Theonoston II, in: Idem (1663), II 396.

206 Zerbi, Gerontokomia cap. XL (1988), S. 250f.; Anselmi (1606), S. 166; Ranchin (1627), S. 533f.; Stainer (1631), S. 40, 43.

207 (Ps.-)Roger Bacon geht davon aus, daß der gesunder Hauch (*fumus sanis*) eines jungen Menschen von ausgeglichenem Temperament, der eine starke Wärme habe, genauso von anderen assimiliert werden könne wie etwa Krankheitsstoffe. Auf diese Weise könne ein verlorengegangener *Calor* wiederhergestellt werden; Bacon (1928), S. 60, 140 (vgl. auch Einleitung, S. XLf.).

– Vgl. auch Avicenna, Canon medicinae, lib. 4, fen. 7, tract. 1, cap. 17; lib. 4, fen. 7, tract. 2, cap. 2 (ed. Venedig 1507, fol. 490^{v}f.).

208 Galen, De simplicium medicamentorum temperamentis V 6 (ed. Kühn XI 724); De methodo medendi VII 7 (ed. Kühn X 502); vgl. auch die von Roger Bacon eingeleitete pseudoaristotelische Schrift Secretum Secretorum, cap. VI, ed. Steele, 1920, S. 73 (zitiert nach Bacon, 1928, S. XL).

209 1. Könige 1, 1-4. – Die Episode erfährt bereits in der Patristik eine allegorische Deutung auf die Weisheit, die den alten Menschen „wärmt", beispielsweise im Brief des Hieronymus an den Priester Nepotian, in: Des Heiligen Kirchenvaters Eusebius Hieronymus ausgewählte Briefe, aus dem Lateinischen übersetzt von Dr. Ludwig Schade, Bd. 1, München 1936, Epistola 52, S. 124-127. – Vgl. auch Abschnitt 5.4 und Kap. 7, Anm. 22.

210 Zerbi, Gerontokomia cap. XIV, XXXVIII (1988), S. 89, 245; vgl. auch eine Andeutung bei Ficino, De vita II 8 (1998), S. 188; Laguna (1550/2002), S. 29. – Auch Francisco de Vallés (s. Abschnitt 2.3.2) geht auf den Sunamitismus in einem eigenen Kapitel (XXIX) seiner *Philosophia sacra* (1592; S. 232-238) ein und rühmt die Wirkung des menschlichen *Calor naturalis* gegenüber allen „fremden" (externen) Möglichkeiten einer Erwärmung (etwa durch Medikamente, Wein, Kleider ...).

211 Ranchin (1627), S. 480f.

212 Vgl. Platon, Phaidon 59 (111 a-c); Plinius Secundus, Historia naturalis VII 2, 25; vgl. auch Ficino, De vita III 11 (1998), S. 292 und Kommentar, S. 424.

213 Ficino, De vita II 18 (1998), S. 220-28.

214 Vgl. Anm. 18.

215 In erster Linie wird Ranchin, daneben auch Pomis, Fougerolles und Stainer rezipiert; vgl. beispielsweise Schelhammer/Waltsgott (1694), sect. IV, cap. III, § 3, S. 51.

216 Santorio (1716), I 37, 79-81, 83; V 35. Aphorismus I 82 u. 84 sowie die folgenden Sektionen II-VII orientieren sich jedoch vollständig an den traditionellen *Sex res non naturales*. – In der ersten Hälfte des 17. Jahrhunderts erschien das Werk lediglich in Ausgaben von 1614, 1634, 1642 und 1650; nach 1650 können dagegen noch mehr als zehn lateinische Drucke sowie Übersetzungen ins Englische, Französische und Deutsche nachgewiesen werden.

217 Vgl. Kap. 1, Anm. 17.

218 Fernel (1575), Physiologia III 10, S. 137: *Prima senectus* (50 – 65) und *Secunda senectus* (jenseits von 65) als die letzten von fünf Lebensaltern; Riolan (1600), Physiologia I 7, S. 46: *Senectus* als viertes und letztes Lebensalter; Sennert (1628), lib. I 4, S. 30: *Senectus* als sechstes und letztes Lebensalter (ab 49); mit drei Unterteilungen (49 – 56, 57 – 63, jenseits von 63): ibidem, lib. IV 2, 5, S. 893.

219 Ranchin (1627), S. 458; vgl. auch Zerbi, Gerontokomia cap. VII (1988), S. 61f.; Fumanelli (1557; S. 79-89) ordnet sogar jedem Temperament des Greisenalters ein Katalog von Speisen und Getränken zu.

220 Fernel (1575), Physiologia IV 8 (*Ut innatum calidum aetatum inclinatione status mutationem subeat*), S. 158.

221 Jean Fernel, De abditis rerum causis libri duo, lib. II, cap. 7f. Ed. sexta Hanoviae 1610, S. 85-93; vgl. Anselmi (1606), S. 26f.

222 Riolan (1600), Physiologia III 1, S. 63.

223 Riolan (1600), Physiologia I 7, S. 48, 80.

224 Fernel (1575), Physiologia III 10, S. 139.

225 Sennert (1628), lib. IV 2, 5 (*De diaeta senum*), S. 893-896.

226 Sennert (1628), lib. III 1, 3, 10 (*De caussis commutationis urinarum*), S. 598.

227 Jean Fernel, De febribus IV 16 (*Hecticae febris gradus, causae, signa*), in: Universa medicina (1575), S. 500.

228 Fernel (1575), Therapeutices universalis seu medendi rationis lib. I 7, in: Universa medicina (1575), S. 11; III 5, ibidem, S. 577.

229 Vgl. Joutsivuo (1999), S. 172-190. Die von Joutsivuo untersuchten Kommentare gehen hauptsächlich auf die physiologischen Ursachen des Greisenalters und dessen neutralen Status zwischen Krankheit und Gesundheit ein.

230 Dieses Standardwerk Zacchias widmet sich neben allgemeinen Themen (Definition und Charakterisierung des Alters entsprechend der galenistischen Medizin sowie mögliche numerische Einteilungen von *Senectus* und *Senium seu decrepitudo*; lib.1, tit. 1, q. 9f.; ed. 1630, S. 67-87) in erster Linie forensisch relevanten Fragestellungen: geistiger Abbau (lib. 2, tit. 1, q. 5, S. 38-42; vgl. auch Kap. 6, Anm. 70) und Impotenz (lib. 3, tit. 1, q. 2, S. 11-18; vgl. auch Kap. 3, Anm. 213).

231 Vgl. etwa Lievens Lemse, s. Kap. 7, Anm. 134.

232 Vgl. Edward Tobias Renbourn, The natural history of insensible perspiration: A forgotten doctrine of health and disease. Medical History 4, 1960, S. 135-152, hier S. 135-139. – Die Begriffe *transpiratio* und *perspiratio* werden im 17. Jahrhundert noch nicht scharf voneinander getrennt.

233 Joannis Riolani ad Fernelli librum de spiritu et calido innato commentarius, Scholion cap. VI, in: Idem, Opera omnia, Paris 1610, S. 38. – Vgl. auch Berg (1942), S. 351.

234 Vgl. Masson (1937/38); Nühlen-Graab (1990), S. 88f.

235 Die Glücklichen Inseln identifizierte man seit der Antike mit den Kanaren; vgl. Minois (1989), S. 275f.; vgl. auch Boccius/Engler (1679), Prooemium (o.S.).

236 Vgl. Bagliani (1997), S. 192.

237 Spätere Auflagen erschienen 1553 und 1560; 1557 wurde das Werk ins Italienische übersetzt. – Zu Rangone vgl. Erasmus Weddigen, Tommaso Rangone „monologus“ oder die Profanata Conversatione, in: Kunst und ihre Auftraggeber im 16. Jahrhundert, hg. von K. Bergdolt, J. Brüning. Berlin 1997, S. 113-132.

238 Vgl. Bagliani (1997), S. 21-34.

239 Auch der Dominikaner Michele Zanardi betont, daß Gott nicht die Zerstörung der Dinge, sondern ihre Erhaltung anstrebe und deshalb eine Verlängerung des Lebens möglich sei; Zanardi (1620), S. 43f. (Quaestio VII *Utrum mors possit retardari*).

240 Vgl. Engelbert von Admont, Liber de causis longaevitatis hominum ante diluvium, in: Thesaurus anecdotorum novissimus, hg. von Bernardo Pezio. Augustae Vindelicorum et Graecii, 1721, tom. 1, col. 439-504. – Zur weiteren Diskussion in der Frühen Neuzeit vgl. Abschnitte 5.2 und 5.3 sowie Kap. 5, Anm. 29.

241 Vgl. Robert Seidel, Caspar Dornau und der Paracelsismus in Basel, in: Parerga Paracelsica, hg. von J. Telle. Stuttgart 1991, S. 249-263.

242 Text in Bacon (1859/1963) II 101-226. – Außerdem verfaßte Bacon bereits während seines Frankreich-Aufenthaltes ein Essay über Leben und Tod. Vgl. auch den ebenfalls früh entstandenen kurzen Entwurf *Of Regiment of Health* (Bacon [1858/1963], VI 452-454, 530f., 562f.).

243 Vgl. Abschnitt 5.3. – Anstoß zu Bacons Untersuchung gab möglicherweise eine ihm gewidmete Schrift *The differences of the ages of mans life* (1607) von Henry Cuffe (1563 – 1601), die ebenfalls aus der Sicht des medizinischen Laien zu Ursachen des Alters und der Langlebigkeit Stellung nimmt (insbesondere S. 4, 72f., 77-80, 84); vgl. Stefan Ritter, „The differences of the ages of mans life". Gesundheit und Diätetik im Werk des englischen Humanisten Henry Cuffe (1563 – 1601), Diss. med. Köln 1999, S. 15; Minois (1989), S. 273.

244 Vgl. Robert Leslie Ellis, Preface to the Historia vitae et mortis, in: Bacon (1859/1963), II 92.

245 Zwinger (1604), S. 307-310 (Exempla zur Langlebigkeit in vol. II, lib. III *De vitae humanae propagatione, conservatione, restitutione*); vgl. auch Robert Leslie Ellis, Preface to the Historia vitae et mortis, in: Bacon (1859/1963), II 94-99.

246 Francis Bacon, Historia vitae et mortis, in: Bacon (1859/1963), II 144, 147.

247 Aristoteles bzw. Galen zufolge entsteht das Blut eines Menschen aus dem seiner Mutter (Quod animi mores corporis temperamenta sequantur; Kühn VII 791).

248 Francis Bacon, Historia vitae et mortis, in: Bacon (1859/1963), II 157-160. – Eine vorsichtige Cornaro-Kritik übt sogar dessen Übersetzer Leonard Lessius (1614; S. 2) mit dem Sprichwort *Qui medice vivit, misere vivit.*

249 Dies steht in gewissem Widerspruch zu Bacons theoretischem Programm, aufgrund dessen Rothschuh (1978; S. 165) ihn als Vertreter eines philosophischen Empirismus ansieht.

250 Vgl. Francis Bacon, De augmentis IV, 2, in: Bacon (1857/1963), I 590f.; Historia vitae et mortis, in: Bacon (1859/1963) II 155; im Gegensatz zur Auffassung von Matthias Flacius, der Gesundheitserhaltung und Lebensverlängerung als kongruent ansah (vgl. Ellis, Preface to the Historia vitae et mortis, in: Bacon [1859/1963], II 94). – Vgl. auch Helmut Minkowski, Einordnung, Wesen und Aufgaben der Heilkunst in dem philosophisch-naturwissenschaftlichen System des Francis Bacon. Zur Kenntnis der Beziehungen zwischen Medizin und Philosophie im 16. und 17. Jahrhundert. Sudhoffs Archiv 27, 1934, S. 299-327, insbes. 311; Huldrych M. Koelbing, Francis Bacon über Lebensverlängerung und Euthanasie. Schweizerische Rundschau für Medizin (PRAXIS) 74, 1985, S. 1441f.

251 Vgl. D. P. Walker, Francis Bacon and Spiritus, in: Science, medicine and society in the Renaissance, hg. Allen G. Debus. 2 vols., London 1972, II 121-130. Diese Spirituslehre unterscheidet sich von der galenistischen insofern, als der Sammelort aller *spiritus*, nicht nur der *Spiritus animales*, im Kopf postuliert wird; vgl. Putscher (wie Kap. 1, Anm. 95), S. 94, 209f.; Francis Bacon, Historia vitae et mortis, in: Bacon (1859/1963), II 215.

252 Francis Bacon, Historia vitae et mortis, in: Bacon (1859/1963), II 106.

253 Francis Bacon, Historia vitae et mortis, in: Bacon (1859/1963), II 211; vgl. Zerbi, Gerontokomia cap. X (1988), S. 76.

254 Vgl. Minkowski (wie Anm. 250), S. 313. Die Konzept der Spiritus-Kondensation stammt möglicherweise aus dem Bereich der Alchemie.

255 Neben dem klassischen Schlafmittel Opium erwähnt Bacon auch den opiumhaltigen Theriak und das Mithridati(c)um sowie Safran und Tabak als Analoga; opiumähnliche Säfte werden nach sei-

ner Ansicht auch im Körper erzeugt (!); Francis Bacon, Historia vitae et mortis, in: Bacon (1859/1963), II 163-65.

256 Francis Bacon, Historia vitae et mortis, in: Bacon (1859/1963), II 207.

257 Francis Bacon, Historia vitae et mortis, in: Bacon (1859/1963), II 222; in Bacons *New Atlantis* wird diese Form der Ernährung ebenfalls erwähnt; Bacon (1859/1963) III 160.

258 Francis Bacon, Historia vitae et mortis, in: Bacon (1859/1963) II 211. Diese Passage wird von Fischer (1777; cap. I, § 23, S. 30-32) ausführlich rezipiert.

259 Entsprechend zählt Bacon eine überstandene auszehrende Krankheit zu den Faktoren, die Langlebigkeit begünstigen (*convalescere est juvenescere*); Francis Bacon, Historia vitae et mortis, in: Bacon (1859/1963), II 157. – Angesichts der Bedeutung, die Bacon einer Zügelung der zu lebhaften *Spiritus* beimißt, ist die These Minkowskis kaum verständlich, die *Historia vitae et mortis* sei zur Entschuldigung von Lustgelagen bei Hof geschrieben worden; Minkowski (wie Anm. 250), S. 313f.

260 Vgl. Minkowski, (wie Anm. 250), S. 320-23.

261 Laurent Joubert, Erreurs populaires (1578), lib. I, cap. II; vgl. die englische Übersetzung dieses Kapitels durch Gale (1971).

262 Vgl. Abschnitt 1.3.3, Kap. 1, Anm. 126.

263 Vgl. Niebyl (1971), S. 361f.

264 Vgl. dazu auch Zerbi, Riolan und Ranchin, wie Anm. 219.

265 Vgl. dazu auch Abschnitt 7.2.

266 Valles (1592), cap. 6, S. 107-115.

267 Vgl. auch Edward Madeira Arraes (Arrays; † 1652), Nova philosophia et medicina de qualitatibus occultis ... interseritur etiam inaudita philosophia de arboris vitae paradisi qualitatibus ... Lissabon 1650; der zuletztgenannte Teil erschien 33 Jahre später in einer englischen Übersetzung von Richard Browne (s. Roger Bacon, 1683). – Das Thema wird auch in der philosophischen Dissertation von Boccius und Engler (1679) aufgegriffen, allerdings ohne medizinische Inhalte.

268 Ficino, De vita II 9 u. III 12 (1988), S. 192, 300.

269 Anselmi (1606), S. 46-48.

270 Vgl. Kap. 1, Anm. 252.

271 Grundlagen zur paracelsischen Medizin bei Walter Pagel, Das medizinische Weltbild des Paracelsus, seine Zusammenhänge mit Neuplatonismus und Gnosis. Wiesbaden 1962. Eine kurze Zusammenfassung gibt Rothschuh (1978), S. 91-96, 139-43, 263-274. – Zum Thema Langlebigkeit bei Paracelsus vgl. Quecke (1959).

272 Zusammenfassung und Interpretation dieser Schrift bei Scholz (1994). – Der bis auf die Umstellung des Adjektivs im Titel namensgleiche, in fünf Bücher unterteilte und angeblich 1527 vollendete lateinische *Liber de vita longa* erscheint zwar ebenfalls in der ersten von Johannes Huser herausgegebenen kritischen Gesamtausgabe der Werke des Paracelsus von 1589ff., war aber Husers Aussage zufolge nicht im Autograph überliefert, sondern aus einem Manuskript des Basler Buchdruckers Johannes Oporinus, als dessen (sehr freie) lateinische Übertragung man es betrachten sollte. Von einer deutschen, möglicherweise unmittelbar auf Paracelsus zurückreichenden Vorlage sind nur einige Fragmente erhalten, die die Behandlung altersunspezifischer

Krankheiten sowie Elixire, Magisteria und Quintessenzen zum Thema haben (vgl. auch Karl Sudhoffs Vorwort zur kritischen Ausgabe der Sämtlichen Werke, Abt. I, Bd. 3, S. XXXII-XLII). Abgesehen von der Verwendung zahlreicher historischer Beispiele, die für den halbgebildeten Paracelsus ausgesprochen ungewöhnlich ist, verfolgt diese lateinische Schrift auch gegenüber den oben genannten Schriften ein anderes, magisch-hermetisches und neuplatonisches Konzept (vgl. Anm. 303), das die Unsterblichkeit der Geistseele (Balsam, Iliaster) bzw. des himmlischen Körpers gegenüber dem sterblichen Körper betont und deshalb hier unberücksichtigt bleiben muß. Inhaltliche Zusammenfassung bei Scholz (1994; S. 40-58), der ebenfalls starke Abweichungen von der deutschen Schrift feststellt.

273 Nach Walter Pagel (wie Anm. 271, S. 9) ist Paracelsus gerade kein systematischer Schriftsteller. – Die folgende Übersicht zitiert die drei genannten Schriften hauptsächlich nach der Ausgabe von Will-Erich Peuckert (1965), die im Einzelfall mit der kritischen Ausgabe von Johannes Huser (tom. VI, Basel 1590, S. 1-136) verglichen wurde.

274 Entgegen der Ansicht von Minois (1989), S. 271.

275 Vgl. auch Will-Erich Peuckert, Theophrastus Paracelsus. Werke, Bd. 1. Basel/Stuttgart 1965, S. 449f.; Ingo Schütze hält hingegen die Ficino-Rezeption bei Paracelsus für wenig ausgeprägt; vgl. Ingo Schütze, Zur Ficino-Rezeption bei Paracelsus, in: Parerga Paracelsica, hg. von J. Telle. Stuttgart 1991, S. 39-45.

276 Paracelsus, Archidoxis lib. I u. V (Peuckert I 341, 387); De natura rerum lib. IV (*De vita*), ed. Aschner III 239; Liber de longa vita (Peuckert I 476).

277 Paracelsus, Archidoxis lib. IV (Peuckert I 361f.); De natura rerum lib. VI (*De resuscitatione*), ed. Aschner III 254.

278 Paracelsus, Archidoxis lib. V (Peuckert I 387); De natura rerum lib. V (*De morte*) et VI (*De resuscitatione*), ed. Aschner III 243, 254; Liber de renovatione et restauratione (Peuckert I 453-55).

279 Diese an zwei Stellen des *Liber de longa vita* (Peuckert I 481, 489) erwähnten vier Lebenssäfte (*humores vitae*) sind offensichtlich von den unten erwähnten vier Säften der traditionellen Humoraltheorie (Blut, Schleim, helle und schwarze Galle) zu unterscheiden; sie dürften aber mit den von Avicenna erwähnten vier sekundären Flüssigkeiten in Zusammenhang stehen, von denen drei im Verdauungsprozeß entstehen, die vierte aber (i.e. *Humidum radicale*) angeboren ist (vgl. Abschnitt 1.4.3).

280 Paracelsus macht in den *Archidoxis* (lib. VIII; Peuckert I 430f.) deutlich, daß *lignum vitae* nicht als Nahrung, sondern viel eher als Metapher für das Wissen um die Lebensverlängerung verstanden werden soll.

281 Paracelsus, Liber de longa vita (Peuckert I 475).

282 Paracelsus, Liber de renovatione et restauratione (Peuckert I 453-55); Liber de longa vita (Peuckert I 476f., 480f.).

283 Diese pauschale Abwertung der Humoraltheorie betrifft nicht das von Paracelsus hochgeschätzte (s.u.) Blut, das nach dem *Liber de renovatione et restauratione* (Peuckert I 456) ebenfalls von Überflüssigem purgiert werden muß.

284 Paracelsus, Archidoxis lib. V et VIII (Peuckert I 393, 432); Liber de renovatione et restauratione (Peuckert I 457).

285 Paracelsus, Liber de renovatione et restauratione (Peuckert I 451); Liber de longa vita (Peuckert I 474).

286 Paracelsus, Liber de longa vita (Peuckert I 473).

287 Vgl. im folgenden Paracelsus, Liber de longa vita (Peuckert I 477-79, 481-83, 485-90).

288 Paracelsus, Archidoxis, Prologus/lib. I (Peuckert I 342f.).

289 Paracelsus, Archidoxis lib. IV (Peuckert I 368).

290 Paracelsus, Archidoxis lib. VIII (Peuckert I 433f.).

291 Paracelsus, De longa vita (Peuckert I 489); *daurae* könnte *datura* (Stechapfel) oder *taura herba* bedeuten, eine Nebenbezeichnung für Helleborus niger (Christrose; vgl. Scholz (1994), S. 35; die gleiche Vermutung äußern bereits Schrader und Blume, 1699, cap. XXI, o.S.); *croae* (*croca*) könnte Crocus sativus (Safran) meinen (Peuckert V 416). – Im *Herbarius* preist Paracelsus die Schwarze Nieswurz (Helleborus niger bzw. Adonis vernalis L.) als Universalmittel für ein langes Leben ohne Krankheiten an (ed. Joh. Huser, Basel 1590/Hildesheim 1972, tom. VII, S. 64-66).

292 Paracelsus, Liber de renovatione et restauratione (Peuckert I 459-468).

293 Ein wahrscheinlich von *magister* abgeleitetes Deckwort für eine komplexe alchemistische Prozedur, vgl. Hans Biedermann, Handlexikon der magischen Künste, Graz 1968, S. 226f.

294 Paracelsus, Liber de longa vita (Peuckert I 488-494).

295 Paracelsus, De natura rerum lib. VI (*De resuscitatione*), ed. Aschner III 255f.

296 Paracelsus, Archidoxis lib. VIII (Peuckert I 430f.); De longa vita (Peuckert I 469). – Vgl. dagegen die Bestätigung der göttlichen Prädestination in De natura rerum VI (*De resuscitatione*; ed. Aschner III 254).

297 Paracelsus, Archidoxis lib. V (Peuckert I 386).

298 Eine ähnliche Physiologie bieten der Paracelsist Oswald Croll (1580 – 1609) und der Arzt und Chemiker Francis Anthony (1550 – 1623); vgl. Niebyl (1979), S. 363.

299 Vgl. auch Gundolf Keil, Mittelalterliche Konzepte in der Medizin des Paracelsus, in: Paracelsus – das Werk, die Rezeption, hg. von V. Zimmermann. Stuttgart 1995, S. 173-193, hier 184-86.

300 Nach Van Helmont (Knorr von Rosenroth, 1971, XXXII 1, S. 666) wurde zwischen Galenisten und Paracelsisten die naheliegende Frage diskutiert, ob nicht diese Schlacke (*tartarus*) mit den schleimartigen *superfluida* (*phlegma*) der Humoralpathologie identisch seien; als Unterschiede wurden jedoch die im Laufe der Zeit feste Konsistenz des *tartarus* und die angebliche Herleitung fast aller Krankheiten aus ihm heraus festgestellt.

301 Paracelsus, Liber de longa vita (Peuckert I 472f.). Neben dieser exogenen Ätiologie des *tartarus* kennt Paracelsus auch eine endogene durch Veränderung der Säfte; vgl. Von den tartarischen Krankheiten (De morbis ex Tartaro), ed. J. Huser, tom. IV, Basel 1589, S. 18f.; vgl. auch die Zusammenfassung von Van Helmont (Knorr von Rosenroth, 1971, XXXII 1, S. 665-667). – Die Äußerung von Mirko Grmek (1958; S. 12), Paracelsus habe das Altern als Vorgang der Vergiftung erklärt, beruht vermutlich auf einer Interpretation dieser Tartarus-Pathologie.

302 Paracelsus, Liber de renovatione et restauratione (Peuckert I 451).

303 Vgl. Anm. 272 (lat. *Liber de vita longa*). Unter anderem werden hier gezielt Spagyriker und Adepten der hermetischen Kunst angesprochen, deren Ahnherr der Magier Adam sei, und auf Werke von Arnald von Villanova und Raimundus Lullus hingewiesen.

304 Vgl. Paul Diepgen, Das Elixir, die köstlichste der Arzneien. Ingelheim/Rhein 1951, insbesondere S. 13-18.

305 Vgl. auch Keil (wie Anm. 299), S. 185.

306 Vgl. Abschnitt 1.5.

307 Der *Liber de longa vita* wurde sowohl von Leo Suavius (Jacques Gohory, 1568) als auch Gerhard Dorn (1583) kommentiert; vgl. Schütze (wie Anm. 275), S. 39, 42. – Van Helmont gibt an, daß sich Anhänger des Paracelsus gerade in der Frage der Langlebigkeit entzweit hätten; Knorr von Rosenroth (1971), LV 2, S. 1157.

308 Vgl. Rothschuh (1978), S. 268. – Van Helmont deutet diese Praxis kritisch an, wenn er im Blick auf die Behandlung des *Tartarus* erwähnt, daß die „Humoristen" (Anhänger der Humoralpathologie) *zugleich angefangen einige Mittel zu gebrauchen so sie denen von uns entlauffenen Knechten abgebettelet. Und ob gleich dieselbigen alle gantz gifftig/unrein und verfälscht gewesen / und heutiges Tages noch viel ärger seyn: So haben sie doch endlich Kundschafft mit den Apotheker-Büchsen gemacht / daß man sie schier alle Tage braucht und verschreibet*; Knorr von Rosenroth (1971), XXXII 1, S. 666.

309 Van Helmont (1966), S. 629-800; Knorr von Rosenroth (1971), LV, S. 1141-1270.

310 Knorr von Rosenroth (1971), LV 1 u. 2, S. 1141, 1157.

311 Knorr von Rosenroth (1971), LV 3, S. 1158-61.

312 Ein in den Körper einfließendes himmlisches Licht, das zwischen *anima* und *materia elementorum* angesiedelt ist, erwähnt bereits Albertus Magnus (De animalibus, lib. XX, tract. I, cap. V).

313 Vgl. Walter Pagel, Helmont. Leibniz. Stahl. Sudhoffs Archiv für Geschichte der Medizin 24, 1931, S. 19-59, hier 23-27.

314 Knorr von Rosenroth (1971), LV 9, 10, 14, 15, S. 1214-23, 1231-37.

315 Knorr von Rosenroth (1971), LV 22, S. 1265; XXVIII 25, S. 257; vgl. auch LV 20, S. 1247f.

316 Lucius Aenneus Seneca Senior, Controversiae I; vgl. auch Kap. 3, Anm. 168 sowie Kap. 6, Anm. 33.

317 Knorr von Rosenroth (1971), LV 17, S. 1240f.; LV 22, S. 1262-70.

318 Knorr von Rosenroth (1971), LV 22, S. 1270. – Aus dieser Angabe geht ein Abschluß dieset Textpassage um das Jahr 1641 hervor.

319 Knorr von Rosenroth (1971), I (Prolog), S. 4; *Traktat von den Fiebern*, cap. 4, S. 315.

320 Vgl. Pagel (1962; wie Anm. 271), S. 27.

321 Vgl. das um 1635 entstandene Werk *Religio medici* von Sir Thomas Browne (1605 – 82), das die Verankerung des Arztes in der christlichen Lehre thematisiert.

322 Vgl. Abschnitt 3.1.

323 Dialogus senis et juvenis de amore disputantium, Parisii impressus per Wuolffgangum Hopyl, 1492, o.S. (Hain 6145); im Dialog stehen sich der über sechzigjährige mißmutige (*tristis*), geizige und jeglichen weltlichen Vergnügungen abholde Olympius und der zwanzigjährige weltoffene, der Schönheit und Liebe zugeneigte Florentius gegenüber. Vgl. auch das von Hans Sachs verfaßte *Kampff-gesprech Das Alter mit der Jugend* (Hans Sachs, ed. Adalbert von Keller, Hildesheim 1964, Bd. 4, S. 31-59). – Zur Dialogliteratur und speziell zum Gespräch zwischen Seele und Leib vgl. Schäfer (1995), S. 129-154.

324 Es handelt sich offensichtlich um eine Abschiedsdisputation (*Disputatio valedictoria*); vgl. Horn (1893), S. 25-28.

325 *pedetentim morior*; Waldung (1611); vgl. auch Friis (1739), S. 3.

326 Vgl. Anm. 18 sowie die Abschnitte 3.5 und 7.4.

327 Vgl. Desiderius Erasmus, Ausgewählte Schriften, 8 Bd. Darmstadt 1995, II 340-356 (Nr. 26); bereits die frühen Gedichte (Nr. 4 *Querula doloris*; Nr. 6 *Elegia de mutabilitate temporum*, beide um 1487; ibidem, S. 226-28, 230-32) greifen die Altersklage auf. – Das Gedicht wurde bereits 1521 von Jean Bruchier kommentiert. In: Joannis Brucherii, In Luciani Scaphidium et ejusdem de luctu libellum. Item In D. Erasmi Roterodami de senectute neniam lepidissimam commentarii ... Parisiis, venundantur J. Badio Ascensio, 1521, S. 33^{v}-50^{r}. – Vgl. auch Welti (1987), S. 7f. und Schäfer (2004).

328 Vgl. Abschnitte 7.1 und 7.4.

329 Vgl. die entsprechende Angabe bei Zerbi, wie Anm. 95.

330 Vgl. Gnilka (1971); Sieglinde Hartmann, Altersdichtung und Selbstdarstellung bei Oswald von Wolkenstein. Göppingen (Kümmerle) 1980, S. 153-175; George Fenwick Jones, The „signs of old age“ in Oswald von Wolkenstein's Ich sich und hör (Klein No. 5). Modern Language Notes 89, 1974, S. 767-786; Horst Dieter Schlosser, „Greisenklage“, ^{2}VL 3, Sp. 249f.

331 Vgl. Abschnitt 1.2.

332 Vgl. Schäfer (2001). – Die *Decreta* folgen unmittelbar auf die *Schuotzrede* und waren offensichtlich für eine öffentliche medizinische Disputation bestimmt

333 Vgl. den entsprechenden Hinweis bei Zerbi, wie Anm. 49.

334 Cardano, De utilitate II 4 (*De senectute*), in: Idem (1663), II 50-52. – Zur Lebenssituation Cardanos vgl. Siraisi (1997), S. 5f.

335 Cardano, De vita propria 46 (*De me ipso*), in: Idem (1663), I 43f. – Mit ähnlicher Akkuratesse, doch wesentlich nüchterner beschreibt der Zeitgenosse Hermann Weinsberg seinen Körperzustand in verschiedenen Altersstufen; vgl. Jütte (1988).

336 Cardano, De sanitate tuenda IV 2, in: Idem (1663), VI 243.

337 Zum Zahnausfall und zu seinen ethischen Aspekten bei Cardano vgl. Schäfer (2003/II).

338 Diese Privilegien werden in einer Reihe von juristischen Texten zum Gemeinrecht ausführlich besprochen; vgl. Kap. 3, Anm. 206 und Kap. 7, Anm. 124.

3. Das Alter in der Alten Universität

Eklektizismus der medizinischen Konzepte nach 1650

Innerhalb des Kontinuums „Frühe Neuzeit" ist es schwierig, eindeutige Zäsuren anzugeben. Während auf der politischen Ebene das Ende des Dreißigjährigen Krieges zweifellos einen Einschnitt in der europäischen Geschichte markiert, ändern sich künstlerische und geistige Strömungen im Spätbarock nur allmählich. Das Zeitalter der Orthodoxie in Theologie und Wissenschaften wird im Laufe des 17. Jahrhunderts noch nicht vollständig durch die Aufklärung abgelöst, das Primat des tradierten Dogma vor der Erfahrungswissenschaft nicht endgültig gebrochen. Dieser fließende Übergang bestimmt auch den Bereich der Medizin. Dort wird zwar den anatomischen Sektionen und klinischen Observationen größere Beachtung geschenkt, aber dennoch die galenistische Physiologie und Diätetik bis weit in die zweite Hälfte des 17. Jahrhunderts gelehrt und vertreten; den Unterricht am Krankenbett erkennt man sogar erst um 1750 auf breiter Front als fortschrittlich und auch heuristisch fruchtbar an.[1] Dennoch zeigt sich um 1650 bei der Thematisierung des Alters in der Heilkunde eine deutliche Veränderung, die auch einen Einschnitt in ihrer Darstellung rechtfertigt. Aus formaler Sicht ändern sich bevorzugte Textgattungen und Provenienz der Autoren: Während in der ersten Hälfte des 17. Jahrhunderts noch zahlreiche Gerokomien verfaßt werden, die auch aus der Feder von Praktikern stammen, dominieren nach 1650 eindeutig Hochschulschriften von Professoren oder Studenten. Diese Veränderung ist zunächst Folge einer zunehmend obligaten Verschriftlichung von Ausdrucksmitteln traditioneller scholastischer Wissensorganisation und -vermittlung (*quaestiones*, Thesen). Deshalb werden unter Akademikern Hochschulschriften zum bei weitem häufigsten Publikationstyp. Der formale Wandel geht (kausal oder konsekutiv) mit einer veränderten Interessenlage einher, die sich auch im Inhalt der Texte widerspiegelt: Der Grundbestandteil jeder Gerokomie, die Diätetik, wird zugunsten der physiologischen, pathologischen und pharmakologischen Diskussion zunehmend zurückgedrängt. Dieser Trend kann jedoch keineswegs allein auf ein verändertes Publikum zurückgeführt werden, sondern beruht auf grundsätzlichen Veränderungen in der wissenschaftlichen Medizin. Allgemeine anatomisch-physiologische Entdeckungen leiten einen Konzeptwandel in der Altersmedizin ein: 1628 publiziert William Harvey seine Entdeckung des Blutkreislaufs; gemeinsam mit der sukzessiven Beschreibung der Chylus- und Lymphgefäße und ihrer unmittelbaren Mündung in die Blutgefäße durch Jacques Mentel (1629) und Jean Pecquet (1647) versetzt diese Erkenntnis der galenistischen Physiologie den Todesstoß. Während die Leber ihre zentrale Rolle als Organ kontinuierlicher Blut- und Säftebildung verliert, gewinnt das Herz unter dem Einfluß mechanistischer Konzepte vom Menschen (Descartes; Lamettrie[2]) als Motor des Lebens sprunghaft an Bedeutung. Dennoch halten sich galenistische Vorstellungen zäh und verbinden sich nicht selten synkretistisch mit iatrochemischen, iatromechanischen und iatrodynamischen Theorien. Fortan existiert bis zum Ende des 18. Jahrhunderts kein einheitliches physiologisches Konzept vom Werden und Vergehen des Menschen mehr; vielmehr bilden sich um die Person berühmter Systematiker, die die gesamte Physiologie und Pathologie aus einem System weniger grundlegender Vorgänge ableiten, jeweils Schulen heraus, die teils innovativ, teils eklektizistisch Modelle vom Altern des menschlichen Organismus entwickeln. Diese Situation spiegelt sich auch in den medizinischen Schriften zum Alter, obwohl in der ersten Hälfte des 18. Jahrhunderts iatromechanisches Gedankengut eindeutig dominiert.

Um einen Eindruck vom „Mainstream" der Altersheilkunde zu gewinnen, sollen im folgenden in erster Linie Hochschulschriften zu Wort kommen, soweit sie Aspekte des höheren Lebensalters thematisieren. Darauf folgen weitere von Ärzten verfaßte Monographien zum Alter sowie allgemeinmedizinische Schriften, die jedoch demgegenüber in ihrer Bedeutung weit zurücktreten. Schließlich werden einige Schriften zur Lebensverlängerung sowie philosophische Texte angesprochen.

3.1 Medizinische Hochschulschriften

Wie bereits erwähnt, läßt sich der weitaus größte Teil medizinischer Werke zum Alter in der Frühen Neuzeit der Gruppe der Hochschulschriften zuordnen, obwohl dieser Publikationstyp bis auf wenige Vorläufer[3] erst im 17. Jahrhundert (nach 1620) für die Altenheilkunde geläufig wird. Die in der Folgezeit außerordentliche Verbreitung des Mediums Hochschulschrift ist keineswegs auf das Thema Greisenalter beschränkt, sondern gilt für alle Bereiche der Heilkunde. Außerdem wurde das Alter nur verhältnismäßig selten als Gegenstand einer Universitätsschrift gewählt: Nach einer groben Schätzung widmeten sich ihm durchschnittlich weniger als ein Prozent aller frühneuzeitlichen medizinischen Dissertationen.[4] Angesichts der Vielfalt von medizinischen Themen ist diese Zahl allerdings wenig aussagekräftig.

Die allgemeine Zunahme von Hochschulschriften nach 1575 erklärt sich vor allem aus der Verpflichtung für Medizinstudenten, während des Studiums Übungsschriften (*Disputationes*, *Exercitationes*, *Specimen*[5]) anzufertigen oder im Rahmen eines Abschlusses (in der Regel Lizentiat oder Doktorat) Thesen, *Quaestiones* (Untersuchungen einer speziellen Examensfrage) sowie Erörterungen (*Dissertationes*, *Disputationes*) in gedruckter Form vorzulegen. Ob die Verpflichtung zum Druck dieser traditionsreichen akademischen Leistungsnachweise in jedem Fall obligat war, ob sie allein von der Fakultät oder auch von bestimmten Hochschullehrern (den Praesides) ausging, ob sie unter Umständen auch gegenüber den (in Universitätsschriften deutscher Provenienz häufig erwähnten) Mäzenen der Studenten bestand, läßt sich für den Einzelfall kaum bestimmen. Diesbezügliche Bestimmungen gingen an den einzelnen Hochschulen häufig weit auseinander, und zudem sind Forschungen über diesen Typ von Fachliteratur ausgesprochen selten. Auch die Verfasserschaft der studentischen Hochschulschriften ist häufig ungeklärt. Selbst in den Fällen, in denen der Praeses ungenannt bleibt, kommt er als Autor, Mitautor oder Korrektor in Frage; seine Beteiligung konnte sich aber auch auf den unparteiischen Vorsitz bei der mündlichen Disputation beschränken.[6] Vor allem ab der Mitte des 18. Jahrhunderts sind auch ungenannte Dritte als Verfasser zu erwägen, wie an mehreren Texten gezeigt werden kann.[7]

Neben dieser größeren Gruppe von Hochschulschriften, die von Studenten im Rahmen ihrer Ausbildung vorgelegt wurden und als solche anhand ihres umfangreichen Titels meist eindeutig zu identifizieren sind, steht eine kleinere, heterogene Gruppe von Hochschulschriften, die ausschließlich von Professoren verfaßt wurden: teils als Gelegenheitsschrift zu einem besonderen Anlaß (akademische Festreden, Gratulationsschreiben, Einleitungen zu studentischen Dissertationen: *Oratio*, *Epistola*, *Propempticon, Prolusio, Panegyris*), teils aber auch als normale wissenschaftliche Publikation, wie sie an der frühneuzeitlichen Universität vor allem für kleinere Untersuchungen üblich war.

Dissertationen jeglicher Provenienz widmeten sich vor allem speziellen Fragen und waren in der Regel nur nach Thesen oder Paragraphen formal untergliedert. Bis zum späten 18. Jahrhundert war zudem die lateinische Sprache für akademische Schriften obligat.[8] Nach diesen Kriterien lassen sie sich meistens leicht von größeren medizinischen Monographien (beispielsweise Lehr- und Handbüchern, Diskursliteratur) zu einem umfassenden Thema unterscheiden, die zwar ebenfalls häufig von Hochschullehrern verfaßt wurden, bei denen aber in der Regel der unmittelbare Bezug zur medizinischen Fakultät fehlt, deren sachliche Gliederung (z.B. durch Überschriften) deutlicher zu Tage tritt und die teilweise bereits in der Landessprache verfaßt wurden. Daher können beispielsweise die späten Gerokomien von François Ranchin und André Du Laurens (s. Abschnitt 2.1) trotz des Status ihrer Verfasser als Kanzler der Fakultät von Montpellier noch nicht als Hochschulschriften bezeichnet werden.

3.1.1 Übersicht

Die folgende Untersuchung stützt sich auf 116 medizinische Hochschulschriften, die zwischen 1581 und 1800 verfaßt wurden. Diese bis heute überlieferten Texte stellen mit Sicherheit nur einen Teil der seinerzeit angefertigten Arbeiten zum Thema Greisenalter dar, zumal der geographische Raum ihrer Entstehung sich weitgehend auf Zentraleuropa (deutsche Universitäten, Straßburg, Basel, Paris, Wien, Leiden, Utrecht, Kopenhagen, Uppsala) beschränkt.[9] Obwohl Dissertationen in Auflagen von mehreren Dutzend bis zu dreihundert Stück gedruckt wurden, gingen zahlreiche Texte (insbesondere vor 1650) vollständig verloren.[10] Die Verteilung der Werke über den Untersuchungszeitraum mit einem Schwerpunkt der Entstehung gegen Mitte des 18. Jahrhunderts entspricht in etwa derjenigen anderer medizinischer Dissertationen.[11] Nur ein knappes Drittel der hier untersuchten Hochschulschriften (32) wurden im 17. Jahrhundert angefertigt, davon die meisten in Paris (19). Diese Dominanz ist jedoch hauptsächlich ein Ergebnis der Textüberlieferung; die dortige medizinische Fakultät begann nämlich während der Dekanatszeit von Hyacinthe-Théodore Baron (1730 – 1734) rechtzeitig eine umfangreiche Sammlung von Dissertationen.[12] Die Verteilung aller geriatrischen Texte auf die einzelnen Universitäten ist ebenfalls ungleich: Etwa ein Drittel von ihnen wurden in Paris (33) verfaßt, fast ein Fünftel in Halle (20); kleinere Schwerpunkte zeigen sich noch in Basel und Erfurt (je 7), Leiden (6), Jena, Leipzig und Wittenberg (je 5), Tübingen (4), Helmstedt, Altdorf, und Göttingen (je 3).[13]

Bei den Pariser Hochschulschriften (vgl. Tabelle 4, S. 172) handelt es sich ausnahmslos um *Quaestiones*, die formal der überlieferten Gliederung in fünf (ursprünglich aus einer bestimmten logischen Argumentation erwachsenden) Teile[14] folgen und sehr kurz sind: Bis 1664 wurden repräsentativ gestaltete großformatige Einblattdrucke vorgelegt; Schriften aus späterer Zeit haben meist einen Umfang von vier Seiten. Zwei Drittel dieser Texte sind sogenannte Kardinalthesen, die grundsätzlich Themen der Hygiene (Diätetik) behandelten. Ihr mündlicher Vortrag (*Disputatio*) wurde seit 1468 im Andenken an den Kardinallegaten und Reorganisator der Pariser Universität, Guillaume d'Estouteville, durchgeführt und fand meistens an einem Donnerstag im März statt. Die übrigen Schriften sind Quodlibet-Thesen, bei denen ein Kandidat für das Lizentiat das Thema selbst wählen konnte[15]; hier wurden neben diätetischen Fragen das Greisenalter insgesamt sowie bestimmte Aspekte der Langlebigkeit untersucht. Doktoratsthesen fehlen in Paris genauso wie alle anderen Formen von Hochschulschriften.

Bei der Abfassung der Pariser Hochschulschriften wurde offensichtlich großen Wert auf sprachliche Eleganz in Semantik, Metaphorik und Syntax gelegt. Kürze der *Quaestiones* und ein Formalismus, der die geistige Erstarrung der Fakultät im 17.

Tabelle 4: Pariser Hochschulschriften 1624 – 1800*

Autor	Typ	Datum der Disputation	Alter des Praeses[16]
Cousin, Joannes/Jouvin, Jacobus	C	7. März 1624	
Le Secq, Robert/Bonier, Joannes	C	24. März 1627	
Piiart, Franciscus/Chrestien, Claudius	C	8. März 1629	
Bouionier, Franciscus/Pallu, Victor	C	3. Mai 1629	
Mandat, Joannes/De Frade, Lancelotus	C	21. Februar 1630	
Cornuty, Georgius/Le Febure, Iacobus	C	21. Februar 1636	
Gavois, Jacobus/Perrault, Claudius	Q	3. März 1639	
Alton, Mathurinus/Cousin, Joannes	C	27. März 1642	
De Launay, Hermanus/Blanchet, Nicolaus	Q	15. Dezember 1644	
Hubault, Cyprianus/Foucault, Tussanus	C	15. März 1646	
Regnier, Petrus/Dieuxivoye, Bertinus	Q	7. Februar 1647	
Perreau, Petrus/Lopes, Franciscus	Q	22. Dezember 1650	
Lopes, Franciscus/Parigault, Romanus	Q	19. Dezember 1652	
Patin, Robertus/Gouel, Franciscus	C	22. März 1657	56
Renaudot, Isaac/De Caen, Antonius	C	20. März 1659	
Le Gaigneur, Stephanus/Marteau, Carolus	C	8. März 1663	
Le Breton, Carolus/Fagon, Gudy Crescent	C	6. März 1664	
Yon, Petrus/Preaux, Germanus	Q	5. Januar 1673	
Raoult, Robertus/Afforty, Franciscus	C	16. März 1673	
Richard, Nicolaus/Marais, Petrus	C	8. März 1714	
Du Cerf, Claudius/De la Vigne de Frecheville, Cl.	C	11. März 1717	
Caron, Philippe/Costar, Joachim Johannes	C	15. März 1725	
Ferret, Laurentius/Vieillard, Louis Alexandre	Q	10. Februar 1739	
Caron, Philippe/Guettard, Joannes Stephanus	C	21. März 1741	
Larivière, Raymundus/Verdelhan des Moles, Jac.	(?)	1743	
Baron, Hyacinthe Théodore/Morand, Joh. Franc. Cl.	C	27. Februar 1749	63/42[17]
Gevigland, Natale Maria de/Dorigny, Anna Claudius	C	22. Mai 1749	
Geille de Saint Leger, Carolus/Latier, Jac. Franc.	Q	28. Januar 1751	
Majault, Michaele Jos./Millin de la Courveault, J. N.	(?)	1753	
Theroulde de Vallun, Carolus Fr. /Nollan, J. Jac.	C	23. Februar 1769	
Desessartz, J. C./Corvisart-Desmarets, J. N.	Q	1. März 1781	52
Bourru, Edmundus C./Ducos, J. Jacobus Hieron.	C	11. März 1783	
Bottman, Antonius/Desrousseaux, Lud.-Aug. Jos.	Q	9. Februar 1790	

* Falls zwei Autoren genannt sind, ist der erste Name der des Praeses.

Abkürzung der Typen: C = Cardinalitia Disputatio, Q = Quodlibetaria Disputatio und 18. Jahrhundert[18] deutlich zum Ausdruck bringt, führten dazu, daß die Texte die zu Beginn gestellte, meist sehr spezielle Frage (z.B. der Nutzen eines bestimmten Nahrungs- oder Genußmittels für Greise) verhältnismäßig einseitig untersuchen: Das Zitieren einer zeitgenössischen Autorität ist bis weit ins 18. Jahrhundert hinein nicht üblich, und selbst in den wenigen Zitaten werden nur selten Einwände gegen die Eingangsthese (*Quaestio*) erwähnt und diskutiert, weshalb diese „Frage" auch – bis auf eine Ausnahme[19] – am Ende stets rituell bejahend wiederholt wird. Offensichtlich benutzte die Pariser Fakultät nur einen begrenzten Kanon von *Quaestiones*, denn verschiedene Fragen werden mehrfach bearbeitet, teils plagiierend, teils aber auch mit unterschiedlichem Ergebnis.[20] Mehrfach erscheinen Professoren, die bereits als Studenten eine geriatrische *Quaestio* erörtert hatten, als Praesides bei einer Disputation über ein ähnliches Thema.[21]

Gegenüber den verhältnismäßig homogenen Pariser *Quaestiones* bilden die an den übrigen Hochschulen verfaßten Schriften (83 bis 1800) ein Gemisch aus verschiedenen Texttypen (vgl. Tabelle 5, S. 174–176).

Mehr als zwei Drittel dieser Texte sind aufgrund ihres Titels eindeutig als Dissertationen zur Erlangung eines Abschlußgrades (*pro gradu*) zu erkennen; von diesen wiederum gibt ein Drittel nur den Dissertanten (Respondenten) an, die übrigen auch einen Praeses. Einige der *pro-gradu*-Arbeiten dienten nachweislich dem kostengünstigeren Abschluß des Lizentiats, die Mehrzahl aber dem des Doktorgrades. Bei einem weiteren Siebentel der außerhalb von Paris entstandenen Schriften fehlt eine genaue Angabe, zu welchem Zweck (*pro gradu* oder zu Übungszwecken) sie angefertigt wurden. Das letzte Sechstel schließlich wurde ausschließlich von Professoren verfaßt; ihre Schriften sind je nach Anlaß oder Forschungsgegenstand sehr verschieden, einige auch sehr kurz; demgegenüber umfassen Dissertationen, die von Studenten (mit)verfaßt wurden, fast ausnahmslos zwanzig bis vierzig Seiten.[22] Nicht selten diente die akademische Gelegenheitsschrift eines Professors später als Grundlage einer Dissertation. Auffällig ist, daß bekannte Professoren des 17. und 18. Jahrhunderts (Herman Boerhaave, Friedrich Hoffmann, Albrecht von Haller) entweder überhaupt keine eigenen oder nur unbedeutende Dissertationen zum Alter hinterlassen haben und auch im Rahmen ihrer systematischen Schriften nur am Rande auf dieses Thema eingehen (s. Abschnitt 3.3). Dieser Umstand weist deutlich darauf hin, daß der letzte Lebensabschnitt des Menschen zwar ein verhältnismäßig beliebtes Thema in der Hochschulmedizin war, daß aber noch keine „Geriatrie" als Unterrichtsfach und Forschungsgebiet an der Universität existierte, die den größeren Aufwand eigener Lehr- und Handbücher (entsprechend den Gerokomien) gerechtfertigt hätte. Nur wenige Praesides (Georg Gottlob Richter, Michael Alberti) entfalten das Doppelthema Greisenalter und Langlebigkeit über einen längeren Zeitraum in ver-

Tabelle 5: Medizinische Hochschulschriften zum Greisenalter außerhalb von Paris 1581 – 1808*

AUTOR(EN)	TYP	TS	ORT UND DATUM	ALTER (PRAES. RESP.)
Erastus, Thomas/Ruinella, Andreas	U	P, D, T	Basel, 4.11.1581	57
Sebiz, Melchior/Welsch, Georg Hier.	U	A, P	Straßburg, 1645	67
Regius, Henricus/Beeck, Adrianus a	U	P, D, T	Utrecht, 1645	47
Sebiz, Melchior/Gosky, Anton Uldar.	PG	P, D	Straßburg, Okt. 1658	80
Camerarius, Elias Rud./Carolus, M. Th.	U	A	Tübingen, Juli 1683	42
Camerarius, Elias Rud./Carolus, M. Th.	PG	P, D, T	Tübingen, Juni 1684	43
Wedel, Georg Wolfgang	Pr	P	Jena, 1686	41
Vesti, Justus/Stegmann, Ambrosius	PG (Liz.)	P, D, T	Erfurt, Mai 1692	41
Berger, Johann Gottfried/Hofmann, Paul	PG (Liz.)	P, T	Wittenberg, Nov.1693	34
Schelhammer, G. Chr./Waltsgott, Joh. E.	PG	VL	Jena, 1694	45
Finger, Christ. G./Cronbusch, Georg S.	U[23]	A	Leipzig, 3.3.1694	
Stahl, Georg Ernst	Pr	A, P	Halle, 18.6.1699	39
Schrader, Friedrich/Blume, Joh. Heinr.	PG (Liz.)	A, D	Helmstedt, Dez. 1699	42
Christian, Wolfgang	PG	A, D, T	Basel, 15.5.1702	
Warlitz, Christian	Pr	P (T)	Wittenberg,1700[24]	54/60
Stahl, Georg Ernst/Titius, Simon Daniel	PG	A, P	Halle, Februar 1710	50
Stahl, Georg Ernst/Michaelis, Johann	PG	A (P)	Halle, April 1710	50
Pauli, Tobias Ferdinand	PG	P, T	Altdorf, 21.6.1714	
Glagau, Aegidius	PG	A, P	Leiden, 19.9.1715	
Rychner, Wilhelm	PG (Liz.)	VL, P	Gießen, Nov. 1717	
Schelhaß, Christ. Friedr./Schmid, J. A.	U	P, T, D	Jena, 5.3.1718	
Depré, Joh. Friedrich/Härtel, Hermann	PG	VL, P	Erfurt, 21.12.1720	† 1727
Buhl, Johann Conrad	PG	P, T, D	Leiden, 15.12.1722	
Vater, Abraham/Richter, Adolf Gottlob	PG	A, P, D, T	Wittenberg, 1724	40
Alberti, Michael	Pr	P, T	Halle, 1724	42
Fick, Joh. Jakob/Heinsius, Joh. Gottlieb	PG (Liz.)	A, P, D (T)	Jena, 6.5.1724	62
Depré, Joh. Friedr./Jungius, Joh. Christ.	PG (Liz.)	VL (A)	Erfurt, 1725	† 1727
Coschwitz, Georg D./Hagenbuch, J. H.	PG (Liz.)	P	Halle, März 1725	47
Hoffmann, Friedr./Nitschius, Moritz Fr.	PG	A, P, D, T	Halle, 1725	65
Dullaeus, Arnold	PG	A, D	Leiden, 20.6.1726	
Buteux, Petrus	PG	A, P, D	Leiden, 21.6.1726	(24)
Bergen, Johann Georg/Horn, Joachim	PG (Liz.)	P, T	Frankf./O., 24.5.1726	† 1738
Sommer, Johann Friedrich	PG (Liz.)	P, D, T	Altdorf, Okt. 1727	
Alberti, Michael/Hoffmann, Joh. Gottl.	PG	P, T (D)	Halle, 1728	46
Hoffmann, Friedrich/Budaeus, G. Heinr.	U	VL	Halle, 1728	68
Alberti, Michael/Schmidius, Joh. Gottfr.	PG (Liz.)	P	Halle, März 1729	47
Oosterdyk Schacht d. J., Johannes	Pr	A	Utrecht, 12.9.1729	25
Blanck, Johann Wilhelm	PG	A (P, D)	Duisburg 1730	

Dummel, Johann Heinrich	U	A, P, D, T	Basel, 1.4.1732	
Juch, Hermann Paul/Kamper, Joh. Gottf.	PG	A, P, D, T	Erfurt, 1732	56
Hutter, Jacob	PG	A, P, D, T	Halle, 1732	(24)
Scholl, Friedrich Salomon	PG	VL	Basel, 11.11.1733	
Schulze, Joh. Heinrich/Rohr, Joh. Daniel	PG	A, P, D	Halle, Mai 1735	48
Liefmann, Michael Friedrich	PG (Liz.)	A, P	Erfurt, 1737	
Regemann, Johann Ludwig	PG	P	Leiden, 17.9.1737	
Friis, Christian Lodberg/Heinrich, R. S.	U	A, P, D, T	Kopenhagen, 1739	40
Alberti, Michael/Krebs, Gottlob Friedr.	PG	D	Halle, 1741	59
Alberti, Michael/Hase, Johann Amadeus	PG	VL	Halle, 1742	60
Neukum, Georg Michael	PG	A	Basel, 1743	
Alberti, Michael/Hübner, Alex. J. A.	PG	P (T)	Halle, 1743	61
Mauchart, Burkh./Sarwey, Theophil A.	PG (Liz.)	P, T	Tübingen, 28.9.1744	48
Saur, Abraham	PG	A	Königsberg, 1744	
Hilscher, Simon Paul/Ranis, Samuel G.	PG	P	Jena, 1746	64
Pohl, Joh. Christoph/Hagemeyer, J. A.	PG (Liz.)	A, P (D, T)	Leipzig, 1746	40
Wolff, Nathanael Matthäus	PG	A, D, T	Erfurt,1748	(24)
Büchner, Andr. Elias/Gorn, Gottl. Ernst	PG	P, T	Halle, 1750	49
Richter, Georg Gottlob	Pr	D	Göttingen, 7.9.1752	58
Probst, Johann Friedrich	PG	P, D, T	Halle, 14.9.1752	(36)
Gernet, Joachim Heinrich	PG	A, P	Leipzig, 1753	(23)
Alberti, Michael/Esmarch, Nikolaus	PG (Liz.)	P	Halle, Oktober 1754	72
Staehelin, Onufrius	PG	VL, P	Basel, 13.8.1755	
Richter, Georg Gottlob/Berger, J. S. de	U	D	Göttingen, 13.5.1757	63
Mislei, Lucas	PG	A, D	Wien, 14.12.1757	
Linné, Carl von/Pilgren, Johan	U	P	Uppsala, 21.2.1759	52
Ludwig, Christian Gottlieb	Pr	A, (P,) D	Leipzig, 7.12.1759	50
Van Swieten, Gerard	Pr	A, D, T	Wien 11.4.1763	63
Richter, Georg Gottlob	Pr	VL	Göttingen, 17.9.1764	71
Juncker, Friedr. Christ./Buihring, J. H.	PG	A, VL	Halle, 5.10.1765	35
Villforth, Johann David	PG (Liz.)	P, T	Altdorf, 1766	(33)
Van Diepen, Cornelius	PG	A, P, D	Leiden, 15.6.1768	
Kallmeyer, Thomas	PG	A, P, T	Erfurt, 30.12.1768	
Böhmer, Ph. Adolf/Wagner, Joachim F.	PG	P	Halle, 19.10.1774	57/63
Heumann, Christoph August Franz	PG	P	Helmstedt, 28.12.1776	
Triller, Daniel Wilhelm	Pr	P	Wittenberg,15.3.1771	76
Triller, Daniel Wilhelm	Pr	P	Wittenberg, 1771[25]	76
Pohl, Joh. Christoph/Haenel, Chr. Heinr.	PG	A, P, T	Leipzig, 19.9.1777	71
Ploucquet, Wilh. G. (/Uhland, G. E.J.)	Pr/U	VL	Tübingen, 1778/79[26]	34
Premauer, Carl Narziss	PG	P	Freiburg/B., Juli 1782	
Mai, Franz Anton/Vanderlinde, F. Jos.	PG	P	Heidelberg,14.9.1789	47
Beireis, Gottfr. Christ./Ottmer, J. H. G.	PG	A, P, D, T	Helmstedt, 4.10.1792	62
Schreger, Christ. Hen. Theod.	U	D	Erlangen, 1798	
Seiler, Burkhard Wilhelm	PG	P	Erlangen, Dez.1799	(20)

Meckel, Philipp Friedr./Müller, J. Franz	PG	A, P, D	Halle, 20.10.1800	44
Autenrieth, J.H.F./Essig, Christian Lud.	PG	A, P, T	Tübingen, Febr. 1806	34
Seiler, Burkhard Wilhelm/Neuhoff, J. F.	U	P	Wittenberg, 22.4.1806	27
Seiler, Burkhard Wilhelm/Grupe, K. A.	PG	P	Wittenberg, 26.2.1807	28

* Falls zwei Autoren genannt sind, ist der erste Name in der Regel der des Praeses.

Abkürzung der Typen: PG = Pro Gradu; Pr = ausschließlich vom Professor verfaßt; U = unbekannter Zweck oder exercitii gratia

Abkürzung der Themenschwerpunkte (TS): A = Allgemeine Anatomie und Physiologie des Greisenalters; D = Diätetik; P = Spezielle Pathologie; T = Therapie; VL = Vergleich der Lebensalter

schiedenen Schriften; sie verbinden dies mit einer auffallend positiven Bewertung des alten Menschen.

Aus inhaltlicher Sicht lassen sich alle außerhalb von Paris verfaßten Schriften in drei Hauptgruppen (mit vielen Übergängen) unterteilen: Mehr als ein Drittel von ihnen thematisiert hauptsächlich die spezielle Pathologie des Greisenalters, sei es durch eine Darstellung aller Altersbeschwerden (beispielsweise ausgehend von dem hippokratischen Aphorismus III 31) oder durch die Untersuchung eines speziellen Leidens (z.B. der Plethora). Etwa ebenso viele Texte machen es sich zur Aufgabe, das Greisenalter insgesamt nach Physiologie, Pathologie und Therapie darzustellen. Ungefähr ein Neuntel der Schriften widmen sich einem Vergleich der verschiedenen Lebensalter[27], und nur sehr wenige primär therapeutischen und diätetischen Fragen.

Außerhalb dieses Kerns geriatrischer Hochschulschriften berühren schließlich noch einige weitere Texte aus den Universitäten das Thema, insbesondere Studien zur Langlebigkeit oder zur allgemeinen Physiologie des Lebens und des Todes (vgl. Tabelle 7, S. 228).

Das wissenschaftliche Niveau all dieser Hochschulschriften ist erwartungsgemäß sehr unterschiedlich. Originalität und Fortschrittlichkeit stellten an der frühneuzeitlichen Universität angesichts deren Verbundenheit mit Dogmen und Traditionen lange Zeit kein Qualitätsmerkmal dar und können bis heute bei studentischen Autoren ohnehin nicht unbedingt vorausgesetzt werden. Wenn man diese modernen Kriterien beiseite läßt, so zeigt sich bei verschiedenen Texten eine erstaunlich umfassende geistige Durchdringung der Materie mit kritischer Berücksichtigung der zeitgenössischen Diskussion. Andere werden hingegen den Vorurteilen, die man ihnen gelegentlich[28] entgegenbringt, voll gerecht, wenn sie nur oberflächlich und unvollständig das medizinische Konzept des Greisenalters erläutern und obendrein wenig oder falsch zitieren.[29]

Wie bereits hinsichtlich ihrer akademischen Funktion, ihres Umfangs und ihres thematischen Schwerpunkts, so unterscheiden sich Pariser Hochschulschriften auch bezüglich der physiologischen Konzepte von den übrigen Texten deutlich: Entsprechend der konservativen Einstellung ihrer Fakultät weichen im 17. Jahrhundert keine und auch im 18. Jahrhundert nur wenige Dissertanten aus Paris in nennenswerter Form von galenistischen Theorien ab[30], und typisch galenistisch ist auch die Diätetik, die sie in den Vordergrund stellen. An den übrigen Hochschulen werden dagegen innerhalb weniger Jahrzehnte Übergänge zu iatrochemischen und -mechanischen Konzepten sichtbar. Letztere sind in der ersten Hälfte des 18. Jahrhunderts besonders an den Universitäten Nord- und Mitteldeutschlands (Halle, Jena, Erfurt) sowie in Leiden vertreten.

Die folgende Darstellung gliedert sich erneut in die Bereiche Physiologie, spezielle Pathologie, Diätetik und Therapie entsprechend den insgesamt beobachteten Schwerpunkten; sie kann aus naheliegenden Gründen den teilweise originellen Aufbau und den Inhalt einzelner Hochschulschriften[31], die oft nur einen Teil der hier vorgestellten Materie ansprechen, kaum berücksichtigen. Ein besonderes Augenmerk gilt den Veränderungen gegenüber den Gerokomien, sofern sie repräsentativ sind. Hier unterscheiden sich geriatrische Hochschulschriften nicht nur durch ihren geringeren Umfang und die zunehmende Spezialisierung, sondern auch durch den äußeren Anlaß ihrer Entstehung: Ein höheres Lebensalter der Praesides scheint nur bei wenigen Schriften – etwa von Melchior Sebiz, Georg Wolfgang Wedel, Friedrich Hoffmann oder Daniel Wilhelm Triller – möglicher Anstoß für ihre Abfassung gewesen zu sein (vgl. Tabelle 5, S. 174–76); bei den Respondenten scheidet dieses Motiv naturgemäß aus. Die Altersstruktur der Mäzene zu erfassen war nicht möglich, zumal in den Widmungen keine Anspielungen auf diesen Umstand gemacht werden.

3.1.2 Physiologische Konzepte

Die in der älteren Forschung übliche Unterteilung der frühneuzeitlichen Medizin in galenistisch-aristotelische, iatrochemische, iatromechanische sowie iatrodynamistische Strömungen läßt sich noch am ehesten bei den physiologischen Konzepten des Greisenalters in den Hochschulschriften nachvollziehen. Zahlreiche Übergänge und Vermischungen zeigen jedoch, daß diese Analyse in erster Linie modernen systematisierenden Bestrebungen entgegenkommt. Sie wird dennoch im folgenden eingesetzt, um eine übersichtliche Darstellung zu erreichen. Selbstverständlich wirken sich diese unterschiedlichen Konzepte auch auf die spezielle Pathologie, Diätetik und Therapie aus. Diese Unterschiede werden in den einschlägigen Abschnitten 3.1.3 bis 3.1.5 herausgearbeitet, ohne daß eine konzeptorientierte Untergliederung noch nötig und sinnvoll wäre. Zur Darstellung der physiologischen Konzepte werden im folgenden hauptsächlich Schriften ausgewertet, die das Greisenalter als Ganzes thematisieren; diese Texte gehen meist zu Beginn auf die Physiologie ein.

3.1.2.1 *Galenismus*

Der Einfluß traditioneller Konzepte auf die Hochschulschriften, seien es die galenistische Humoralphysiologie oder die aristotelische Elementenlehre, ist bis ins 18. Jahrhundert hinein unverkennbar. Zwar lassen sich über die Pariser Medizin hinaus nur wenige Autoren[32] dezidiert als Spätgalenisten charakterisieren. Aber noch um die Jahrhundertwende vertreten einige meist ältere Praesides – etwa Friedrich Schrader oder Georg Wolfgang Wedel – hauptsächlich das galenistische Gedankengut und ergänzen es lediglich um wenige iatrochemische oder -mechanische „Neuerungen". Darüber hinaus erwähnen viele ansonsten typisch „iatromechanische" Dissertationen des 18. Jahrhunderts immer noch Säftedyskrasien, Kälte oder Trockenheit pauschal als (weitere) Ursachen oder Begleitumstände des Greisenalters. Auch die berühmte Rede des greisen Praeses der Wiener Fakultät, Gerard van Swieten, über die Erhaltung der Gesundheit der Greise (1763) weist noch deutlich galenistische Züge auf, wenn etwa die erlöschende Wärme des *decrepitus* oder sein kalt-trockenes Temperament thematisiert wird.[33] Doch trotz dieser Kontinuitäten und Übergänge lassen sich eindeutige Abbrüche der Tradition feststellen; auf sie wird weiter unten eingegangen.

Nicht nur zeitlich, sondern auch inhaltlich und quantitativ[34] steht die 1645 erschienene Disputation des greisen Straßburger Professors und überzeugten Galenisten Melchior Sebiz d. J. (1578 – 1674 [!]; Respondent Georg Hieronymus Welsch) den Gerokomien des 17. Jahrhunderts am nächsten. Doch fehlt ihr völlig der für Gerokomien obligate diätetische und therapeutische Ansatz. Sebiz konzentriert sich stattdessen ganz auf die Propädeutik (Definition, Unterscheidung der Lebensalter und der Phasen des Greisenalters[35], Etymologie), die Physiologie und die spezielle Pathologie. Aus physiologischer Sicht grenzt er als einer der letzten das natürliche Alter eindeutig vom marastischen Fieber (*Senium ex morbo*) ab und diskutiert im Sinne Galens ausführlich den labilen Status des Greisenalters zwischen Krankheit und Gesundheit.[36] Auch hinsichtlich der Entstehung des Alters argumentiert Sebiz traditionell: Durch das unvermeidliche, weil zum Körperaufbau notwendige Entweichen des *Humidum* trockne der Körper *radicaliter* aus; die innere Wärme nehme samt dem Blut und den *Spiritus* ab, während *accidentaliter* die Feuchtigkeit sich anhäufe. Kritisch geht Sebiz mit der aristotelischen Flammen-Metapher um, die nur begrenzt anwendbar sei: Der *Calor innatus* wirke als Organ der Seele lebenserhaltend, nicht destruktiv, auch wenn er dabei allmählich die Feuchtigkeit verbrauche.[37]

Auch die in Paris entstandenen Dissertationen folgen diesen ausgetretenen Spuren bis ins 18. Jahrhundert hinein, wenngleich in ihnen aufgrund ihrer Kürze und ihres diätetischen Schwerpunkts jeweils nur einzelne Akzente der Physiologie aufblitzen. Deutlich kommt – wie bei ihrem offensichtlichen Vorbild, der Gerokomie François Ranchins – der aristotelische Einfluß zum Tragen: Sie kennzeichnen daher das Alter nicht nur durch ein kalt-trockenes Temperament (*intemperies frigida*) mit dreifachem Ausfluß (*effluxus*) der Substanz (Verlust an *solida*, *humores*, *spiritus*), sondern erklären auch seine Entstehung mit der Diskordanz der vier Elemente. Der *Calor innatus*, dessen Natur (himmlisch oder irdisch) weiterhin umstritten ist[38], verhindere zum einen als *vigor vitae* die Fäulnis und sei Ursache für den Ersatz des Verbrauchten, indem er die Nahrung verdaue; zum anderen sei er auch unvermeidlich *Causa efficiens* des Verbrauchs von Feuchtigkeit; er bringe also den Lebewesen zugleich Heil und Verderben.[39] Zudem könne das Verbrauchte (Blut und Samen) nur unvollständig ersetzt werden, weshalb das Greisenalter als entsaftet gilt (*aetas exsucca*).[40] Andererseits würden *spiritus* und *facultates* der Greise auch durch den Überfluß an feuchten *excrementa* in besonderer Weise geschwächt.[41] Während der Körper altere, sei die Seele bzw. der Geist (*mens*) alterslos; seelische Funktionen würden jedoch durch die Mischung (*temperies*) des Körpers beeinflußt, so wie auch die Seele ihrerseits den Körper beeinflusse.[42] Wie Sebiz weisen auch einige französische Autoren auf die Bedeutung von individueller Konstitution und Temperament des Körpers hin: „Kalt-trockene" Melancholiker altern demnach rascher als Sanguiniker. Doch gerade weil Greise von Natur aus *melancholici* seien, müßten sie auch am klügsten seien.[43]

Auch an deutschen Hochschulen finden sich noch im 18. Jahrhundert spätgalenistische Vertreter. Ausgesprochen epigonal wirkt die Jenaer Dissertation von Christian Friedrich Schelhaß und Johannes Andreas Schmid über die Kränklichkeit der Greise (1718): Ihre Pathologie orientiert sich streng an der fast hundert Jahre alten Gerokomie Ranchins und verzichtet – etwa im Gegensatz zu dem mehrfach zitierten Jenaer Leitbild Georg Wolfgang Wedel[44] – fast vollständig auf chemische oder mechanische Erklärungsmodelle.[45] Johann Friedrich Depré und Hermann Härtel rezipieren in ihrer Erfurter Arbeit über die Analogie zwischen Kindern und Greisen (1720) sogar neben der galenistischen Physiologie die alte astrologische Zuordnung von Planeten zu Lebensaltern und diskutieren die hippokratische Lehre von den Hebdomaden und kritischen Lebensjahren (*anni climacterici*), wonach das 63. (*climactericus heroicus*), 70., 77., 84., 91. und 98. Lebensjahr als besonders gefährlich für Greise gelten.[46] Der Hippokratismus des 18. Jahrhunderts führt auch in anderen geriatrischen Hochschulschriften zu einem Vergleich der Lebensalter und zu Kommentierungen der einschlägigen Aphorismen.[47] Diese deskriptiven Lehrsätze ließen sich offensichtlich wesentlich einfacher den aktuellen Theorien der Systematiker anpassen als der Galenismus.

Interessant sind nun Hinweise auf einen allmählichen Rückzug des galenistischen Konzeptes in einigen Hochschulschriften um 1700. Der Tübinger Dekan Elias Rudolf Camerarius etwa fügt in einer von Theodor Carolus vorgelegten Arbeit (1683) dem Hinweis auf das kalte und trockene Temperament der Greise die Bemerkung hinzu: „wie man gewöhnlich sagt“ (*ut vulgo vocant*)[48] und scheint damit bereits auf Distanz zur alten Lehre zu gehen. Und in der Tat stellt er dem Niedergang der Wärme und der Lebensflamme iatrochemische und -mechanische Erklärungsmodelle (s. Abschnitte 3.1.2 – 3.1.3) zur Seite: Verengte Poren und verhärtete Fasern führten zu einer unzureichenden Mischung der Salze und Säfte, wodurch Schmutz und Ruß (analog zu den galenistischen *excrementa*) sich ansammelten und die Lebensflamme erstickten.[49] Entsprechend weisen Justus Vesti und Ambrosius Stegmann (1692) bei einer Gelegenheit zwar noch auf den Niedergang der beiden Lebensprinzipien, des himmlischen *Calor innatus* und des *Humidum radicale* hin[50], wodurch die Blutbildung (*sanguificatio*) lädiert sei – diese findet jedoch den Autoren zufolge im Herzen (und nicht, wie bisher angenommen, in der Leber) statt. Schlaflosigkeit sei nach Galen auf die Trockenheit der Greise zurückzuführen; zu dieser Ursache trete aber ein Überfluß an scharfen, wilden und schwarzgalligen Säften.[51] Friedrich Schrader und Johann Heinrich Blume (1699) schließlich erwähnen expressis verbis die Zerstörung (*vastitas*) der galenischen Lehre. Sie halten zwar noch am kalt-trockenen Temperament und den schleimigen „Exkrementen“ als Altersursachen fest und sehen in einer geeigneten Mischung (*crasis*, *temperatura*) des Samens eine wichtige Voraussetzung für Langlebigkeit; doch sprechen sie dem *Calor* gegen die „Alten“, aber auch gegen Descartes, Van Helmont und Willis die Eigenschaft eines selbständigen Lebensprinzips ab; vielmehr sei die Wärme des Blutes eine (allerdings lebensnotwendige) Folge von Bewegung, Nährfeuchtigkeit (*humidum nutritivum*) und Vitalität (*vitalitas*, *vigor*).[52] Nicht nur von Schrader und Blume, sondern auch von verschiedenen anderen Autoren werden die kalten und gleichwohl lebendigen Fische gegen die Annahme einer Wärme als primäre Lebensgrundlage ins Feld geführt.[53]

Auch das zweite galenistische Lebensprinzip wird zunehmend modifiziert: Nach dem Vorbild Van Helmonts ersetzt etwa Christian Warlitz (1708) das *Humidum radicale* durch einen Lebenssaft (*Succus vitalis*), der mit dem besten Teil des Blutes identisch sei und allmählich verbraucht werde, so daß sich die Mischung (*temperies*) des Blutes verschlechtere.[54] Wie wenig mitunter auf die Kompatibilität der Theorien geachtet wird, demonstriert eindrucksvoll die Pariser *Quaestio* von Joachim Johannes Costar unter dem Praeses Philippe Caron (1725). Weil die Autoren eine fast hundert Jahre zuvor entstandene Arbeit[55] plagiieren, sind die Abschnitte I – IV lediglich stilistisch und unter Verzicht auf griechische Zitate bearbeitet; die galenistische Physiologie (Verbrauch des *Calor*; Verminderung der Flamme, die nur noch wenig verdauen kann; weniger Hautatmung zur Ausscheidung der „Exkremente") bleibt jedoch ungeschmälert erhalten. Lediglich der fünfte Abschnitt wird um aktuelle iatromechanische Thesen ergänzt, die mit den vorangehenden kaum harmonieren.

Auch in der Folgezeit werden *Calor* und *Humidum*, Trockenheit und Kälte, Temperament, Säftedyskrasie, Retention von „Exkrementen", Verdauungsstörung, *facultates* und *spiritus* der galenistischen Altersphysiologie unter veränderten Namen und modifizierten Bedeutungen in die neuen Konzepte eingebaut, nicht zuletzt deshalb, weil weiterhin antike und frühneuzeitliche Autoritäten (wenngleich Galen selbst nur noch selten) zitiert und zur Affirmation der eigenen Position herangezogen werden. Eine zentrale Rolle bei der Erklärung des Alterns im Sinne von Dogmen spielen sie jedoch nicht mehr. An ihre Stelle treten vielmehr – unter dem Einfluß von Beobachtung, Erfahrung und Experiment in klinischer Praxis, Anatomie und Chemie – zeitgenössische Vorstellungen aus Chemie und Mechanik: fermentative Prozesse bei der Verdauung und im Blut, Obstruktionen der Flußbewegungen sowie Veränderungen der Fasern, die als Grundbausteine des Körpers angesehen werden (s. Abschnitte 3.1.2.2 – 3.1.2.3). In den Bereichen der Propädeutik (Definition und Charakterisierung der Lebensalter; Etymologie und Metaphern des Greisenalters) und der Diätetik bleibt jedoch traditionelles Gedankengut bis ins 19. Jahrhundert hinein lebendig.[56]

3.1.2.2 *Iatrochemie*

Für die frühe Iatrochemie gilt genauso wie für den Galenismus, daß nur verhältnismäßig wenige geriatrische Hochschulschriften überliefert sind[57], die von deren Lehren geprägt sind: Zum einen ist der unmittelbare iatrochemische Einfluß auf die Hochschulmedizin verhältnismäßig gering, und es dominieren um 1700 bereits iatromechanische Theorien; zum anderen berühren selbst iatrochemische Autoritäten wie François De le Boë (Sylvius) oder Thomas Willis in der Nachfolge von Paracelsus und Van Helmont das Thema Greisenalter nur am Rande. Dennoch wirken Vorstellungen aus der Chemie auf die Hochschulschriften des 18. Jahrhunderts ein, ohne ausführlich reflektiert zu werden; sie sind gleichwohl integraler Bestandteil einer eklektizistischen Altersmedizin.

Obwohl die Grundlagen des iatrochemischen Konzepts[58] in den Texten nicht dargelegt werden, kommen dessen wesentlichen Prinzipien mit einer zunächst verwirrenden Vielfalt von Bezeichnungen, die im folgenden in Auswahl wiedergegeben wird, durchaus zur Sprache. Ähnlich wie im Galenismus stehen Säfte und Verdauungsprozesse im Vordergrund. An die Stelle der traditionellen vier *Humores* treten jedoch (neben dem Blut als weiterhin wichtigstem Lebensträger) der Nahrungssaft Chylus bzw. *lympha* sowie die Verdauungssäfte Speichel, Magensaft, Galle und Pankreassaft. Selbst die *Spiritus* werden teilweise als extrem dünne und flüchtige Feuchtigkeiten gedacht, die den Magen zur Verdauung anregen.[59] Jeder dieser Säfte ist hypothetisch aus *particulae* (im 18. Jahrhundert auch *moleculae*) in verschiedenen Quantitäten zusammengesetzt. Ihre Namen leiten sich teils von chemischen Grundprodukten (Säure, Lauge etc.) ab, teils auch unmittelbar von den paracelsischen Prinzipien des Lebens (*Sal*, *Sulphur*, *Mercurius*, in manchen Schriften außerdem *Terra* und *Aqua*)[60] oder von frühen chemischen Analysen der Flüssigkeiten Blut und Urin.[61] Neben den *particulae terrestres*, die bereits der Galenismus kennt, benennen iatrochemische Schriften etwa *particulae salsae, acidae, sylvestrae, glutinosae* oder *aqueae*, die in den Verdauungssäften vorherrschten. Gutes Blut und *lympha* setze sich hingegen überwiegend aus *particulae balsamicae, oleosae* oder *gelatinosae* zusammen, die in den Verdauungsprozessen aus der Nahrung extrahiert bzw. hergestellt würden. Grundlegender physiologischer Prozeß in allen Teilen des Körpers sei die Fermentation, die nicht nur im Magen[62] mittels Säure die Verdauung der Speisen bewirke, sondern beispielsweise auch im Herzen und im Blut analog zur alkoholischen Gärung Wärme, luftartige Stoffe (*particulae volatiles, mobiles*; *sal volatile, vividum*) und Aufwallungen (Efferveszenzen[63], *orgasmos*[64]) erzeuge und auf diese Weise die Zusammensetzung der Säfte bestimme.[65]

Alter und Krankheiten entstehen nach iatrochemischer Vorstellung durch eine veränderte Zusammensetzung der Körperflüssigkeiten, die in der Regel Folge einer „chemisch" falsch zusammengesetzten Nahrung oder veränderter Fermentationsprozesse sei. Nahrung, die infolge fehlender Zähne schlecht vorgekaut sei, werde durch den Speichel[66], den Magensaft (*menstruum gastricum, vitale*), der im Alter zu wenig oder zu viel Ferment und Säure (*aciditas*) enthalte, sowie durch Pankreas- und Gallenferment unzureichend verdaut.[67] Dadurch entstehe ein roher Milchsaft (*chylus tartareus*; *materia putrilaginosa, acida, nidorosa, viscida*), der wiederum zu einer mangelhaften, ungeordneten Zusammensetzung des Blutes führe (*cacochymia*). Solches Blut könne im Herzen unzureichend durch Fermentation mit *Spiritus* versehen werden.[68] Aber selbst guten Chylus könne das quantitativ wie qualitativ unzureichende[69] Blut von alten Menschen aufgrund seiner schlechten Fermente nicht verdauen; es könne nicht wie junges Blut aufwallen[70], sei zäh und enthalte zu viele *Particulae terrestriores, salsae, acidae, sylvestrae, glutinosae, rigidae* oder *aqueae* (im Sinne der galenistischen *excrementa*), die seinen natürlichen *status oleosus balsamicus* und seine Leichtflüssigkeit zunichte machten.[71] Der hohe Säuregehalt des Greisenblutes lasse sich sogar an seinem sauren Geschmack erkennen.[72] Infolge seines Mangels an Belebung (*spirituoscentia*[73]) könne es wie umgeschlagener, trüber Wein (*vappa*)[74] von sich aus auch keine brauchbaren *Spiritus* bilden, die wiederum für eine gute Verdauung unerläßlich seien.[75] Dieser Defekt des Blutes übertrage sich unvermeidlich auf die *Spiritus animales*, die im Gehirn nur in unzureichender Qualität durch „Alkoholisierung“ der *Spiritus vitales* gebildet werden könnten[76], und auf die Lymphe, die als zähe, verunreinigte Absonderung des Blutes Krankheiten erzeuge.[77] Durch die altersbedingt unzureichende Transpiration oder Perspiration in der Haut entstehe außerdem nicht nur eine lokale Ablagerung von liegengebliebenen *Particulae scorbuticae* des Blutes, sondern unter Umständen auch eine generelle *Scorbutica dyscrasia.*[78] Dieser gelegentliche Hinweis bringt das Greisenalter mit der in der Frühen Neuzeit vieldiskutierten Systemerkrankung Skorbut[79] in direkte Verbindung, wobei in der Regel keine Gleichsetzung vorgenommen wird: Ähnlich wie beim Marasmus liegen lediglich eine vergleichbare Pathogenese der Symptome (Juckreiz, Zahnausfall etc.) vor; die Ätiologie des Alters hingegen ist von derjenigen des Skorbuts verschieden.

Über die letztendliche Ursache von wechselseitig sich beeinflussender Fermentschwäche[80], Blut- und Spirituskorruption, die miteinander das Altern bewirken sollen, läßt sich in den Hochschulschriften kein einheitliches Bild gewinnen. Traditionsbezogenere Texte berufen sich spekulativ auf einen Rückgang von einfließendem Lebenslicht (Van Helmont)[81], von lebensspendendem *Balsam* und *Sulphur vitalis* im Herzen[82] oder von angeborenen *Spiritus vitales* des Samens (*vividum fluidum*).[83] Dagegen kombinieren fortschrittlichere Autoren chemische mit mechanischen Ursachen und verweisen beispielsweise auf einen Zerfall der flüssigen Prinzipien und ihrer sulphurischen Bindung als Folge der kontinuierlichen Bewegung, wodurch *Spiritus* und flüchtige Salze entweichen und die übrigbleibenden Säfte wie alter Wein sauer würden.[84]

Von Interesse ist schließlich noch, wie iatrochemisch orientierte geriatrische Hochschulschriften ihre berühmten Vorläufer Paracelsus und Van Helmont beurteilen. Sie tun dies keineswegs einheitlich oder durchweg positiv; vielmehr bewerten sie – genau wie die galenistischen Texte[85] – die angepriesenen Wundermittel und damit verbundenen Hoffnungen auf ein deutlich verlängertes Leben sehr kritisch.[86] Andererseits zeigen etliche Zitate, daß Paracelsus und insbesondere Van Helmont rezipiert werden und in Einzelfragen durchaus Zustimmung erfahren.[87]

3.1.2.3 *Iatromechanik*

Wie bereits erwähnt, folgt die Mehrzahl der geriatrischen Hochschulschriften iatromechanischen Konzepten. Die meisten Texte zum Alter entstehen nämlich in der ersten Hälfte des 18. Jahrhunderts (vgl. Tab. 5, S. 174–76), in welcher mechanistische Vorstellungen von der Körperphysiologie unter dem Einfluß des Eklektikers Herman Boerhaave und des Systematikers Friedrich Hoffmann dominierten. Wichtige Grund-

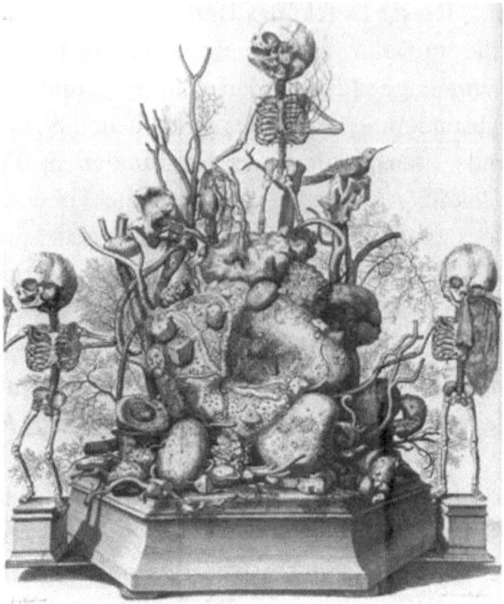

Abbildung 12: Fredrik Ruysch, Thesaurus anatomicus, Amsterdam 1701

lagen dieser Theorie waren – neben der Entdeckung Harveys und der cartesianischen Vorstellung vom Menschen als einer Maschine – die (für eine lückenlose Beschreibung des Blutkreislaufs wichtige) Darstellung der Kapillaren durch den Begründer der mikroskopischen Anatomie Marcello Malpighi (1628 – 1694) sowie die Visualisierung feinster Gefäße bei Leichen durch den niederländischen Arzt Fredrik Ruysch (1638 – 1731), der mit Hilfe einer geheimgehaltenen Injektionsmasse unter anderem Ausgüsse von Gefäßbäumen herstellte; vor allem die beiden letzteren finden in den hier untersuchten Hochschulschriften häufig Erwähnung.

Die physiologischen Partien der geriatrisch-iatromechanischen Texte widmen sich besonders intensiv den Grundlagen der Körperfunktionen, die im wesentlichen „hydraulisch"[88] gedeutet werden. Wie in den galenistischen und iatrochemischen Humorallehren stehen zunächst noch (bei Berger/Hofmann, Warlitz, Du Cerf/De la Vigne) die Säfte mit der Darstellung des Blutkreislaufs im Vordergrund; allerdings werden nicht mehr nur ihre Zusammensetzung, sondern vor allem ihre Quantität und Bewegung betrachtet. Analog zum Vertrocknen von Pflanzen bei Unterbrechung ihres Säftestroms sei ein Stillstand von *Spiritus* und *Humores* mit dem Tod des menschlichen Organismus gleichzusetzen, und entsprechend deren verlangsamte Bewegung mit dem Altern.[89] Bewegung sei einerseits also Kennzeichen des Lebens; sie werde aber andererseits auch durch konsekutive Abnutzung der Gefäße zur Ursache für Veränderung (*mutatio*) und Alter.[90] Von der Fortbewegung der Säfte (*motus propulsivus*), die die Voraussetzung für die Ernährung aller Körperteile darstelle, unterscheiden einige Texte noch eine innere, ungerichtete Bewegung der Säfteteilchen (*motus intestinus*). Diese sei unter anderem für die Wärmebildung verantwortlich, bei Abweichung vom Normalen (*motus peregrinus, suppressivus*) aber auch für pathologische Alterserscheinungen.[91]

Auch wenn die ungehinderte Säftebewegung als lebenserhaltendes Prinzip weiterhin betont wird, rücken nach 1710 zunehmend die festen Körperteile (*solida*) und ihr Beitrag zum Fluß in den Mittelpunkt der Betrachtung; denn aus den bereits erwähnten Injektionsversuchen von Ruysch meint man zu erkennen, daß die *solida* primär fast ausschließlich aus Gefäßen bestehen. Die Säfte selbst erscheinen nun im Blick auf die Bewegung meist passiv, sofern ihnen nicht aufgrund ihrer heterogenen Zusammensetzung eine eigene Elastizität zugesprochen wird.[92] Bedeutsamer ist für die Autoren jetzt aber das Verhältnis zwischen Flüssigem und Festem und insbesondere das „hydraulische" Gleichgewicht zwischen dem Ansturm (*impetus*) der Säfte – letztlich immer eine Folge der Herzkontraktion – und dem Widerstand (*resistentia*) der Gefäße.[93] So wird beispielsweise eine der wichtigsten Krankheiten im Alter, die Plethora (s. Abschnitt 3.1.3.2), durch eine zu große Füllung des Gefäßsystems charakterisiert. Das Alter selbst entstehe durch einen erhöhten Widerstand der harten und starren Gefäße, die den freien Fluß von Blut, Lymphe[94] oder auch Nervensaft (*succus nerveus*) hinderten. Die genaue Genese der Starrheit (*rigiditas*) der Gefäße wird nun in zahlreichen hochschulmedizinischen Texten zum Greisenalter bis 1750 immer ausführlicher nach den komplexen (und durchaus sich im Detail widersprechenden) Lehren von Marcello Malpighi, Thomas Willis, Giorgio Baglivi, Herman Boerhaave und dessen Schülern dargestellt.[95] Häufig setzt die Erörterung bei embryologischen Betrachtungen ein, an die sich eine kurze Charakterisierung der Altersstufen anschließt: In der ursprünglich weichen, gallertartigen Masse des Eis entstünden kleine Gefäße, die durch Anlagerung wüchsen und die notwendige Festigkeit gewönnen (*solida ex fluidis*), sich durch diesen fortgesetzten Prozeß sowie durch lebenslange Beanspruchung jedoch auch verhärteten und schließlich unweigerlich das Zugrundegehen des ganzen Organismus verursachten.[96]

Während diese Vorgänge noch anatomisch-embryologisch mit bloßem Auge zu beobachten sind, basieren die folgenden Überlegungen[97] teils auf Spekulation, teils aber auch auf den seit der Erfindung Leeuwenhoeks möglichen mikroskopischen Gewebeuntersuchungen[98] sowie auf der Beobachtung von Ruysch, daß die kleinen Blutgefäße bei Älteren viel schlechter darzustellen seien als bei Jüngeren.[99] Kleinste Gefäße (*vasa minima*) seien aus einzelnen Fasern (*fibrae*) zusammengesetzt, die wiederum aus einer linearen Zusammenlagerung von vorwiegend erdhaften Partikeln (*particulae terrestres, elementa terrestria*) entstünden und einen Zwischenraum, das Gefäßlumen, einschlössen. Durch verschiedene physiologische Umstände – Wachstum, natürliche Kontraktilität[100] bzw. Elastizität der Faser, Pulsbewegung mit zeitweise ausbleibender Dehnung durch den *impetus* der Flüssigkeiten – komme es im Laufe der Zeit zu einem Kollabieren (*coalitus*) der meisten gegenüberliegenden Fasern und zu ihrem Zusammenwachsen. Die Faser verdicke sich dadurch unter Verlust des offenen Gefäßraums und werde härter; durch seitliche Aneinanderlagerung und vermehrte Kontaktpunkte[101] entstünden außerdem widerstandsfähige Membranen. Da die Wände größerer Gefäße aus kleineren *vasa vasorum* bestünden, verhärteten sie ebenfalls und verlören ihre Spannkraft, Elastizität und Schwingungsfähigkeit (*tonus, elater, oscillatio*)[102], die für die Fortbewegung der Säfte entscheidend sei. Sowohl auf der Ebene der kleinsten (obliterierten) Gefäße als auch auf derjenigen der großen nehme also im Laufe des Lebens der Widerstand gegen den Säftefluß zu. Gleichzeitig verringere sich aber die Kraft des Herzens durch die Erstarrung der Muskelfasern und einen verminderten Zustrom von Nervenflüssigkeit.[103] Als weiterer „molekularer" Faktor für ein Altern wird mitunter eine zunehmende Veränderung der einzelnen Faser durch Auswaschung ihrer leimartigen Partikel (*gluten*) diskutiert, wodurch sie ebenfalls an Elastizität verliere und schließlich – nur noch aus terrestrischen Partikeln bestehend – rigide und zugleich mürbe werde.[104] Ferner weisen einige Texte auf einen kontinuierlichen Ersatz von Gefäßpartikeln, die infolge Abnutzung verbraucht würden, durch solche eines höheren Gewichts hin, was zu einer Verdichtung mit (gemessen am Volumen) relativer Gewichtszunahme und ebenfalls zur Zunahme der Resistenz führe.[105] Gelegentlich wird auch diskutiert, daß die Veränderung der Fasern nicht nur zu einem Verschluß der Poren in der Haut (vgl. Santorio)[106], sondern auch in der Gefäßwand führe, wodurch Drüsensekretion, Ernährung, Transpiration, aber auch die Sezernierung von Nervensaft im Gehirn beeinträchtigt würden.[107] Neben der rigiden, kontrahierten Faser diskutieren einige Texte auch die durch unzureichende Ernährung im Alter erschlaffte Faser; diese führe nicht nur zu einem allgemeinen Kräfteverfall, sondern – durch unzureichende Herzkraft und fehlenden Gefäßtonus – ebenfalls zu einer Stase des Blutes oder (bei einem *Locus minoris resistentiae*) zu tödlichen Extravasaten.[108]

Fast immer werden zur Unterstützung all dieser spekulativen Annahmen makroskopische Befunde angeführt, etwa die Obliteration der Nabelschnurgefäße nach der Geburt[109] oder das Zusammenwachsen der Schädelnähte; viele Autoren weisen aber auch anhand von Sektionen alter Menschen auf die Verhärtung, Kallusbildung, „Verknorpelung" und Ossifizierung von Gefäßen, Ligamenten, Drüsen und ganzen Organen hin.[110]

Obwohl die iatromechanischen Hochschulschriften des 18. Jahrhunderts stets die Bedeutung der *solida* für die Altersphysiologie und -pathologie herausstellen, erwähnen viele von ihnen weiterhin auch humorale Faktoren. Neben den Grunderkrankungen Plethora und Kakochymie (s. Abschnitt 3.1.3.2) wird eine allgemeine Neigung zu Zähflüssigkeit, *acrimonia* und *corruptio* der Säfte angegeben, unter anderem eine Folgeerscheinung ihrer (mechanisch bedingten) Behinderung mit konsekutiver Stagnation und Stase oder einer mangelhaften Ausscheidung von Schärfen.[111] Ob diese Verderbnis auch Ursache oder nur Begleiterscheinung des Todes sein kann, bleibt umstritten.[112] Ein weiterer Grund für den Verfall des greisen Körpers, die (meist in iatrochemischer Terminologie benannte) Dyskrasie und Verunreinigung des Blutes, wird teils auf eine unzureichende Ernährung, Verdauung und Ausscheidung, teils aber auch auf die Trennung der ohnehin heterogenen Flüssigkeit in den verengten Gefäßen zurückgeführt: Während das dünnere Blut fortgeleitet werde, bleibe Dickes und Zähes zurück und verstopfe allmählich das Lumen.[113]

Sporadisch erscheinen in iatromechanischen Hochschulschriften noch weitere eklektizistische Argumente, die der Tradition verpflichtet sind: Ein dem Galenismus entlehntes *Temperamentum cholerico-melancholicum* etwa gilt als wichtiger Faktor für eine vorzeitige Erstarrung der Fasern[114], und die verminderte *reparatio* der durch die Hautporen verlorenen Substanz wird im Sinne Francis Bacons zu einer (zusätzlichen) generellen Ursache für das Altern erklärt.[115]

Bei allem Eklektizismus bleibt jedoch die kontinuierliche Verhärtung des Organismus das Fundament der iatromechanischen Altersphysiologie. Aus dieser Veränderung der Grundstruktur der festen Körperteile im Sinne einer Bewegungseinschränkung des gesamten Organismus leiten die Hochschulschriften zahlreiche funktionelle Defizite des Greisenalters ab. Dabei bedienen sie sich nicht selten der überlieferten Einteilung der Körperfunktionen in *Actiones* bzw. *Functiones vitales* (Kreislauf, Atmung), *animales* (Gehirnfunktionen, Empfindung und Bewegung) sowie *naturales* (Verdauung, Ausscheidung, Zeugung) unter Einbezug der traditionellen *facultates*.[116] Die Unausweichlichkeit einer zunehmenden Dysfunktion auf mechanischer Grundlage betonen praktisch alle Autoren, fast noch stärker als die früheren Galenisten den unaufhaltsamen Niedergang von *Calor* und *Humidum*. Zwar werden Möglichkeiten einer Retardierung dieses Prozesses durch Vermeidung jeder Form von Lebensverkürzung durchaus angesprochen (s. Abschnitte 3.1.4 – 3.1.5 sowie 3.4), doch könne das Leben über die natürliche Spanne hinaus keinesfalls verlängert werden, und diese hinge – abgesehen von individuellen, sozialen und biologischen Faktoren sowie von der göttlichen Prädestination – wesentlich von der Rigidität des Organismus ab.[117] Sei diese Grenze einmal erreicht, folge zwingend ein natürlicher Tod ohne Krankheit infolge eines immer langsameren Blutflußes bei immer weiter eingeschränkter Bewegung von Herz und Arterien.[118] Dieser Tod sei schmerzlos, weil die Empfindung durch Stagnation der Nervenflüssigkeit und Verhärtung der Nervenfibrillen aufgehoben sei. Für ein solches Sterben scheinen Ärzte erst im 18. Jahrhundert (im Anschluß an Sueton und Francis Bacon[119]) den Begriff *euthanasia*[120] wiederzuentdecken. Das zugrundeliegende Konzept eines natürlichen Alterstodes (*mors naturalis*, *fatum senile*), das letztlich an Platon und Aristoteles anknüpft[121], war jedoch während der gesamten Frühen Neuzeit bekannt.

Trotz der bedeutenden Entdeckungen des 17. Jahrhunderts ist die Rezeption traditioneller Elemente der Altersdefinition – allerdings oft verbunden mit einer Neubewertung – auch im Bereich der Iatromechanik nicht zu übersehen. Zwar wird das

Alter entsprechend dem mechanistischen Konzept neu beschrieben, doch bleibt die überlieferte Einteilung des Lebens in drei bis sieben (häufig vier) Altersstufen und des Greisenalters selbst in zwei, meist aber drei Phasen (allerdings jetzt häufiger in Jahrzehnten[122] statt Jahrsiebten bemessen) zunächst unverändert bestehen und wird häufig zitiert.

Auch im Blick auf die Physiologie offenbaren sich bei näherer Betrachtung deutliche Bezüge zur Tradition: Auf erdhafte Faserstoffe des Blutes, die durch Gerinnung fest werden, wies bereits Aristoteles hin.[123] Vermehrte bzw. verhärtete Fasern sahen bereits Jean Riolan, Santorio Santorio und René Descartes als Kennzeichen des greisen Menschen an.[124] Auch die Lehre von den im Alter verstopften (oder zu verstopfenden) Hautporen ist ein Erbe der Tradition.[125] Die Verhärtung setzen viele iatromechanische Hochschulschriften mit einer Austrocknung des Organismus gleich[126], welche bereits die antike Medizin und der Galenismus als führendes Symptom des Alterns erkannten. Verblüffend gleichen sich schließlich auch die an sich verschiedenen Konzepte von abnehmender Wärme (Galenismus) und zunehmender Rigidität (Iatromechanik), sofern sie als von Anfang an bestehender, unausweichlicher Prozeß angesehen werden, der schließlich in Greisenalter und Tod mündet: Das zugrundeliegende Paradigma eines inneren Zusammenhangs von Wachstum und Verfall bzw. eines im Keim bereits angelegten Verderbens besteht solange fort, wie seine (natur-)philosophischen bzw. theologischen Wurzeln, die bereits in der Antike angelegt wurden, unangetastet bleiben.[127]

3.1.2.4 *Iatrodynamismus*

Neben der mechanischen und chemischen Genese, die letztlich immer auf einer Veränderung fester oder flüssiger Bestandteile des Körpers basiert, erörtern Hochschulschriften des 18. Jahrhunderts auch den Einfluß nicht-materieller Wirkkräfte (*dynámeis*) auf das Altern des Menschen. Bereits die antike Heilkunde und die galenistische Medizin der Frühen Neuzeit gingen von der Seele als regierendem und aktivierendem Prinzip des Organismus aus (Psychodynamismus). Jedoch wurde eine idiosynkratische Involution dieses Prinzips nie ernsthaft diskutiert – zu stark war die platonisch-aristotelische wie auch christlich-theologische Lehre von einer Unvergänglichkeit des Geistig-Seelischen.[128] Andere Strömungen betonten – beispielsweise unter Berufung auf hippokratische Texte – die Wirk- oder Heilkraft der Natur (Biodynamismus).[129] Aus beiden Quellen speisen sich Animismus (Georg Ernst Stahl) und Vitalismus (Caspar Friedrich Wolff, Johann Friedrich Blumenbach, Christoph Wilhelm Hufeland und die Schule von Montpellier[130]) des 18. Jahrhunderts; von diesen Theorien ist wiederum die zeitgleiche, ihrem Wesen nach „materialistisch-dynamistische" Lehre von der Irritabilität bzw. Exzitabilität des lebendigen Organismus abzugrenzen (Francis Glisson, Albrecht von Haller, John Brown).[131]

Die Anwendung solcher dynamistischer Konzepte auf den Alterungsprozeß geschieht in den geriatrischen Hochschulschriften fast immer nur beiläufig und ergänzend zu den bereits erwähnten Theorien der Systematiker. Erst um 1800 greifen Vertreter der Romantischen Medizin (Christoph Wilhelm Hufeland, Constantin Anastasius Philites) derartige Überlegungen verstärkt auf, teilweise sogar als Grundlage ihrer Alterstheorie.

Bemerkenswert ist der fließende Übergang von materialistischen zu dynamistischen Theorien. Dabei spielt zunächst die Rezeption der neuplatonisch beeinflußten Lehre Francis Bacons von den seelengleichen *Spiritus*[132] eine gewisse Rolle. Diese *Spiritus* seien im Organismus von Anfang an vorhanden, jedoch individuell verschieden ausgeprägt. Sie sollen die Materie beleben und aktivieren; daher wird ihr Zurückdrängen oder ihre Abnahme um 1700 als mögliche Ursache für das Altern angesehen.[133] Insbesondere der Basler Doktorand Wolfgang Christian vertritt diese Theorie; allerdings geht er noch traditionell von einer Feinstofflichkeit der *Spiritus* (*materia subtilis*) als innerem Lebensprinzip aus. Deren Beweglichkeit nehme im Laufe des Lebens ab, weil sie durch ständige Bewegung an Elastizität, dem wichtigsten Lebensprinzip (*principium primum*), verlören.[134] Außerdem postuliert Christian eine Abhängigkeit der *Spiritus*-Bewegung vom Druck der eingeatmeten dickeren Luftpartikel, die er deshalb als äußeres Lebensprinzip bezeichnet.[135] Eine Vermischung materialistischer und dynamistischer Vorstellungen zeigt auch die Schrift von Christian Gottlieb Ludwig, die einen *vigor vitalis* an die Nervenflüssigkeit koppelt; entsprechend geht die Disputation von Johann Friedrich Depré und Johann Christian Jungius von einer intrinsischen Tugend (*virtus intrinseca*) der kleinsten Teilchen des Körpers aus, auch wenn deren Bewegung durch Wärme, Luft und Nahrung unterhalten werde.[136]

Um 1700 existieren für dieses vitalistische Bewegungsprinzip weitere (ähnlich unscharfe) Begriffe wie Lebensbewegung (*motus vitalis*), *energia*[137] oder weil häufig Säfte wie Blut oder Serum als Trägersubstanzen angenommen werden – Lebenskraft des Flüssigen (*vis vitalis fluidi*).[138] Nur selten geht aus dem Kontext eindeutig hervor, daß diese Bezeichnungen ausschließlich Metaphern für mechanische oder chemische Prozesse sind; vielmehr werden sie zur idiosynkratischen Begründung von Körper- und Lebensfunktionen herangezogen. Der Stahl-Schüler Georg Wilhelm Beyer etwa definiert Leben als Erhaltung der Zusammensetzung des Körpers mittels eines ihm innewohnenden Bewegungsprinzips; nur anhand dieses nicht körperlichen, energetischen *principium* könne man die an sich ähnlichen Prozesse lebensvernichtender Fäulnis (*putrefactio*) und lebenserhaltender Verdauung (*fermentatio*) unterscheiden.[139] Georg Daniel Coschwitz und Johann Heinrich Hagenbuch sehen entsprechend in der fehlenden *energia naturae* die *causa immaterialis* für Wundfäulnis im Greisenalter[140], und ein weiterer Stahl-Anhänger, der Gießener Dissertant Wilhelm Rychner, vermutet in einer nicht genügenden *energia vitalis* die (Mit-)Ursache für die zahlreichen Alterskrankheiten. Ausdruck dieser *vitalitas* sei eine lebenserhaltende Sekretion und Exkretion, die im Alter abnehme.[141] Daß im Alter eine Lebensenergie und „Ernährungsfähigkeit" (*alacritas nutritiva*) schwindet, erkennt der Stahl-Schüler Johann Conrad Michaelis insbesondere aus der verlangsamten Heilung (*reparatio*) von Verletzungen der festen Körperteile.[142]

Diese sporadischen Hinweise deuten ein Unbehagen der Autoren an den ausschließlich materialistischen Erklärungen des Alters an, trotz deren eindeutiger Dominanz in der Hochschulmedizin des 18. Jahrhunderts. Dynamistische Erklärungen bleiben gleichwohl verhältnismäßig selten, und unverhüllte Hinweise auf einen Rückzug oder Niedergang der Seele, die (etwa im Sinne des Stahlschen Animismus) den Organismus steuere, sind Ausnahmen und auch bei Georg Ernst Stahl selbst nicht nachzuweisen.[143] Erst gegen Ende des Jahrhunderts wird es üblicher, beim natürlichen Alterstod von einem Erlöschen der Lebenskraft zu sprechen. Neben Hufeland (s. Abschnitt 3.4), der im wesentlichen das mehr philosophisch als medizinisch begründete Konzept einer Selbstkonsumption des Lebens vertritt[144], geht kein geringerer als Xavier Bichat in seinen *Recherches physiologiques sur la vie et la mort* (1800) von einem altersbedingten Zugrundegehen des organischen und des animalen Lebens (*vie animale*) infolge einer Erschöpfung der Lebenskräfte (*forces vitales*) aus. Die Summe dieser auf einzelne Organe verteilten Kräfte, deren Wesen und Ursprung Bichat bewußt nicht ergründen will, sei begrenzt; verbrauche ein Organ (etwa infolge einer Krankheit oder Belastung) mehr davon, behalten die anderen weniger.[145]

Auch nach der Jahrhundertwende verwendet Constantin Anastasius Philites (1808/09)[146] noch den Begriff der Lebenskraft im Zusammenhang mit dem Prinzip des Dynamischen (neben einer Trias von Irritabilität, Sensibilität und Bildungstrieb). Doch sieht er diese Kraft mehr als Produkt denn Ursprung des Lebens, in Analogie zur Entstehung der Elektrizität in den galvanischen Elementen der Volta-Säule, mit der er den Körper und auch einzelne Organe vergleicht. Erregbarkeit und Lebensgeist oder -kraft würden daher bei der Entstehung des Organismus am meisten „erzeugt". In der Mitte des Lebens (Akme) hielten sich Produktion und Verbrauch, der insbesondere durch das *vie animale* geschehe, die Waage. Zum Ende hin verliere der Körper immer weiter die Fähigkeit zur „Absonderung" der Lebenskraft im Sinne eines „chemisch-elektrischen" Vorgangs.[147] Die Ablösung vitalistischer Theorien durch materialistische Konzepte der organischen Chemie ist bei Philites schon zu erahnen, obschon er als Schüler Johann Christian Reils nicht nur der frühen Physiologie, sondern auch der Romantischen Medizin zuzurechnen ist. Zwar wendet sich Philites teilweise vom Vitalismus und völlig von traditionellen Konzepten des

Alterns aus dem Galenismus, der Iatromechanik und der Iatrochemie ab; dennoch finden sich auch bei ihm noch deutliche Spuren gerontologischer und geriatrischer Tradition.[148]

3.1.3 Pathologie

Die Untersuchung der Alterskrankheiten bildet einen deutlichen Schwerpunkt in den geriatrischen Hochschulschriften bis 1800: Die Mehrzahl der Texte (ausgenommen diejenigen der Pariser Medizin) setzt sich mit diesem Thema auseinander. Dies geschieht oft innerhalb einer Gesamtschau des Alters, die derjenigen der Gerokomien ähnelt. Ein Teil der Werke widmet sich jedoch auch primär der speziellen Pathologie (vgl. Tabelle 5, S. 174-76). Im 18. Jahrhundert konzentrieren sich etliche Texte sogar ausschließlich auf eines der angeblich typischen Altersleiden (Plethora, Marasmus, Harn- und Hautkrankheiten, Augenleiden, Nekrosen, Nasenbluten), was bis dahin eine Rarität ist.[149]

Sofern ein systematischer Überblick zur Alterspathologie gegeben wird, orientieren sich die Texte bis weit in das 18. Jahrhundert hinein noch häufig an der Zusammenstellung von Altersleiden im hippokratischen Aphorismus III 31; dieser Kanon wird jedoch zunehmend freier ausgewertet und interpretiert als in den Gerokomien.[150] Er konkurriert eine Zeitlang mit der bereits erwähnten funktionsbezogenen Einteilung von Altersbeschwerden in Einschränkungen der *Actiones vitales*, *naturales* und *animales*[151], die den systematischen Theorien der ersten Hälfte des 18. Jahrhunderts eher entspricht. Einige Autoren stützen sich in ihrer Systematik auch auf die Metaphernreihe aus dem biblischen Buch Kohelet, die sowohl Körperteile als auch Funktionen des greisen Menschen anspricht.[152]

Schließlich verwenden – auch lange vor Morgagnis epochalem Werk über Sitz und Ursachen der Krankheiten (1761)[153] – einige Hochschulschriften bereits organbezogene Einteilungen der Alterskrankheiten.[154] Unter dem Einfluß der pathologischen Anatomie und in Abkehr von den Theorien der Systematiker setzt sich diese Darstellungsweise gegen Ende des Jahrhunderts durch und prägt noch heutige Lehrbücher der Geriatrie. Ein dementsprechend durchstrukturiertes Beispiel stellt die qualitativ wie quantitativ herausragende anatomische Dissertation von Burkhard Wilhelm Seiler (1799) dar, der als einer der ersten systematisch Berichte über Leichensektionen an Greisen sammelt und auswertet. Aufgrund seiner Ergebnisse stellt Seiler das undifferenzierte Konzept einer unspezifischen Altersschwäche (*infirmitas senilis*) mit konsekutivem Tod (*mors sine morbo*) in Frage und betont stattdessen alterstypische Veränderungen und Krankheiten der Organsysteme (Knochen, Muskeln, Nerven, Haut, innere Organe) unter Berücksichtigung einer breiten Varianz im Blick auf Lebensalter, Geschlecht, Herkunft und Lebensweise. Seiler fordert darüber hinaus weitere, breit angelegte anatomische, klinische und tierexperimentelle Studien.[155] Selbstverständlich verwenden auch Bichat und Philites ein organ- oder gewebebezogene Einteilungsschema. Mit ihm vollzieht sich ein Paradigmawechsel weg von einer holistischen Auffassung des Alterns hin zu einer partikularistischen Sichtweise von Organleiden im Alter.[156]

Über diesen grundsätzlichen Wandel hinaus zeigt eine Reihe neuer Einzelbeobachtungen in der speziellen Alterspathologie ebenfalls zunehmende Distanz zur galenistischen Tradition und wachsende Nähe zur medizinischen Praxis an (vgl. Abschnitt 3.1.3.3). Verschiedene Autoren des 18. Jahrhunderts weisen außerdem darauf hin, daß alte Menschen auch an altersunspezifischen Erkrankungen wie Kopfschmerz Fieber, Pleuritis oder Angina leiden können[157], oder daß Krankheiten, die bislang als typisch für das Greisenalter galten, auch völlig andere Ätiologien haben können, beispielsweise das Zittern der Glieder (*tremor*) als eine Folge von Vergiftungen durch Pflanzen oder Quecksilber (letzteres im Sinne einer Berufskrankheit der Goldschmiede).[158] Zunehmend erscheinen in verschiedenen Hochschulschriften auch Krankengeschichten, nicht nur sporadisch als kurze Beweise klinischer Relevanz und Experienz, sondern als wesentlicher Anlaß und Grundlage für die Abfassung.[159]

Die meisten Hochschulschriften folgen jedoch bis weit in die zweite Hälfte des 18. Jahrhunderts hinein nicht diesem aus heutiger Sicht zukunftsweisenden Konzept: Vielmehr verwenden die Autoren zum einen den traditionellen Kanon von Alterserscheinungen (Weißhaarigkeit, Haarausfall, Veränderungen der Haut) und Alterskrankheiten, der meist nur flüchtig erläutert und an die Physiologie der jeweils präferierten systematischen Theorie angepaßt wird (vgl. Abschnitt 3.1.3.1). Zum anderen stellen sie (alternativ oder ergänzend) immer wieder ein schmales Spektrum allgemeiner krankhafter und krankmachender Körperzustände (Plethora, Kakochymie, Skorbut, Marasmus) und deren „Leitsymptome“ (Nasenbluten, unterdrückte Hämorrhoidalblutung, Pruritus) als fiktive pathologische Universalleiden des Alters in den Vordergrund (vgl. Abschnitt 3.1.3.2). Ein schwer zu durchschauendes Geflecht von Wechselwirkungen zwischen diesen pathologischen Zuständen läßt voneinander abgrenzbare Krankheitsentitäten mitunter noch weniger zu als die galenistische Tradition. Entsprechend vermischen sich in dieser Zeit die vom Galenismus noch streng getrennten Vorstellungen von Alterskrankheit und Greisenalter.[160]

Ebenso eingehend äußern sich verschiedene Autoren zu einem spekulativen Vergleich zwischen Kinder- und Greisenkrankheiten[161] und zu einer besonders hohen oder auch geringen Anfälligkeit alter Menschen für Krankheiten, unter Berufung auf die widersprüchlichen Aussagen im Corpus Hippocraticum.[162] Und selbst die Bedeutung der literarischen Tradition ist im 18. Jahrhundert immer noch so groß, daß bekannte Zitate aus der antiken und mittelalterlichen[163] Dichtung die Diskussion des Krankheitsspektrums häufig einleiten oder sie beschließen.

3.1.3.1 *Überlieferter Kanon von Alterserscheinungen und -krankheiten*

Die traditionelle Trias von äußeren Kennzeichen des Greisenalters – Weißhaarigkeit, Haarausfall und Hautfalten – wird in zahlreichen, doch bei weitem nicht allen Hochschulschriften erwähnt. Auf die ersten beiden Phänomene gehen nur wenige Schriften näher ein, indem sie in unverändert galenistischer Manier die Ursachen in Säfteverderbnis oder -mangel vermuten. Vereinzelt wird in frühen Texten noch eine Reversibilität der Weißhaarigkeit angenommen.[164] Eine runzelige Altershaut erklären verschiedene iatromechanisch geprägte Autoren mit einer Kontraktion der Hautfasern, -gefäße oder -fettzellen, sei es durch deren Eigenelastizität, durch wachsende Verhärtung und Rigidität der *fibrae* oder durch den Verlust von Fett bzw. Blut. Gleichzeitig wird eine zunehmende Blockade der Perspiratio insensibilis angenommen.[165] Als zusätzliche äußere Kennzeichen des Alters nennen manche Verfasser eine schwärzlich-livide Hautfärbung infolge Blutarmut, eine Veränderung des Gesichts bis hin zur Facies Hippocratica, die den Tod ankündigt[166], eine Kälte der Extremitäten sowie eine Reduktion der Vitalparameter Atmung und Pulsfrequenz (weniger als 60/min.).[167] Mit Seneca dem Älteren werden mitunter die ersten Anzeichen eines Alterns im Kopfbereich, speziell im Gedächtnis angenommen.[168]

Bei der Darstellung derjenigen Alterskrankheiten, die im hippokratischen Aphorismus III 31 aufgezählt sind, lassen sich in den Hochschulschriften nur wenige Schwerpunkte erkennen, sieht man von den Beschwerden ab, denen Einzeluntersuchungen gewidmet werden (Pruritus, Dysurie, Strangurie; s.u.). Unter den Augenleiden stehen Altersweitsichtigkeit (Presbyopie) und Glaukom weiterhin im Vordergrund[169], bei den Ohrenleiden die Altersschwerhörigkeit. Gemeinsam mit diesen Affekten werden nicht selten – im Sinne einer Systematisierung und Erweiterung über den hippokratischen Aphorismus hinaus – auch die anderen angeblich insuffizienten äußeren Sinne (Geschmack, Geruch, Tastsinn) angesprochen. Daran anknüpfend finden mitunter auch eine Schwächung der „inneren Sinne“[170] (Intellekt, Gedächtnis) sowie weitere Gehirnleiden (*apoplexia*[171], *lethargia*, *vertigo*[172]) Erwähnung. Insbesondere die Altersdemenz kommt in den Hochschulschriften – im Gegensatz zu den Gerokomien – fast immer zur Sprache.[173] Gerade die zerebralen Altersleiden ermöglichen ein breites Spektrum von Spekulationen: Beispielsweise werden als Ursachen der Schlaflosigkeit (*vigilia*) ein Überfluß an scharfen Säften oder ein fehlender Kollaps der rigiden Nervenfibrillen genannt, aber auch „somatopsychische“ Faktoren – die Seele bewache ständig den gefährdeten Blutfluß durch die verkalkte Gefäße zum Gehirn und komme deshalb nicht zur Ruhe.[174] Nur noch am

Rande erscheinen Melancholie oder melancholisch-cholerische Dispositionen, die einst unter dem Einfluß Galens in den Kanon der Beschwerden aufgenommen wurden, als eigene Altersleiden oder Promotoren des Alterns.[175]

Eine weiterhin wichtige Rolle spielen die Katarrhe, die im Bereich der Atemwege unter anderem auch als Folgen einer Verknöcherung des Brustkorbs und einer Muskelschwäche betrachtet werden. Neben Husten und Asthma findet der Stickfluß (*Catarrhus suffocativus*) als lebensbedrohliche Lungenerkrankung besondere Beachtung, bei der die bronchialen Schleimmassen die Blutgefäße von außen so einengten, daß der Blutkreislauf zusammenbreche.[176]

Die im hippokratischen Aphorismus III 31 erwähnte Abmagerung (*cachexia, malus habitus*) mit Verlust von Fett- und Muskelmasse im höchsten Greisenalter wird in den Hochschulschriften einerseits als Folge einer verschlechterten Ernährung des Körpers beschrieben, die durch unzureichendes Kauen nach Zahnverlust[177] und durch eine schlechte Verdauung entstehe. Andererseits könne sie auch durch eine Verderbnis des Blutes (*cacochymia*) sowie durch einen unzureichenden Transport von Nahrung und insbesondere Fett zu den Organen bedingt sein, was vom Zustand des Kreislaufs und der Blutgefäße abhängig sei.[178] In allen genannten Punkten zeigen sich deutliche Überschneidungen zum Bild des Altersmarasmus im 18. Jahrhundert (s. Abschnitt 3.1.3.2).[179]

Vor allem noch in den frühen Hochschulschriften erscheint die Magenschwäche als typisches Altersleiden, wie es der hippokratische Aphorismus I 13 (leicht mögliches Fasten der Greise) andeutet. Sie wird als Folge von Wärme-, Spiritus- oder Fermentmangel, aber auch erschlaffter Fasern, denen Elastizität fehle, beschrieben; ihre Symptome sind einerseits Appetitlosigkeit, Aufstoßen und Anorexie, andererseits Verstopfung und Durchfälle.[180]

Eine zunehmende Bedeutung gewinnen Harnwegsleiden (Dysurie, Strangurie, Inkontinenz), was sich zum einen in den Kommentaren zum hippokratischen Aphorismus III 31, zum anderen insbesondere in zwei Hochschulschriften speziell zu diesem Themenkreis äußert, die eine Fülle von (allerdings oft altersunspezifischem) Detailwissen enthalten. Als Begründung für seine Themenstellung führt einer der Autoren, der Heister-Schüler Tobias Ferdinand Pauli, an, diese Krankheit sei nicht nur häufiges, sondern auch das bitterste und lästigste Leiden des Alters.[181] Pauli und die Autoren der zweiten Schrift, Alberti und Hoffmann, führen ganz unterschiedliche, vor allem aber auch lokale Möglichkeiten (z.B. Steinleiden, Blasenentzündungen, verminderter oder spastischer Harnblasen- bzw. Sphinktertonus) für eine Entstehung an. Dagegen verknüpfen andere Autoren die Altersharnleiden im Sinne einer globalen Alterspathologie ausschließlich mit einer quantitativen oder qualitativen Veränderung der Säfte, beispielsweise mit einer Plethora-bedingten Blutansammlung (Kongestion) im Unterleib, was sich insbesondere in blutigem Harn (*mictus cruentus*) oder in einer skorbutischen (scharfen) Mischung des Bluts zeige (s. Abschnitt 3.1.3.2).[182]

Die zuletztgenannte Pathogenese verknüpft im 18. Jahrhundert die Harnwegsleiden unmittelbar mit zwei weiteren wichtigen Gruppen von Alterskrankheiten, den Gelenkbeschwerden (Arthritis, Podagra etc.) und den Hautleiden. Das Leitsymptom letzterer, der generalisierte Juckreiz (*pruritus*), wird wiederum im hippokratischen Aphorismus III 31 aufgeführt und in einer Dissertation eigens untersucht. Als Hauptursache des Juckreizes gilt eine fehlende Reinigung des Blutes: Mechanische Veränderungen der Hautgefäße und -fasern verhinderten eine suffiziente Entsorgung der Abfallstoffe über die Hauttranspiration. Letztendlich verbindet also Pruritus und Hautrunzeln (s.o.) dieselbe Ätiologie.[183]

3.1.3.2 *Altersleiden, die den greisen Körper als Ganzes betreffen*

Harn-, Gelenks- und Hautkrankheiten verweisen bereits innerhalb der galenistischen Alterspathologie auf ein bestimmtes Grundleiden (eine Anhäufung von „Exkrementen“ in den Säften). Dieses generalisierende Prinzip, das jenseits des hippokratischen Kanons von Beschwerden die spezielle Alterspathologie in einen allgemeinen Rahmen einbindet, wirkt noch verstärkt auf die systemorientierten Hochschulschriften des 18. Jahrhunderts ein. Dabei werden seit langem bekannte allgemeine Dispositionen zu Krankheiten (*causae generales morborum*[184]: Plethora, Kakochymie, Skorbut, Marasmus), die allesamt durch an sich altersunspezifische Krankheitsverläufe gekennzeichnet sind, zu patho(physio)logischen Grundkonstitutionen des Greisenalters ausgebaut und nicht selten in speziellen Dissertationen diskutiert.

Der Blutfülle (Plethora) kommt fast die größte Bedeutung zu, weil sie das vielleicht in sich schlüssigste und einer Therapie zugänglichste Konzept darstellt. Im Galenismus nur beiläufig als Sonderfall der an sich blutarmen Greise erwähnt[185], wird sie von den iatromechanisch geprägten Hochschulschriften unter dem Einfluß der Hallenser Professoren Friedrich Hoffmann, Georg Ernst Stahl und insbesondere Michael Alberti zum Kardinalproblem der rüstigen Alten erklärt. Sie entstehe durch deren untätige, sitzende Lebensweise bei üppiger Kost, die zu vermehrter Blutbildung führe. Altersbedingt nehme gleichzeitig die Ausscheidung der überflüssigen Nahrungsstoffe durch Haut, Darm, Nieren, Hämorrhoiden und Menses ab; eine angeborene Neigung zu diesem Leiden, wie sie bereits in der Jugend etwa durch Nasenbluten deutlich werde, oder ein aus Altersgründen unterlassener Aderlaß erhöhten noch die Gefahr. Die Plethora führe aufgrund der Füllung der rigiden (oder atonischen) Gefäße zu einer langsameren Bewegung des Blutes bis hin zur Stase. Deren Folgen seien eine Polypenbildung (Thromben bzw. Embolien) in Herz und Gefäßen[186], ein vermehrter Abrieb der Blutkörperchen, eine Korruption der Säfte oder gar die Ruptur der Gefäße, woraus viele Altersleiden, insbesondere aber die Apoplexie und der blutige Harn sich erklärten. Neben einem absoluten Überschuß an Blut erörtern die Hochschulschriften auch eine – bezogen auf die Herzkraft und das verengte Gefäßsystem – relative Plethora, die sogar noch im Zustand des Altersmarasmus vorliegen könne.[187] Auffallend an diesem Plethora-Konzept der Altersleiden ist, daß es physiologische und pathologische Zustände neu interpretiert, ja geradezu vertauscht: Hämorrhoiden und Nasenbluten (dem zwei eigene alterspathologische Dissertationen gewidmet sind!)[188] wirken demnach ausgesprochen günstig auf Greise, die aufgrund ihrer Blutstase im Bereich der Pfortader regelmäßig als *haemorrhoidarii* zu behandeln seien; eine unterdrückte oder fehlende Afterblutung, Monatsregel[189] sowie zu rasch gestillte Hämorrhagien könnten jedoch lebensgefährlich für alte Menschen werden.[190]

Als weiteres systematisches Leiden tritt bei alten Menschen die Säfteverderbnis (*cacochymia*) in Erscheinung, deren besonderes Kennzeichen eine Unreinheit des Blutes ist. Von einer Dyskrasie der Blutpartikel im iatrochemischen Sinne läßt sie sich kaum unterscheiden. Sie wird mitunter als Folge der Plethora, meist aber als eigenständige Grunderkrankung dargestellt, die aufgrund ähnlicher Ursachen entstehe, nämlich einer zu geringen Exkretion und Sekretion, einer verminderten Neubildung von guten Säften durch gestörte Verdauung sowie einer Stase des Blutes. Neben einem Strauß von Alterskrankheiten begünstige sie auch die Entstehung von Atrophie und Marasmus, da nicht genügend Nahrungssaft im Blut bereitgestellt werden könne.[191] Eine besondere Form der Kakochymie ist der bereits erwähnte, mit einer besonderen Schärfe (*acrimonia*) des Blutes verbundene Altersskorbut, der vor allem durch eine unterdrückte Perspiratio insensibilis erzeugt werde und als eine der Hauptursachen für Juckreiz, Dysurie und Arthritis im Alter gilt.[192]

Als letzte häufig genannte Befindlichkeit alter Menschen, die zwischen natürlicher Konstitution und besonderer Greisenkrankheit angesiedelt ist, imponiert der Altersmarasmus. Sein Leitsymptom ist die Austrocknung. Etliche Hochschulschriften widmen sich speziell diesem Thema.[193] Im Sinne Galens diskutieren die frühen Texte lediglich einen bestimmten Typ des Marasmus als krankheits- oder arbeitsbedingte Sonderform bzw. Analogie des Alters (*Senium ex morbo; marasmodes*). Erst im 18. Jahrhundert bürgert sich eine gegenläufige Sichtweise ein: die Charakterisierung des Alters als (natürlicher oder seniler) Marasmus.[194] Unter dieser Sonderform des Marasmus wird sowohl das Greisenalter insgesamt als auch (nach François Ranchin) ausschließlich die letzte Phase des Alters (*aetas decrepita*) im Rahmen der bekannten, dem jeweiligen System angepaßten pathophysiologischen Vorstellungen verstanden. Dabei scheint – nicht zuletzt unter dem Einfluß Friedrich Hoffmanns[195] – der ursprüngliche Gegensatz zwischen der Krankheit Marasmus, die zu diesem Zeitpunkt als Sammelbecken für alle Zustände des körperlichen Verfalls (*cachexia*, *atrophia*, *tabes, hectica, phthisis*), insbesondere der Lungenschwindsucht, dient[196], und dem natürlichen Altern zu verwischen: Der *aetas decrepita* wird jetzt präfinal ein unmerklich fieberhafter Zustand (*febris lenta*) zugeschrieben, der unter anderem den lethargisch-soporösen Zustand der *decrepiti* (im Gegensatz zu ihrer früheren Schlaflosigkeit) und ihren Tod erklären soll.[197] Mitunter erhält auch ein konkretes Altersleiden, nämlich die Abmagerung als Folge einer Ernährungs- und Verdauungsstörung, die Bezeichnung Marasmus (dann synonym zu *atrophia* oder *cachexia*, s.o.). Dabei klingt manchmal die ursprüngliche Vorstellung einer Austrocknung des „Lebensbrennstoffs" noch an.[198] Über allgemeine Schwäche, Gewichtsverlust und dem üblichen Spektrum der Altersleiden hinaus wird als besonderes Kennzeichen des Altersmarasmus die Erschlaffung genannt, was im Bereich der Eingeweide zu Durchfällen (*lienterica*) führen könne.[199]

3.1.3.3 *Weitere Alterserscheinungen außerhalb der fachliterarischen Tradition*

Unabhängig vom hippokratischen Kanon der Altersleiden werden in Hochschulschriften des 18. Jahrhunderts immer wieder einige spezielle Altersleiden diskutiert. Zwar lassen sie sich auch von den zuletztgenannten Konstitutionen des Alters ableiten, trotzdem ist ihre Erwähnung oftmals das Resultat konkreter Erfahrung mit älteren Patienten, manchmal auch einer gezielten Auswertung wissenschaftlicher Literatur. Die darin zu findende differenzierte Kasuistik und die Sektionsberichte beginnen das in den Gerokomien noch vorherrschende, affirmative Kurzbeispiel (*exemplum*) abzulösen.[200] So wird regelmäßig über regelrechte Verknöcherungen der Herzklappen, der Aorta ascendens und der Arteria pulmonalis berichtet und auf diese Weise en passant die Existenz des Hirschherzknochens erklärt, der in der älteren Literatur unter anderem als Heilmittel empfohlen wurde.[201] Aber auch Ossifikationen an der Wirbelsäule (mit Kyphosen und Ankylosen) sowie im Bereich der Rippen werden mitunter ausführlich dargestellt. Eine umgekehrte Entwicklung beobachten die Autoren bei den langen Röhrenknochen, die aufgrund mangelhafter Blutversorgung an Substanz verlieren und leicht brechen würden. Im Bereich des Hüftgelenks wird hingegen nicht von einer (Oberschenkelhals-)Fraktur, sondern von einer Luxation aufgrund schlaffer Fasern und Ligamente ausgegangen.[202] Bereits 1651 berichten Henricus Regius und Arnold Wils über den entsprechenden Fall eines Sechzigjährigen, der bei einem häuslichen Unfall eine Femurluxation erlitten habe; sie sei anhand einer Schwellung (*tumor*) im rechten äußeren Bereich des *Os coxae* und an einer Verkürzung des rechten Beines erkannt worden. Die chirurgische Reposition sei schwierig, habe aber eine günstige Prognose, wenn die Luxation erst kurze Zeit zurückliege; allerdings bleibe ein Hinken zurück. Nach einer Einrenkung durch Extension und Druck (*in scamno Hippocratis*) solle das reponierte Bein durch

Binden in seiner Stellung stabilisiert werden. Außerdem werden Medikamente gegen Schmerzen und Entzündung und für eine Kontrahierung der erschlafften Bänder verordnet.[203]

Verschiedene Texte – darunter eine Monographie speziell zu diesem Thema – beschreiben spontane oder aufgrund von Bagatellverletzungen entstehende Nekrosen (*sphacelus*; *gangraena*; „kalter Brand") als Folge einer lokalen Stase mit konsekutiver Korruption des schlecht gemischten Blutes. Allerdings führe die Trokkenheit (*exsucca*) der Greise häufig zu einem langsameren Verlauf der fermentativen Auflösung; im übrigen seien die Heilungschancen nach einer an sich notwendigen Amputation so schlecht, daß von diesem radikalen Mittel eher Abstand genommen werden solle – nicht zuletzt auch wegen eines lebensgefährlichen Aufruhrs der seelischen Affekte durch den Schmerz.[204]

Verhältnismäßig selten erwähnen die Autoren szirrhöse und geschwulstartige Veränderungen der inneren Organe und der weiblichen Brust.[205]

Überraschend häufig wurde in der Frühen Neuzeit die nachlassende Sexualität alter Menschen problematisiert, die nicht zuletzt ihre Ehefähigkeit infragestellte. Deshalb war dieses Thema auch Hauptgegenstand zahlreicher juristischer Dissertationen.[206]

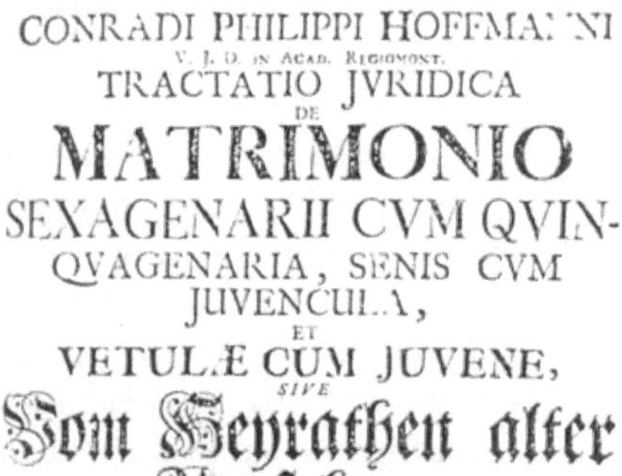
CONRADI PHILIPPI HOFFMANNI
V. J. D. IN ACAD. REGIOMONT.
TRACTATIO JVRIDICA
DE
MATRIMONIO
SEXAGENARII CVM QVINQVAGENARIA, SENIS CVM JUVENCULA,
ET
VETULÆ CUM JUVENE,
SIVE
Vom Heyrathen alter Personen.
CUI ANNEXA TRACTATIO
DE
NOTABILIORIBUS CIRCA NUPTIAS CONTRAHENDAS TEMPORIBUS.
SIVE
Von denen
Zeiten der Verlobungen.
REGIOMONTI & LIPSIÆ,
SVMTV JOH. PHILIPPI HAASII.
M DCC XXII.

Abbildung 13: Titelseite eines juristischen Traktats von Conrad Philipp Hoffmann über die Ehe eines Sechzigjährigen mit einer Fünfzigjährigen, Königsberg/Leipzig 1722

Natürlich wurde eine Scheidung im Alter niemals empfohlen oder gar eingeleitet, aber es erging nicht selten eine dringende Warnung vor Eheschließungen mit jüngeren Partnern. Diese Praxis war angesichts der hohen Sterblichkeit auch in der Frühen Neuzeit nicht selten (eine Ehe dauerte durchschnittlich nur etwa fünfzehn Lebensjahre). Sie wurde zuerst von Plutarch[207] kritisiert und dann vor allem in den antiken und neulateinischen Komödien verspottet, denn der enthemmte, kindische Greis galt als Lüstling.[208] Bis hin zum wörtlichen Zitat übernahmen manche Rechtstexte dieses Vorurteil und wandelten es teilweise sogar in den Vorwurf der Unzucht um. Nicht zuletzt Juvenals Satire über den Greis, der sich selbst nicht mehr kennt und sein Geld statt seinen Kindern einer Prostituierten vermacht[209], führte zu einer erregten Debatte, ob ein altrömisches Verbot von Ehen mit jüngeren Partnern wieder in Kraft gesetzt werden könnte. Ein weiterer Umstand trat verschärfend hinzu: Wie auch ihre medizinischen Kollegen[210] hielten Juristen die alten Menschen aufgrund ihrer kalten Konstitution bis auf wenige Ausnahmen für impotent. Deshalb fehle nicht nur eine der kanonischen Voraussetzungen für die Eheschließung (nämlich die Zeugung von Nachkommen); es entstünde auch eine Fülle von moralischen Problemen: Die Männer würden verzweifelt den Rat der Koryphäen, die unbefriedigten Frauen dagegen jüngere Liebhaber suchen. Selbst wenn möglich, galt die Ausübung des Koitus aus humoralpathologischer Sicht als lebensgefährlicher Verlust an Wärme, und diese Auffassung schlug sich beispielsweise in einem häufig zitierten Epigramm des Enea Silvio Piccolomini nieder: „Was ist die Frau? – Der Tod der Greise.“[211] Ein dennoch gezeugter Erbe wurde nicht selten als minderwertig und unnütz für den Staat angesehen.[212]

Im Gefolge dieser juristischen Diskussion und insbesondere unter Bezugnahme auf den päpstlichen Leibarzt und forensischen Mediziner Paolo Zacchia äußern sich auch zahlreiche geriatrische Hochschulschriften zur Impotenz.[213] Bei Frauen wird mit Ende des siebten Jahrsiebts ein Sistieren der Menstruation angenommen, das allgemein als abruptes Ende der Zeugungsfähigkeit gilt. Darüber hinaus könne die Menopause nicht selten durch Blut- und Samenretention verschiedene Krankheiten (Plethora, „hysterische“ bzw. hypochondrische Leiden, Arthritis) zur Folge haben.[214] Bei Männern hingegen wird lediglich ein allmähliches Nachlassen der Zeugungsfähigkeit aufgrund von Mangel oder fehlender *spirituascentia* des Samens sowie aufgrund abnehmender Funktion von Samenblasen, Vasa deferentia, Prostata und Penis postuliert. Doch sei für den Grad der Impotenz nicht das numerische Alter, sondern die allgemeine körperliche Konstitution entscheidend. In der Regel wird nur den *Decrepiti* eine absolute Sterilität infolge *Impotentia generandi et coeundi* zugeschrieben, was ihnen jedoch eher nützlich sei als ein Zeichen von Krankheit: Bis ins 19. Jahrhundert hinein gilt nämlich noch die ursprünglich galenistische Auffassung, daß jeder Geschlechtsverkehr eine Gefahr für den greisen Organismus sei.

Daß mit der Impotenz der Greise trotz der vielen Diskussionsbeiträge in den Hochschulschriften gleichwohl ein Tabu angesprochen wird, lassen die regelmäßig angeführten Gegenbeispiele vermuten, die von einer Zeugung von Nachkommen in hohem Alter berichten.

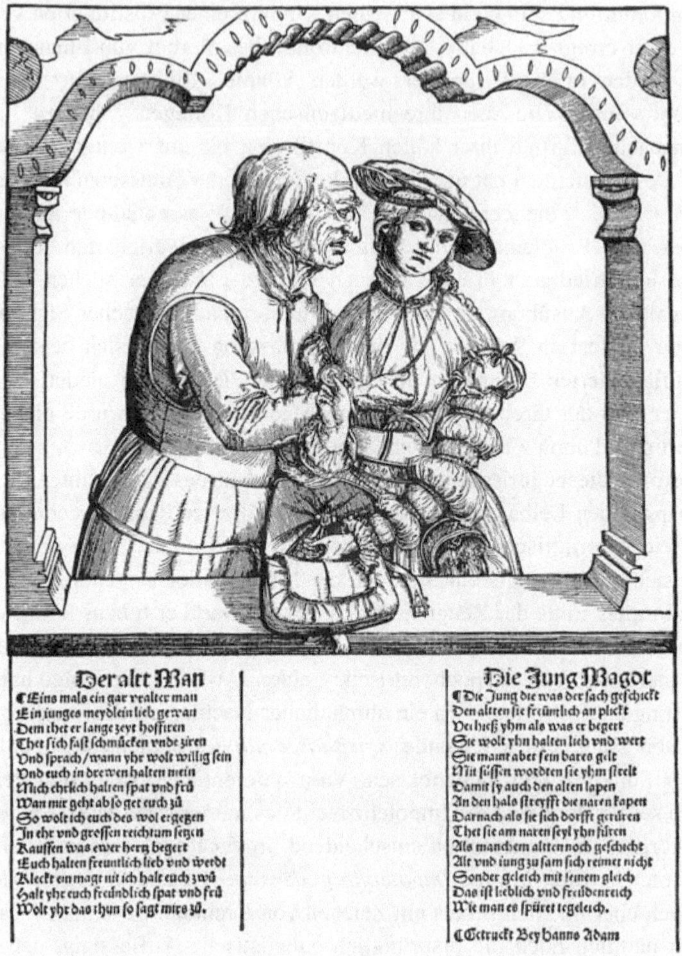

Abbildung 14: Hans Sebald Beham (?), Alter Mann mit junger Frau, Holzschnitt 1. Hälfte 16. Jahrhundert, gedruckt von Hans Adam (Universitätsbibliothek Erlangen)

3.1.4 Diätetik

Eine Linderung des Alters oder die Heilung seiner Beschwerden wird in den meisten geriatrischen Hochschulschriften thematisiert (vgl. Tabellen 4 und 5, S. 172 bzw.

174–176), auch wenn viele Autoren die Bemerkung Alexanders von Tralles, das (krankhafte) Alter (*marasmós*) sei nicht zu behandeln, zumindest rhetorisch durchaus ernst nehmen.[215] Eine überwältigende Mehrheit stellt das therapieresistente Fortschreiten des Alterns und die besondere Krankheitsanfälligkeit des Greisenalters heraus (*tragoedia senectus*[216]). Doch daneben existiert auch eine schmale Gruppe von Texten, die unter Verweis auf den hippokratischen Aphorismus II 39 (und ohne Rücksicht auf Galens Ansichten) die Gesundheit und die Annehmlichkeiten (*commoda*) alter Menschen insbesondere im frühen Stadium des Greisenalters betonen.[217]

Bei Umfang und Auswahl der Behandlungsvorstellungen zeichnet sich wie bereits in der Physiologie und Pathologie ein uneinheitliches, eklektizistisches Bild ab: Während einige Autoren sich in den geriatrischen Schriften fast ausschließlich mit den Hilfsmitteln (*praesidia*) im Alter auseinandersetzen (insbesondere die galenistisch geprägten Verfasser der Pariser Fakultät), handelt die Mehrzahl von ihnen die Regeln der traditionellen Diätetik nur pflichtgemäß und knapp ab.[218] Ferner beschränken sich etliche Texte bei der Behandlung des Alters auf diätetische Hinweise oder ziehen sie (zumindest verbal) der überwiegend chymiatrischen Materia medica vor, weil eine Therapie im eigentlichen Sinne nutzlos oder gefährlich sei.[219] Andere stellen umgekehrt den Wert einer medikamentösen oder kleineren chirurgischen Maßnahme (insbesondere des Aderlasses) gegenüber den oft frustranen Ermahnungen zu einer korrekten Diät heraus.[220] Mitunter wird auch die traditionelle Unterteilung in Diätetik und Therapie zugunsten einer jeweils zusammenfassenden Darstellung der Behandlungsoptionen bei verschiedenen pathologischen Zuständen aufgehoben.[221]

Im Mittelpunkt der Erörterung steht unvermindert der positive oder auch negative Einfluß verschiedener Lebensweisen auf den Alterungsprozeß. Entsprechend vertreten zahlreiche Autoren die überlieferte Mahnung zur Mäßigkeit in allen Bereichen der Lebensführung.[222] Allerdings tritt das leuchtende Vorbild berühmter Persönlichkeiten (etwa Alvise Cornaros) eher zurück.[223] Auffallend ist im 18. Jahrhundert jedoch der häufige Verzicht auf theoretische Vorüberlegungen, die in den galenistischen Gerokomien noch eine große Rolle spielten. Infolgedessen geht bei einigen Schriften auch die enge Bindung der Diätetik an das physiologische und pathologische Konzept verloren. Selbstredend haben sich Überlegungen, ob entsprechend oder entgegen dem Temperament behandelt werden soll[224], nach 1700 weitgehend erledigt. Zwar werden sie meist durch Vorstellungen ersetzt, die sich nach der Iatrochemie oder -mechanik ausrichten: Ein häufig formuliertes Hauptziel der Diätetik ist etwa die Erweichung der verhärteten Fasern und Gefäße und die Wiederherstellung ihrer Elastizität, insbesondere durch Bäder.[225] Daneben soll aber auch eine gute Konsistenz des Blutes gefördert [226], der Blutfluß (insbesondere durch Auflösung zäher Säfte[227]) verbessert[228], neue, geeignete Säfte gebildet[229] sowie die Transpiration, Perspiration[230], Exkretion und Sekretion beschleunigt werden[231], jeweils entsprechend den zuvor diskutierten physiologischen Veränderungen. Die konkreten diätetischen Empfehlungen bleiben jedoch cum grano salis unverändert, und ihre Verbindung mit dem therapeutischen Konzept ist – anders als in der galenistischen Qualitätenlehre – bei weitem nicht immer erkennbar. Allerdings bestehen hier deutliche Unterschiede zwischen den einzelnen Autoren.[232]

Gegen Ende des Untersuchungszeitraums scheint die – ohnehin stets fließende – Grenze zwischen lebensverlängernden und alterskonservierenden Maßnahmen in den verhältnismäßig kurzen Passagen zur Diätetik endgültig zu entfallen; alle Fehler in der Lebensführung, die das Altern beschleunigen, führen zugleich zu einer Verkürzung des Lebens. Umgekehrt wird die aus Traktaten über das lange Leben bekannte präventive Diätetik (*prophylacticus scopus*) zur Richtschnur einer „Alterstherapie“: Nicht die *Cur* im eigentlichen Sinn, sondern eine Verzögerung des Alterungsprozesses wird zum Hauptziel erklärt.[233] Weil das Alter den Charakter einer Krankheit annimmt[234], wird es in einigen Texten fast vollständig mit dem vorzeitigen Greisenalter (*senium praematurum*) gleichgesetzt, das deshalb so verbreitet sei, weil fast niemand eine korrekte Lebensweise einhalte.[235] Zugleich scheint das medizinische Konzept des natürlichen Alters aus der therapeutischen Realität zu verschwinden und lediglich in der Fiktion der vorsintflutlichen Menschen (*praediluviani*)[236] noch präsent zu sein. Deren Konstitution, Umwelt (Luft) und Lebensweise (vegetarische Ernährung[237], Verzicht auf Wein und Völlerei) sei Ursache ihres hohen Alters.

Eine Durchsicht der fast immer erwähnten und meist auch erläuterten „Sechs nicht natürlichen Dinge“ (*Sex res non naturales*) ergibt folgendes Bild: Auch wenn dem Alter nur noch sekundär (zum Beispiel als Folge eines Durchblutungsmangels) eine Neigung zur Kälte zugesprochen wird, betonen die Autoren den günstigen Einfluß warmer und insbesondere reiner *Luft*, obwohl sie die Fasern austrockne und mitunter die *acrimonia* des Blutes verstärke.[238] Dies geht bei Anastasius Philites so weit, daß er eine dauerhafte Umsiedlung alter Menschen in wärmere Gebiete in Erwägung zieht.[239] Eine besondere Gefahr bestehe jedoch in einer raschen Luftveränderung, weil durch sie sich die elastischen Fasern zusammenzögen, das Blut sich im Körperinneren sammle und dort Kongestionen und Stase entstünden; daher sollten alte Menschen vom frühen Herbst bis weit in den Frühling hinein stets geeignete warme Kleidung tragen.[240]

Essen und Trinken bilden weiterhin den Schwerpunkt der Greisendiätetik und werden im 18. Jahrhundert bereits mit dem ursprünglich umfassenderen Begriff *Diaeta* gleichgesetzt.[241] Viele Autoren fordern wegen der unzureichenden Verdauung eine mäßige und einfache Kost[242], zumal Greise leicht fasten könnten (vgl. Aphorismus I 13).[243] Ohnehin gilt die *Diaeta plena* als eine der Hauptursachen für die Plethora (s. Abschnitt 3.1.3.2). Darüber hinaus möchten jedoch einige Verfasser für das rüstige Alter bewußt keine speziellen Speisevorschriften angeben[244]; vielmehr stellen sie die Bedeutung der Gewohnheit und der individuellen Verschiedenheit heraus.[245] Dies gelte jedoch nicht für die *aetas decrepita* und das fiebrige Alter, wo eine strengere Diät zu beachten sei.[246] Im allgemeinen seien bittere und saure Speisen (insbesondere wegen Verstärkung der Säure im Blut) zu meiden[247] und süße, insbesondere Honig[248], zu bevorzugen. Während harte Speisen verschiedentlich als „verhärtend" für den Körper gelten[249], sei eine verdünnte, feuchte, weiche und möglichst bereits in ihre Bestandteile zerlegte Nahrung[250], die der von Kindern gleiche[251], besonders geeignet, nicht nur wegen ihrer Leichtverdaulichkeit, sondern auch aufgrund ihrer Eigenschaft, Lymphe und Blut zu verdünnen sowie deren Fluß durch die verengten Gefäße zu erleichtern. Dadurch vermehre sich die Sezernierung von *Succus nerveus*, was wiederum die Kontraktion des Herzens stärke.[252] Zu einer solchen Nahrung zähle nicht nur weiches Fleisch von jungen Tieren, Gelantine oder weiche Eier, sondern insbesondere (verdünnte) Milch; als ideal gilt weiterhin – neben der Frauenmilch[253] – Esels-[254] und Schafsmilch, wobei die Eignung letzterer auch aufgrund ihrer mikroskopischen Ähnlichkeit zum Blut postuliert wird.[255] Ebenfalls, wenngleich auf einer anderen Ebene, dem alten Simile-Prinzip verpflichtet scheint der Hinweis auf Flußkrebse: Da sie insbesondere bei Pruritus genossen werden sollen, scheint eine Analogie zur verhärteten Haut der Greise der Leitgedanke dieser Medikation zu sein.[256]

Während die Milch anders als im Galenismus praktisch uneingeschränkt empfohlen wird (auch hier nicht zuletzt im Rahmen der Gleichstellung von Kindern und alten Menschen), geraten der (unvermischte) Wein, einst als „Milch der Greise" (*lac senum*) gepriesen, und die Spirituosen bereits in den französischen Hochschulschriften des 17. Jahrhunderts zunehmend in die Kritik.[257] Allerdings stehen dort noch die kurzfristig erhitzenden (und daher die innere Wärme verbrauchenden) Eigenschaften des Alkohols im Mittelpunkt. Dagegen betonen Iatrochemie und -mechanik meist dessen austrocknende und damit flußbehindernde Wirkung.[258] Neben dieser somatischen Begründung wird im Zeitalter der Aufklärung aber auch auf die moralische Gefahr einer unwürdigen Trunksucht der Greise hingewiesen. Unter diesen Umständen werde der Wein nicht zu dem Trost des Alters, den Platon gepriesen habe[259], sondern führe in den Stumpfsinn (*torpor*). Ungeachtet dieser fundamentalen Kritik diskutieren zahlreiche Autoren traditionsgemäß die Eignung verschiedener Weinsorten. Allerdings empfehlen sie dringend eine Verdünnung auch des Weines mit Wasser, wie überhaupt Wasser zunehmend als ideales Getränk gilt, das alle verstopften Poren durchdringen könne.[260] Doch wird mehrfach darauf hingewiesen, daß warme Getränke besser seien als kalte[261], was wiederum mit dem traditionellen Ziel einer Erwärmung des kalten Alters in Einklang steht. In diesem Kontext diskutieren die Altersdiätetiken des 18. Jahrhunderts fast immer die Eignung von Tee, Kaffee und (mit Wasser gekochter) Trinkschokolade für alte Menschen, mitunter auch hier mit dem „naturwissenschaftlichen" Argument, daß verschiedene Partikel, die in der chemischen Analyse dieser Getränke gefunden wurden, besonders zuträglich seien.[262] Aber auch negative Eigenschaften dieser Getränke kommen zu Wort, beispielsweise die von Tee induzierte Schlaflosigkeit. Daher sei auch bei diesen – anfangs als lebensverlängernde Panazeen angesehenen – Genußmitteln nur ein mäßiger Gebrauch anzuraten.[263]

Bei den übrigen *Res non naturales* zeigen sich kaum Veränderungen gegenüber den galenistischen Schriften. Im Blick auf *Bewegung und Ruhe* wird weiterhin vor einer sitzenden (die Plethora fördernden) Lebensweise gewarnt und zu moderater körperlicher Bewegung oder Massagen geraten, die den Blutkreislauf unterstützen.[264] Für gebrechliche Greise biete sich zu diesem Zweck auch ein *fahrender Stuhl* (*sella ambulatoria*) an.[265] Geistige Bewegung (*studium*) verbrauche zwar bei Nachtwachen und langer Fokussierung auf ein Objekt den Nervensaft, könne aber in Maßen angewandt ebenfalls zur Gesundheit der Greise beitragen.[266]

Der Bedarf von *Schlaf und Wachen* sei abhängig vom Temperament und solle vor allem entsprechend dem individuellen Körpergefühl nach dem Erwachen geregelt werden. Die Bedeutung des Schlafs liege nicht nur in einer Wiederherstellung der körperlichen und geistigen Kräfte, sondern (traditionsgemäß) auch in der Unterstützung der Hautatmung.[267]

Der *Exkretion und Sekretion* wird nach wie vor eine sehr große Bedeutung beigemessen. Schweiß und Perspiration sollen durch mäßige Bewegung und warme Bäder gefördert werden, wozu auch verschiedentlich Badekuren empfohlen werden.[268] Eine regelmäßige Entleerung des Darms (nach Hippokrates mindestens einmal pro Tag) erreichten alte Menschen ebenfalls durch Bewegung, aber auch durch geeignete Nahrung und viel Trinken.[269] Vor Geschlechtsverkehr wird weiterhin gewarnt, weil er das Altern beschleunige.[270]

Das Ausmaß der *Gemütsbewegungen* (*animi affectus*), deren Einfluß immer noch der wechselseitigen Abhängigkeit von Seele und Leib zugeschrieben wird[271], müsse gering bleiben. Allerdings könne gemäßigter Zorn (*ira sapiens*), vor allem aber Freude, um die sich Greise und ihre Angehörigen immer wieder bemühen sollten, auch Nutzen für die Gesundheit im Alter haben.[272] Wichtig sei der Rückzug von den beschwerlichen Geschäften, aus dem die ersehnte Ruhe des Geistes (*animi tranquillitas*) folge.[273] Vor allem die Pariser Hochschulschriften identifizieren das Alter noch so sehr mit Weisheit, daß ein verfrühtes Auftreten (*sapientia praecox*) zu einem wichtigen Indikator für vorzeitiges Altern wird.[274]

3.1.5 Therapie

Ungeachtet ihrer sehr unterschiedlichen Darbietung und Bewertung in den einzelnen Texten (s. Einführung zu Abschnitt 3.1.4) beeindruckt die Fülle von therapeutischen Hilfsangeboten für das Greisenalter in den Hochschulschriften. Insgesamt scheint dieser Bereich gegenüber der traditionellen Diätetik an Gewicht gewonnen zu haben, vor allem im Vergleich zu den galenistischen Gerokomien, obwohl die Option eines „therapeutischer Nihilismus" im Blick auf das Greisenalter als Ganzes im 18. Jahrhundert durchaus diskussionsfähig scheint. Doch die Tendenz zur Partikularisierung der Seneszenz in einzelne Leiden, die als solche erfolgversprechend behandelbar sind, führt in verschiedenen Texten zu einer enormen Ausweitung des therapeutischen Spektrums im Sinne einer speziellen, häufig altersunspezifischen Therapie einzelner pathologischer Probleme[275], ohne daß eine Gesamtschau oder Leitlinie noch zu erkennen wäre.

Von diesem Spezialwissen abgesehen finden sich aber immer noch in vielen Schriften allgemeine Angaben zur Alterstherapie. Sie werden in der Regel traditionell in innere (pharmakologische) und äußere (chirurgische) Hilfsmittel untergliedert. Im Bereich der Pharmakologie fällt ins Auge, daß mitunter gewöhnliche Lebensmittel, die freilich bereits der Galenismus als Medikamente ansah, empfohlen werden. Doch nun werden nicht nur Wein oder Brühe, sondern beispielsweise auch Wasser oder Salz als Materia medica angesprochen.[276] Im Einklang mit der Diätetik steht auch die Empfehlung der damaligen Luxuswaren Zucker oder Milchzucker.[277]

Für die unspezifische Therapie des Alters, die häufig auch mit dem Ziel der Langlebigkeit verknüpft wird, steht darüber hinaus bereits im ausgehenden 17. Jahrhundert eine unübersehbare Zahl von Medikamenten im engeren Sinne zur Verfügung. In deren neutrale Darstellung mischt sich zunehmend Skepsis und die Warnung vor zu häufigem und intensivem Gebrauch von Pharmaka: Dies sei eine üble Sitte (*mos pessimum*).[278] Nicht selten werden in einem kursorischen Überblick lediglich Medikamentengruppen genannt[279], z.B. Alterantia, Corrigentia (für eine Dyskrasie)[280], Roborantia, Analeptica, Antiscorbutica[281], Alexipharmaca[282], Balsamica, Cordialia, Cephalica, Stomachica, Antispasmodica oder Aromata. Die von Francis Bacon propagierten Pharmaka Salpeter, Crocus und Ambra[283], insbesondere aber die Opiate sind häufig genannt[284], doch findet sich in vielen Texten auch eine Warnung vor Schlafmitteln bzw. Narcotica. Eine traditionell große Gruppe machen die evakuierenden Medikamente aus, zu denen nicht nur milde Laxantien wie Aloe oder Rhabarber sowie Klistiere zählen, sondern auch Diuretica, Sudorifera und Diapnoica bzw. Diaphoretica zur Verbesserung der Harnausscheidung, der Schweißabsonderung und der Perspiration.[285] Vor Brechmitteln und anderen drastisch wirkenden Purgantien, die offensichtlich auch als Verjüngungsmittel eingesetzt wurden, wird hingegen in den hochschulmedizinischen Texten ebenso gewarnt wie vor dem Mißbrauch von Aphrodisiaka; vielmehr könnten Mittel zur Unterdrückung der Geschlechtslust eingesetzt werden. Im Falle von deren Versagen solle man eine Ehe eingehen.[286]

Wie die Gerokomien lehnen die meisten hochschulmedizinischen Autoren Wundermittel sowie „chemisch“ erzeugte Medikamente ab und verspotten deren bereits historische Protagonisten Paracelsus und Van Helmont[287], berichten aber auch von zeitgenössischen Scharlatanen.[288] Dessen ungeachtet findet das eine oder andere Mittel bei iatrochemisch geprägten Autoren vorsichtigen Eingang in die Alterstherapie, beispielsweise die von Van Helmont beschriebene Zeder-Essenz, an deren Stelle auch Wacholder empfohlen wird[289], oder das *Gummi ammoniacum*[290]; hinzu treten zahlreiche Komposita nach Rezepten zeitgenössischer Autoritäten, etwa die *Pilulae Stahlianae*.[291] Ebenfalls neu in der Alterstherapie ist der Tabak, der zunächst als lebensverlängerndes Antiscorbuticum und Evacuans gilt, später aber angesichts eines wachsenden Mißbrauchs zunehmend kritisch gewürdigt wird.[292]

Unter den äußeren Hilfsmitteln des Greisenalters gewinnt der Aderlaß eine zentrale Bedeutung; nicht weniger als fünf geriatrische Hochschulschriften sind hauptsächlich diesem Thema gewidmet.[293] Seine Hauptindikation ist die Plethora der rüstigen Greise, was bereits Galen beiläufig erwähnte, jedoch erst durch einen akademischen Streit zwischen dem Befürworter Horatio Augenio und seinem Widersacher Alessandro Massaria im ausgehenden 16. Jahrhundert wieder ins Bewußtsein gerückt wurde.[294] Besondere Aufmerksamkeit gilt dem offensichtlich weit verbreiteten, auf Avicenna zurückgeführten „Irrtum“, den Aderlaß jenseits des 70. Lebensjahres zu unterlassen.[295] Entscheidend sei nicht das numerische Alter, sondern die individuelle Konstitution, aktuelle und frühere Fehler in der Lebensweise sowie insbesondere die bisherige Gewohnheit, regelmäßig zur Ader gelassen zu werden. Die Texte erwähnen noch weitere Gegner des Aderlasses, die vor allem aus dem Lager des frühen Vitalismus (Johan Baptist Van Helmont, Cornelis Bontekoe) stammen und dem Blut den Rang eines Lebensträgers (*thesaurus*, *balsamus vitae*) zuerkennen, von dem niemals zuviel im Körper vorhanden sein könne.[296] Demgegenüber wird in den geriatrischen Hochschulschriften mit der raschen Fäulnis des Blutes argumentiert. Außerdem sollen zahlreiche Beispiele den Nutzen dieser Maßnahme für die Gesundheit der Greise und die Gefahr ihrer Unterlassung verdeutlichen. Als Kontraindikation gelten lediglich das gebrechliche Alter (*aetas decrepita*) und die damit verbundenen Altersleiden. Deshalb wird auch der Versuch kritisiert, in dieser Lebensphase die verdorbenen Säfte durch häufigen Aderlaß und Purgation zu erneuern, was zumindest in der literarischen Tradition verankert war, vielleicht sogar tatsächlich in der Praxis durchgeführt wurde.[297]

Gemeinsam mit dem Aderlaß werden in der Regel auch weitere Maßnahmen der „kleinen Chirurgie“ (Skarifikationen, Schröpfen, Blutegel) befürwortet.[298] Eine zusätzliche evakuierende Therapieform ist die Auslösung von Hämorrhoidalblutungen durch milde Laxantien.[299]

Bei schwachen, „entsafteten" Greisen sind dagegen entgegengesetzte Maßnahmen in der Diskussion. Schon die Renaissance spekuliert nach entsprechend mythologischen Vorbildern (Verjüngung des Aeson) über das direkte Saugen von Blut aus der Ader eines Jüngeren. Doch erst im 17. Jahrhundert werden erste Versuche mit der Bluttransfusion (*Chirurgia infusoria*) bei Kranken und Schwachen gemacht. Mißerfolge führen jedoch dazu, daß sie nur noch in wenigen Texten vor 1700 als theoretische Möglichkeit aufscheint.[300] Gelegentlich werden noch die spekulativen Methoden der „paragastralen" Ernährung unter Umgehung der geschwächten Magenverdauung erwähnt, etwa nutritive Klistiere, Bäder und Einsalbungen mit Öl.[301] Letztere gelten aber mitunter auch als problematisch, weil sie die Verstopfung der Hautporen förderten. Warme Bäder und Badekuren sowie Abreibungen (*frictiones*) werden in der Regel zur Erweichung der rigiden Fasern empfohlen, doch erscheint manchen Autoren der äußerliche Gebrauch von Wasser ohne Zusätze von Milch oder ähnlichem auch gefährlich.[302]

Besondere Aufmerksamkeit gilt gerade im 18. Jahrhundert einer weiteren traditionellen spekulativen Methode der „Ernährung" und Lebensverlängerung, dem Sunamitismus, der besonders von Francisco de Vallés und François Ranchin, aber auch von jüngeren Autoritäten wie Thomas Bartholinus, Thomas Sydenham und Herman Boerhaave[303] empfohlen wurde. Während eine ganze Reihe von Autoren diese Methode (ungeachtet ihrer Verwurzelung in der galenistischen Physiologie) unkritisch erwähnen oder befürworten[304], äußern andere Zweifel daran, etwa aus sittlichen Gründen[305] oder weil Gefahr von den ausgetrockneten Greisen ausginge, die den Lebensdunst der Jungen bei dem asexuellen Beischlaf regelrecht aussaugen würden.[306] Schließlich bezweifeln einige Autoren auch die physiologische Wirksamkeit dieser Maßnahme und betonen stattdessen den psychologischen Effekt einer Gemeinschaft mit Jüngeren.[307] Die Aktualität des Sunamitismus bleibt aber auch noch in der zweiten Hälfte des 18. Jahrhunderts erhalten, trotz (oder auch gerade wegen) der 1742 bis 1847 in zahlreichen Auflagen erschienenen Monographie *Hermippus redivivus* des aufgeklärten westfälischen Arztes Johann Heinrich Cohausen[308], deren satirischer Charakter im 18. wie im 20. Jahrhundert nur selten erkannt wurde.[309] Erst eine weitere, 1790 in Paris erschienene Monographie zu diesem Thema führte in Deutschland zu einer kritischen Auseinandersetzung.[310]

3.1.6 Ergebnisse

Eine summarische Charakterisierung der frühneuzeitlichen Hochschulschriften zum Alter und ihr Vergleich mit den Gerokomien ist angesichts der hier vorgelegten heterogenen Aussagen nur eingeschränkt möglich. Wesentliche Unterschiede innerhalb der Gruppe der geriatrischen Universitätsschriften sind bereits im formalen Bereich angelegt, der in der Übersicht (Abschnitt 3.1.1) dargestellt wurde, etwa in den verschiedenen Dissertationstraditionen an den einzelnen Universitäten oder im unterschiedlichen Umfang und Anlaß der Schriften. Ferner spielt die unterschiedliche Eingrenzung des Themas eine wichtige Rolle für die Differenziertheit der Bearbeitung. Selbstredend zeigt sich bei den Doktoranden auch ein breites Spektrum hinsichtlich der Qualität der wissenschaftlichen Diskussion: Während einzelne Autoren nach 1700 eine hochspezialisierte, aufgrund ihrer Systematik und Rationalität geradezu modern anmutende Abhandlung bieten[311], erschöpfen sich andere Texte in rhetorischen Phrasen und in einer knappen, unpräzisen Zusammenfassung des längst Bekannten. Dennoch weisen die Hochschulschriften gegenüber den gleichfalls heterogenen Gerokomien eine zusätzliche Varianz auf, die auf inhaltlichen Differenzen fußt: Während die Gerokomien durchweg der galenistischen Doktrin huldigen, ihr Hauptinteresse auf die Diätetik legen und sich klar von spekulativen Vorstellungen zur Langlebigkeit abgrenzen, sind all diese Merkmale nur noch an einzelnen Hochschulschriften erkennbar, in der Masse der Texte jedoch nicht mehr. Dazu tragen die oben (Abschnitt 3.1.2) beschriebenen vier physiologischen Konzepte wesentlich bei, doch sind diese keineswegs völlig voneinander verschieden und lösen auch nicht einander vollständig ab. Vielmehr lassen sich die geriatrischen Hochschulschriften – trotz der Dominanz iatromechanischer Theorien im 18. Jahrhundert, die mit einem Paradigmawechsel vom Flüssigen zum Festen einhergeht – gerade durch eine Vermischung der verschiedenen Ansätze mit lokalen Schwerpunkten unter dem Einfluß bestimmter zeitgenössischer Autoritäten (v.a. Wedel, Boerhaave, Hoffmann und Stahl) am besten kennzeichnen. Ähnliche eklektizistische Tendenzen zeigen sich auch in den anderen Bereichen: Die Weiterentwicklung besonderer Krankheitsbilder des Alters steht lange Zeit neben dem traditionellen Spektrum von Alterskrankheiten, und eine insgesamt reduzierte Diätetik behauptet sich neben dem Strauß meist bewährter, doch neu gewichteter Therapieformen. Tradition und Innovation, formale Rezeption und engagierte Ablehnung des Überlieferten finden sich in unterschiedlichem, doch insgesamt kaum für möglich gehaltenen Ausmaß in den gleichen Texten; doch sie vermischen sich nicht zu einer neuen Synthese, sondern bleiben facettenartig und bruchstückhaft nebeneinander stehen.

Unter diesen Prämissen lassen sich in einzelnen Texten oder Textpassagen durchaus Beispiele einer systematischen Weiterentwicklung medizinischer Heuristik erkennen, die auch den Blick für die Realität des Greisenalters erweitert. Hier ist an erster Stelle eine wachsende Bedeutung der klinischen Beobachtung zu konstatieren, die weit über die Funktion der traditionell eingesetzten Exempla hinausgeht[312]: Nicht nur in den Dissertationen, die speziell aus einer oder mehreren Kasuistiken erwachsen[313], sondern auch in einer ganzen Reihe anderer Texte spielt sie eine entscheidende Rolle für die Beschreibung und Erklärung alterspathologischer Phänomene und therapeutischer Optionen im Rahmen der jeweils präferierten physiologischen Theorie. Allerdings werden noch oft zu weitreichende Schlüsse aus einem einzigen Fall oder aus wenigen Beobachtungen gezogen.[314] Dieser Gefahr entgehen einige Autoren, die – wenn auch meistens nur am Rande – frühe statistische Untersuchungen zitieren. Auf diese Weise wird nicht nur die aristotelische Hypothese, Männer lebten länger als Frauen[315], oder die Existenz von klimakterischen Jahren mit besonders hoher Sterblichkeit widerlegt[316], sondern auch der tatsächliche Anteil von Greisen an der Bevölkerung abgeschätzt[317] und nebenbei das Konzept von natürlichem Alter und Tod in Frage gestellt, weil fast alle Menschen an erkennbaren Krankheiten verstürben.[318] Zu der letztgenannten Erkenntnis tragen auch zunehmend Berichte über Leichensektionen an alten Menschen bei; sie sind zwar – nicht zuletzt auch aufgrund der verhältnismäßig wenigen Todesfälle im Alter – immer noch selten, werden aber zur Fundierung der iatromechanischen Physiologie und Pathologie des Greisenalters fast regelmäßig herangezogen. Auf die Bedeutung mikroskopischer Befunde und Gefäßinjektionen nach Ruysch wurde bereits hingewiesen. Nur selten werden auch Tierversuche zur Beweisführung spezieller physiologischer Fragen angeführt.[319]

Aber neben diesen Anzeichen einer modernen Wissenschaftlichkeit zitieren die meisten Texte zugleich die bekannten Sentenzen medizinischer und nicht-medizinischer Autoritäten seit der Antike. Freilich werden diese Zitate oftmals aus ihrem Zusammenhang gerissen oder sogar entsprechend der eigenen Auffassung modifiziert und damit instrumentalisiert.[320] Neben den traditionellen Autoritäten fungieren überraschend auch lateinische Sprichwörter als Mittel der Beschreibung und Legitimation. Außerdem erscheinen volkstümliche Weisheiten im Sinne einer praxisorientierten, oft drastischen *vox populi*, die häufig tatsächlich in der Volkssprache dargeboten wird.[321]

Dieser Eklektizismus kann – neben formaler Strukturierung und inhaltlicher Spezifizierung – als eigentliches Kennzeichen der geriatrischen Hochschulmedizin nach 1650 im Vergleich zu früheren einschlägigen Texten gelten. Er könnte Ausdruck einer generellen und tiefen Verunsicherung in der Heilkunde sein, Folge einer Zerschlagung der meisten galenischen Dogmen, an deren Stelle noch kein überzeugender Ersatz getreten ist, sowie Folge einer Weiterentwicklung der Naturwissenschaften zu selbständigen Disziplinen, die nur noch bedingt mit der medizinischen Praxis in Einklang zu bringen sind. Im Bereich der Altersmedizin äußert sich diese

Verunsicherung insbesondere in einem tiefen Pessimismus gegenüber den Möglichkeiten der Medizin, dem Alter und seinen Krankheiten zu wehren; diese Grundeinstellung stellt den diesbezüglich vorsichtigen „Realismus" galenistischer Gerokomien weit in den Schatten und wird in verschiedenen Hochschulschriften ausführlich thematisiert.[322] Dem entspricht im therapeutischen Bereich eine deutliche Tendenz zur Polypragmasie, deren Übergang zum therapeutischen Nihilismus des frühen 19. Jahrhunderts bereits zu erahnen ist.

Obwohl im 18. Jahrhundert mehr denn je über die Seneszenz geschrieben wird, läßt sich in dessen Verlauf eine teilweise Dekonstruktion oder Nivellierung des Alters erkennen – mitunter erscheint es nur noch in ausgewählten Passagen als eigene Lebensphase mit besonderen Krankheiten und einem besonderen Status jenseits von Krankheit und Gesundheit, wie dies noch der frühneuzeitliche Galenismus als umfassendes Konzept formuliert hatte. Ein Indiz dafür ist die Verkümmerung der anfangs noch sehr differenzierten Deskription der Lebensalter – zuletzt dominiert der einfache Gegensatz zwischen *incrementum* und *decrementum*.[323] Zwar kannte auch der Galenismus – im Rahmen seines Konzeptes von der abnehmenden Wärme und Feuchtigkeit – einen unausweichlichen Alterungsprozeß seit der Geburt mit fließenden Übergängen. Doch dieser Ansatz wird nach 1700 unter dem iatromechanischen Gesichtspunkt der Verfestigung und Verhärtung noch besonders herausgestellt; neue Erkenntnisse der Embryologie dehnen ihn sogar auf die vorgeburtliche Phase aus: Bereits die Ungeborenen altern. Die Alten hingegen werden zu Kindern stilisiert. Eine „Medikalisierung" speziell des höheren Lebensalters[324] ist darin jedoch nicht zu erkennen, weil nach dieser Betrachtungsweise das ganze Leben spekulativ als pathologisch angesehen wird.[325] Auf ein Verwischen des traditionellen Alterskonzeptes deuten schließlich auch die „modernen" Altersdispositionen Plethora, Cacochymia, Skorbut und Marasmus, die prinzipiell altersunabhängige Leiden sind. Freilich erlebt die Fiktion eines „natürlichen" Todes als Folge eines „natürlichen Alters" im 18. Jahrhundert unter dem „neuen" Leitbegriff Euthanasie eine späte Blüte, doch werden nach 1750 die Beispiele dafür rar, während das Konstrukt eines vorzeitigen Alterns mit der erfahrbaren Realität in Übereinstimmung gebracht wird.

3.2 Weitere Fachprosa zum Greisenalter

Nur verhältnismäßig wenige medizinische Texte thematisieren außerhalb des universitären Bereichs ausschließlich die Seneszenz. Diese Monographien (vgl. Tabelle 6, S. 211) erscheinen zudem in fünf verschiedenen Ländern und sind so unterschiedlich, daß eine Charakterisierung bestenfalls nach formalen Kriterien erfolgen kann: In der

Regel ist ihr Umfang wesentlich größer als derjenige typischer Hochschulschriften, und mehr als die Hälfte von ihnen wird bereits in einer Landessprache verfaßt oder dahin übersetzt. Einige Autoren (Smith, Warlitz, Mead, Reinhard) widmen sich speziell der Auslegung von Metaphern, die in einem Abschnittes des biblischen Buch Kohelet zusammengestellt sind und traditionell als Deskription des Greisenalters aufgefaßt wurden. Dementsprechend fehlen in ihren Texten jegliche Hinweise auf Diätetik und Therapie, und sie werden an anderer Stelle untersucht.[326]

Ein kleiner Teil der in Tabelle 6 aufgelisteten Monographien (die Werke von Fischer, Fracassini) ist von der Universitätsmedizin insofern beeinflußt, als sie den Dissertationen entsprechende formale Kennzeichen (Fußnoten, straffe, logisch aufgebaute Gliederung) aufweisen. Die übrigen Texte lassen sich zwar aufgrund formaler und inhaltlicher Aspekte in weitestem Sinne der früheren Gerokomie zuordnen, doch weist nur noch je eine Quelle aus dem 18. und 19. Jahrhundert explizit im Titel auf diese um 1600 blühende Tradition hin[327], und um 1800 ist ihre ursprüngliche Bedeutung weitgehend vergessen.[328] Für eine Ähnlichkeit mit den Gerokomien spricht jedoch, daß einige der Monographien von älteren Autoren verfaßt oder ebensolchen Adressaten gewidmet werden und die meisten einen deutlichen diätetischen Schwerpunkt besitzen. Nicht selten sind in ihnen auch die traditionellen Ursachen für langes und kurzes Leben sowie frühes und spätes Altern ausgebreitet.[329] Betrachtet

Tabelle 6: Monographien zum Greisenalter, die außerhalb der Universität im 18. und frühen 19. Jahrhundert entstanden sind*

VERFASSER UND ERSCHEINUNGSJAHR	LAND	TS	ALTER DES VERFASSERS	ALTER DES ADRESSATEN
Welsted, Robert (1724)	England	G	53	52
Floyer, John (1724)	England	G	75	
Hill, John (um 1750?)	England	G/P	34?	
Fischer, Johann Bernhard von (1754)	Deutschland	U	69	
Fracassini, Antonio (1763)	Italien	U	54	
Grosser, Heinrich (1770)	Deutschland	P		62
Robert, Marin Jacques Claire (1777)	Frankreich	G/P	45	
Albites, Evaristo (1790)	Italien	P	43	
Rush, Benjamin (1793)	Nordamerika	P	48	
Struve, Christian August (1805)	Deutschland	P	38	84
Gérocomie (1807)	Frankreich	P	79	
Carlisle, Antony (1817)	England	P	49	

* *Abkürzungen der Themenschwerpunkte (TS):* G = mit den älteren Gerokomien verwandt; U = Ähnlichkeiten mit Universitätsschriften; P = diätetisch orientierte Schriften mit populärer Darstellungsweise

man die Vertreter beider Gruppen gemeinsam, so zeigt sich eine auffällige zeitliche Polarisierung: Lediglich drei Texten aus der ersten Hälfte des 18. Jahrhundert, die alle von englischen Ärzten (Welsted, Floyer, Hill) stammen, steht ein Gros von Werken gegenüber, die nach 1750, vor allem aber um 1800 verfaßt wurden (Grosser, Robert, Albites, Rush, Struve, anonyme frz. *Gérocomie* [1807], Carlisle). Davon ausgenommen sind die um die Jahrhundertmitte entstandenen wissenschaftlichen Schriften Fischers und Fracassinis, die jedoch beide nur sehr wenig zur Diätetik des Greisenalters beisteuern und stattdessen die Pathologie in den Mittelpunkt rücken. Offensichtlich gibt es also ab der zweiten Hälfte des 18. Jahrhunderts Bedarf für populäre Texte zum Greisenalter und zur Langlebigkeit, die vor allem als Ratgeber zur Altersdiätetik konzipiert sind. Dies könnte in erster Linie dem Einfluß der medizinischen Aufklärung zuzuschreiben sein, die sich im Bemühen um Volksgesundheit dem Alter als einer wichtigen Gesellschaftsgruppe (und ähnlich auch den Kindern und Schwangeren) zuwendet. Die drei früheren Werke sind demgegenüber – vergleichbar den Gerokomien des 16. und 17. Jahrhunderts – noch mehr von medizinischem Spezialwissen geprägt, freilich unter ganz verschiedenen Gesichtspunkten.

Eine kurze Charakterisierung der einzelnen Schriften soll hier genügen: Die lateinische Monographie von Robert Welsted (1671 – 1735) über das „vergehende Alter" (*De aetate vergente*; 1724) setzt – möglicherweise im Blick auf ihren Adressaten Hugh Boulter, den Bischof von Bristol (1672 – 1742) – einen besonderen Akzent auf altersbedingte Gelenkbeschwerden. Weit über zeittypische Vorstellungen hinaus werden diese Leiden in einen wechselseitigen Bezug zum Zustand des gesamten Körpers gestellt, was an moderne Konzeptionen rheumatischer Systemerkrankungen erinnert. So folgten auf Darmkoliken mitunter arthritische Schmerzen; die Arthritis könne aber auch Vorbotin einer Apoplexie sein. Als Symptome einer Gelenkerkrankung gelten auch Augenentzündungen, Blutungen und intermittierende Fieberanfälle. Auf dieser Grundlage stellt Welsted die kühne Hypothese auf, es sei möglich, verschiedene Alterskrankheiten in eine milde Form der Arthritis umzuleiten, was diesem Leiden einen Sinn verleihen würde.[330] Bemerkenswert in dem ansonsten wenig strukturierten Werk ist außerdem eine Art geriatrische Checkliste zur Bestimmung der individuellen Konstitution alter Menschen anhand der Untersuchung von körperlicher Statur, Agilität, Puls und Atmung sowie der Anamnese von Appetit, Krankheiten, Medikamenten, Nahrungsunverträglichkeiten, familiärer Besonderheiten und der Lebensgewohnheiten.[331]

Eine völlig andere Zugangsweise wählt im gleichen Jahr der fünfundsiebzigjährige Sir John Floyer (1649 – 1734) in seiner englischsprachigen *Medicina Gerocomica* (1724), die galenistische Elemente (Temperamente, Qualitäten, Säfte, Konstitutionen) in kaum mehr durchschaubarer Weise kritisch adaptiert und variiert. Wichtigste Grundlage von Floyers Altersnosologie sind verschiedene Fehlmischungen (*cacochymiae*), die er vor allem anhand von Veränderungen der Pulsqualität und -frequenz erkennen will; aber auch Plethora, Entzündungen und Fieber sowie spezielle Altersleiden werden ausführlich angesprochen. Entsprechend unterschiedliche Lebensregeln (*Regimina*) sind erforderlich, die den Hauptteil des Werkes ausmachen und jeweils aus einer Zusammenstellung geeigneter Nahrungsmittel, Arzneien sowie Vorschriften für warme und kalte Bäder bestehen. Auf letztere legt Floyer, der die Perspirationslehre Santorios und Francis Bacons intensiv rezipiert, besonderen Wert.[332]

Während bei dem Spätgalenisten Floyer die einheitliche Alterspathologie in einer verwirrenden diätetischen und therapeutischen Vielfalt zu verschwinden droht, bietet der englische Naturforscher [Sir?] John Hill (1716 – 1775) in *The old man's guide to health and longer life* (um 1750?) alten Menschen klare, voraussetzungslose Anweisungen für ein diätetisches Regime, das sich in einem größeren ersten Teil an Gesunde richtet und im wesentlichen an den konventionellen *Sex res non naturales* ausgerichtet ist. Im Anschluß daran gibt Hill noch einige diätetische Ratschläge für besondere Alterskonstitutionen und -leiden, die an Floyer erinnern, jedoch viel einfacher verfaßt sind. Hill erwähnt auch die Puls- und Urindiagnostik zur individuellen Anpassung der Diät, betont jedoch stärker als Floyer ihre Bedeutung für die Selbstbehandlung alter Menschen. Nur bei wirklichen Krankheiten solle man den Arzt rufen.[333] Diese Hinweise sowie die optimistische Grundaussage des Werks im Blick auf Altersgesundheit und langes Leben unterscheiden *The old man's guide* deutlich von den traditionellen Gerokomien mit ihrem physiologischen Ballast und rücken die Schrift bereits in die Nähe der späteren populären Gesundheitsratgeber (s.u.).

Kurz nach der Jahrhundertmitte entstehen die beiden mehr an der Hochschulmedizin orientierten Werke von Fischer und Fracassini. Sie verschaffen dem fachkundigen Leser trotz ihrer Betonung der speziellen Pathologie einen umfassenden, systematischen Überblick zur Altersmedizin, der ihnen schon fast den Charakter von Lehrbüchern verleiht. Die *Abhandlung von dem hohen Alter* des zaristischen Leibarztes Johann Bernhard von Fischer (1685 – 1772) erschien bereits 1754 in Latein unter dem Titel *De senio.*[334] Sie enthält eine weitschweifige Deskription des alten Menschen in anatomischer, physiologischer und psychologischer Hinsicht. Erstaunlich und durch die Isolation des Autors im Baltikum nicht allein zu begründen[335] ist seine Unabhängigkeit von den noch vorherrschenden mechanistischen Konzepten, wobei eine leichte Neigung zugunsten iatrochemischer Überlegungen festzustellen ist. Seine Sammlung und systematische (allerdings unkritische) Auswertung einiger Sektionsberichte und zahlreicher Observationen unter Hinzufügung eigener Beispiele zeigt den Trend zur wissenschaftlich unvoreingenommenen Untersuchung (*Historia naturalis*) des Greisenalters an. Dabei fördert Fischer viele neue Details zu Tage (z.B. Erweiterungen des Herzens und der Aorta ascendens; Hinweis auf den Suizid alter Menschen[336]), verfällt aber trotzdem häufig spekulativen Annahmen: So seien Halsarterien aufgrund der verschiedenen Blutbeschaffenheit weniger von der Verknöcherung betroffen als Gefäße der unteren Körperhälfte. Ferner sei die Bildung neuer Zähne im Alter möglich, und Greise hätten aufgrund ihrer konstitutionellen Austrocknung viel Durst. Fischers Darstellung der speziellen Altersleiden und ihrer Therapie ist *a capite ad calcem* angeordnet und geht auch auf altersuntypische Beschwerden wie Kopfschmerzen, Synkopen, Hypersalivation und Schluckstörungen ein. Auffallend ist seine geringe Berücksichtigung der Diätetik: Deren Regeln nach den *Sex res non naturales* seien zwar oft einleuchtend, aber im Licht der Empirie genauso wenig entscheidend für den Alterungsprozeß wie Arzneien. Viel wichtiger, wenngleich auch nicht obligat für das Erreichen eines hohen Lebensalters sei vielmehr die natürliche Beschaffenheit der festen und flüssigen Teile des Körpers, insbesondere des Blutes. Dieses sei nicht nur individuell, sondern auch bei den einzelnen Völkern (!) verschieden gemischt. Aufgrund dieser Betonung der Anlagen reduziert Fischer seine diätetischen Anweisungen auf drei Regeln:

1. Lebensordnung nach dem natürlichen *Instinct* und der häuslichen Erfahrung;
2. Regelmäßige Ausleerung des Körpers;
3. Heiterkeit des Geistes.

Schließlich wendet sich Fischer mehrfach in aufgeklärter Manier gegen die Verachtung alter Menschen. Man solle sie vielmehr als Personen ehren, die sich um den Staat verdient gemacht hätten.[337]

Im Gegensatz zu Fischer rezipiert der Veroneser Arzt Antonio Fracassini (1709 – 1777) in seiner lateinischen *Dissertatio de affectionibus senectutis* (1763) die bekannten Autoritäten des 18. Jahrhunderts (insbesondere Boerhaave, Hoffmann und Haller, dagegen kaum italienische Autoren) und ihr vorwiegend mechanistisches Konzept des Alterns so intensiv, daß man das Werk durchaus den Hochschulschriften zuordnen könnte. Auffällig ist allerdings seine Untersuchung allgemeiner Erscheinungen des Greisenalters (Weißhaarigkeit, Kahlheit, Falten, Impotenz, Veränderung des Habitus), die bereits in den Gerokomien einen gewissen Schwerpunkt bildeten, hier jedoch sehr detailliert unter anatomisch-pathologischen Gesichtspunkten betrachtet werden. Erst in einem zweiten Teil widmet sich Fracassini den speziellen Leiden des Alters (*phaenomenae praeternaturales, morbosae*). Deren Katalog ist gegenüber dem hippokratischen Aphorismus III 31 stark erweitert und enthält unter anderem auch den Skorbut. Nur etwa ein Hundertstel des umfangreichen Werkes ist der Diätetik (im wesentlichen entsprechend der pythagoräischen Lebensweise) gewidmet. Spekulative *Specifica* für ein langes Leben werden abgelehnt und weitere therapeutische Maßnahmen nicht erwähnt. Der Dissertation über Altersleiden ist eine andere über Kinderaffektionen vorangestellt, die Fracassini für notwendig erachtet, um die medizinisch wichtige Analogie zwischen den Altersstufen herzustellen. Allerdings gebe es viel häufiger medizinische Werke über Kinder als über alte Menschen, weshalb die Abfassung eines letzteren, sein eigentliches Ziel, viel notwendiger sei.[338]

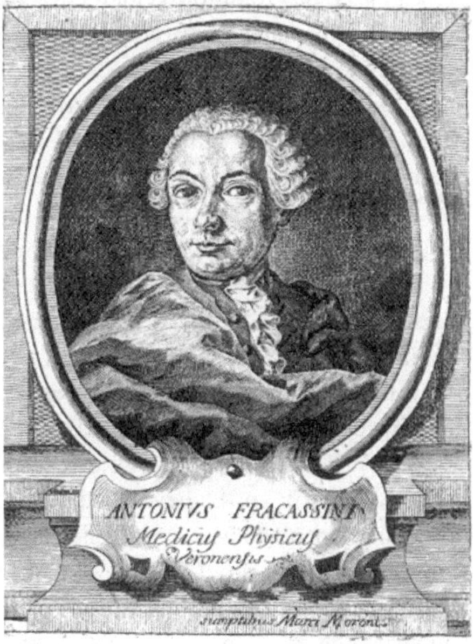

Abbildung 15: Portrait des Veroneser Arztes Antonio Fracassini. *Quelle:* Idem, Opuscula physiologico-pathologica, Verona 1763, Titelblatt

Wie bereits erwähnt, entsteht nach 1750 eine neue Reihe von diätetisch orientierten Schriften zum Alter mit populärer Darstellungsweise. Auch die beiden lateinischen Vertreter dieser Gruppe, die Texte von Grosser und Albites, sind überwiegend für Laien bestimmt, da sie auf Vorkenntnisse und wissenschaftliche Zitierweise verzichten. Neben einem diätetischen Schwerpunkt läßt die Mehrzahl der Texte weitere Merkmale erkennen, die auf die älteren medizinischen Gerokomien hinweisen. Beispielsweise diskutieren sie sowohl Ursachen der Langlebigkeit als auch Physiologie und spezielle Pathologie des Greisenalters und verwenden eine konservative, zum Teil galenistische Terminologie (z.B. Lebenswärme, Komplexionen, Temperamente). Auf die Tradition von Theologen verfaßter Gerokomien[339], vielleicht auch auf den Impetus der Aufklärung weist hingegen die Aufnahme moralischer Überlegungen: die Frage der Todesfurcht; das Alter als Strafe für (diätetische) Sünden; Würde, Weisheit und Rückzug von den Alltagsgeschäften als zentrale Forderungen an das Alter. Über diese Gemeinsamkeiten hinaus sind die Texte jedoch sehr verschieden, und diese Charakteristika sollen im folgenden herausgestellt werden.

Der in Aub bei Würzburg wirkende Stadt- und Hospitalphysikus Heinrich Grosser[340] verfaßte eine dem 62jährigen Fürstbischof Adam Friedrich Graf von Seinsheim gewidmete Schrift über die „hippokratische Stütze des menschlichen Greisenalters" (*Fulcrum Hypocraticum senectutis humanae*; 1770). Grosser postuliert eine zentrale Rolle des Kopfes in der Greisenhygiene. Dieser habe nämlich eine besondere Bedeutung als Sitz der Seele und ihrer Affekte sowie der inneren und der meisten äußeren Sinne. Ferner sei der Kopf besonders anfällig aufgrund der Subtilität des Gehirns, das traditionsgemäß eher kühl gehalten werden sollte. Der Text ist von deutlichen formalen Schwächen[341] und einer veralteten, zum Teil galenistischen Physiologie (u.a. Intemperies-Lehre) gekennzeichnet; daneben blitzen aber vereinzelt auch „moderne“ Vorschläge und Ansichten auf, etwa die Messung der Magentemperatur, der Nutzen von Sonnenbädern[342], die Unverträglichkeit von Tee bei Sodbrennen sowie von Saurem und Süßem, das Säure erzeuge, oder die Wirkung des Alkohols auf das Gehirn.[343]

Auf den ersten Blick scheint die umfangreiche französische Schrift *De vieillesse* (1777) von Marin Jacques Clair Robert (* 1732) unmittelbar mit der Universität verbunden zu sein, denn ihr Verfasser ist immerhin Docteur-Régent der Pariser Medizinischen Fakultät. Doch Robert entfernt sich noch weiter als seine Vorbilder, die in Kapitel 2 erwähnten Du Laurens und Ranchin, von akademischem Schrifttum in Form und Inhalt; sein Werk erinnert allenfalls an die Antiquiertheit der medizinischen Wissenschaft in der französischen Hauptstadt.[344] Modern ist jedoch sein literarischer Stil: In 42 Briefen, die in elegantem Französisch auf (fiktive) Fragen eines anonymen Monsieur eingehen, verbreitet sich der Leibarzt des (kurz zuvor verstorbenen) Pfalzgrafen Christian IV. über das Alter, allerdings weitgehend auf dem Wissenstand des 17. Jahrhunderts[345]: Neben einer Betrachtung der Säfte stellt Robert hauptsächlich die Bewegung als Agens jeglicher Veränderung[346], also auch des Alterns, heraus. Doch eine mechanistische Vorstellung im engeren Sinne läßt sich nur am Rande erkennen. Den Hauptteil des Buches macht die traditionelle Altersdiätetik aus, die insbesondere den Nutzen von Mäßigung, Wein und Purgantien beschreibt. Abschließend werden Apoplexie, Katarrhe, Steinleiden, Hautkrankheiten und die Wassersucht als Alterskrankheiten angesprochen.

Mit einem völlig anderen geistig-kulturellen Horizont als Grosser und Robert verfaßt der in Rom wirkende Jesuit und Professor für Philosophie und Medizin Evaristo Albites (1747 – 1820) seine Schrift über die Erhaltung des Greisenalters[347] (*De consequenda et producenda senectute*; 1790). Heilkundliche Hinweise untermauert er mit so zahlreichen Zitaten aus der antiken Dichtung und Literatur, wie es sonst nur in der Renaissance-Medizin oder in den Gerokomien geistlicher Provenienz zu finden ist.[348] Mit dieser unterhaltsamen Darstellungsweise kommt er vermutlich seinem humanistisch gebildeten Leserkreis entgegen. Aber auch seine medizinischen Vorstellungen sind veraltet, wenn er die (seit hundert Jahren bereits obsolete) Bluttransfusion erneut verwirft oder Fragen nach dem kritischen 63. Lebensjahr (*annus heroicus*)[349] und nach einer Ernährung durch Duft noch ernsthaft in Erwägung zieht. Auffällig ist seine Bevorzugung exotischer Drogen (u.a. Tee von Coca-Blättern) in der Therapie des Alters und der speziellen Altersleiden, unter die er auch Fieberkrankheiten und Hypochondrie rechnet.[350]

Drei Jahre nach Albites und doch räumlich wie inhaltlich Welten von ihm entfernt verfaßt der angloamerikanische Arzt Benjamin Rush (1745 – 1813) eine kurze Abhandlung über das hohe Alter innerhalb seiner *Medical Inquiries and observations* (1793)[351], die die Janusköpfigkeit dieser medizinischen Epoche gut illustriert. Auf den ersten Blick imponiert das Werk als unabhängige, selbstbewußte Darstellung, die allein auf einer Kumulation von Beobachtungen beruht und mit vielen traditionellen Ansichten aufräumt: So nehme etwa der Appetit alter Menschen nicht ab, sondern zu, weil die Reizbarkeit des Organismus (eine zentrale Kategorie des Brownianismus) im Alter steige (!); die hippokratische Auffassung, daß Greise leichter fasten könnten als Jüngere, wird hier erstmals offen zurückgewiesen. Aus der physiologischen Annahme einer zunehmenden Reizempfindlichkeit erklärt Rush auch Alpträume und Schlaflosigkeit alter Menschen sowie (spekulative) Beobachtungen, daß verschiedene Körperteile, etwa das Sehorgan, wiederbelebt werden könnten. Nosologisch erkennt er eine Anfälligkeit für schwere Entzündungen. Bei chronischen Krankheiten fehle hingegen eine Reaktion des Körpers, weshalb eine Stimulation erforderlich sei, etwa durch Wärme oder nahrhaftes Essen. Im Bereich der Diät bevorzugten alte Menschen nicht Milch oder flüssige Speisen, sondern fettes oder gesalzenes Fleisch. Näheres Hinsehen offenbart jedoch eine erstaunliche Verwurzelung in der Tradition, nicht nur im formalen Aufbau (Gründe für Langlebigkeit, Kennzeichen des Alters, Krankheiten und Therapiemöglichkeiten), sondern auch in inhaltlichen Kongruenzen: Die Ähnlichkeit mit Kindern wird in verschiedenen Bereichen illustriert[352]; die meisten der erwähnten Alterskrankheiten stimmen mit dem hippokratischen Aphorismus III 31 überein; die diätetischen Empfehlungen entsprechen trotz anderer physiologischer Grundlagen weitgehend den üblichen Normen; der Aderlaß hilft nicht nur bei plethorischer Konstitution, sondern auch bei den meisten chronischen Erkrankungen. Selbst der Sunamitismus findet Erwähnung und wird lediglich moralisch verurteilt. Rushs Werk läßt sich also durchaus in die Reihe aufklärerischer und zugleich konservativer Schriften zum Alter einordnen, die nicht nur für ein medizinisches, sondern auch ein Laienpublikum bestimmt waren. Trotzdem haben die beiden englischsprachigen Autoren Rush und Carlisle (s.u.) in der Nachfolge ihres Landsmanns Francis Bacon gegenüber dem kontinentalen Europa einen deutlichen Vorsprung, was die Integration empirischer Fakten betrifft – auch wenn sie nicht selten daraus noch die falschen Schlüsse ziehen.

Der Görlitzer Arzt und Verfasser zahlreicher populärmedizinischer Schriften[353] Christian August Struve (1767 – 1807) bietet mit seinem *Gesundheitsfreund des Alters* (1805) zunächst eine vereinfachte Darstellung der „Makrobiotik" (Lehre von der Langlebigkeit) im Stile Hufelands und Ehrmanns (s. Abschnitt 3.4). Im Gegensatz zu Rush geht Struve von der Hypothese einer abnehmenden Reizbarkeit im Alter aus[354] und vermischt außerdem Brownianismus und Vitalismus miteinander.

Erst im letzten Drittel seiner Schrift kommt er auf typische Elemente der Greisendiätetik zu sprechen, wobei er die Bedeutung der Exkretion und Sekretion nur am Rande erwähnt und psychische bzw. psychologische Faktoren und die *Ordnung des Lebens* in den Mittelpunkt rückt. Neu ist auch die Forderung nach einer zunehmenden Reizung des greisen Organismus durch entsprechende Ernährung, Bäder und anderes. Vor dem Hintergrund einer durchweg positiven Sicht des Alters werden nur wenige Alterskrankheiten (Schlagfluß, Brand und Auszehrung) kurz angesprochen. Struves Darstellung erfüllt ähnlich wie diejenige von Albites, der anonymen *Gérocomie* (1807) und Carlisles (s.u.) nicht nur die Funktion eines medizinischen Ratgebers; sie besitzt auch darüber hinaus durch den Einsatz zahlreicher historischer Beispiele in der Tradition Ciceros und Francis Bacons hohen Unterhaltungswert. Ihr pädagogischer, aufklärerischer Impetus zeigt sich in übersteigertem Lobpreis und moralischen Hinweisen auf den Verdienst und die Tugendhaftigkeit des Alters genauso wie in der bemerkenswerten These, nur nützliches Leben habe einen Wert. Deshalb betont Struve auch die Priorität eines Strebens nach Gesundheit vor dem Wunsch nach Langlebigkeit.[355]

Ähnlich publikumsorientiert und von *Médecine morale*[356] geprägt erweist sich auch eine von dem greisen Chirurgen und Geburtshelfer Jacques André Millot (1728 – 1811) herausgegebene und von einer anonymen *Société de médecins* [sic!] verfaßte *Gérocomie ou code physiologique et philosophique* (1807)[357], allerdings mit einer deutlichen Hinwendung zur weiblichen Leserschaft. Mit ausdrücklicher Rücksicht auf Frauen werden deshalb in den Eingangskapiteln Sentenzen von Voltaire und anderen Dichtern eingestreut; ferner sind eigene Abschnitte zum „dritten Alter der Frauen oder deren Herbst" und zu den Wechseljahrbeschwerden (II 15) eingefügt, und im Abschnitt zur Pathologie findet als einzige nicht-hippokratische Alterskrankheit das Gebärmuttergeschwür Erwähnung (V 9). Ansonsten ist das umfangreiche, fast fünfhundert Seiten umfassende Werk hinsichtlich Physiologie, Diätetik, Prophylaxe, Therapie und spezieller Pathologie ein herausragendes Beispiel des Neugalenismus zu Beginn des 19. Jahrhunderts, der in einer Phase der Orientierungslosigkeit zu den bewährten Traditionen zurückstrebt und sie mit neuem Leben zu erfüllen sucht. In diesem Zusammenhang steht auch die zeitgleich erschienene inhaltliche und bibliographische Zusammenfassung der diätetischen Tradition im *Code of health and longevity* James Sinclairs (1754 – 1835)[358] oder die lateinisch-griechische Neuedition der Werke Galens (1821 – 33) durch Carl Gottlob Kühn (1754 – 1840). Letztere wurde übrigens wie die *Gérocomie* Millots in erstaunlich hohem Lebensalter herausgegeben.

Auch in den folgenden Jahren werden noch für Laien bestimmte Altersdiätetiken verfaßt, etwa die essayistische Darstellung (1817) des englischen Hofchirurgen Sir Antony Carlisle (1768 – 1840), an deren Ende umfangreiche ethische Reflexionen zu chirurgischen Eingriffen im Greisenalter an Carlisles Profession gerichtet sind.[359] Ähnlich wie die Abhandlung seines angloamerikanischen Landsmannes Rush ist dieser Essay weniger abhängig von der Tradition als die meisten der bisher genannten Schriften und setzt an ihre Stelle oft die Empirie.[360]

Die hier vorgestellte Fachliteratur zum Greisenalter bietet bis etwa 1810 dasselbe eklektizistische Bild wie die entsprechenden Hochschulschriften. Zwar stellt sie aufgrund des größeren Textumfangs die Thematik in der Regel vollständiger dar und folgt außerdem zunehmend einem Trend zur Popularisierung; dennoch wählt fast jeder Autor einen anderen Schwerpunkt, eine andere Darstellungsweise oder zieht andere Quellen heran; auch die physiologischen Grundlagen weichen – im Gegensatz zu den diätetischen Empfehlungen – zum Teil beträchtlich voneinander ab. Obwohl diese Vielfalt noch mit der kleinen Anzahl von untersuchten Texten erklärt werden könnte, zeigt der Vergleich zu den Hochschulschriften, daß die Varianz der Konzepte im 18. Jahrhundert geradezu konstituierend für die zeitgenössische medizinische Literatur zum Greisenalter ist: Aus einzelnen erstarrten Traditionen und neuem Gedankengut wird von jedem Autor kaleidoskopartig ein individuelles „Bild" des Alters zusammengestellt, das nur unter Vernachlässigung entscheidender Details mit anderen „Bildern" zu einer Gesamtsicht des Alters in der Epoche verbunden werden könnte. Historisch exakter – und zugleich spannender – ist es jedoch, das Album dieser verschiedenen Möglichkeiten zu entdecken und auszuwerten.

3.3 Allgemeinmedizinische Schriften

Angesichts der großen Zahl relevanter Texte scheint es unmöglich, auch nur einen Überblick zu altersspezifischen Aussagen in allgemeinen Darstellungen der Medizin (Lehrbücher, Systemliteratur sowie allgemeindiätetische Schriften) zu geben. Die folgende Darstellung konzentriert sich daher auf Hauptwerke und einzelne Spezialschriften einiger führender Mediziner zwischen 1650 und 1800 und berücksichtigt insbesondere Literatur, die häufiger in den Dissertationen zitiert wird.

Ähnlich wie in den Allgemeindarstellungen und Summen früherer Epochen, die in Abschnitt 2.2 angesprochen wurden, findet sich auch in den umfassenden Darstellungen des 17. und 18. Jahrhunderts (nach Ausweis der umfangreichen Inhaltsverzeichnisse und Sachindizes) das Altersthema nur am Rande. Bei so bekannten Ärzten wie Sylvius (François De le Boë) oder Georg Ernst Stahl ist eine gesonderte Behandlung des höheren Lebensalters außerhalb der oben angesprochenen Hochschulschriften überhaupt nicht nachzuweisen. Andere Autoren erwähnen das Thema nur in Spezialliteratur und unter besonderen Aspekten: etwa der dänische Anatom

Thomas Bartholinus (1616 – 80) in einer Abhandlung über biblische Krankheiten (1672) unter Hervorhebung des Sunamitismus[361], ferner Thomas Sydenham (1624 – 89), der für seine klinische Beobachtung nach hippokratischem Vorbild berühmt war, in den *Observationes medicae* (1676) und in der Schrift über Gicht und Wassersucht (1683)[362], oder Thomas Willis (1621 – 75) in *De anima brutorum* (1672) unter dem Aspekt der Entstehung von *stupiditas*.[363]

Zwei weitere iatrochemisch geprägte Autoren weisen in ihren Hauptschriften punktuell auf das Alter hin: Der in Leipzig wirkende Professor für Botanik und Chirurgie Michael Ettmüller (1644 – 83) erwähnt in seinen *Institutiones medicae* die Veränderung des Blutes (*motus fermentativus*) und den Verlust von Spiritus als Ursachen des Alters. In seiner *Dissertatio de chirurgia transfusoria* (1682) betont Ettmüller außerdem die Aussichtslosigkeit, durch Bluttransfusion Langlebigkeit zu gewinnen: Zwar bilde das Blut die Grundlage für die *Spiritus*, die wiederum für ein langes Leben verantwortlich seien. Doch liege die eigentliche Wurzel der Lebensgeister im elterlichen Samen. Zudem besitze das Tierblut einen anderen Aufbau (*textura*), und es sei nicht von kurzlebigeren Tieren oder potentiell kurzlebigen Menschen Langlebigkeit zu erwarten. Eine Verjüngung sei nur oberflächlich und nicht *radicaliter* zu erreichen.[364]

Der zuletzt in Frankfurt an der Oder und Berlin wirkende niederländische Iatrochemiker und Cartesianer Cornelis Bontekoe (1647 – 85) erklärt in seiner *Korte Verhandeling van's Menschen Leven, Gesondheit, Sieckte en Dood* (1684) das Greisenalter als *recht vollkommenen Scharbock* – der Skorbut gilt in Bontekoes Nosologie als Wurzel aller Krankheiten. Deshalb beschreibt er auch die letzte Lebensphase lediglich unter dem Aspekt von Leiden und Verfall. Sie entstünden im wesentlichen aus mechanischen Gründen durch Verstopfung der Röhren, Trägheit der Säfte, Verhärtung der Fasern und durch Austrocknung.[365]

Kurz nach der Jahrhundertwende erscheinen nacheinander die *Institutiones medicae* (1708) und die *Aphorismi De cognoscendis et curandis morbis* (1709) des berühmten Leidener Medizinprofessors Herman Boerhaave (1668 – 1738), den Albrecht von Haller einmal als „Lehrer der Ärzte ganz Europas“ bezeichnet. Beide Schriften enthalten kaum einen expliziten Hinweis auf das Alter. Dennoch entnehmen geriatrische Hochschulschriften häufig diesen Hauptwerken ihre mechanistische Begründung für Wachstum, Alter und Tod, nämlich das allmähliche Überwiegen der *Solida* des Körpers gegenüber den *Fluida*.[366] Die *Aphorismen* teilen sämtliche Krankheiten entsprechend den gegensätzlichen Faser- bzw. Gefäßveränderungen (*fortis/ rigidus/elasticus* vs. *debilis/laxus*) ein und leiten aus dieser Physiologie und Pathologie heraus auch das Altersschicksal (*fatum senile*) und den Tod (*mors naturalis*; § 55) ab, allerdings ohne weitere Präzisierung. Die *Institutiones medicae* erwähnen darüber hinaus als spezielles Altersleiden die Presbyopie (§§ 537f., 843) und gehen im hygienischen Teil auf eine *Diaeta ad longaevitatem* ein, die prinzipiell durch geeigneten Gebrauch der *Sex res non naturales* zu einer Mäßigung der Lebensaktionen und zum Gleichgewicht zwischen Säften und Gefäßen führen soll. Daneben werden speziell für die Trockenheit alter Menschen auch Dämpfe, Wärmeanwendungen, Bäder, Einsalbungen und Einläufe mit Milch, Öl, Fleischbrühe und „Lebewesen“ (*animalibus vivis*) empfohlen (§ 1063), was auf die traditionellen Vorstellungen von „parenteraler Ernährung“ und Sunamitismus hinweist.[367] Demgegenüber betont Boerhaave unter Verweis auf die pathologischen Veränderungen an den Gefäßen die Nutzlosigkeit alchemistischer Mittel; sie könnten höchstens die *Actiones vitales* anregen.[368]

Erst einige Jahre nach Boerhaave faßt der etwas ältere Hallenser Professor Friedrich Hoffmann (1660 – 1742) seine bisherigen Schriften zu der *Medicina rationalis systematica* (1718 – 1740) zusammen, ein Werk, das in seiner Wirkung auf die europäische Medizin des 18. und frühen 19. Jahrhunderts kaum zu überschätzen ist. Noch stärker als Boerhaave betont Hoffmann die mechanischen Ursachen von Leben und Tod (*vita et mors mechanice fiunt*): Schon Aristoteles habe *natura* (Leben) mit Bewegung und Ruhe gleichgesetzt, dies aber nicht weiter erläutert. Leben sei mit der Bewegung des Blutes (*motus progressivus*) identisch, welche durch das Herz und die Elastizität der Gefäße zustande komme und Sekretion, Exkretion sowie alle anderen Funktionen des Körpers antreibe. Die Systole des Herzens werde wiederum durch die entsprechenden Nerven und Koronargefäße (Zufuhr von Luft und Nahrung) in Gang gehalten. Die Diastole hingegen entstehe durch die innere Bewegung (*motus intestinus*) einer ätherartigen Substanz im Blut, die die Poren der festen Körperteile erweitere und zugleich Träger der Lebenswärme sei.[369] Diese physiologischen Vorgänge, die von jedem transzendenten Prinzip unabhängig sind, führen zu einer Selbsterhaltung des Lebens und insbesondere der Herzbewegung; sie sind aber unausweichlich Veränderungen (*mutationes, destructiones*) durch Verhärtung der Fasern und Obstruktion der Gefäße unterworfen. Die für die Pathogenese wichtigen Prozesse der Sätteverderbnis (*cacochymia, corruptio, plethora*) sind zum einen Folge einer Fehlmischung durch externe Faktoren; sie können aber auch durch lokale oder generelle Verlangsamung des Flusses entstehen. Hoffmanns Schüler machen in ihren Dissertationen deutlich, daß beide Vorgänge bei Altersleiden eine Rolle spielen. Hoffmann selbst geht auf solche Krankheiten lediglich im Rahmen seiner wirkungsmächtigen Konsultationsliteratur ein, in der zwei Fälle von *Marasmus senilis* (*Febris hectica*) diskutiert werden.[370]

Zwei weitere Autoritäten des 18. Jahrhunderts bieten ebenfalls Kasuistiken zum Greisenalter an. Ein Hallenser Kollege aus den späten Jahren Hoffmanns (und zugleich der Nachfolger von Georg Ernst Stahl) ist der in allen vier Fakultäten bewanderte Professor Michael Alberti (1682 – 1757), der sich wie kein anderer Lehrer in zahlreichen Hochschulschriften zu Greisenalter und -tod äußerte. In seinem allgemeinmedizinischen Lehrbuch *Introductio in unversam medicinam* (1718) widmet er jedoch lediglich einen kurzen Abschnitt dem Marasmus senilis und seinen „psychogenen“ Ursachen.[371] Hingegen enthält das forensische *Systema jurisprudentiae medicae* (1725/29) verschiedene Fallbeispiele zum gewaltsamen Tod alter Menschen und zu verschiedenen therapeutischen Fragestellungen.[372]

Ein Altersgenosse Albertis ist der Paduaner Professor für Medizin Giovanni Battista Morgagni (1682 – 1771), der von Mirko Grmek[373] an die Seite Johann Bernhard von Fischers gestellt wird, was seine Bedeutung für die pathologische Greisenanatomie angeht. Allerdings verfaßt Morgagni im Gegensatz zu Fischer keine Monographie zu diesem Thema; er gibt aber in seinem zweiten, erst mit 79 Jahren herausgegebenen Hauptwerk *De sedibus et causis morborum* (1761) nicht zuletzt auf der Basis zahlreicher anatomischer Sektionen an Greisen viele verstreute Hinweise auf Altersleiden (Apoplexie, arteriosklerotische und aneurysmatische Veränderungen an Gefäßen, Herzleiden, Lungenerkrankungen, maligne Tumoren u.v.m.).[374] Von großer Bedeutung ist Morgagnis Erkenntnis, daß viele Greisenkrankheiten chronisch verlaufen und die Beschwerden daher fälschlicherweise eher dem Alter als der Krankheit zugeschrieben würden[375]: Hier deutet sich erneut die oben (Abschnitt 3.1.6) erwähnte Dekonstruktion des traditionellen Alterskonzeptes an. Im Zusammenhang mit dem *Marasmus senilis* diskutiert Morgagni unter anderem eine Rückbildung der Cowperschen Drüsen in der männlichen Harnröhre.[376] Gegenüber diesen differenzierten pathologischen Beobachtungen bleiben seine frühen Paduaner Vorlesungen (1712 – 1715), von denen zwei dem Thema Lebensalter gewidmet sind, noch weitgehend in der galenistisch-arabistischen Tradition verhaftet.[377]

Morgagnis und Fischers Ansätze zu einer pathologischen Greisenanatomie werden im wesentlichen erst in der Hochschulschrift Seilers (1799) wieder aufgegriffen und weitergeführt. Wesentlich verbreiteter sind Mitte des 18. Jahrhunderts physiologische Alterstheorien in der Nachfolge Herman Boerhaaves. Insbesondere die zwei berühmtesten Schüler Boerhaaves kommentieren zunächst dessen Schriften und deuten sie – wesentlich mehr als ihr Lehrer – auch auf das Alter aus, bevor sie eigene Konzepte entwickeln. Der in Leiden geborene, später aber von Maria Theresia als Leibarzt und Reformer der Wiener medizinischen Fakultät berufene Gerard van Swieten (1700 – 1772) etwa führt mehrfach in seinem Kommentar zu Boerhaaves Aphorismen (1744ff.) die Faserpathologie als Ursache des Alterns aus. Ähnlich wie in seiner späteren Rede über die Erhaltung der Gesundheit der Greise (1763) verbindet Van Swieten diese mechanistische Physiologie mit zahlreichen Hinweisen auf traditionelles Gedankengut, vor allem aber auf die hippokratischen Aphorismen und Galens Gerokomie. Greise reagieren Van Swieten zufolge viel empfindlicher auf

Diätfehler als junge Menschen. Sei erst einmal eine marastische Austrocknung im Alter eingetreten, bleibe jede Hoffnung auf Restitution vergeblich.[378]

Auch der Schweizer Physiologe Albrecht von Haller (1708 – 1777), der durch seine Beschreibung der Irritabilität des Muskelgewebes bekannt wurde, gibt zunächst Boerhaaves Vorlesungen (*Praelectiones*) zu seinen *Institutiones medicae* mit eigenen Anmerkungen heraus[379], bevor er im 8. Buch seiner *Elementa physiologiae* (1766) „die Gerontologie seiner Zeit codifiziert".[380] Seine bibliographische Tätigkeit ermöglicht ihm auch bei dem Thema Alter eine umfassende Auswertung der medizinischen Literatur, die jede Hochschulschrift bei weitem in den Schatten stellt. Die *Vita humana* (Lib. XXX) unterteilt Haller in drei Lebensabschnitte, die er nacheinander in einem großen Bogen abhandelt. Der erste Teil des letzten Abschnitts *Decrementum* (sect. III) ist dem höheren Lebensalter gewidmet, das er lediglich in zwei Perioden (*senium, aetas decrepita*) unterteilt. Für ihre Darstellung benutzt Haller quantifizierende Angaben, unter anderem Vergleiche von Organgewichten, Aortenlumina sowie der Anzahl verschlossener Kapillaren in verschiedenen Altersstufen. Physiologisch sei das Decrementum zum einen durch eine zunehmende Rigidität der festen Körperteile (auch innerer Organe wie Leber und Gebärmutter) gekennzeichnet; sie sei Folge des Abriebs der leimartigen Partikel in den Gefäßwänden, einer Zunahme erdhafter Partikel im Blut und deren Einlagerung in die *spatia cellulosa* vieler Gewebe. Zum anderen entwickle sich eine Verderbnis der Säfte und eine abnehmende Irritabilität, die schon früh an den Genitalorganen zu spüren sei. Aber auch psychologische Auffälligkeiten wie etwa die Erbarmungslosigkeit der Greise leitet Haller von einer geringeren Empfindlichkeit der Nerven ab (§ 10). In der *aetas decrepita* schließlich kehrten die Greise zu sich selbst zurück (*redeunt in se ipsos senes*), nicht nur morphologisch (im Blick auf den gekrümmten Rücken), sondern auch biographisch, indem sie kindisch würden, nur noch nach Essen begehrten, zunächst an das Haus und schließlich an das Bett gefesselt seien und zuletzt ständig schliefen. Die Exkretion schwinde, Herzschlag und Atmung nähmen immer weiter ab. Neben traditionellen Zeichen des bevorstehenden Todes (etwa eine aufsteigende Kälte in Analogie zum Sterben des Sokrates) erwähnt der unbestechliche Haller auch die Todesangst als Folge einer unzureichenden Lungendurchblutung. Auch Nekrosen zeigten die fehlende Durchblutung an. Zuletzt trete der Tod durch Herz- und Kreislaufstillstand ein (§§ 12, 22). Neben dieser *tristis materies* widmet sich der größere Teil des Abschnitts *Decrementum* den Fragen von Langlebigkeit und Lebensverlängerung. Deren Realisierungschancen beurteilt Haller unter anderem auf der Grundlage statistischer Angaben[381] sehr kritisch – trotz einer Präsentation zahlreicher „historischer" Exempel nach dem Vorbild Bacons. Sogenannte Verjüngungszeichen seien häufig nur erste Hinweise auf schwere Krankheiten (§ 11).

Abgesehen von den Beispielen Morgagnis und Hallers ist den hier in Auswahl vorgestellten allgemeinmedizinischen Werken gemeinsam, daß sie spezielle Fragen des Greisenalters nur ganz am Rande abhandeln. Zwar beschreiben und reformieren die großen Autoritäten der Epoche im Rahmen ihrer Allgemeindarstellungen zahlreiche physiologische Grundlagen des Decrementum; die spezielle Physiologie, Pathologie, Diätetik und Therapie des Alters lassen sie aber in der Regel in den Hochschulschriften ihrer Schüler untersuchen. Lediglich in einer zunehmenden Zahl ihrer Kasuistiken ist der alte Mensch präsent. Dieser Befund deutet unmißverständlich darauf hin, daß das höhere Lebensalter bis 1800 noch kein hochrangiges Thema der Medizin darstellte, anders als etwa die Gynäkologie oder (mit Einschränkungen) die Pädiatrie. Trotz der erst langsam einsetzenden wissenschaftlichen Bearbeitung eignete es sich aber offensichtlich gut als Sujet medizinischer Hochschulschriften. Die meisten dieser Texte werteten nämlich auf begrenztem Raum lediglich vorhandene Literatur aus, was bei dem hohem Anteil an überliefertem Gedankengut zum Alter kein Problem war.

Ein im Grunde ähnlicher Befund zeigt sich auch bei einigen bekannten allgemeindiätetischen Schriften des 18. Jahrhunderts. Sie werden oft zur frühen geriatrischen Literatur gerechnet, weil sie Aspekte der Langlebigkeit besprechen. Auf eine spezielle Altershygiene gehen sie jedoch im Unterschied zu den oben erwähnten Monographien (vgl. Abschnitt 3.2) nur am Rande ein, bestenfalls in einem kurzen Kapitel. So schneidet etwa der 77jährige Bernardino Ramazzini (1633 – 1714) im Rahmen seiner Fürstendiätetik (1710) wohl aus gegebenem Anlaß besonders Probleme der Kahlköpfigkeit, aber auch der Belastung durch die Regierungsgeschäfte an.[382] Der Londoner Praktiker George Cheyne (1671 – 1743) konzentriert sich hingegen in dem entsprechenden Kapitel seines häufig übersetzten Werkes *De infirmorum sanitate tuenda vitaque producenda* (1726), das auch in geriatrischen Hochschulschriften zitiert wird, auf zwei konservative Hauptregeln für alte Menschen: den Schutz vor Wind und Wetter und die Reduktion ihrer Nahrung nach dem Vorbild Cornaros.[383] Die bereits erwähnte *Makrobiotik* (1796) Christoph Wilhelm

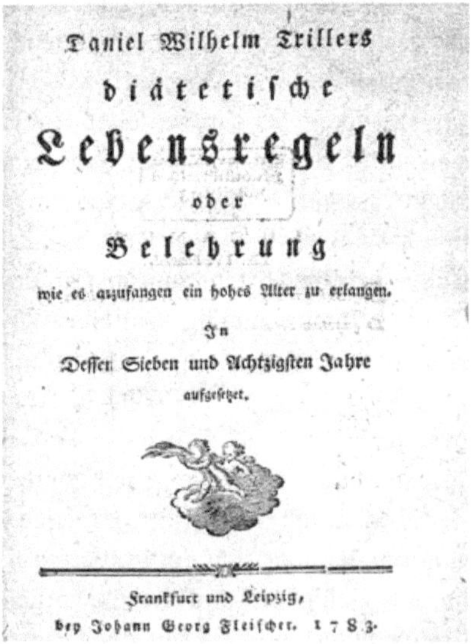
Daniel Wilhelm Trillers
diätetische
Lebensregeln
oder
Belehrung
wie es anzufangen ein hohes Alter zu erlangen.
In
Dessen Sieben und Achtzigsten Jahre
aufgesetzet.
Frankfurt und Leipzig,
bey Johann Georg Fleischer. 1783.

Abbildung 16: Titelblatt der *Diätetischen Lebensregeln* von Daniel Wilhelm Triller, Frankfurt/Leipzig 1783

Hufelands geht ebenfalls lediglich in zwei kurzen Kapiteln speziell auf das Greisenalter ein. Zum einen betrachtet der spätere Leibarzt das vorzeitige Altern als Folge diätetischer Fehler; zum andern zählt er verschiedene Behandlungsmöglichkeiten des hohen Alters auf, im wesentlichen entsprechend den *Res non naturales*: Erweichung der harten und trockenen Fasern, Verbesserung der Restauration der verlorenen Substanz mittels geeigneter Ernährung, Exkretion des Verdorbenen und schließlich Anwendung stärkerer Reize aufgrund der verminderten Reizfähigkeit. Besonders wichtige Faktoren einer Altersdiätetik sieht Hufeland außerdem in der Gewohnheit und Ordnung bei allen Lebensverrichtungen.[384] Auch die in humorvollen Versen verfaßte Allgemeindiätetik (1783) des 86jährigen Daniel Wilhelm Triller enthält nur wenige spezielle Hinweise auf die Greisendiät, etwa im Blick auf Wein, Milchkaffee und Mittagsschlaf. Im übrigen scheinen die meisten Vorschriften zur Mäßigung für alle Altersstufen bestimmt zu sein.

Diese wenigen Beispiele zeigen, daß auch im 18. Jahrhundert einzelne altersspezifische Lebensregeln mit Überlegungen zur Langlebigkeit vermischt wurden. Eine solche Tendenz wird auch an einzelnen Hochschulschriften zur Longaevität (vgl. Tabelle 7, S. 228) sichtbar, die im folgenden untersucht werden. Daraus läßt sich aber nicht eine generelle Ausrichtung dieser Textsorten auf geriatrische Fragestellungen und auf ein älteres Publikum ableiten.

3.4 Schriften zum Thema Langlebigkeit

Ähnlich wie in der Epoche bis 1650, die in Abschnitt 2.3 bereits dargestellt wurde, entsteht auch in der Folgezeit neben geriatrischen Schriften im engeren Sinne eine Fülle von Literatur zu Fragen der Langlebigkeit. Diese Texte berühren meistens auch das Thema Alter, stellen es aber nicht in den Mittelpunkt. Auch hier lassen sich verschiedene Textarten nach formalen und inhaltlichen Kriterien unterscheiden:

1. Medizinische Hochschulschriften;
2. Allgemeinmedizinische Schriften;
3. Diätetisch ausgerichtete Texte, die außerhalb der Universität entstanden sind;
4. Beispielsammlungen;
5. Werke, die spekulative Konzepte propagieren.

In der folgenden Darstellung, die nur wenige ausgewählte Texte berücksichtigen kann, werden hauptsächlich die Aussagen zum Altern zusammenfassend dargestellt.

1. Bei den medizinischen Hochschulschriften zur Langlebigkeit (eine kurze Auswahl bietet Tabelle 7, S. 228) ist zunächst auffallend, daß das Lebensalter der

Verfasser, insbesondere der Praesides, wesentlich homogener ist als im Bereich der Altersmedizin: Das lange Leben scheint vor allem ein Thema der mittleren Lebensperiode zu sein. In den Texten selbst tritt der Gegensatz zwischen spekulativen Ideen zur Lebensverlängerung, wie sie in (para-)medizinischen Schriften der Frühen Neuzeit diskutiert werden, und der Unausweichlichkeit des Alterns, die in den geriatrischen Hochschulschriften betont wird, weitgehend zurück. Obwohl Außenseiter und Scharlatane mit unrealistischen Versprechungen weiterhin von der Universitätsmedizin (auch in Schriften zur Langlebigkeit!) angegriffen, verspottet und widerlegt werden, hat die Hochschule das lange Leben als Thema längst aufgegriffen und zugleich entschärft: Einerseits verschwimmt in ihrer Altersdiätetik die Grenze zwischen lebensverlängernden und alterskonservierenden Maßnahmen zunehmend (s. Abschnitt 3.1.4); andererseits übermitteln die Schriften zur Longaevität ein konservatives Spektrum begrenzter Möglichkeiten, meist im Rahmen der *Sex res non naturales*.[385] Neben diesen diätetischen und spärlichen medikamentösen Empfehlungen stehen in den Texten Überlegungen zur Physiologie des langen Lebens im Vordergrund. Als Einflußfaktoren und zugleich Kennzeichen werden göttliche Kraft und Prädestination, Abstammung (individuelle oder ethnische Faktoren), Wachstumsgeschwindigkeit, Ernährung, Region, Luft und Lebensweise diskutiert, ferner auch konstitutionelle Faktoren, die von dem vorherrschenden physiologischen System bestimmt sind, etwa Lebenswärme, -balsam oder ein anderes Lebensprinzip, Feuchtigkeit, Temperament, Habitus, Faseraufbau und Blutbeschaffenheit. Andere Faktoren wie etwa der Einfluß der Sterne oder der kritischen Jahre werden zurückgewiesen. Einen letzten Schwerpunkt innerhalb dieser Hochschulschriften bilden die schier unerschöpflichen Beispiele für Langlebigkeit, wobei neben den antiken und frühneuzeitlichen Exempeln und Quellensammlungen (*praediluviani* der Bibel[386], Lukian, Tommaso Rangone, Francis Bacon, Heinrich Meibom) auch berühmte Zeitgenossen sowie den Verfassern persönlich bekannte Beispiele und Observationen herangezogen werden. All diese Hinweise dienen zum einen der Bestätigung bestimmter Ratschläge für das lange Leben, zum andern aber auch dem Ziel, die Grenzen menschlichen Lebens, manchmal auch einzelner Bevölkerungsgruppen[387] auszuloten. Daraus schließen die Autoren auf eine Lebensverkürzung der meisten Menschen und leiten mitunter auch eine Definition des höheren Lebensalters ab. Allerdings offenbart sich aufrichtigen Verfassern auch so manche Diskrepanz zwischen den postulierten Idealen und der beobachteten Realität bei langlebigen Menschen, so daß mitunter auch die Rätselhaftigkeit der Langlebigkeit thematisiert wird.

Kaum eine der untersuchten Hochschulschriften zur Langlebigkeit bietet alle hier genannten Kennzeichen. In jedem Falle ergeben sich aber deutliche Berührungspunkte, teilweise auch Überschneidungen zu geriatrischen Hochschulschriften. Doch fehlt zum einen die Spezifizierung auf das höhere Lebensalter, zum andern aber meistens der Bereich der Pathologie. Insofern entsteht nicht selten ein Eindruck von Realitätsferne, zumal einige Arbeiten als euphemistische Gratulationsschreiben verfaßt sind.[388] Allerdings werden von Wedel bis Hufeland nicht nur Verlängerungs-, sondern auch Verkürzungsfaktoren eines langen Lebens diskutiert, zu denen nicht nur Fehler in der Konstitution und Diätetik, sondern auch Unfälle und vor allem Krankheiten zählen. Letztere stellen nach zunehmender Überzeugung der Autoren die häufigsten Todesursachen dar. Trotzdem betonen einige Arbeiten, daß ein langes Leben auch bei unzureichenden Anlagen und fehlender Gesundheit erreicht werden könne. Doch wird mehrfach herausgestellt, daß nicht der glücklich sei, welcher lange lebe, sondern derjenige, der ein gutes Leben führe.[389]

2. Auch andere Textarten, die sich mit der Langlebigkeit beschäftigen, enthalten das eine oder andere bereits genannte Kennzeichen. Unter den allgemeinmedizinischen Werken (s. Abschnitt 3.3) beschäftigen sich besonders Herman Boerhaaves *Institutiones medicae* und Albrecht von Hallers *Elementa physiologiae* mit dem Sujet; letztere bietet die wohl vollständigste Darstellung des Themas aus physiologischer Sicht sowie eine umfangreiche Beispielsammlung.

3. Wie bereits erwähnt (s. Abschnitt 3.3), berühren auch allgemeindiätetische Schriften nicht selten das Thema Langlebigkeit, denn sie ist neben der Gesundheit das erklärte Ziel ihrer Verfasser. Allerdings erscheinen hier Hinweise auf physiologische Voraussetzungen nur am Rande; im Vordergrund stehen diätetische Ratschläge und historische Beispiele.[390] Eine Besonderheit stellt deshalb die schon mehrfach erwähnte *Makrobiotik* (1796) Christoph Wilhelm Hufelands (1762 – 1836) dar: Sie spricht nämlich beide Themenkreise (Diätetik und Langlebigkeit) gleichberechtigt nebeneinander an und gibt neben den theoretischen Grundlagen (Vitalismus, Reizbarkeit, maximale Lebenszeit[391]) praktische Hinweise auf eine Verlängerung des Lebens durch dessen Ordnung. Von besonderem Interesse für die Lehre von der Longaevität ist Hufelands Ansicht, daß das einmal erreichte höhere Lebensalter selbst ein wichtiger Faktor für langes Leben sei; durch eine verminderte Lebenstätigkeit werde nämlich die verbleibende Lebenskraft langsamer verbraucht, als dies in früheren Lebensphasen der Fall sei.[392] Aber auch Spekulationen über mögliche, wenngleich selten zu beobachtende Verjüngung alter Menschen finden sich in der *Makrobiotik*.[393]

Noch einige andere Texte um 1800 übernehmen Hufelands erfolgreiches Konzept, etwa der oben (Abschnitt 3.2) bereits erwähnte *Gesundheitsfreund des Alters* von Christian August Struve, der ebenfalls mehrere Kapitel über physiologische Grundlagen, therapeutische Ansätze und Beispiele zur Langlebigkeit enthält.[394]

Tabelle 7: Medizinische Hochschulschriften zur Langlebigkeit, Physiologie des menschlichen Lebens, Tod (in Auswahl)*

AUTOR(EN)	TYP	TS	ORT UND DATUM	ALTER PRAESES
Meibom, Heinrich	Pr	L	Helmstedt, 1666	28[395]
Posner, Caspar/Vultejus, Justus Hermann	U	L, T	Jena, Juli 1673	51
Stahl, Georg Ernst/Struve, Ernst Gottholdt	PG	Ph, T	Halle, März 1702	42
Zwinger, Theodor	U/Pr	L, D, Th	Basel, 1703/26	45[396]
Baier, Johann Jacob	Pr	L	Altdorf; 1705	28
Wedel, Georg W./Hieronymi, Georg Dietr.	PG (Liz.)	L, D, Th	Jena, April 1707	62
Berger, Johann Gottfr:/Vogel, M. Michael	PG (Liz.)	L	Wittenberg, Jan. 1708	49
Berger, Johann Gottfr./Berger, Joh. Sam.	PG (Liz.)	Ph, T	Wittenberg, 28.9.1713	54
Stahl, Georg Ernst/Beyer, Georg Wilhelm	PG (Liz.)	Ph	Halle, April 1715	55[397]
Alberti, Michael/Mosengel, Heinrich Josua	PG	L, D	Halle, August 1728	46
Alberti, Michael/Zopf, Johann Kaspar	PG (Liz.)	L, D	Halle, August 1728	46
Alberti, Michael/Lüders, Johann Nikolaus	PG	L, D	Halle, Sept. 1728	46
Alberti, Michael/Steinmeyer, Arn. Friedr.	PG (Liz.)	L, Th	Halle, Oktober 1728	46
Alberti, Michael/Sachse, Lebrecht August	PG	L, D	Halle, Nov. 1728	46
Battus, Jakob	(Pr.)	L, D	Rostock, 29.4.1732	
Hilscher, Simon Paul	Pr	L	Jena, Oktober 1733	51
Alberti, Michael/Schulz, Zacharias Philipp	PG	T	Halle, 1735	53
Alberti, Michael/Thalheim, Michael Gottl.	PG	Ph, T	Halle, 1735	53
Richter, Georg Gottlob	Pr	Ph, T, D, L	Göttingen, April 1736	42
Falcke, Johann Joseph	PG	L, D	Königsberg, Aug.1744	
Gessner, Johannes/Ochsner, Jacobus/ Schmid, Jacob/Dänzler, Rudolf	PG (phil.)	Ph, L, T	Zürich, März 1748	39[398]
Richter, Georg Gottl./Seip, Friedr. Christ.	PG	L, D	Göttingen, April 1752	58
Oberkamp, Franz J. von/Reyss, Andr. Jos.	PG	L, D	Heidelberg, 6.8.1755	45

* Falls zwei Autoren genannt sind, ist der erste Name der des Praeses

Abkürzung der Typen: PG = Pro Gradu; Pr = ausschließlich von Professor verfaßt; U = Unbekannter Zweck oder exercitii gratia

Abkürzung der Themenschwerpunkte (TS): D = Diätetik; L = Langlebigkeit; Ph = Physiologie des menschlichen Lebens; T = Tod; Th = Therapie

4. Als weitere Textsorte, die über den Bereich Langlebigkeit reflektiert, imponieren Beispielsammlungen des 18. Jahrhunderts. Sie lehnen sich eng an Vorbilder des frühen 17. Jahrhunderts (Theodor Zwinger d. Ä., Francis Bacon) an, fassen jedoch die Exempel für ein langes Leben zu selbständigen Monographien zusammen. Die Darstellung von James Easton (1799) beschränkt sich allerdings auf eine Auflistung von 1712 Personen aus Geschichte und Gegenwart, die hundert Jahre und älter wurden. Dagegen enthält die *Histoire des Personnes* (1716) eines heute wenig bekannten Alchemisten und französischen Edelmannes Harcouet de Longeville (um 1660 – um 1720) am Ende der entsprechenden Sammlung noch eine Diskussion über Möglichkeiten der Verjüngung. Dabei werden die einschlägigen Hinweise des in der Frühen Neuzeit wiederentdeckten katalanischen Arztes Arnald von Villanova im Sinne einer jährlichen Frühjahrskur mit Gewürzen, Aromen, Theriak, aber auch spekulativen *Occulta* (Schlangenteile, Steine) präsentiert. Ferner beschreibt der Text alchemistische Verfahrensweisen zur Herstellung von Quintessenzen, einer Universalmedizin (u.a. mit dem Modemittel Antimon) und anderen Stärkungsmitteln, dazwischen aber auch konventionelle Regeln zur Diätetik.[399]

5. Das zuletztgenannte Beispiel leitet bereits über zu spekulativen Methoden der Lebensverlängerung, die wie zu jeder Zeit auch im 18. Jahrhundert propagiert wurden. Allerdings geschieht deren „Entdeckung“ und Empfehlung jetzt weitgehend außerhalb des engeren Kreises der Heilkunde: Während im 16. und noch im 17. Jahrhundert gebildete Ärzte an den Strömungen des Paracelsismus und der frühen Iatrochemie beteiligt waren und neben den Wurzeln der modernen wissenschaftlichen Chemie auch lebensverlängernde Panazeen entwickelten, übernehmen nun medizinische Laien (wie beispielsweise Harcouet de Longeville) und sogenannte Scharlatane weitgehend den Markt der Wundermittel. Die noch im 18. Jahrhundert von berühmten Ärzten wie Stahl oder Hoffmann beschriebenen Universalmittel und Elixire haben dagegen nicht mehr die besondere Indikation, das Leben zu verlängern. Zwar besitzt der Sunamitismus als alterskonservierende und zugleich lebensverlängernde Maßnahme, auf den Cohausens satirisches Werk (s. Abschnitt 3.1.5) abzielt, noch Anhänger in der Hochschulmedizin. Die meisten anderen Methoden werden aber von Nichtärzten entwickelt und propagiert, manche davon durchaus auf gehobenem Niveau wie etwa der Vorschlag des Mathematikers und Präsidenten der Preußischen Akademie der Wissenschaften Pierre Louis Moreau de Maupertuis (1698 – 1759), sämtliche Poren des Menschen mit einem Firnis zu verstopfen und auf diese Weise die Selbstkonsumption zu drosseln – die Satire Voltaires zu dieser Empfehlung führte bekanntermaßen zum Bruch seines Verhältnisses zu König Friedrich II.[400] Gerne setzen auch Ärzte das Mittel der Ironie ein, wenn es um Spekulationen der Langlebigkeit geht, etwa Wilhelm Gottfried Ploucquet in seinem Bericht über den angeblich dreihundert Jahre alten Grafen von St. Germain.[401] Kritisch stellt

der hochbetagte Arzt und Aufklärer Johann Christian Ehrmann (1710 – 97) in seinen *Psychologischen Fragmenten zur Macrobiotic* (1797) zahlreiche Beispiele für die „Verirrung der Vernunft“ bei der Suche nach dem langen Leben vor. Neun von zehn Angaben über ein hohes Alter seien falsch, und alle lebensverlängernden Mittel hätten „das Gepräge der Dummheit, des Stolzes, des Eigennutzes, oder des Betrugs.“ Neben den Geheimrezepten der Laien und dem Gewinnstreben der Wundärzte beklagt Ehrmann „die Anhänglichkeit der Kranken selbst an die Pillen, Pulver oder Tinkturen“.[402] Die Außenseiterstellung der Ärzte auf dem Markt der spekulativen Lebensverlängerungen äußert sich aber nicht nur in der Ironie, sondern auch in unmittelbaren Warnungen. Beispielsweise rät Daniel Wilhelm Triller dringend von sogenannten „Zeitungsmitteln“ ab, die in Journalen und anderen Presseerzeugnissen beworben würden.[403]

Gesundheit, langes Leben und ein vitales hohes Alter, die im Galenismus durchaus noch mit verschiedenen therapeutischen Stoßrichtungen verbunden waren, werden in den hier skizzierten Schriften des 18. Jahrhunderts zur Langlebigkeit – trotz mancher Gegenargumente – nahezu synonym gebraucht. Eine vertiefte Darstellung oder unmittelbare Rezeption der Altersphysiologie und -therapie ist dabei nicht zu beobachten und auch nicht zu erwarten. Dennoch finden sich Parallelen zu geriatrischen Schriften, allerdings nur im Sinne eines Minimalkonsenses und vor allem im Bereich der Diätetik. Völlig verschieden ist jedoch die prospektive Bewertung des Alters: Während die Texte zur Langlebigkeit meist das Ideal eines beschwerdefreien Alters in der Tradition Cornaros verherrlichen, schildern die meisten geriatrischen Schriften das Gegenteil: den letztlich unaufhaltsamen Weg zur körperlichen und geistigen Gebrechlichkeit und zum Tod. Beide Gegensätze sind Stereotype, die nahezu konstant die Traditionen von Geriatrie und Gerontologie durchziehen und je nach Intention der Texte instrumentalisiert und kontextualisiert wurden.

3.5 Philosophisch-moralische Schriften

Medizinische Konzepte zum Greisenalter in der Frühen Neuzeit finden sich nicht nur in Schriften zur Langlebigkeit, die zum Teil auch von medizinischen Laien verfaßt wurden, sondern auch in juristischen[404], theologischen[405] und philosophisch-moralischen Texten. Unter den letzteren dominieren die ungezählten zeitgenössischen Kommentare zu Ciceros Dialog *Cato Maior De Senectute*[406] und zu Plutarchs *An seni sit gerenda res publica*, die Gegenstand einer eigenen Untersuchung sein müßten. Doch existieren unter den philosophischen Hochschulschriften auch einige Werke, die dem Greisenalter allgemein gewidmet sind und im folgenden untersucht werden sollen. Drei verschiedene Schwerpunkte zeichnen sich darin ab:

1. die physiologische Beschreibung des menschlichen Greisenalters nach philosophischen Kategorien (Alberti/Schröck);
2. die naturphilosophische Bewertung von Phänomenen der Vergreisung (Faselt/Bierling);
3. die ethische Bewertung des höheren Lebensalters (Alberti/Schröck; Altmann/Hoffmann).

1. In der *Pars physica* ihrer Leipziger Dissertation (1667) unterziehen der Professor für Logik und Metaphysik Valentin Alberti und sein Dissertant Johann Friedrich Schröck das Greisenalter einer eingehenden Untersuchung. Dabei werden die medizinischen Fakten in ein scholastisch-philosophisches Gerüst eingeordnet. So unterscheiden die Autoren zunächst ein wahres Alter (*senectus vera*) von einem scheinbaren (*apparens*), was durch Krankheit entstehe und nicht Gegenstand der Untersuchung sei. Das wahre Alter wiederum könne in ein allgemeines (*universalis, communis*), das aus übernatürlichen Gründen (Sündenfall, göttliche Vorsehung) entstehe, und in ein besonderes (*particularis, singularis*) unterteilt werden, das natürliche Ursachen (individuelles Temperament, Diätetik, Medikamente) besitze. Als solches (*in esse*) sei das allgemeine Greisenalter im aristotelischen Sinne durch eine prozeßhafte Abnahme (!) abkühlender Partikel gekennzeichnet, was die Verfasser im galenistischen Sinne auf einen sukzessiven Verlust der radikalen Feuchtigkeit mit konsekutiver Korruption der Wärme deuten. Ferner sei der Verfall körperlicher und seelischer Kräfte charakteristisch. Im Blick auf die Entstehung (*in fieri*) des Alters unterscheiden Alberti und Schröck zunächst *causae internae* (Veränderungen im Bereich von Elementen, Wärme und Feuchtigkeit des Körpers) von *causae externae* (allgemeine Veränderungen der Nahrung sowie individuelle Diätfehler), die auf die inneren einwirken könnten, dadurch auch vererbt würden und die ethnischen Unterschiede bedingten. Ferner wird der zeitliche Rahmen (*tempus*) der Entstehung, nämlich Beginn und Ende des Alters diskutiert. Schließlich nennen die Autoren noch Kennzeichen (*signa*: insbesondere Krankheiten) des Alters, betonen aber die Möglichkeit geistiger Frische trotz körperlicher Hinfälligkeit, die oft nur Folge von Lastern der Jugend sei.

2. Eine andere, viel grundsätzlichere Richtung verfolgen wenige Jahre später Christian Faselt und Caspar Daniel Bierling in einer Wittenberger Dissertation (1671), indem sie die alte Frage nach der Unzerstörbarkeit der Natur[407] kontrovers diskutieren. Bereits bei ihren Definitionen von Natur und Vergreisung wird deutlich, daß die Autoren nicht eine existentielle und individuelle, sondern die essentielle Korruption, etwa von Elementen oder Himmelskörpern leugnen. Zur Unterstützung die-

ser negativen These ziehen sie nicht nur logische, philosophische und theologische Argumente herbei, sondern auch medizinische: Mit Fernel postulieren sie, daß gemischte Körper und dementsprechend auch das Temperament (= Mixtur) genauso prinzipiell unveränderlich seien wie die zugrundeliegenden Qualitäten. Jede Änderung geschehe nur akzidentiell und graduell. Ein Sanguiniker bleibe im Blick auf Gesichtsfarbe, Habitus, Temperament und Affekte immer ein Sanguiniker.[408] Unter den zahlreichen Gegenargumenten erscheinen ebenfalls medizinische Überlegungen. Sie werden genauso wie alle anderen Einwände scharfsinnig widerlegt: So sei die seit der Sintflut abnehmende Lebenserwartung auf eine andere Jahreszählung sowie auf eine unzureichende Lebensweise zurückzuführen, und die angeblich kleinere Statur heutiger Menschen sei entweder die Folge eines Aussterbens der monströsen Riesen oder nur zufällig im Rahmen der natürlichen Varianz zu beobachten.

3. Ein weiterer Schwerpunkt philosophischer Untersuchung sind die ethischen Qualitäten des Greisenalters. Hier wirkt die bereits erwähnte Schrift Ciceros nach, indem regelmäßig die moralischen Vorzüge des höheren Lebensalters gegenüber der Jugend herausgestellt werden. Die bereits erwähnten Leipziger Alberti und Schröck tun dies im Rahmen einer Erörterung der verschiedenen, zum Teil aristotelischen Tugenden (*fortitudo, temperantia, liberalitas, modestia, prudentia, mansuetudo*). Dagegen bleiben die von Aristoteles dem Greisenalter eigentlich zugedachten negativen Eigenschaften unerwähnt oder werden abgestritten (im Unterschied zu ihrer Akzentuierung in verschiedenen theologischen Schriften).[409] Entsprechend betonen Christian Altmann und Christian Gottfried Hoffmann in ihrer *Dissertatio historico-philosophica* (1711) mit Plutarch die staatstragende Bedeutung der greisen Gelehrten (unter ausdrücklichem Ausschluß der kindischen Greise) und setzen sich auch mit medizinischen Gegenargumenten auseinander: So führe man unter Verweis auf die körperliche Schwäche der Greise deren Recht, ja sogar deren Pflicht ins Feld, sich zu schonen; sie dürften nicht ihr Leben verkürzen oder gar dem Staat Schaden zufügen, indem sie öffentliche Pflichten, die ihnen übertragen würden, aufgrund ihres Zustandes zwangsläufig vernachlässigten. Dem setzen die Autoren die zahlreichen Tugenden der Greise entgegen. Im übrigen sei es ehrenvoller, eine mögliche Verkürzung des Lebens beim Dienst für andere in Kauf zu nehmen als in ruhmloser Untätigkeit zu Hause bis zum höchsten Alter zu leben. Anders als Kranke oder Verstümmelte seien Greise nur von körperlicher Arbeit zu entlasten, nicht aber von geistigen Anstrengungen: Zum Beraten des Staates sei kaltes Blut (!) erforderlich.[410]

Diese wenigen Beispiele deuten zum einen klar auf einen wechselseitigen Einfluß von Philosophie und Medizin in der Darstellung des Greisenalters hin, der bereits für das 16. und frühe 17. Jahrhundert aufgezeigt wurde[411], jedoch mindestens bis in das frühe 18. Jahrhundert währt und spätestens in den theoretischen Konzepten der Romantischen Medizin wiederauflebt. In der Bewertung des Greisenalters unterscheiden sich allerdings philosophische und medizinische Hochschulschriften. beträchtlich: Während die überwältigende Mehrheit[412] der heilkundlichen Texte um 1700 die pathologischen Aspekte des Alters (insbesondere der *aetas decrepita*) und gerade auch den geistigen Abbau betont und als unausweichlich darstellt, klammern die meisten philosophischen Werke[413] diesen Aspekt weitgehend aus. Sie beschränken sich auf eine Idealisierung des rüstigen (*aetas virida*), geistig frischen, tugendhaften alten Menschen, weil dieser Typ ihrer literarischen Tradition und ihren Theorien, die am staatspolitischen Utilitarismus[414] ausgerichtet sind, am ehesten entspricht. Vielleicht ist es ein Zufall, aber dennoch fällt auf, daß einer von wenigen Nichttheologen, die sich überhaupt auf philosophisch-literaturhistorischer Ebene mit einem Laster der Greise, nämlich dem „unheilbaren" Geiz, auseinandersetzen, ein Arzt ist, nämlich der gekrönte *Poeta laureatus* Hermann Werner von Westhoven.[415]

Darüber hinaus rezipiert die Philosophie bis in die zweite Hälfte des 17. Jahrhunderts hinein neuplatonische Lehren von der Unvergänglichkeit, die jedoch das Altern des Subjekts kaum thematisieren. Medizinische Hochschulschriften, die nach 1650 zunehmend auf die eigene Disziplin und deren Spezialisierung ausgerichtet sind, nehmen im Gegensatz zu den Gerokomien solche geistigen Höhenflüge freilich kaum mehr zur Kenntnis.

Eine gewisse Synthese beider Positionen und Wissensbereiche, der medizinischen und philosophischen, erscheint in den bekannten Universallexika des 18. Jahrhunderts, die deshalb am Ende dieses Abschnitts noch angesprochen werden. Johann Heinrich Zedler vermittelt in seinen Lexikonartikeln zu *aetas* und *Alter* (1731) zum einen *physicalisch*-juristisches Basiswissen (biologische und numerische Altersstufen sowie deren forensische Bedeutung in Geschichte und Gegenwart; mögliche Lebenslänge); zum andern findet sich aber auch eine *moralische Betrachtung* der Lebensalter, die – neben dem obligaten Hinweis auf die herausragende, ehrenvolle Stellung der Alten bei allen Völkern – mit Horaz und Aristoteles durchaus auch negative Eigenschaften (Geiz, Langsamkeit, Behutsamkeit, Klage über die Gegenwart) der letzten Lebensphase thematisiert.[416] – Noch ausführlicher geht die berühmte *Encyclopédie ou Dictionaire raisonné des sciences, des arts et des métiers* (1751 – 80) von Denis Diderot und Jean le Rond d'Alembert auf das Alter ein: Zum einen enthält sie mehrere Artikel zu den Lebensaltern (*âge*), die denen von Zedler gleichen; sie sind allerdings nach Mythologie, Jurisprudenz, Medizin, Anatomie und Forensik getrennt und bieten daher auch eine eingehende Altersbeschreibung nach (iatromechanischer) Physiologie, Pathologie und Diätetik, bei der mehrfach auch der allmähliche Niedergang der intellektuellen Fähigkeiten angesprochen wird.[417] Zum andern finden sich am Ende der *Encyclopédie* zwei weitere Artikel speziell zum Greisenalter (*vieillesse*), die beide vom gleichen Autor Louis Chevalier de Jaucourt verfaßt wurden. Bereits in dem ersten, der medizinisch akzentuiert ist und hauptsächlich den Beginn des Alters sowie anatomische und physiologische Veränderungen diskutiert, wird durch ein einleitendes pessimistisches Gedicht Voltaires der Niedergang der menschlichen Schönheit thematisiert. Diese Sichtweise wird im zweiten Artikel aus moralischer Sicht noch verstärkt: Der greise Mensch sei gegenüber allem außer seinen eigenen Schmerzen unempfindlich; er sei an seine Gewohnheiten gefesselt und könne sich gegen seine Fehler nicht mehr wehren. Widerwärtigkeiten, aber auch Luxus beschleunigten das Altern; nur durch Mäßigung und einfaches Leben könnten die Glieder des Körpers sich die Vorteile der Jugend erhalten. Auch sei es eine gute Wahl, das Alter durch Tugend zu stützen, anstelle vor dem Erreichen des Hafens Schiffbruch zu erleiden.[418]

Die genannten Artikel demonstrieren eindrucksvoll den sukzessiven Verlust einer idealistischen Sichtweise vom Alter zugunsten einer medizinisch-naturwissenschaftlich geprägten Lehre vom Niedergang des Menschen, die auch seine moralphilosophische Beurteilung bestimmt. Diese Position am Ende des 18. Jahrhunderts stimmt im Grunde mit der aristotelischen Charakterisierung des höheren Lebensalters erneut überein, auch wenn keine eindeutigen Hinweise auf eine Rezeption mehr zu erkennen sind.[419]

Anmerkungen

1 Vgl. Axel Karenberg, Lernen am Bett der Kranken. Die frühen Universitätskliniken in Deutschland (1760 – 1840). Hürtgenwald 1997, insbesondere S. 15-28.

2 Vgl. Descartes (1632/1969), insbesondere S. 44. – Julien Offrai de Lamettrie, L'homme machine (Der Maschinenmensch), hg. von Claudia Becker. Hamburg 1990.

3 Vgl. die frühen geriatrischen Hochschulschriften von Stromer von Auerbach (1537), Erastus/Ruinella (1581), Waldung (1611) und Dornau (1619). – In Basel wurde der Dissertationsdruck im Jahr 1585 obligat; an der neugegründeten Universität Helmstedt bereits 1576; vgl. Diethelm (1971), S. 161; Triebs (1995), S. 89.

4 Bibliographien von Hochschulschriften: Deutsche Universitäten allgemein: Bio-bibliographisches Verzeichnis der Universitäts- und Hochschulschriften (Dissertationen) vom Ausgang des 16. bis Ende des 19. Jahrhunderts, hg. von Hermann Mundt und Konrad Wickert. 4 Bd., Leipzig/München 1936-1980. – Folgende Bibliographien zu medizinischen Dissertationen einzelner Universitäten wurden exemplarisch nach Schriften zum Greisenalter durchsucht (in Klammern Anzahl einschlägiger Texte in Relation zur Gesamtzahl der aufgeführten medizinischen Hochschulschriften):

Duisburg (1 von 530): Manfred Komorowski, Bibliographie der Duisburger Universitätsschriften (1652 – 1817), St. Augustin 1984;

Königsberg (2 von 187):	Manfred Komorowski, Promotionsschriften an der Universität Königsberg 1548 – 1799, München 1988;
Gießen (keine von ca. 150):	Die Dissertationen und Habilitationsschriften der Universität Gießen 1650 – 1700, Bibliographie, hg. von Hermann Schüling, München/New York 1982;
Tübingen (1 von 226):	Martina Beese, Die medizinischen Promotionen in Tübingen 1750 – 1799, Diss. med. Tübingen 1977;
Helmstedt (4 von 806):	vgl. Triebs (1995), S. 120-328;
Köln (keine von 52):	Peter Stauder, Die Hochschulschriften der alten Kölner Universität 1583 – 1798, München 1990, S. 283-88;
Würzburg (keine von 133):	Würzburger Hochschulschriften (1581 – 1803), nach Vorarbeiten von J. Brein hg. von G. Malzer, Würzburg 1992;
Basel (6 von 1631):	Fritz Husner, Verzeichnis der Basler medizinischen Universitätsschriften von 1575 – 1829, Basel 1942;
Freiburg/Br. (1 von 76):	Ernst Theodor Nauck, Die Doktorpromotionen der medizinischen Fakultät Freiburg/Br., Freiburg 1958, S. 66-69 (Professoren- und Promovendendissertationen).

5 Diese Übungsschriften wurden im 18. Jahrhundert seltener publiziert: Triebs (1995) erfaßt für den Zeitraum 1576 – 1810 an der medizinischen Fakultät Helmstedt 495 *pro-gradu*-Disputationen und 311 Übungsdisputationen (*exercitii gratia*), doch gelangten von den letzteren allein 275 (fast 90 %) bereits bis 1700 in den Druck, während im gleichen Zeitraum von den Disputationen zur Erlangung eines Hochschulgrades nur ein knappes Drittel (153) gedruckt wurden, der Rest erst nach 1700. – In Montpellier waren beispielsweise drei Übungsdisputationen erforderlich, bevor ein Student eine *pro-gradu*-Dissertation anfertigen durfte. Allerdings wurden die meisten dieser Übungsdissertationen nicht veröffentlicht; vgl. Diethelm (1971), S. 5-11.

6 Vgl. Horn (1893), S. 51-72; Schubart-Fikentscher (1970); Triebs (1995), S. 84f.; Diethelm (1971), S. 163; Allweiss (1979), S. 21-23.

7 Dies gilt vor allem für die Pariser Hochschulschriften: So ist die *Quaestio* von De Larivière/Verdelhan des Moles (1743) mit derjenigen von Patin/Gouel (1657) identisch, ebenso die Arbeit von Desessartz/Corvisart Desmarets (1781) mit derjenigen von De Vallun/Nollan (1769) sowie die *Quaestio* von Bourru/Ducos (1783) mit derjenigen von Raoult/Afforty (1664). Besonders interessant ist die Umarbeitung der Schrift von Cornuty/Le Febure (1636) durch Caron/Costar (1725); s. Abschnitt 3.1.1.

8 Eine erste Abweichung von dieser Regel macht die deutschsprachige Antrittsvorlesung *Vom menschlichen Alter, und den davon abhangenden Rechten* des Tübinger Professors Wilhelm Gottfried Ploucquet (1779), die allerdings auf einer von oder mit Gotthold E.J. Uhland verfaßten lateinischen Hochschulschrift beruht; vgl. Anm. 26. – Auch die Dissertationen von Seiler (1799) und Philites (1808) wurden übersetzt; vgl. Anm. 146, 155.

9 Die umfangreichen Dissertationssammlungen von Montpellier, Reims und Padua blieben in dieser Studie unberücksichtigt. – Spanische und portugiesische Disputationen wurden anscheinend grundsätzlich nicht gedruckt.

10 Nach Schätzungen des Bergisch Gladbacher Verlegers Frank Grätz, der über eine Sammlung von über 40.000 Dissertationen vor 1800 verfügt, sind circa 98% der vor 1800 gedruckten Ursprungsbestände im Laufe der Zeit verlorengegangen.

11 Vgl. Triebs (1995), S. 104.

12 Vgl. Chevalier (1947), S. 3806.

13 Einige Dissertationen erschienen in Frankfurt/M, Leipzig oder Nordhausen in einem weiteren Druck; in diesen Fällen wurde nur der Ort der Hochschule berücksichtigt.

14 Vgl. Diethelm (1971), S. 10 (*definitio, affirmatio, objectio, enummeratio symptomatum, conclusio*). In der Regel argumentieren jedoch die hier untersuchten Pariser Dissertationen des 17. und 18. Jahrhunderts im Rahmen dieser Gliederung von fünf Teilen frei.

15 Vgl. Chevalier (1947), S. 3806.

16 Die Lebensdaten der meisten Praesides der Pariser Fakultät sind nicht zu ermitteln.

17 Es ist unklar, ob hier der Vater oder der gleichnamige Sohn Baron präsidierte (beide wirkten an der Pariser medizinischen Fakultät).

18 Vgl. Chevalier (1947), S. 3788-3797.

19 Gavois/Perrault (1639): *An ut corporis sic animae senectus?* Die Verneinung dieser Frage ist jedoch nicht ein Ausdruck von Opposition, sondern betont gerade das Dogma von der Unvergänglichkeit der Seele.

20 An senibus nocet meri potio (Le Breton/Fagon, 1664; Raoult/Afforty, 1673); An senibus mel (Mandat/De Frade, 1630; Du Cerf/De la Vigne, 1717); vgl. außerdem die in Anm. 7 genannten Plagiate. – Ein ähnlicher Befund zeigt sich übrigens bei den Kölner Disputationsfragen um 1500, soweit sie aus dem Dekanatsbuch überliefert sind: Vier der sechs Fragen (gestellt am 22.2. 1492, 3.10. 1510, 18.1. 1525 und 25.4. 1538) handeln über das leichtere Fasten der Greise (am 22.2. 1492 außerdem über ihre verminderte Krankheitsanfälligkeit), eine weitere über die Apoplexie (19.1. 1502) und schließlich eine über Fiebererkrankungen (4.2. 1524); freundliche Auskunft von Frau Dr. I. Hort, Universitätsbibliothek Gießen.

21 Vgl. Perreau/Lopes (1650) und Lopes/Parigault (1652); Yon/Preaux (1673) und Preaux/Le Moine (1714). – Bei der *Quaestio* von Alton/Cousin (1642) griff offensichtlich der respondierende Sohn Jean Cousin das Thema Alter auf, über das bereits der gleichnamige Vater präsidiert hatte (Cousin/Jouvin, 1624).

22 Eine Ausnahme bildet die am Ende des Untersuchungszeitraums entstandene Dissertation von Burkhard Wilhelm Seiler (1799) mit 120 Seiten. Vgl. auch Anm. 34.

23 Diese *Dissertatio physica* zweier Kandidaten wurde trotz ihres ausschließlich medizinischen Inhaltes der Philosophischen Fakultät in Leipzig vorgelegt.

24 Das in Leipzig erschienene *Valetudinarium senum Salomonaeum medico-sacrum* (1708) von Warlitz basiert auf seiner Hochschulschrift *Exercitatio medico-sacra de senio Salomonaeo ad Ecclesiastes cap. XII* (Leipzig 1700).

25 Im Text (Triller, tom III, 1779, S. 362) wird als Terminus a quo auf eine weitere für den 19. April 1771 vorgesehene Dissertation hingewiesen.

26 Die deutsche Fassung von 1779 basiert auf der *Dissertatio inauguralis sistens aetates humanas earumque iura* (Tübingen 1778), die Ploucquet als Antrittsdisputation vorlegte und zugleich *exercitii gratia* von dem Respondenten Uhland verteidigen ließ.

27 Zum Vergleich zwischen Kindheit und Greisenalter vgl. Anm. 161 sowie Kap. 6, Anm. 26-28.

28 Vgl. Allweiss (1979). – Bereits in einer preußischen Kabinettsorder vom 6.1.1820 werden die damaligen medizinischen Dissertationen als „in wissenschaftlicher Hinsicht durchaus minderwertig" qualifiziert; vgl. Gerhard Bengeser, Doktorpromotion in Deutschland. Bonn (um 1966), S. 71. Dagegen steht die Beobachtung von Werner Allweiss, daß frühneuzeitliche Praesides vor der Ära wissenschaftlicher Zeitschriften mittels Dissertationen durchaus auch ihre neuesten Forschungsergebnisse rasch (und auf Kosten ihrer Dissertanten) in den Druck geben konnten (Allweiss, 1979, S. 23f.).

29 Ein typisches Beispiel ist die Dissertation von Juch/Kamper (1732), in der kaum zitiert und zugleich alles Überlieferte unreflektiert als wahr angesehen wird.

30 Dazu passen auch die verhältnismäßig häufigen Plagiate (vgl. Anm. 7 und 20). – Iatromechanische Konzeptionen finden sich lediglich bei Daval/Silva (1712), Ferret/Vieillard (1739) und Bottman/Desrousseaux (1790). – Nur beiläufig gehen einige weitere *Quaestiones* auf den im 17. Jahrhundert entdeckten Blutkreislauf ein: Le Gaigneur/Marteau (1663); Preaux/Le Moine (1714); Du Cerf/De la Vigne (1717).

31 Vgl. Anm. 311.

32 Vgl. Sebiz/Welsch (1645), Sebiz/Gosky (1658), Posner/Vultejus (1673), Schelhaß/Schmid (1718), Depré/Härtel (1720).

33 Van Swieten (1964), S. 46, 57; vgl. auch Daniel Wilhelm Triller (1783; S. 12), der noch Ende des 18. Jahrhunderts bezüglich diätetischer Mäßigung in galenistischer Manier argumentiert: *Soll eine Lampe lange brennen; Ist ihr nur mäßig, Oel zu gönnen, Weil sie durch dessen Ueberfluß, sonst allzufrüh verlöschen muß.*

34 Mit 66 (unnumerierten) Seiten ist die Arbeit von Sebiz/Welsch (1645; erschien außerdem im gleichen Jahr als *Dissertatio* aus derselben Druckerei mit identischem Titel, doch ohne Angabe des Respondenten) bei weitem die umfangreichste geriatrische Hochschulschrift im 17. Jahrhundert, gefolgt von der *Disputatio* der Autoren Sebiz und Gosky (1658; 56 Seiten).

35 Vgl. hierzu auch Renaudot/De Caen (1659); Raoult/Afforty (1673); Berger/Hofmann (1693); Du Cerf/De la Vigne (1717); Baron/Morand (1749; Analogie zwischen Lebensalter und Jahreszeiten).

36 Vgl. Abschnitt 8.1.

37 Sebiz/Welsch (1645), th. 49-88 (o.S.); vgl. auch Sebiz/Gosky (1658), th. 42-72 (o.S.).

38 Hubault/Foucault (1646); Perreau/Lopes (1650); vgl. auch Posner/Vultejus (1673), § 33f. (o.S.).

39 Cousin/Jouvin (1624); Bouionier/Pallu (1629); Piiart/Chrestien (1629); Alton/Cousin (1642); De Launay/Blanchet (1644); Raoult/Afforty (1673); Richard/Marais (1688). Vgl. auch Sebiz/Welsch (1645), th. 187f. (o.S.). – Noch Preaux/Le Moine (1714) schuldigen eine *mobilitas principiorum* an, eine Bemerkung freilich, die sich sowohl auf die Elemente als auch die Abnutzung der Hauptorgane des Körpers durch Bewegung (s. Abschnitt 3.1.1.3) beziehen könnte.

40 De Launay/Blanchet (1644); vgl. auch Warlitz (1708), S. 123.

41 Le Secq/Bonier (1627); Bouionier/Pallu (1629); Hubault/Foucault (1546); Richard/Marais (1688).

42 Gavois/Perrault (1639); Lopes/Parigault (1652); Yon/Preaux (1673).

43 Sebiz/Welsch (1634), th. 93 (o.S.); Le Secq/Bonier (1627); Alton/Cousin (1642); Yon/Preaux (1673). – Zur gleichlautenden Ansicht Fernels und Ranchins vgl. Kap. 2, Anm. 219, zum Melancholie-Konzept Kap. 2, Anm. 88.

44 Schelhaß/Schmid (1718) erwähnen hauptsächlich Wedels *Exercitatio de morbis senum Salomoneis* (in: Exercitationum medico-philologicarum decas tertia, Exerc. III. Jena 1687, S. 12-17), die immerhin eine mechanistische Erklärung der Katarrhe enthält (vgl. auch Abschnitt 3.1.3).

45 Bemerkenswert ist allerdings die Deutung der drei schwindenden Substanzarten als Säfte (*sanguis, serum, lympha* anstelle der galenistischen *humores, solida, spiritus*); Schelhaß/Schmid (1718), cap. 2, S. 13.

46 Depré/Härtel (1720), S. 7, 12; lediglich gegen Ende erwähnen die Autoren als pathogenen Faktor des Greisenalters neben der Humoral- und Temperamentenlehre die Veränderung der festen Körperteile entsprechend iatromechanischen Vorstellungen (S. 28). – Hebdomaden und *annus climactericus* werden auch von Zwinger (1726; cap. III, § 3, S. 65f.) und Alberti/Hase (1742; S. 10, 28f.) diskutiert. Zur Verwerfung dieser Theorie mit Hilfe statistischer Methoden vgl. Gessner et al. (1748), § 10, S. 18.

47 Vgl. Schelhammer/Waltsgott (1694); Rychner (1717); Depré/Jungius (1725); Staehelin (1755). – Ein weiterer Bereich, für den hippokratische Lehrsätze herangezogen wurde, liegt in der speziellen Pathologie (s. Abschnitt 3.1.3).

48 Ähnlich bei Schrader/Blume (1699), § 8 (o.S.).

49 Camerarius/Carolus (1683), S. 10f. (cap. I, th. 11). – Eine vergleichbare Übergangsstellung zwischen Säftelehre und iatromechanischer Theorie kennzeichnet die Arbeit von Berger/Hofmann (1693).

50 Ähnlich auch Wedel/Hieronymi (1707), S. 14f. (*Calor innatus* und *Humidum radicale* als entgegengesetzte Lebensprinzipien, aus denen die zwei Todesarten, *extinctio* bzw. *absumptio*, abgeleitet werden); Warlitz (1708), S. 49f. (Unterdrückung des *Calor innatus* bzw. der Lebensflamme durch wäßrige Bestandteile des Blutes im feucht-kalten Greisenalter).

51 Vesti/Stegmann (1692), th. 14, 24, S. 14, 24.

52 Schrader/Blume (1699), §§ 5, 8-11 (o.S.).

53 Posner/Vultejus (1673), § 29 (o.S.).

54 Warlitz (1708), S. 51, 58, 123. – Vgl. Preaux/Le Moine (1714), die von *temperies* und *crasis* der Säfte sprechen und dieses alte Bild ebenfalls auf eine geeignete Zusammensetzung des Blutes übertragen. Auch Du Cerf/De la Vigne (1717), die Wedel-Schüler Fick/Heinsius (1724; § 16, S. 19) sowie Baron/Morand (1749) erwähnen trotz ihrer iatrochemischen bzw. -mechanischen Grundausrichtung ein kalt-trockenes Temperament bzw. eine veränderte *crasis* der Greise.

55 Cornuty/Le Febure (1636).

56 Vgl. Abschnitt 3.2 und Meckel/Müller (1800), S. 25-30.

57 Vgl. Camerarius/Carolus (1683/84), Wedel (1686), Vesti/Stegmann (1692), Schrader/Blume (1699), Wedel/Hieronymi (1707), Daval/Silva (1712), Pauli (1714), in Ansätzen auch noch die von Georg Wolfgang Wedel beeinflußten Arbeiten von Schelhammer/Waltsgott (1694), Fick/Heinsius (1724) und Hilscher/Ranis (1746).

58 Vgl. hierzu Rothschuh (1978), S. 279-290.

59 Camerarius/Carolus (1683) setzen beispielsweise *Spiritus* mit *fermenta*, *archei*, *succi* und *sales* gleich (cap. I, th. 10, S. 10).

60 Vgl. Wedel/Hieronymi (1707), S. 13; Du Cerf/De la Vigne (1717); *Terra* und *Aqua* als Lebensprinzipien erwähnt bereits Thomas Willis in seiner Schrift *De fermentatione* (in: Diatribe duae; 1659); vgl. Rothschuh (1978), S. 283.

61 Vgl. Pauli (1714), § 22-25, S. 12-14.

62 Vesti und Stegmann (1692; S. 6) vergleichen den Magen mit einer Retorte, Schrader/Blume (1699; § 4, o.S.) den Organismus mit einem an menschliche Bedingungen angepaßten *hypocaustum Chymicorum*; Warlitz (1708; S. 122) beschreibt den Körper als *laboratorium nobile*.

63 Daval/Silva (1714).

64 Beireis/Ottmer (1792), § 30, S. 23.

65 Auch andere Organe enthalten Fermente, beispielsweise die Geschlechtsorgane (*fermentum genitale, uteri*), die die Kräfte wachsen lassen und die Monatsblutung bewirken; vgl. Vesti/Stegmann (1692), S. 12; Schrader/Blume (1699), § 3 (o.S.).

66 Warlitz (1708; S. 83f.) erwähnt explizit ein im Speichel vorhandenes Ferment, das zur Gärung beitrage.

67 Camerarius/Carolus (1683), cap. I, th. 6-10, S. 6-10; Vesti/Stegmann (1692), S. 7f.; Vater/Richter (1724), S. 19.

68 Dieser Aspekt der Fermentierung des Blutes im Herzen weist nicht nur auf Van Helmont, Harvey und Willis (vgl. Camerarius/Carolus, 1683, th. 10, S. 10), sondern auch auf die einflußreichen Hypothesen von Descartes hin, der aus diesem Prozeß sogar die Herzbewegung ableitete; Descartes (1632/1969), S. 48-50; idem (1648/1969), §§ 18, 72, S. 155f., 186-88.

69 Warlitz (1708), S. 112.

70 Camerarius/Carolus (1684), cap. III, th. 6, S. 41; Vesti/Stegmann (1692), S. 29f.; Depré/Jungius (1725), S. 23.

71 Camerarius/Carolus (1683), cap. I, S. 4, 6; Berger/Hofmann (1693), S. 16; Warlitz (1708), S. 51; Coschwitz/Hagenbuch (1725), S. 17. – Nach Preaux/Le Moine (1714) besteht Blut aus salzigen, schwefeligen und wäßrigen Teilen; salzige können bei schlechter Mischung roh, scharf oder sauer werden, schwefelige unrein, träge und fett, feuchte dagegen zu wäßrig.

72 Daval/Silva (1714); vgl. auch Pauli (1714), § 32, S. 17 (Diagnose anhand übersäuerten Urins). – Säure oder Schärfen des Blutes (*acrimonia*) sind insbesondere nach Sylvius ein pathologisches Grundprinzip der Iatrochemie; vgl. Rothschuh (1978), S. 281.

73 Camerarius/Carolus (1683), cap. I, th. 10, S. 10.

74 Schrader/Blume (1699), § 11 (o.S.); vgl. Hilscher/Ranis (1746), S. 19.

75 Nach Camerarius/Carolus (1683; cap. I, th. 10, S. 10) sind die fehlenden *Spiritus* demzufolge nicht nur *causa*, sondern auch *effectus* der unzureichenden Blutbildung. Vgl. auch Preaux/Le Moine (1714).

76 Vesti/Stegmann (1692), S. 23.

77 Berger/Hofmann (1693), S. 16; Vater/Richter (1724), S. 21. – Wedel (1686) erwähnt eine *Lympha radicalis* im Perikard und in Hirnventrikeln, die offensichtlich an das Konzept des *Humidum radicale* anknüpft.

78 Sommer (1727), § 15, S. 15.

79 Vgl. Abschnitt 3.1.3.2 und Anm. 192 sowie Fracassini (1763), S. 166-68. – Zur Konzeption des Skorbuts um 1700 als Erkrankung des Blutes mit salzigen, scharfen und sauren Teilen vgl. Boerhaave (1775), § 1148ff., S. 342-45.

80 *segnis fermentatio*; Du Cerf/De la Vigne (1717).

81 Camerarius/Carolus (1683), cap. I, th. 3, S. 5. Kurioser Weise werden mechanische Veränderungen (Verstopfung von Poren durch veränderte Partikel) als Ursache für den verminderten *influxus* des Lebenslichts diskutiert (mehrfach zitiert nach Hornius, Arca Mosis sive Historia mundi, p. 172; vgl. auch Schelhammer/Waltsgott, 1694, cap. II, sect. 4, § 1, S. 26). – Zum Konzept des Lebenslichtes bei Van Helmont vgl. Abschnitt 2.3.3.

82 Wedel (1686). – Warlitz (1708; S. 128) vergleicht entsprechend das *Calidum innatum* mit einem *Sulphur naturae vel vitale*. – Posner/Vultejus (1673; § 26, o.S.) erwähnen den von Heinrich Noll vertretenen *Calor balsami innati* als Lebensprinzip. – Wedel/Hieronymi (1708) diskutieren außerdem einen (*Calor*-ähnlichen) *Phosphorus maior* und *minor* in Herz und Gehirn und erwähnen ein galenistisch-iatrochemisches *Calidum* bzw. *Humidum balsamicum* (S. 9-11).

83 Schrader/Blume (1699), § 11 (o.S.).

84 Daval/Silva (1714).

85 Bouionier/Pallu (1629); Posner/Vultejus (1673), § 7 (o.S.).

86 Dies geschieht aber häufig ohne Namensnennung; vgl. Camerarius/Carolus (1684), cap. III, th. 1, S. 34f.; Schrader/Blume (1699), § 21 (o.S.); Wedel/Hieronymi (1707), S. 4f. (setzen sich im übrigen sehr kritisch mit Van Helmonts Ablehnung des Aderlasses und seinen Vorschlägen zur milchfreien Säuglingsernährung als einer Voraussetzung für Langlebigkeit auseinander; ebd., S. 28-30, 32). – Vesti/Stegmann (1692; S. 42) lehnen die (angebliche) Verachtung der Diät bei Paracelsus und Van Helmont ab.

87 Camerarius/Carolus (1683; cap. I, th. 1, S. 3) beginnen beispielsweise ihre Untersuchung mit einem Paracelsus-Zitat, das zu einem Studium der Menschen vor dem der Krankheiten aufruft; Vesti/Stegmann (1692; S. 7, 19, 30f.) betonen mit Van Helmont die Bedeutung der ersten Verdauung als eines natürlichen Prozesses, der lediglich unterstützt werden kann, für die folgenden Verdauungsstufen und erwähnen Van Helmonts Leugnung der Möglichkeit neuer Zahnbildung im Alter sowie seine Hinweise zur Asthma-Genese; Wedel/Hieronymi (1707; S. 9f.) weisen auf ein Experiment des Paracelsus zur Herstellung von Phosphor aus Urin hin und befürworten die nach Van Helmont hergestellte Zeder-Essenz (ebd., S. 34). Vgl. auch Finger/Cronbusch (1694), cap. I, § 9 (o.S.); Pauli (1714), §§ 32, 55, S. 19, 29.

88 Beschreibung des Körper als *machina hydraulico-pneumatica* bei Glagau (1715), § 4, S. 8; Warlitz (1708), S. 122. – Wedel/Hieronymi (1707; S. 6) bezeichnen den Körper auch als *machina animata et activa*.

89 Schrader/Blume (1699), §§ 11, 22 (o.S.); Glagau (1715), §§ 5+6, S. 8-10; Juch/Kamper (1732), § 16, S. 10; Friis/Heinrich (1739), § 2, S. 6.

90 Daval/Silva (1712); Du Cerf/De la Vigne (1717); Depré/Jungius (1725), sect. III, § 2, S. 19; Wolff (1748), § 1, S. 3f.

91 Christian (1702), § 6 (o.S.); Fick/Heinsius (1724), § 12, S. 14; Depré/Jungius (1725), sect. II, § 7 u. III, § 7, S. 14, 23; Coschwitz/Hagenbuch (1725), §§ 5 u.10, S. 6, 14; Zwinger (1726), cap. I, § 5, S. 10; Sommer (1727), § 13, S. 14; Juch/Kamper (1732), § 11, S. 7f.

92 Fick/Heinsius (1724), §§ 12 + 18, S. 14, 22; Buteux (1726), § 12, S. 13. – Besonders Fischer (1777; cap. I, §§ 51 u. 68, S. 58, 72f. u.v.m.) betont den Alternsfaktor einer nachlassenden Elastizität des Blutes.

93 Neukum (1743), § 4, S. 4.

94 Ferret/Vieillard (1739); De Gevigland/Dorigny (1749).

95 Vgl. Berg (1942), S. 369-372, 375-386, 394-412. – Nach Buteux (1726; § 7, S. 10) ist die Rigidität die hervorstechendste unter den Krankheiten, die das Alter begleiten.

96 Richter (1736), §§ 5f., in: Idem (1780/81), tom. III, 8-12; Saur (1744), § 4, S. 4.

97 Die Faserlehre wird in den meisten Schriften erwähnt, ist jedoch besonders ausgeführt bei Berger/Berger (1713), §§ 13f., S. 23f.; Buteux (1726); Oosterdyk Schacht (1729); Blanck (1730); Dummel (1732); Gernet (1732); Scholl (1733), Schulze/Rohr (1735), Liefmann (1737), Ferret/Vieillard (1739); Neukum (1743); Saur (1744); Pohl/Hagemeyer (1746); Geille de Saint Leger/Latier (1751); Ludwig (1759).

98 Hinweis auf Leeuwenhoeck u.a. bei Scholl (1733), § 17, S. 11f.

99 Dummel (1732), § 4, S. 6; Pohl/Hagemeyer (1746), §§ VI u. VIII, S. 12, 17.

100 Eine Gegenposition, die den natürlichen Widerstand der (Muskel-)Faser gegen die Kontraktion aufgrund ihrer Morphologie postuliert, wird erst gegen Mitte des 18. Jahrhunderts formuliert; vgl. Wolff (1748), § 4, S. 8f.

101 Wolff (1748), § 10, S. 15f.

102 Hutter (1732), § 11, S. 16; Alberti/Thalheim (1735), § 8, S. 12.

103 Saur (1744), § 9, S. 6f. – Neukum (1743; § 17, S. 11) geht von einer zunächst wachsenden *resistentia* und Kraft des Herzens aus, die jedoch zuletzt vom Widerstand der Gefäße überwunden werde.

104 Schulze/Rohr (1735), § 36, S. 14; Neukum (1743), § 14, S. 10; Saur (1744), § 6, S. 4f.; vgl. auch Bottman/Desrousseaux (1790), Th. III, S. 8. – Die Gluten-Partikel führt Johann Friedrich Schreiber (1705 – 1760) in die Faserlehre ein (in Anlehnung an Boerhaaves Vorstellung ölig-wäßriger Verbindungspartikel); vgl. Berg (1942), S. 408, 411.

105 Wolff (1748), § 7, 10, S. 12-15. – Vgl. hingegen Fischer (1777; cap. I, §§ 52f., S. 58-61), der eine relative Leichte der Greise u.a. aufgrund ihrer porösen Knochen annahm und zu beobachten meinte.

106 Vgl. Abschnitt 2.2. – Vgl. auch Camerarius/Carolus (1683), cap. I, th. 3 u. 5, S. 5f.; Finger/Cronbusch (1694), cap. I, § 10 (o.S.); Warlitz (1708), S. 52-56, 93; Sommer (1727), §§ 11 u. 13, S. 11-14.

107 Berger/Hofmann (1693), § 5, S. 7; Ferret/Vieillard (1739); Friis/Heinrich (1739), § 3, S. 10f.; Neukum (1743), § 21, S. 13; Wolff (1748), § 7, S. 11.

108 Alberti/Thalheim (1735), § 7, S. 9-11; Saur (1744), § 3, S. 3; Pohl/Haenel (1777), § IX, S. 19; vgl. auch Fischer (1777), cap. I, § 56, S. 62f.

109 Dullaeus (1726), § 7, S. 9; Ferret/Vieillard (1739).

110 Fick/Heinsius (1724), § 13, S. 15-18; Blanck (1730), § 10, S. 14f.; Dummel (1732), § 4, S. 5f.; Scholl (1733), § 30, S. 20; Buteux (1726), S. 17, 26; Pohl/Hagemeyer (1746), § VIII, S. 14-18; Wolff (1748), § 8, S. 12f.; Bottman/Desrousseaux (1790), Th. IV, S. 10f.

111 Schulze/Rohr (1735), § 90, S. 33; Neukum (1743), § 21, S. 13; Heumann (1776), § 52, S. 35f.; dagegen stehen humorales und mechanisches Konzept unverbunden nebeneinander bei Hoffmann/Nitschius (1725), §§ 9 u. 10, in: Hoffmann (1740), tom. V, 291; vgl. demgegenüber zu Hoffmanns integrativem Konzept von *intemperies* und Stase der Flüssigkeiten Rothschuh (1977), S. 245-47. – Besondere Aufmerksamkeit widmen Johann Heinrich Schulze und Johann Daniel Rohr dem Blut, indem sie nicht nur seine chemischen Eigenschaften beschreiben, sondern auch eine altersbedingt gesteigerte Gerinnung postulieren. Dabei lagerten sich die roten *globuli* zu immer größeren Korpuskeln aneinander, die beispielsweise durch geeignete körperliche Bewegung wieder getrennt werden könnten; vgl. Schulze/Rohr (1735), §§ 57, 73-76, 118, S. 20f., 25f., 43.

112 Vgl. Hutter (1732), § 23, S. 30; Glagau (1715), § 6, S. 10; Alberti/Thalheim (1735), § 8, S. 12; Coschwitz/Hagenbuch (1725), § 10, S. 14-16; vgl. dagegen Friedrich Hoffmann, Medicina rationalis systematica lib. I, sect. I, cap. II, § 16, in: Idem (1740), tom. I, 31 (*Est itaque mors plenaria motus cordis & arteriarum circulique sanguinis extinctio, corruptionem corporis post se trahens*).

113 Glagau (1715), § 6, S. 10; Hutter (1732), § 11, S. 15; Juch/Kamper (1732), § 10, S. 7.

114 Hilscher/Ranis (1746), S. 4 (Kasuistik eines Greises mit entsprechendem Temperament); Probst (1752), § 11, S. 15.

115 Finger/Cronbusch (1694), cap. II, § 23 (o.S.); Vater/Richter (1724), th. 2, S. 7.

116 Wedel (1686), o.S.; Hoffmann/Nitschius (1725), § 4, in: Hoffmann (1740), tom. V, 289f.; Hutter (1732), §§ 5-7, 11-16, S. 10-12, 14-23; Friis/Heinrich (1739), § 3, S. 10-12; Pohl/Hagemeyer (1746), § IX, S. 18-22; Wolff (1748), § 14, S. 19-22; Pohl/Haenel (1777), § 3, S. 8; Beireis/Ottmer (1792), §§ 14-28, S. 11-21. – Zwinger (1726, cap. I, § 6, S. 11f.) unterscheidet lediglich willkürliche, nicht lebensnotwendige *Actiones animales* von unwillkürlichen, lebensnotwendigen *Actiones vitales* (Atmung, Herzbewegung, Verdauung).

117 Richter (1736), § 7, in: Idem (1780/81), tom. III, 12-14.

118 Vgl. Anm. 120. – Alternativ zu diesem Todeskonzept vertritt Scholl (1733; § 30, S. 20) als Ursache der *mors senilis* ein allmähliches Zusammenwachsen der Vascula cerebelli; vgl. auch Buteux (1726), § 32, S. 33.

119 Vgl. Udo Benzenhöfer, Der gute Tod? Euthanasie und Sterbehilfe in Geschichte und Gegenwart. München 1999, S. 66-71.

120 Stahl/Struve (1702), S. 40; Buteux (1726), § 32, S. 32f.; Dummel (1732), §§ 3 u. 9, S. 5, 12f.; Alberti/Schulz (1735), § 2, S. 11f.; Richter (1736), §§ 2, 7, in: Idem (1780/81), tom. III, 4, 14; Neukum (1743), § 23, S. 14f.; Gessner et al. (1748), § 6, S. 7; Mislei (1757), § 50 (o.S.); Van Swieten (1965), S. 53. – Möglicherweise führte erst Herman Boerhaave den Begriff *Euthanasia* (*senilis*) in die medizinische Diskussion ein; vgl. Anm. 366. – In diesem Sinne definiert auch das *Universal-Lexicon* von Johann Heinrich Zedler (Bd. 8, 1734, Sp. 2237) *euthanasia* als ganz leichten und schmerzlosen Tod ohne *convulsiones*.

121 Vgl. Abschnitt 1.3.2.

122 Beispielsweise bei Fischer (1777), Vorrede (o.S.).

123 Aristoteles, De partibus animalium II 4 (650 b14ff.).

124 Zu Riolan und Santorio vgl. Abschnitt 2.2; Descartes (1648/1969), § 23, S. 160.

125 Vgl. die entgegengesetzten pathophysiologischen Konzepte von Santorio (Ansammlung von *excrementa* in der zur Exkretion unfähigen Haut; vgl. Abschnitt 2.2) und Francis Bacon (Verlust von *spiritus* durch die Hautatmung; vgl. Abschnitt 2.3.1) sowie deren ältere Tradition; vgl. auch Anm. 230 und Sebiz/Welsch (1645), § 170 (o.S.).

126 Berger/Berger (1713), § 15, S. 25; Neukum (1743), § 1, S. 3; Gernet (1753) betont diesen Aspekt sogar im Titel seiner Schrift *De siccitatis senilis effectibus.*

127 Vgl. Abschnitt 1.3.2.

128 Vgl. aber den Hinweis auf einen Verbrauch der Seele (*psyché*) im Corpus Hippocraticum, De diaeta I 25 (Littré VI 498). – Vgl. auch Abschnitt 1.3.1.

129 Vgl. Rothschuh (1978), S. 291-93. – Eine philosophisch akzentuierte Übersicht bietet Hans Driesch, Geschichte des Vitalismus. Leipzig 1922.

130 Führende Vertreter dieser vitalistischen Schule in der 2. Hälfte des 18. Jahrhunderts waren Théophile de Bordeu und Paul Joseph Barthez; vgl. Elizabeth A. Williams, A cultural history of medical vitalism in Enlightenment Montpellier. Aldershot 2003, insbesondere S. 275.

131 Vgl. Thomas Henkelmann, Zur Geschichte des pathophysiologischen Denkens. John Brown (1735 – 1788) und sein System der Medizin. Berlin/Heidelberg/New York 1981, S. 26-28, 42f. – Meckel und Müller (1800; S. 9, 15) bezeichnen hingegen die Brown'sche *incitabilitas* als Prinzip, das primär von der Struktur der Materie unabhängig sei und von dem sie ihre eigene Vorstellung einer *vis vitalis* als Eigenschaft der organischen Materie abgrenzen.

132 Vgl. Abschnitt 2.3.1.

133 Berger/Hofmann (1693), § 5, S. 7; Buteux (1726), §§ 14, 21, S. 15, 22. Weitere Hinweise auf Bacon bei Friis/Heinrich (1739), § 5, S. 22.

134 Christian (1702), §§ 4, 5, 9 (o.S.). – Zur Gleichsetzung von *spiritus* und *vis vitalis* vgl. auch Van Diepen (1768), §§ 15, 38, S. 24, 52f.

135 In dieser Bewertung der Luft bzw. des Luftdrucks stimmt Christian übrigens mit seinem möglichen Lehrer Theodor Zwinger überein, der jedoch jedes vitalistische Prinzip ablehnt; Zwinger (1726), cap. I, §§ 3f., S. 4-9.

136 Ludwig (1759), S. VII; Depré/Jungius (1725), sect. III, §§ 1f., S. 17-19.

137 Schrader/Blume (1699), § 11 (o.S.); Rychner (1717), cap. III, S. 71f.

138 Berger/Hofmann (1693), § 5, S. 7; Buteux (1726), § 10, S. 11; Saur (1744), § 5, S. 7.

139 Stahl/Beyer (1715), cap. III u. VI, S. 10, 16.

140 Coschwitz/Hagenbuch (1725), § 13, S. 18.

141 Rychner (1717), cap. III, S. 71; vgl. auch Stahl (1699; o.S.); Stahl/Beyer (1715), cap. VI, S. 16.

142 Stahl/Michaelis (1710), §§ 11, 14, S. 12f.

143 So meint etwa der Stahl-Nachfolger (und ausgebildete Theologe!) Michael Alberti (1718; S. 435f.; vgl. unten Anm. 371), daß beim Altersmarasmus die Seele des Körpers und des Lebens überdrüssig sei und sich von ihren Pflichten zurückziehe, weshalb die *operationes morales, animales* und *vitales* abnähmen und schließlich der Tod eintrete (angedeutet bei Aristoteles, De anima I 5 [411 a30]); vgl. auch Friis/Heinrich (1739), § 2, S. 8. Ähnlich äußert sich auch der Bontekoe-Übersetzer und Arzt Johann Daniel Longolius (Longueil), der dem Skorbut-Konzept Bontekoes (s. Abschnitt 3.3) indirekt widerspricht, wenn er kurz auf die Unlust und das Unvermögen der Seele als wesentlichen Faktor des Alterns hinweist (Bontekoe, 1719, S. 357,

Anm. gggg [sic!]). – Eher abschätzig weist Jacob Hutter (1732; *Prooemium*, S. 6) auf den Leitgedanken des Animismus hin, die Lebensbewegungen (*motus vitales*) der administrierenden Seele würden träge. Vgl. auch den Hinweis von Stahl/Michaelis (1710; § 16, S. 15) auf den *animi habitus* als entscheidenden Faktor für (Alters-)Krankheiten. – Demgegenüber betonen Autoren des 17. Jahrhunderts noch die traditionelle Auffassung einer nicht-alternden Seele; vgl. Kap. 6, Anm. 55.

144 Hufeland (1860), S. 143, 184-86; vgl. Lüth (1965), S. 162f.

145 Bichat (1805/1955), Art. 8, § 5, S. 137.

146 Die deutsche Übertragung des Textes im *Archiv für Physiologie* (Bd. 9, 1809, S. 128) beruht auf der lateinischen *Dissertatio inauguralis medica De decremento, altera hominium aetatis periodo, seu de marasmo senili in specie* (Halae 1808).

147 Philites (1809), S. 14, 37-41, 116. – Ähnliche Tendenzen zeigen sich bei Autenrieth/Essig (1806; § 3, S. 5), die von einer chemischen Kraft der Faser oder auch von chemischer Rigidität sprechen, welche aber offensichtlich ein Gegenspieler der *vis vitalis* ist.

148 Etwa in der Analogie von Jahreszeiten und Lebensaltern, im Hinweis auf die Ansammlung von Residuen (= *excrementa*) im greisen Organismus oder in einer kurzen Diskussion der Kennzeichen für Langlebigkeit; Philites (1809), S. 34, 45, 118-28.

149 Vgl. aber die frühe Monographie über die spezifische Alterserscheinung der Weißhaarigkeit von Erastus/Ruinella (1581); eine Sonderstellung nimmt der Marasmus ein, dem über das Greisenalter hinaus in frühen Hochschulschriften eine eigene nosologische Entität zugesprochen wird; vgl. Sebiz/Gosky (1658).

150 Le Secq/Bonier (1627); Sebiz/Welsch (1645), §§ 96, 109-169 (o.S.); Camerarius/Carolus (1683), cap. I, th. 4, S. 5f. (a capite ad calcem geordnet) sowie Idem (1684), cap. II, S. 15-34; Wedel (1686; o.S.); Schelhammer/Waltsgott (1694), cap. II, sect. 4, § 2-18; Schrader/Blume (1699), § 12 (o.S.); Glagau (1715) §§ 7-20, S. 10-18 (Aph. wird nicht eigens genannt); Rychner (1717), S. 31; Du Cerf/De la Vigne (1717); Schelhaß/Schmid (1718), cap. I, S. 2-8; Depré/Härtel (1720), S. 20; Vater/Richter (1724), th. 12-17, S. 18-27; Hoffmann/Nitschius (1725), § 6, in: Hoffmann (1740), tom. V, 289f.; Depré/Jungius (1725), sect. II, § 8, S. 15; Buteux (1726), § 15, S. 15; Blanck (1730), §§ 15f., S. 18f.; Dummel (1732), § 3, S. 4; Juch/Kamper (1732), §§ 44-53, S. 21-23 (sinngemäße Auswahl); Hutter (1732), § 22, S. 29; Liefmann (1737), § 16, S. 23; Friis/Heinrich (1739), §§ 1, 4, S. 5, 12-21; Van Diepen (1768), § 23, S. 34; Triller (1771). – Verschiedene Autoren, die nur ein Altersleiden ansprechen, beziehen sich dennoch auf dessen Erwähnung in Aph. III 31: Sebiz/Gosky (1658; § 44, o.S.); Pauli (1714; *Prooemium*, S. 4); Sommer (1727; *Prooemium*, S. 4). – Berger/Hofmann (1693; §§ 2 u. 5, S. 5, 7f.) und Premauer (1782; S. 6) orientieren sich hingegen nach dem Katalog der Altersleiden von Celsus (De medicina II 1, 22). – Eine zusätzliche Einteilung nach Körperhöhlen bieten Sebiz/Welsch (1645; §§ 98-103, o.S.; analog zu der Einteilung von Ranchin; vgl. Abschnitt 2.1.2), Schelhaß/Schmid (1718; cap. I, S. 5-8) sowie Depré/Härtel (1720; §§ 7-10, S. 18-25).

151 Vgl. Anm. 116 und 275.

152 Wedel (1686); Vesti/Stegmann (1692); Warlitz (1708); Linné/Pilgren (1759); Triller (1771). – Vgl. hierzu Abschnitt 7.2.

153 Vgl. Abschnitt 3.3.

154 Pauli (1714), cap. II (*pathologicum*), S. 15-20; Saur (1744), §§ 14-17, S. 11-13; Gernet (1753), §§ 5-22, S. 7-31; Pohl/Haenel (1777), §§ 4-11, S. 9-23; vgl. auch Fischer (1777), cap. II, S. 108-269 (s. Abschnitt 3.2). – Allerdings wurde schon im 16. Jahrhundert beobachtet, daß die Körperorgane unterschiedlich rasch altern; vgl. die entsprechenden Hinweise bei Cardano und Helmont (s. Abschnitte 2.1.2 und 2.3.3 sowie Kap. 2, Anm. 60 und 113). – Nach Wolff (1748; S. 17) verhärten stark bewegte Körperteile früher als andere.

155 Seiler (1799), *Introitus*, S. XII, XVIII. – Eine zweite Auflage des bedeutsamen Werkes erschien in Erlangen (1800), eine deutsche Übersetzung im Archiv für die Physiologie, Bd. 6 (1805), S. 1-119. Vgl. auch die Studie zur Greisenpathologie von Seiler (1806/07). – Demgegenüber vertritt Seiler zwanzig Jahre später in seinem Artikel *Greisesalter* ([sic!], in: Joh. Fr. Pierer, Medizinisches Realwörterbuch, Bd. 3, 1819, S. 748-59) das Konzept des natürlichen Alterstodes (*euthanasia*).

156 Nach Bichat (1805/1955; Art. 10, § 2, S. 160-62) schwindet die Lebenskraft allmählich aus einzelnen Organen und zuletzt aus dem Herzen. Philites (1809; S. 91-105) vertritt neben dem globalen Marasmus-Konzept auch das individuelle Altern und Absterben der Organe (analog zu ihrer sukzessiven Entwicklung und Metamorphose) und diskutiert auf dieser Grundlage Organkrankheiten.

157 Hilscher/Ranis (1746), S. 4f. (*historia*); Alberti/Esmarch (1754), § 2, S. 7-9; Van Diepen (1768), § 2, S. 9; Pohl/Haenel (1777), § 4, S. 9f. (Kopfschmerzen); Schelhammer/Waltsgott (1694) cap. II, sect. 4, § 2 (Wurmerkrankungen).

158 Sebiz/Welsch (1645), § 167 (o.S.).

159 Vgl. Anm. 313. – Premauer (1782; *Prooemium*, o.S.) berichtet über ein Praktikum im Krankenhaus (*nosocomio practico*), das ihm Anlaß für seine Dissertation gegeben habe; ähnlich auch bei Autenrieth/Essig (1806), § 24f., S. 29-32.

160 Vgl. Abschnitt 8.2.

161 Warlitz (1708), S. 91, 111; Preaux/Le Moine (1714); Depré/Härtel (1720); Reinhard (1767), II 247f.; Fischer (1777; cap. I, §§ 84-89, S. 85-92).

162 Corpus Hippocraticum, Aphorismus II 39 und De Diaeta I 32; vgl. Sebiz/Welsch (1645), § 173 (o.S.); Rychner (1717), S. 71f.; Depré/Jungius (1725); Hoffmann/Nitschius (1725), § 3, in: Hoffmann (1740), tom. V, 289; Alberti/Krebs (1741), *Prooemium*, S. 7; Richter (1764), in: Idem (1781), tom. III, 490; Van Diepen (1768), § 35, S. 48f.; Fischer (1777), cap. II, § 2, S. 109 (weniger Säfte, die Stase und Fäulnis verursachen können). – Richter (1752; in: Idem, 1781, tom. III, 208) und Fischer (1777; cap. II, § 176, S. 268f.) rezipieren noch die antike Anschauung (Plinius Secundus, Historia naturalis VII 170), daß Greise von der Pest am wenigsten gefährdet seien.

163 Neben den klassischen Autoren (Vergil, Ovid, Horaz, Juvenal, Terenz, Plautus, Seneca) werden unter dem Pseudonym des Cornelius Gallus auch die frühmittelalterlichen Elegien des Maximianus rezipiert; vgl. Sebiz/Welsch (1645), § 172 (o.S.); Vesti/Stegmann (1692), §§ 20, 24, S. 20, 24; Staehelin (1755), § 20, S. 12; Mislei (1757), §§ 18f. (o.S.); Linné/Pilgren (1759), in: Linné (1760), S. 272; Triller (1771), § 6, in: Idem, vol. III (1779), S. 316. – Zu Maximianus vgl. auch L.R. Lind in Zerbi (1988; S. 309-318) und Max Neuburger, The Latin poet Maximianus on the miseries of old age. Bulletin of the History of Medicine 21, 1947, S. 113-119.

164 Vgl. Aristoteles (s. Abschnitt 1.5.1 und Kap. 1, Anm. 199) sowie die Monographien zur Weißhaarigkeit von Erastus/Ruinella (1581) und Alberti/Schmid (1729); s. außerdem Sebiz/Welsch (1645), § 129-35 (o.S.; reversibel bei besseren Säften: § 130); Vesti/Stegmann (1692), § 29, S. 27f.; Schrader/Blume (1699), § 12 (o.S.); Warlitz (1708), S. 89-92; Schelhaß/Schmid (1718), S. 8, 16; Depré/Härtel (1720), § 11, S. 27; Buteux (1726), § 29, S. 28f.; Sommer (1727), § 11, S. 12; Van Diepen (1768), § 21, S. 30f.; Seiler (1799), sect. III, § 3, S. 61-65.

165 Sebiz/Welsch (1645), § 112 (o.S.); Vater/Richter (1724), th. 2, S. 7; Sommer (1727), § 11, S. 12; Blanck (1730), § 16, S. 18; Dummel (1732), § 9, S. 11; Liefmann (1737), § 12, S. 18f.; Neukum (1743), § 20, S. 12; Saur (1744), § 22, S. 16; Mislei (1757), § 16 (o.S.); Van Diepen (1768), § 23, S. 33f.; Seiler (1799), sect. III, § 1, S. 57-59.

166 Fick/Heinsius (1724), § 25, S. 25f.; Saur (1744), § 22, S. 16f. – Zur Facies Hippocratica vgl. Schäfer (1997).

167 Hautverfärbung: Sebiz/Welsch (1645), § 114 (o.S.); Glagau (1715), § 21, S. 18f. – Verminderte Atmung: Fick/Heinsius, § 25, S. 25f. (bei Marasmus); Friis/Heinrich (1739), § 3, S. 10; Pohl/Hagemeyer (1746), § IX, S. 19; Beireis/Ottmer (1792), § 16 (durch Thoraxrigidität). – Verminderter Puls: Wolff (1748), § 14, S. 20; Ploucquet (1779), S. 58f.; unregelmäßiger Puls: Pohl/Hagemeyer (1746), § IX, S. 18; Beireis/Ottmer (1792), § 4, S. 2f. (gehen wegen fieberhaftem Marasmus außerdem von einem Pulsus frequens et celer aus).

168 Seneca Senior, Controversiae lib. I: *Memoria ex omnibus partibus animi maxime delicta et fragilis, in quam primum senectus incurrit.* – Zitiert u.a. bei Meibom (1666), o.S.; Warlitz (1708), S. 48; vgl. auch Sebiz/Welsch (1645), § 95 (o.S.). Vgl. auch Van Helmont (wie Abschnitt 2.3.3).

169 Presbyopie/Glaukom: Sebiz/Welsch, §§ 120-26 (o.S.); Berger/Hofmann (1693), §§ 16f., S. 19-22; Beireis/Ottmer (1792), §§ 26-31, S. 18-21. – Vgl. auch die Monographie zur Hydrophthalmie und Amblyopie von Mauchart/Sarwey (1744), die allerdings entgegen ihrem Titel nicht speziell auf die Sehschwäche alter Menschen eingeht. – Eine anonyme Klage über ein von verschiedenen Ärzten nicht geheiltes Augenleiden enthält die *Senis septuagenario propioris querela tectis oculis effusa quum ob eorundem morbum* (Hamburgi, Imprim. Io. Phil. Christ. Reuss., 1783).

170 Glagau (1715), §§ 11-20, S. 13-18; Vater/Richter (1724), §§ 15-17, S. 23-27; Buteux (1726), §§ 15-21, S. 15-22; Liefmann (1737), § 19, S. 27f.; Saur (1744), § 26, S. 19; Wolff (1748), § 15, S. 24; Van Diepen (1768), §§ 16-20, S. 24-29.

171 Noch Burkhard Wilhelm Seiler behauptet in seinem Artikel *Greisesalter*, 90% der Greise verstürben an Schlagfluß; vgl. Johann Friedrich Pierer, Medizinisches Realwörterbuch, Bd. 3 (1819), S. 758.

172 Vgl. die Kasuistik von Regius/Beeck (1645; o.S.) mit der galenistische Erklärung des Schwindels: zuviel Schleim im Gehirn infolge Alterns und falscher Diät.

173 Vgl. Kapitel 6 und Bottman/Desrousseaux (1790), Th. I, S. 2.

174 Vesti/Stegmann (1692), th. 24, S. 24; Dummel (1732), § 9, S. 10; Pohl/Hagemeyer (1746), § IX, S. 18.

175 Le Secq/Bonier (1627); Schelhaß/Schmid (1718), S. 5, 11, 18 (nach François Ranchin); Saur (1744), § 34, S. 24; Hilscher/Ranis (1746), S. 4 (*historia*; Kasuistik eines Greises mit cholerisch-melancholischem Temperament); Juncker/Buihring (1765), § 8, S. 15.

176 Camerarius/Carolus (1684), cap. II, th. 11, S. 26; Vesti/Stegmann (1692), §§ 16-19, S. 17-19; Berger/Hofmann (1693), §§ 6f., S. 8-10; Glagau (1715), § 7, S. 10; Schelhaß/Schmid (1718), S. 6; Vater/Richter (1724), th. 14, S. 21f.; Buteux (1726), § 26, S. 26; Sommer (1727), § 14, S. 14f.; Alberti/Thalheim (1735), § 13, S. 17; Liefmann (1737), § 28, S. 26f.; Wolff (1748), § 14, S. 20; Ludwig (1759), S. IX. – Pohl/Haenel (1777; § 9, S. 19) erwähnen stattdessen eine an die Lungenembolie erinnernde Genese des Stickfluß (intravenöser „Polyp" aus geronnener *lympha* verursacht Obstruktion des Lungenkreislaufs).

177 Diskussion des Zahnausfalls bei Sebiz/Welsch (1645), § 142f. (o.S.); Vesti/Stegmann (1692), § 3, S. 7; Warlitz (1708), S. 70-73 (Wiederkehr der Zähne unter Umständen möglich); Schelhaß/Schmid (1718), S. 6, 11; Vater/Richter (1724), th. 13, S. 19; Buteux (1726), § 30, S. 29-31; Liefmann (1737), § 17, S. 24; Van Diepen (1768), § 22, S. 31-33.

178 Berger/Hofmann (1693) § 13, S. 15f. (Folge der *cacochymia* des Blutes); Friis/Heinrich (1739), § 4, S. 18; Neukum (1743), § 20, S. 12; Hilscher/Ranis (1746), § 17, S. 19f.; Van Diepen (1768), § 31, S. 42f.

179 Unter dem Aspekt der *cachexia* findet der Altersmarasmus auch in Herman Boerhaaves Aphorismen (§§ 55, 1170, 1173) sowie in den entsprechenden Kommentaren Gerard van Swietens zu Boerhaaves Werk seinen Platz.

180 Sebiz/Welsch (1645), § 159 (o.S.); Camerarius/Carolus (1683), cap. I, th. 7f., S. 7-9; idem (1684), cap. II, th. 15, S. 29f.; Vesti/Stegmann (1692), §§ 5f., S. 8f.; Schrader/Blume (1699), § 14 (o.S.); Christian (1702), § 9 (o.S.); Preaux/Le Moine (1714); Vater/Richter (1724), th. 13, S. 19-21. – Hinweis auf die Stärkung der *fibrae motrices ventriculi* bei Alberti/Steinmeyer (1728), § 7, S. 20; Fischer (1777), cap. I, § 58, S. 63f.

181 Pauli (1714), S. 4 (*Prooemium*); vgl. auch Ausblick, Anm. 4.

182 Sebiz/Welsch (1645), §§ 149-52 (o.S.); Schelhammer/Waltsgott (1694), cap. II, sect. 4, §§ 10f., S. 28f.; Pauli (1714), §§ 30-33, S. 116-20; Schelhaß/Schmid (1718), S. 14f.; Alberti (1724), o.S.; Hoffmann/Nitschius, 1725, § 12, in: Hoffmann (1740), tom. V, 291; Alberti/Hoffmann (1728), §§ 7-9, S. 19-25; Staehelin (1755), S. 15; Van Diepen (1768), §§ 24, 33, S. 34f., 45; Pohl/Haenel (1777), §§ 10f., S. 21-23; Bottman/Desrousseaux (1790), Th. III, S. 6f. – Zur Genese der Steinleiden im Greisenalter vgl. Gernet (1753), § 22, S. 30f.

183 Sommer (1727), § 11-14, S. 13-15; vgl. auch Sebiz/Welsch (1645), §§ 110f. (o.S.); Vesti/Stegmann (1692), § 10, S. 12f. (Juckreiz infolge Korruption des nicht ausgeschiedenen Samens); Buteux (1726), § 23, S. 23; Bottman/Desrousseaux (1790).

184 Hutter (1732), § 19, S. 25.

185 Vgl. Kap. 2, Anm. 206. – Die Blutarmut leitet beispielsweise Van Diepen (1768; § 15, S. 23f.) mechanisch von den verengten Gefäßbahnen ab, aufgrund derer die notwendigen Säfte nicht ausreichend gebildet werden könnten.

186 Glagau (1715), § 16, S. 16; Alberti/Thalheim (1735), § 12, S. 16; Saur (1744), §§ 9, 19, S. 7f., 15 (mit nachfolgenden Palpitationen des Herzens). Kallmeyer (1768; § 5, S. 8f.) erwähnt außerdem eine geringere Irritabilität und Kontraktilität des Herzens.

187 Die Plethora bildet den Schwerpunkt der Untersuchung bei Alberti (1724), Bergen/Horn (1726) und Büchner/Gorn (1750); vgl. auch Stahl/Michaelis (1710), §§ 26-28, S. 20-22; Fick/Heinsius (1725), § 10, S. 12; Sommer (1727), § 18, S. 17f.; Alberti/Hoffmann (1728), §§ 5, 10, S. 16, 26;

Hutter (1732), §§ 19f., S. 25-27; Juch/Kamper (1732), § 45, S. 21; Alberti/Thalheim (1735), § 12, S. 16; Pohl/Hagemeyer (1746), § XII (vero X), S. 23; Probst (1752), § 11, S. 15; Alberti/Esmarch (1754), § 3, S. 9-11 (Plethora als Ursache für Fieber im Alter); Villforth (1766), §§ 9-15, S. 7-11; Kallmeyer (1768), §§ 7f., S. 10f.; Van Diepen (1768), § 34, S. 45-47; Heumann (1776), § 47, S. 31f. – Vgl. auch Fischer (1777), cap. I, §§ 60f., S. 66f.

188 Probst (1752); Böhmer/Wagner (1774).

189 Vgl. Abschnitt 4.3.

190 Schelhaß/Schmid (1718), S. 15; Rychner (1717), S. 70 (Wandel von inneren zu äußeren Hämorrhoiden); Alberti (1724), o.S; Sommer (1727), §§ 6, 30, S. 8, 26f.; Alberti/Hoffmann (1728), § 10, S. 26 (Greise als *haemorrhoidarii*); Friis/Heinrich (1739; § 4, S. 13): Hämorrhoiden als Ursache für Asthma; Alberti/Krebs (1741), § 15, S. 46; Pohl/Haenel (1777), § 10, S. 20-22.

191 Berger/Hofmann (1693), § 13, S. 16; Hoffmann/Nitschius (1725), §§ 10f., in: Hoffmann (1740), tom. V, 291; Hutter (1732), §§ 21f., S. 28-30 (*cacochymia* erklärt alle Krankheiten des Aph. III 31); Juch/Kamper (1732), § 44, S. 21; Saur (1744), § 12, S. 10f.; Wolff (1748), § 15, S. 23; Büchner/Gorn (1750), § 24, S. 25.

192 Vgl. Vesti/Stegmann (1692), § 14, S. 16; Berger/Hofmann (1693), § 13, S. 16 (*sal scorbuticum ... ex mala transpiratione*); Schrader/Blume (1699), § 19 (o.S.); Pauli (1714), § 33, S. 18; Hoffmann/Nitschius (1725), § 11, in: Hoffmann (1740), tom. V, 291; Buteux (1726), § 25, S. 24; Sommer (1727), § 15, S. 15; Hoffmann/Budaeus (1728), § 17, in: Hoffmann, (1740), tom. VI, 107; Alberti/Hoffmann (1728), § 5, S. 16; Saur (1744), § 19, S. 14; Heumann (1776), § 52, S. 36.

193 Sebiz/Gosky (1658); Fick/Heinsius (1724); Neukum (1743); Saur (1744); Mislei (1757); Beireis/Ottmer (1792); Meckel/Müller (1800); Philites (1809).

194 Sebiz/Welsch (1645), §§ 43f. (o.S.); Sebiz/Gosky (1658), §§ 36-39 (o.S.).

195 Hoffmann, Consultationes et responsa medica Cent. II, sect. IV, Casus 189f., in: Idem (1740), tom. IV, 404-406; vgl. auch Steudel (1942/II), S. 958.

196 Vgl. Samuel Farr, Aphorismi de marasmo ex summis medicis collecti. Altenburgi, Ex officina Richteria, 1774. – Demgegenüber versuchen Meckel und Müller (1800; S. 19f.) die genannten Begriffe voneinander abzugrenzen, verknüpfen aber gleichwohl den Marasmus senilis mit der *febris lenta* und *hectica*.

197 Vgl. Hoffmann/Nitschius (1725), § 5, in: Hoffmann (1740), tom. V, 290; Hutter (1732), § 23, S. 30 (*marasmus senilis* entspricht *febris hectica* bei Greisen als Folge einer *corruptio ulcerosa*); Neukum (1743), § 21, S. 13; Saur (1744), § 19, S. 14; Pohl/Hagemeyer (1746), § IX, S. 18f.; Beireis/Ottmer (1792), § 2, S. 1. – Allerdings erwähnt schon Anselmi (1606; sect. III 2, S. 195-98) die mit leichtem Fieber verbundene *lethargia* als Alterskrankheit. – Unabhängig von der *Febris lenta* diskutieren Alberti und Esmarch (1754) ein *Totenfieber der Alten*, das meist einer Tertiana entspreche. – Zum Konzept des senilen Marasmus im 19. Jahrhundert vgl. Kondratowitz (1989), S. 216-220.

198 Fick/Heinsius (1724), §§ 12, 21-24, S. 14, 24f.; Juch/Kamper (1732), § 44, S. 21; Liefmann (1737), § 17, S. 25f.; Saur (1744), §§ 17, 20, S. 13, 15 (fettreiche *cellulosa*-Schicht in verschiedenen Organen nimmt ab); Büchner/Gorn (1750), § 34, S. 35; Probst (1752), §§ 18, 22, S. 22, 25f. (bei unterdrückter Hämorrhoidalblutung; nach zuviel Nasenbluten); Fischer (1777), cap. I, § 59, S. 64 (iatrochemisch auf Ernährung zurückgeführt); Beireis/Ottmer (1792), §§ 3, 9, S. 1, 7;

Philites (1809), cap. III, § 9-12, S. 106-28 (Marasmus durch Abnahme des vegetativen und animalischen Lebens im Sinne einer natürlichen Metamorphose und Evolution).

199 Beireis/Ottmer (1792), § 10, S. 8f.

200 Vgl. Abschnitt 5.4.

201 Bereits 1684 widmet Johann Stephan Adam dieser Spezialfrage eine eigene Dissertation, wobei er die korrekte anatomische Erklärung auf Andreas Vesal (De humani corporis fabrica I 1, cap. 20) zurückführt. Vgl. auch Buteux (1726), § 26, S. 25f.; Pohl/Hagemeyer (1746), § VIII, S. 17; Beireis/Ottmer (1792), § 15, S. 12f.

202 Buteux (1726), § 27, S. 26-28; Pohl/Hagemeyer (1746), §§ VII u. VIII, S. 13, 15; Kallmeyer (1768), § 4, S. 8. – Bottman/Desrousseaux (1790) erklären aus der zunehmenden Porosität der Knochen infolge Ausschwemmung erdhafter Teilchen (*terreas moleculas*) auch noch andere Alterskrankheiten wie Arthritis und Steinleiden.

203 Regius/Wils, Medicatio duorum aegrorum, Diabete, et luxatione femoris, laborantium. Utrecht, Gisberti à Zijll, et Theodori ab Ackersdijck, 8. Nov. 1651.

204 Coschwitz/Hagenbuch (1725); vgl. Stahl/Beyer (1715), cap. III, S. 10f.; Dummel (1732), § 9, S. 12; Alberti/Thalheim (1735), § 19, S. 23; Wolff (1748), § 15, S. 22; Staehelin (1755), § 25, S. 15; Premauer (1782), S. 21-24 (Kasuistik); vgl. Fischer, cap. II, §§ 160-62, S. 256-58. – Zur Amputation bei Nekrose vgl. Coschwitz/Hagenbuch (1725), § 15, S. 21f.

205 Saur (1744), § 15, S. 12; Van Diepen (1768), § 34, S. 47; Philites (1809), § 10, S. 114-16. – Zum Brustkrebs vgl. Abschnitt 4.3 und Kap. 4, Anm. 74f.

206 Zur Wechselwirkung juristischer, theologischer und medizinischer Wissensgebiete vgl. auch das entsprechende Schema 2 und seine Erläuterung in Abschnitt 3 der Zusammenfassung (Ausblick, S. 397). – Ausgangspunkt der Diskussion scheint eine Befürwortung der Heirat alter Menschen durch den italienischen Humanisten Poggio Bracciolini (vgl. ed. 1823) um 1450 gewesen zu sein. Hingegen prägte der Jurist André Tiraqueau in seiner Abhandlung *De legibus connubialibus, et iure maritali* (Lugduni 1574) das Schlagwort: *senex amator, extremum infortunium*. In der Folge entstanden zahlreiche gemeinrechtliche Untersuchungen des Greisenstandes, die in der Regel auch auf dieses Thema eingehen; vgl. Neander (1621); Peil (1643), S. 80f.; Rebhan/Ebner (1663), S. 16-20; Hoffmann (1722; vgl. Abbildung 13, S. 198); Struve (1737), S. 27; Püttmann (1782). Nicht eingesehen werden konnte die einschlägige Arbeit von Petrus Schwenner, Dissertatio de matrimonio senum.

207 Vgl. Byl, Plutarque (1977), S. 110-112.

208 Zu Ovid und Plautus vgl. Minois (1989), S. 92-103. – Vgl. Hegendorffinus (1521); Hausted (1633). Auch Martin Luther äußerte sich in seinen Tischreden entschieden gegen eine eheliche Verbindung von Jungen und Alten; vgl. Hoffmann (1722), S. 38.

209 Juvenal, Satura X, 237ff.: „Denn in einem grausamen Testament schließt er sie [seine Kinder] als seine Erben aus, die Güter fallen ganz an [die Prostituierte] Phiale; soviel bewirkt der Hauch ihres kunstfertigen Mundes, mit dem sie sich viele Jahre im Käfig des Bordells feilgeboten hatte."

210 Umfassendste Schrift zu diesem Thema ist Alberti/Hübner (1743); vgl. auch Kasuistik bei Alberti, Systema, Bd. 1 (1725), 640-42. Nicht eingesehen werden konnte Giovanni Matteo Mileti,

Elegiae quarum argumentum, puella nupta seni dat consilium seni non nubendum. Neapoli, Ex typographia Tarquinii Longi, 1607.

211 Alberti/Hübner (1743), S. 12.

212 Ebd., S. 18. Vgl. demgegenüber Anm. 270.

213 Zacchia (1630), tom. III, tit. 1, q. 2 *De impotentia ex defectu aetatis*, S. 11-19. Die Wiederverheiratung alter Menschen ist im besonderen in der Schrift von Alberti/Hübner (1743) thematisiert; vgl. auch Sebiz/Welsch (1645), § 161 (o.S.); Vesti/Stegmann (1692), §§ 9f., S. 11-13; Warlitz (1708), S. 95f.; Saur (1744), § 24, S. 18; Pohl/Hagemeyer (1746), § IX, S. 20f.; Linné/Pilgren (1759), § 22 (Fußnote), in: Linné (1760), S. 270; vgl. auch Kasuistik bei Alberti, Systema, Bd. 1 (1725), S. 640-42.

214 Zur Plethora vgl. Abschnitt 3.1.3.2. – Auf die Probleme infolge eines Sistierens der Menses gehen speziell Stahl/Titius (1710) und Heumann (1776) ein. Vgl. Abschnitte 4.3 und 4.4.

215 Hutter (1732), § 24, S. 31; Juch/Kamper (1732), § 25, S. 15; Friis/Heinrich (1739), § 5, S. 22; Van Diepen (1768), § 35, S. 48. – Die Machtlosigkeit der Medizin gegenüber dem Altern ist Thema der Dissertation von Liefmann (1737).

216 Premauer (1782), S. 5.

217 Sebiz/Welsch (1645), §§ 174f. (o.S.); Preaux/Le Moine (1714); Alberti/Krebs (1741); Richter (1752), in: Idem (1781), tom. III, 207-215; Ludwig (1759); Richter (1764), in: Idem (1781), tom. III, 486-508; vgl. auch Anm. 162.

218 Ein von der mechanistischen Physiologie besonders geprägter Text wie Schulze/Rohr (1735) enthält daher entgegen seinem Titel *De diaeta senum* nur ein knappes Fünftel Diätetik.

219 Häufig wird Jacob Fabricius mit den Worten zitiert *diaeta est, quae senectutem alit, non multa medicamenta*; vgl. Vesti/Stegmann (1692), th. 47, S. 41; Camerarius/Carolus (1684), cap. III, th. 3, S. 36; Schrader/Blume (1699), § 18 (o.S.); Alberti/Steinmeyer (1728), § 5, S. 15. – Vgl. auch die entschiedene Ablehnung jeder Medikation in den Hochschulschriften Georg Gottlob Richters, z.B. bei Richter/Seip (1754), II 10, in: Richter (1780), tom. II, 71-73.

220 Büchner/Gorn (1750), § 40, S. 40; Kallmeyer (1768), § 7, S. 10.

221 Van Diepen (1768), §§ 37-40, S. 52-55. – Entsprechend werden auch allgemeindiätetische Ratgeber (etwa von George Cheyne) in einigen geriatrischen Hochschulschriften ausgiebig zitiert; vgl. Richter/Seip (1754), II 7, in: Richter (1780), tom. II, 68; Richter/Berger (1757), § 6, in: Richter (1780), tom. II, 234 u.v.m.

222 Cornuty/Le Febure (1636); Caron/Costar (1725); Ferret/Vieillard (1739); Alberti/Krebs (1741), § 8, S. 29 (*Temperantia itaque in Diaeta Senectutis est Panacea*).

223 Symptomatisch für diese Tendenz ist die ironische Distanz, die der medizinische Laie Georg Christoph Lichtenberg im ausgehenden 18. Jahrhundert zu Cornaro und dem Cornaro-Verehrer Hufeland entwickelt; vgl. Georg Christoph Lichtenberg, Hupazoli und Cornaro, oder: Tue es ihnen nach wer kann, in: Idem, Schriften und Briefe, hg. von Wolfgang Promies, Frankfurt 1994, Bd. 3, S. 485-87. – Vgl. aber Christian (1702), § 11 (o.S.); Oosterdyk Schacht (1729), S. 31f.; Richter (1736), in: Idem (1781), tom. III, 21f.; Triller (1783), S. 19; Philites (1809), § 12, S. 128.

224 Vgl. Alton/Cousin (1642). – Stahl und Michaelis (1710; § 61, S. 46) empfehlen noch eine erwärmende Lebensweise (*Diaeta calidior*).

225 Christian (1702), § 22 (o.S.); Buteux (1726), § 35, S. 36; Oosterdyk Schacht (1729), S. 30f. (mythologischer Vergleich des Warmbadens mit dem „Weichkochen" des greisen Aeson durch Medea; vgl. Richter/Seip [1752], II 3, in: Richter [1780], tom. II, 62; Mislei [1757], § 47, o.S.); Dummel (1732), § 12, S. 16; Ferret/Vieillard (1739; zu reichhaltige Nahrung lagert sich an den *fibrae* ab und fördert deren Verhärtung); Friis (1739), § 5, S. 28; Neukum (1743), § 25, S. 16; Saur (1744), § 35, S. 25; Pohl/Hagemeyer (1746), § X; Wolff (1748), § 16, S. 26; Mislei (1757), §§ 41, 46 (o.S.; Baden in Wasser oder Milch, wie Kinder); Van Diepen (1768), § 39, S. 53f. – Skepsis gegenüber diesem Konzept äußert erst Philites (1809), § 12, S. 124.

226 Schrader/Blume (1699), § 13 (o.S.); Christian (1702), § 21 (o.S.); Fick/Heinsius (1724), § 27, S. 27; Van Diepen (1768), § 40, S. 54f.

227 Glagau (1715), § 24, S. 21; Van Diepen (1768), § 40, S. 54f.; Heumann (1776), § 54, S. 37 (Minderung der *acrimonia*).

228 Sommer (1727), § 17, S. 17; Hutter (1732), § 25, S. 32; Hilscher/Ranis (1746), § 18, S. 20. – Nach Dummel (1732; § 11, S. 13f.) gilt es außerdem lebenslang, einen zu starken Blutfluß zu verhindern, der die Resistenz der festen Körperteile verstärke.

229 Hutter (1732), § 25, S. 32.

230 Stahl/Michaelis (1710), § 52, S. 40f.; Hutter (1732), § 30, S. 38; Juch/Kamper (1732), § 37, S. 19; Sommer (1727), § 17, S. 17. – Dagegen fordern De Gevigland und Dorigny (1749) sowie Christian (1702; § 12, o.S.) eine Verhinderung bzw. Einschränkung der *perspiratio* (nach der älteren Vorstellung von Francis Bacon, mit dem Ziel einer Verhinderung des Verlusts von *spiritus*).

231 Hutter (1732), § 25, S. 32.

232 Vgl. etwa Saur (1744), § 35-40, S. 26-29.

233 Oberkamp/Reyss (1755); Mislei (1757), § 55 (o.S.); Philites (1809), S. 120; vgl. jedoch die noch getrennte Aufführung lebensverlängernder (präservativer) und altersdiätetischer Empfehlungen bei Christian (1702), §§ 15-20 (o.S.); Saur (1744), §§ 35-42, S. 26-31.

234 Vgl. Abschnitt 8.2.

235 Dieser Aspekt wird speziell thematisiert in den Schriften von Juncker und Buihring (1765) sowie von Premauer (1782; insbesondere S. 7). – Die *Senectus praematura* ist jedoch bereits Gegenstand der spätmittelalterlichen Fachprosa (vgl. Demaitre, 1990, S. 12, Anm. 44) und wird traditionell den geistig Frühreifen (*pueri senes*) zugeschrieben; vgl. Regnier/Dieuxivoye (1647) und Anm. 274.

236 Vgl. Abschnitt 2.3.1 (Caspar Dornau); neben zahlreichen anderen Erwähnungen äußern sich speziell zu dem Thema *praediluviani* Hilscher (1733) und Falcke (1744); nach Hilscher (1733; S. 5) ist die *Causa primaria* der Langlebigkeit aber eine göttliche Stärkung des *principium vitale*, aufgrund dessen die *praediluviani* eine perfekte Sekretion und Exkretion besessen hätten.

237 Die Vorzüge von Pflanzennahrung vertreten u.a. Blanck (1730), § 21, S. 22f.; Alberti/Thalheim (1735), § 22, S. 26f.; Falcke (1744), § 10, S. 9; Theroulde/Nollan (1769).

238 Alberti/Mosengel (1728), §§ 4, 11, S. 14, 32. – Nach Alberti/Krebs (1741; § 7, S. 26) sind zwar greise Körper wegen ihrer Verfestigung an sich nicht so leicht von Luftveränderung zu beeinflussen, aber de facto dennoch kälteempfindlich, weil ihre innere Erwärmung nicht adäquat sei.

239 Philites (1809), § 12, S. 127.

240 Falcke (1744), § 5, S. 3f.

241 Der Begriffswandel wird in der Schrift von Alberti/Zopf (1728; § 3, S. 10f.) erwähnt.

242 Saur (1744), § 36, S. 26.

243 Vgl. auch die galenistische Begründung bei Cousin/Jouvin (1624), Hubault/Foucault (1646) und Caron/Costar (1725).

244 Vgl. Triller (1783), S. 19 (Kritik am quantitativen Abmessen der Nahrung nach Santorio).

245 Hoffmann/Nitschius (1725), § 35, in: Hoffmann (1740), tom. V, 295; Depré/Jungius (1725), Prolog u. Sect. III 3, S. 6, 20; Philites (1809), § 12, S. 128.

246 Hutter (1732), § 28, S. 35; Alberti/Esmarch (1754), § 8, S. 18 (Hungerkur bei Fieber).

247 Alberti/Krebs (1741), § 9, S. 30; Friis (1739), § 5, S. 25.

248 Mandat/De Frade (1630); Camerarius/Carolus (1684), cap. III, th. 3, S. 37; Du Cerf/De la Vigne (1717); Patin/Gouel (1657): Nutzen von Honigwein (*mulsum*).

249 Wolff (1748), § 11, S. 16; vgl. dagegen Stahl/Michaelis (1710), § 45, S. 35 (Empfehlung einer *diaeta durior* bei alten Menschen, die daran gewöhnt sind).

250 Blanck (1730), § 22, S. 23; Friis (1739), § 5, S. 24 (Empfehlung von Dünnbieren); Alberti/Krebs (1741), § 8, S. 29; De Gevigland/Dorigny (1749); Van Diepen (1768), § 36, S. 50. – In eine ähnliche Richtung geht der modern anmutende Hinweis von Saur (1744; § 36, S. 26), man solle wesentlich mehr trinken als essen (bis zum Mengenverhältnis von 5:1).

251 Saur (1744), § 41, S. 30; Oberkamp/Reyss (1755), § 18, S. 8 (*victus pueritiae*).

252 Wolff (1748), § 16, S. 24f.; nach Saur (1744; § 8, S. 6) dienen die Nerven nicht nur einer Bewegung der Körperteile, sondern auch (als *vasa tenuissima ultima*) der Nahrungszufuhr.

253 Wolff (1748), § 16, S. 25; vgl. Kap. 1, Anm. 268 und Triller (1783), S. 35.

254 Zwinger (1726), cap. III 16, S. 89f.; Sebiz/Gosky (1658), § 121 (o.S.); Buteux (1726), § 33, S. 34; Hutter (1732), § 34, S. 42; vgl. auch Friedrich Hoffmann, De mirabili lactis asinini (1725), in: Idem (1740), tom. VI, 7 (Eignung insbesondere für Greise und *scorbutici*).

255 Mikroskopischer Vergleich nach Sydenham; vgl. Schrader/Blume (1699), § 15 (o.S.), Hutter (1732), § 25, S. 44; Pohl/Hagemeyer (1746), § XII (vero X), S. 23; Richter/Berger (1757), § 7, in: Richter (1780), tom. II, 239; Desessartz/Corvisart-Desmarets (1781). – Nach Theroulde/Nollan (1769) offenbart eine chemische Analyse verschiedene Bestandteile der Schafsmilch, weshalb diese auch unter entsprechend verschiedenen Umständen (Temperamenten/Regionen) geeignet sei.

256 Johann Heinrich Schulze in einem Nachwort bei Sommer (1727), S. 31f.; vgl. Hutter (1732), § 28, S. 35; Mislei (1757), § 42 (o.S.); Triller (1783), S. 23. – Flußkrebse werden allerdings bereits von Laguna (1550/2002; S. 32) für die Greisendiät empfohlen.

257 Patin/Gouel (1657); Le Breton/Fagon (1664); Raoult/Afforty (1673). – Diese Kritik setzt bereits bei Francesco de Valles (1592; cap. 29, S. 237) ein. – Die traditionelle Befürwortung des Weines findet sich noch bei Sebiz/Gosky (1658), § 118 (o.S.); Renaudot/Caen (1659); Camerarius/Carolus (1684), cap. III, th. 3, S. 37; Saur (1744), § 41, S. 30; Mislei (1757), § 43 (o.S; alte Weine, die *Gas* enthalten). – Alberti/Krebs (1741; S. 44f.) lehnen nur saure Weine ab.

258 Schrader/Blume (1699), § 16 (o.S.); Wedel/Hieronymi (1707), S. 20; Fick/Heinsius (1724), § 18, S. 21f.; Blanck (1730), § 22, S. 23; Falcke (1744), § 10, S. 9 (Wein wurde erst nach der Sintflut angebaut); De Gevigland/Dorigny (1749; Gefahr vorzeitiger Rigidität der Fasern durch zu rasche

Propulsion des vom Wein belebten Blutes); Richter/Berger (1757), § 9, in: Richter (1780), tom. II, 243-45; Villforth (1766), § 18, S. 13; Triller (1783), S. 11, 32 (Lebenswasser wird zu Todeswasser); Beireis/Ottmer (1792), § 30, S. 22f. (Gefahr eines Orgasmus des Blutes). – Nach Larivière/Verdelhan des Moles (1743) besteht hingegen die Gefahr der Überfüllung, weil das Nahrungsmittel Wein in größerer Menge nicht verdaut werden könne.

259 Vgl. Kap. 1, Anm. 265.

260 Hutter (1732), § 29, S. 36; Saur (1744), § 26, S. 27; Pohl/Hagemeyer (1746), § XII (vero X), S. 23; Richter/Seip (1754), II 4, in: Richter (1780), tom. II, 63; Oberkamp/Reyss (1755), § 23, S. 9; Richter/Berger (1757), § 9, in: Richter (1780), tom. II, 243; Van Diepen (1768), § 36, S. 51f. (Vermischung mit Wein nur bei gebrechlichen Greisen); vgl. Philites (1809), § 12, S. 128. – Vgl. demgegenüber die Ablehnung des Wassers als Getränk der Greise bei dem Galenisten Laguna (1550/2002; S. 33).

261 Schrader/Blume (1699), § 16 (o.S.); Richter/Berger (1757), § 9, in: Richter (1780), tom. II, 246; Triller (1783), S. 33f.

262 Vgl. die Monographien zu diesem Thema von Daval/Silva (1712; *sulphur* und *sales volatiles* des Tees absorbieren Säure); Baron/Morand (1749).

263 Camerarius/Carolus (1684), cap. III, th. 1, S. 35; Schrader/Blume (1699), § 16; Hoffmann/Nitschius (1725), § 35, in: Hoffmann (1740), tom. V, 295); Zwinger (1726), III 19, S. 92; Hutter (1732), § 29, S. 37; Oberkamp/Reyss (1755), §§ 26-30, S. 9-11; Richter/Berger (1757), § 9, in: Richter (1780), tom. II, 246f.; Triller (1783), S. 36-39.

264 Vgl. die Monographien zu diesem Aspekt von Le Secq und Bonier (1627) sowie Alberti und Lüders (1728). – Nach Stahl/Michaelis (1710; § 45, S. 35) und Oberkamp/Reyss (1755; § 37, S. 11f.) befördert Bewegung nach dem Essen [!] (venöses) Blut zum Herzen und trägt zur besseren Ernährung und Sekretion bei.

265 Büchner/Gorn (1750), § 39, S. 39. – Bereits Laguna (1550/2002; S. 28) erwähnt neben dem getragenen Armstuhl (*cathedra*) eine Art Rollstuhl (*vehiculum*) zur Bewegung der Greise.

266 Le Gaigneur/Marteau (1663); Wolff (1748), § 19, S. 35.

267 Schulze/Rohr (1735), § 119, S. 43f.; Falcke (1744), § 14, S. 13.

268 Alberti/Krebs (1741), § 12, S. 40.

269 Alberti/Steinmeyer (1728), § 7, S. 19; Wolff (1748), § 19, S. 36; vgl. die altersunspezifische Ausscheidungslehre im Corpus Hippocraticum, De morbis IV, 11-14 (Littré VII 563-573. – Vgl. auch Kap. 2, Anm. 168 und demgegenüber Kap. 3, Anm. 382.

270 Piiart/Chrestien (1629); Perreau/Lopes (1650); Vesti/Stegmann (1692), th. 64, S. 46; Hutter (1732), § 33, S. 40; Richter/Berger (1757), § 12, in: Richter (1780), tom. II, 252. – Andererseits können nach Regnier/Dieuxivoye (1647) alte Menschen aufgrund ihrer eigenen Weisheit besonders kluge Nachkommen zeugen. – Vgl. auch Abschnitt 2.1.3.

271 Diese Wechselbeziehung wird allerdings bei Gavois/Perrault (1636) unter dem Aspekt der Unsterblichkeit der Seele relativiert.

272 Nutzen des Zorns: Hubault/Foucault (1646); vgl. aber Saur (1744), § 40, S. 29; Nutzen der Freude: Richard/Marais (1688); Hoffmann/Nitschius (1725), § 21, in: Hoffmann (1740), tom. V, 293.

273 Alberti/Krebs (1741), § 6, S. 22f. – Vgl. die gleichnamige Schrift *De tranquillitate animi* von Seneca, in: L. Aenneus Seneca, Philosophische Schriften. Lateinisch und Deutsch. Bd. 2, hg. von Manfred Rosenbach. Darmstadt 1995, S. 101-173.

274 Cornuty/Le Febure (1636); Lopes/Parigault (1652); Caron/Costar (1725).

275 Eine ausschließlich an einzelnen Leiden orientierte Therapie bieten beispielsweise: Regius/Beeck (1645; o.S.); Camerarius/Carolus (1684), cap. III, th. 7-21, S. 42-52; Vesti/Stegmann (1692), th. 32-46, S. 30-41; Berger/Hofmann (1693), §§ 20-24, S. 24-28; Schelhammer/Waltsgott (1694), sect. IV, cap. III 4-17, S. 51-55; Stahl/Michaelis (1710), § 55-60, S. 42-46; Pauli (1714), cap. III, 36-59, S. 20-31; Schelhaß/Schmid (1718), cap. IV, S. 25-29; Depré/Härtel (1720), § 13, S. 29-34; Vater/Richter (1724), § 21, S. 30-32; Fick/Heinsius (1724), §§ 28-31, S. 28-32; Alberti/Hoffmann (1728), §§ 11f., S. 27-31; Dummel (1732), § 12, S. 16f.; Hilscher/Ranis (1746), §§ 21-25, S. 21-23. – Therapieziele entsprechend den eingeschränkten *Functiones*: Wolff (1748), § 16, S. 24-29.

276 Raoult/Afforty (1673); Schrader/Blume (1699), § 20 (o.S.); Alberti/Steinmeyer (1728), § 8, S. 21; Hutter (1732), § 29, S. 37; vgl. dagegen Vater/Richter (1724), th. 8, S. 13; Alberti/Krebs (1741), § 9, S. 30 (Meiden salziger Kost).

277 Richard/Marais (1688; mit Zucker versehene *Cebuli*); Glagau (1715), § 24, S. 21; Alberti/Steinmeyer (1728), § 10, S. 26; Van Diepen (1768), § 50, S. 55; Beireis/Ottmer (1792), §§ 30f., S. 34f.; vgl. dagegen Hutter (1732), § 28, S. 36 (Zucker als verstopfendes und Blähungen erzeugendes Mittel).

278 Hutter (1732), § 35, S. 43; vgl. auch Triller (1783), S. 6-8.

279 Camerarius/Carolus (1684), cap. III, th. 2, S. 35f., III 4f., S. 37-40; Berger/Hofmann (1693), § 20, S. 24; Schrader/Blume (1699), §§ 20f. (o.S.); Glagau (1715), § 24, S. 21; Alberti/Steinmeyer (1728), § 13, S. 33f.

280 Büchner/Gorn (1750), § 38, S. 38.

281 Stahl/Michaelis (1710), § 49, S. 38; Christian (1702), § 15 (o.S.).

282 Alberti/Steinmeyer (1728), § 9, S. 25.

283 Glagau (1715), § 24, S. 21; Friis (1739), § 5, S. 30 (nach Georg Wolfgang Wedel und Girolamo Cardano); Richter/Berger (1757), § 15, in: Richter (1780), tom. II, 257.

284 Schrader/Blume (1699), § 20 (o.S.); Christian (1702), § 15 (o.S.).

285 Vater/Richter (1724), § 20, S. 29f.; Büchner/Gorn (1750), §§ 36f., S. 36f.; Villforth (1766), § 31, S. 23.

286 Vesti/Stegmann (1692), th. 40, S. 33; zu Aphrodisiaka vgl. Schelhammer/Waltsgott (1694), sect. IV, cap. III 17, S. 55 (verändern mehr *potentia coeundi* als *concipiendi*); Alberti/Hübner (1743), § 20, S. 27. – Aphrodisiaka auch für alte Menschen empfiehlt hingegen der Arzt und Verfasser gynäkologischer und kosmetischer Literatur Giovanni Marinello; vgl. Camporesi (1991), S. 86.

287 Berger/Hofmann (1693), § 20, S. 24; Glagau (1715), § 22, S. 20 (häufig zitiertes Spottgedicht auf den frühen Tod des Paracelsus); Richter (1736), § 11, in: Idem (1781), tom. III, 20f.; Saur (1744), § 43, S. 31f.; Neukum (1743), § 24, S. 16; Mislei (1757), §§ 52-54 (o.S.); Beireis/Ottmer (1792), § 32, S. 26.

288 Vater/Richter (1724), § 9, S. 14; Wolff (1748), § 18, S. 32; Ploucquet (1779), S. 75f.

289 Schrader/Blume (1699), § 21 (o.S.); Wedel/Hieronymi (1707), cap. 3, S. 34; Zwinger (1726), III 21, 29, S. 96, 109f. (Empfehlung eines *Aurum potabile*); Vater/Richter (1724), th. 10, S. 15; Wolff (1748), § 20, S. 39.

290 Stahl/Michaelis (1710), § 49, S. 38; Beireis/Ottmer (1792), § 32, S. 26. – Als weiteres exotisches Mittel zur Lebensverlängerung erwähnen Vater/Richter (1724; th. 10, S. 16) die chinesische Gingseng-Wurzel.

291 Alberti/Krebs (1741), § 12, S. 41; Alberti/Steinmeyer (1728), § 8, S. 23.

292 Camerarius/Carolus (1684), cap. III, th. 1f., S. 34-36; Schrader/Blume (1699) § 19 (o.S.); Vater/Richter (1724), § 20, S. 30; vgl. auch Triller (1783), S. 39f.

293 Alberti (1724); Bergen/Horn (1726); Büchner/Gorn (1750); Villforth (1766); Kallmeyer (1768); vgl. auch Camerarius/Carolus (1684), cap. III, th. 6, S. 40; Vesti/Stegmann (1692), th. 30, 39, S. 28f., 34; Wedel/Hieronymi (1707), cap. 3, S. 32; Stahl/Michaelis (1710), §§ 35-38, S. 27-30 (Aderlaß unter dem Aspekt der künstlichen Beförderung und Entlastung der Blutbewegung); Vater/Richter (1724), § 19, S. 28; Hoffmann/Nitschius (1725), § 37, in: Hoffmann (1740), tom. V, 295; Alberti/Steinmeyer (1728), § 10, S. 26f.; Hoffmann/Christian Gottlob Wahl, Dissertatio inauguralis De Venae sectionis abusu (Halle 1730), in: Hoffmann (1740), tom. VI, 346; Friis (1739), § 5, S. 29; Pohl/Hagemeyer (1746), § XII (vero X), S. 23; Alberti/Esmarch (1754), § 8, S. 20.

294 Galen, De curandi ratione per venae sectionem XIII (Kühn XI 291); vgl. Schrader/Blume (1699), § 19 (o.S.).

295 In der galenistischen Dissertation von Sebiz/Welsch (1645; § 94, o.S.) gilt zu häufiger Aderlaß noch als Ursache für frühes Altern!

296 Nach Villforth (1766), § 5, S. 3f. – Als Anhänger dieser Lehre bekennen sich auch Depré und Härtel (1720), § 13, S. 33f.; vgl. auch Kap. 4, Anm. 83 – Zu Bontekoe s. Abschnitt 3.3; gegen den Aderlaß spricht er sich aus, weil das Blut gleichsam die Nahrung der Lebensflamme sei (nach Bergen/Horn, 1726, th. 11, S. 14). – Zu einer ähnlichen Umdeutung der Flammen-Metapher bei Thomas Willis s. Anm. 363.

297 Vgl. Kap. 1, Anm. 288. – Bereits Ranchin äußerte diese Befürchtung; vgl. Abschnitt 2.1.4 und Kap. 2, Anm. 204; Richter/Berger (1757), § 11, in Richter (1780), tom. II, 251f.

298 Vater/Richter (1724), § 19, S. 29; Büchner/Gorn (1750), § 39, S. 39.

299 Alberti/Steinmeyer (1728), § 11, S. 30; Stahl/Michaelis (1710), § 40, S. 31; Diät statt Purgativa propagieren hingegen Alberti/Krebs (1741), § 12, S. 40.

300 Camerarius/Carolus (1684), cap. III, th. 6, S. 41; Vesti/Stegmann (1692), th. 31, 64, S. 29f., 46. – Eine entschiedene Ablehnung findet sich bei Geille de Saint Leger/Latier (1751), S. 8.

301 Buteux (1726), § 33, S. 34; vgl. die Kritik von Schrader/Blume (1699), § 19 (o.S.).

302 Stahl/Michaelis (1710), § 53, S. 41f.; Sommer (1727), § 23, S. 21; Wolff (1748), § 16, S. 26; Philites (1809), § 12, S. 126 (milde Anregung der Lebenskraft).

303 Vgl. Abschnitt 2.1.4; Bartholin (1994), S. 63f.; Sydenham, Observationes medicae I 4,.40; vgl. Thomas Sydenham's Observationes medicae (London 1676) and his Medical Observations (Manuscript 572 of the Royal College of Physicians of London), hg. von G.G. Mitchell. Folkestone 1991, S. 28f.; Bacon, Historia vitae et mortis, s. Abschnitt 2.3.1. – Zu Boerhaave vgl.

Anm. 367; nach Hufeland (1860; S. 7) empfahl der berühmte Professor aus Leiden die Methode dem Bürgermeister von Amsterdam.

304 Vesti/Stegmann (1692), th. 64, S. 46; Warlitz (1708), S. 50f.; Buteux (1726), § 33, S. 34f.; Blanck (1730), § 23, S. 25f.; Richter (1736), in: Idem (1781), tom. III, 24; Wolff (1748), § 16, S. 25f.; Mislei (1757), § 48 (o.S.). – Am ausführlichsten (jedoch außerhalb des eigentlichen Hochschulschrifttums) geht Christian Tobias Ephraim Reinhard (1767; Bd. I, S. 153-175) in seinen *Bibelkrankheiten* auf das Thema ein, indem er unkritisch die ursprüngliche Erklärung von Vallés (vgl. Kap. 2, Anm. 210) rezipiert.

305 Richter/Berger (1757), § 14, in Richter (1780), tom. II, 255f.; insbesondere Sydenham (wie Anm. 303) wehrt sich gegen den Vorwurf, mit dem Sunamitismus eine unsittliche Therapie vorgeschlagen zu haben; die Textvariante MS. 572 fordert dementsprechend sogar einen gleichgeschlechtlichen Jugendlichen als therapeutischen Partner.

306 Camerarius/Carolus (1683, cap. I, th. 13, S. 12; Majault/Millin de la Courveault (1753). – Sydenham (wie Anm. 303) gibt an, solche Nebenwirkungen nie beobachtet zu haben. – Vgl. auch Abschnitte 2.1.4, 4.4 (Kap. 4, Anm. 94) und 5.4.

307 Richter/Berger (1757), § 12, in Richter (1780), tom. II, 252f.; Reinhard (1767), I 163; Fischer (1777), III 7, 28, S. 277, 292.

308 Vgl. einen anonymen Beitrag in Ciba Zeitschrift 3 (Nr. 35), 1936, S. 1214f.; Steudel (1942/I), S. 9; Hermann Paal, Johann Heinrich Cohausen (1665 – 1750), Jena, Gustav Fischer, 1931, S. 49. – Eine Variante der von Cohausen diskutieren altrömischen Inschrift zur Langlebigkeit erwähnt Albites (1790), S. 99f.

309 Vgl. Hufeland (1860; S. 7f.), aber auch noch Freeman (1983; S. 327) und Grmek (1958; S. 44f.).

310 Nicolas-Edme Restif de La Bretonne, Le Palais-Royal, Bd. 2: Les Sunamites. Paris, Guillot, 1790. – Vgl. Ehrmann (1797), S. 24-35; Struve (1805), S. 72. – Zur weiteren Rezeption des Motivs in der Belletristik vgl. Abschnitt 5.4.

311 Zum Beispiel Pauli (1714); Seiler (1799). – Eine in vielen Details (Auswahl, Präsentation und Herleitung der Alterskrankheiten) vom Standard abweichende Dissertation verfaßten Pohl/Haenel (1777).

312 Vgl. Kapitel 5, insbesondere Abschnitt 5.4.

313 Regius/Beeck (1645); Coschwitz/Hagenbuch (1725); Hilscher/Ranis (1746); Probstius (1752); Böhmer/Wagner (1774); Premauer (1784). Vgl. auch Anm. 159.

314 Alberti (1724; o.S.); Bergen/Horn (1726), § 14, S. 18f.; Villforth (1766), § 8, S. 6f.

315 Gessner/Ochsner/Schmid/Dänzler (1748), § 13, S. 25f. (Quelle u.a. Londoner *Bills of Mortality*; vgl. § 8, S. 12); die aristotelische Hypothese wird allerdings bereits von Wedel/Hieronymi (1707; cap. II, S. 17) in Frage gestellt, während Christoph Wilhelm Hufeland (1860; S. 126-29) noch um 1800 sie zu retten sucht; vgl. Kap. 4, Anm. 96. – Besonders der Theologe und Statistiker Johann Peter Süßmilch (Bd. 2, 1765 §§ 477-80, S. 348-52) widmet dieser Frage Beachtung und kommt zu eindeutigen Ergebnissen.

316 Gessner/Ochsner/Schmid/Dänzler (1748), § 10, S. 18 und Tabelle im Anhang (o.S.). – Bemerkenswert ist der Kurswechsel des Theologen und Statistikers Johann Peter Süßmilch in der Frage der „kritischen Jahre“: Während er in der ersten Auflage (1740) aufgrund der erhöhten Sterberaten die Möglichkeit von Zehnjahresstufen noch bejaht, erkennt er in der zweiten Auflage

(Bd. 2, 1765, § 490, S. 362f.) den zugrundeliegenden systematischen Fehler, nämlich eine Tendenz zur Auf- oder Abrundung des Sterbealters auf das volle Jahrzehnt. Als Risikofaktor gilt bei ihm dann nur noch das weibliche Klimakterium um das 50. Jahr sowie das Stadtleben aufgrund seiner Möglichkeit zu Ausschweifungen. – Gessner et al. geben außerdem einen statistischen Hinweis auf die hohe Kindersterblichkeit (zur Relativierung der Klage über Altersbeschwerden; vgl. dazu auch Richter (1752), in Richter (1781), tom. III, 207f.), bieten Wahrscheinlichkeitsrechnungen für das Überleben eines Ehepaars an (idem, § 10, S. 19f.) und erklären statistisch Verheiratete für langlebiger als solche, die im Zölibat leben (§ 13, S. 26).

317 Gessner/Ochsner/Schmid/Dänzler (1748), § 12, S. 24; 10 von 86 (=11, 6 %) der Bevölkerung sind demnach älter als 56 Jahre; vgl. auch Einleitung (Einblick), Anm. 15. – Nach Buffons Naturgeschichte sterben etwa 75 % bis zum 50. und 90 % bis zum 70. Lebensjahr (zitiert bei Joh. Fr. Pierer, Medizinisches Realwörterbuch, Bd. 1 (1816), S. 372f.; Artikel *Arithmetik des menschlichen Lebens*). Vgl. auch Autenrieth/Essig (1806), S. 3f.

318 Gessner/Ochsner/Schmid/Dänzler (1748), § 13, S. 27. – Vgl. auch Hoffmann, De generatione mortis in morbis, § 33, in: Hoffmann (1740), Tom VI, 250; Ploucquet (1779), S. 63; Seiler (1799), S. XVIIf.; an anderer Stelle (sect. I, cap. 2, § 1, S. 13-17) geht Seiler außerdem auf das durchschnittliche Gewicht verschiedener Schädelknochen in verschiedenen Altersstufen ein (nach einer Untersuchung des französischen Chirurgen und Anatomen Jacques René Tenon).

319 Schrader/Blume (1699), § 9 (o.S.); Zwinger (1726), cap. I 17, S. 27.

320 Vgl. Abschnitt 8.2.

321 Beispielsweise *Sie behalten einen Calender am Leib* als Ausdruck für eine erhöhte Schwäche und Empfindlichkeit alter Menschen aufgrund längst vergangener Schäden; Stahl/Michaelis (1710), S. 13f.; vgl. auch Kap. 4, Anm. 83.

322 Während Boujonier/Pallu (1629) noch die Frage nach einer Verzögerung des Alterns durch die medizinische Kunst im galenistischen Sinn bejahte, äußert sich Liefmann (1737) entgegengesetzt und thematisiert innerhalb der Hochschulmedizin die Kraftlosigkeit (*adynamia*) der Medizin bei den Greisen; vgl. auch Alberti/Krebs (1741), § 4, S. 18f. (Verjüngung nur bei krankhaftem Altern möglich); Richter/Seip (1752), II 1, in: Richter (1780), tom. II, 56 (Rat zur Meidung des Arztes, wenn der Patient jenseits des 30. bzw. 60. Lebensjahrs ist, nach dem Vorbild des Tiberius; vgl. Plutarch, De tuenda sanitate praecepta 26 [Stephanus 136 E]; vgl. auch Struve, 1805, S. 101). – Insbesondere in den französischen Dissertationen findet sich eine negative Grundstimmung dem Alter gegenüber; so vergleichen Yon/Preaux (1673) das Greisenalter mit einem leichten Tod (*lenta mors*).

323 Allerdings betont die Romantische Medizin in Deutschland erneut eine Periodisierung und Quantifizierung (*Protensivität*) des menschlichen Lebens; vgl. den Artikel *Arithmetik des menschlichen Lebens* in Johann Friedrich Pierer, Medizinisches Realwörterbuch, Bd. 1, Leipzig 1816, S. 564-574.

324 Vgl. Kondratowitz (1989).

325 Vgl. Fischer (1777), cap. III 14, S. 282f.; Bringaud/Millin de la Courveault (1753); zwar ist diese Quaestio mit einer berühmten, vielfach nachgedruckten Schrift von Guy Patin und Paul Courtois (Paris 1643) identisch, sie erscheint jedoch in einem ganz anderen iatromechanisch geprägten

Setting, das auch die „Krankheit Alter“ als medizinische Hypothese einbezog. Vgl. Kap. 8, Anm. 50 und 68.

326 Vgl. Smith (1666); Warlitz (1708), Mead (1770); eingehend besprochen in Abschnitt 7.2.

327 Floyer (1724); Gérocomie (1807); vgl. auch Abschnitt 2.1.

328 So engt Hufeland (1860; S. 6f.) den Begriff *Gerokomik* auf den spekulativen Sunamitismus ein, und Johann Friedrich Pierers Medizinisches Realwörterbuch (1816ff.) erwähnt den Begriff überhaupt nicht mehr.

329 Welsted (1724), cap. 2, S. 15-27; Fischer (1777), Vorrede (o.S.) und I 1-13, S. 1-21.

330 Welsted (1724), S. 79, 82-84, 91f. – Juch/Kamper (1732; § 55, S. 23f.) äußern sich sehr kritisch zu dieser Spekulation.

331 Welsted (1724), S. 28-30.

332 Vgl. insbesondere Floyer (1724), Preface und cap. 18f., S. XIIIf., 106-113.

333 Hill (1750?), S. 6f., 36. – Diese Empfehlung zur Selbstmedikation ist nicht zuletzt auch im Lichte des Konfliktes zwischen Hill und der etablierten Londoner Ärzteschaft zu sehen; vgl. Walter Pagels Artikel im Biographischen Lexikon der hervorragenden Ärzte aller Zeiten und Völker, hg. von August Hirsch, Bd. 3, 1930, S. 223f.

334 Vgl. Steudel (1942/I), S. 16f.; idem (1942/II), S. 958.

335 Fischer (1777; Vorrede, o.S.) beklagt zwar seinen (abgesehen von Floyers Gerokomie) fehlenden Zugriff auf Gerokomien, zitiert aber reichlich wissenschaftliche Literatur (*Ephemerites*) verschiedener Akademien sowie die Lehrbücher Boerhaaves und Hoffmanns.

336 Vgl. aber bereits Aristoteles, Problemata XXX 1 (954 b37).

337 Fischer (1777), cap. I, §§ 26, 38, 40, 104, cap. II, §§ 25-27, 32-38, 66, 83-87, cap. III, §§ 10, 20; S. 33, 44, 46f., 107, 127-31, 135-42, 170-72, 186-191, 279f., 286. – Auch Albites (1790; S. 5) betont den Nutzen der Greise für den Staat.

338 Fracassini (1763), S. 1, 166-70.

339 Vgl. Abschnitt 7.4 und Kap. 2, Anm. 18.

340 Lebensdaten unbekannt; vgl. DBA 427, 184-85.

341 Neben orthographischen Schwächen (mehrfach *Gallenus*; *aetas decrepida*) leidet der Text unter zahlreichen Wiederholungen und einer unzureichenden Strukturierung; etliche Überschriften wiederholen sich oder fehlen zuletzt ganz.

342 Die Anwendung von Sonnen- und Luftbädern bei Greisen erwähnt auch Ehrmann (1797), S. 46f.

343 Grosser (1770), cap. IV 5, S. 27, cap. VI 5f. + 9, S. 40-43, cap. VII 1, S. 46, cap. VIII 2f., S. 50f. – Zur Warnung vor Säure vgl. auch Carlisle (1820), S. 29, 43, 87.

344 Vgl. Abschnitt 3.1.1 und Anm. 18.

345 Neben Du Laurens und Ranchin nennt Robert in seiner Einleitung (1777; S. IX-XXIV) die diätetischen Schriften von Galen, Roger Bacon, Arnald von Villanova, Cardano, Chokier de Surlet, Bacquere, Vobiscus Fortunatus Plempius, Robertus Montanus und Martigne; mit Friedrich Hoffmann wird lediglich *ein* Vertreter des 18. Jahrhunderts erwähnt.

346 Vgl. Kap. 2, Anm. 70.

347 Da alle vier Hauptteile mit dem Titel *De conservanda senectute* versehen sind, ist zu vermuten, daß dies auch (anstelle des sperrigen *De consequenda et producenda senectute*) der ursprüngliche Titel des Gesamtwerkes war.

348 Nicht von ungefähr ist Albites (1790; S. 53) der einzige, der die erste gedruckte und ebenfalls in Rom erschienene Gerokomie von Gabriele Zerbi rezipiert. – Vgl. auch Kap. 2, Anm. 18.

349 Vgl. Robert (1777), S. 58-80.

350 Albites (1790), S. 36, 41f., 44, 144-54.

351 Rush (1796), S. 109-39. – Rush greift damit die vorwiegend in England angesiedelte Tradition des Essays über Fragen der Gesundheit und des langen Lebens auf, zu der beispielsweise auch der medizinische Laie Sir William Temple (1628 – 99) mit einem *Essay upon health and long life* beiträgt (ed. 1770; S. 266-303). Vgl. auch die entsprechenden Essays von John Sinclair (s. Anm. 358) und Antony Carlisle (s.u.).

352 Rush (1796), S. 122f.; diese Diskussion findet sich allerdings auch noch bei Canstatt (1839), I 6, S. 147-158.

353 Unter anderem übersetzte Struve auch die für die Altersmedizin wichtige *Historia vitae et mortis* Francis Bacons (Glogau 1799).

354 Vgl. auch Hufeland (1860), S. 425; Johann Jacob Loos, Über den Gebrauch drastischer Purganzen bei hohem Alter. Archiv für praktische Medizin und Klinik 9, 1810, S. 190f.

355 Struve (1805), S. 25f.

356 Gérocomie (1807), S. 62. – Entsprechend ist ein eigener Teil des Werks den *passions et leur influence sur la santé* gewidmet, abgesondert von den übrigen *Res non naturales* (part. III, S. 279-353).

357 Nach Walter Pagel (Biographisches Lexikon der hervorragenden Ärzte aller Zeiten und Völker, hg. von August Hirsch, Bd. 4, Berlin 1932, S. 214) war Millot selbst der Verfasser der *Gérocomie*, was aufgrund des Textbefundes nicht ausgeschlossen ist; die im Titel erwähnte *Société de médecins* wäre dann die „Gesellschaft" von Autoritäten (insbesondere Galen und Hippokrates etc.), auf deren Schriften Millot sein Werk aufbaut.

358 Neben einer selbstverfaßten Allgemeindiätetik bietet Sinclair (1807; Bd. 2, S. 185-303) die wohl umfassendste Bibliographie diätetischer, gerontologischer und geriatrischer Schriften vor 1800 sowie Übersetzungen verschiedener diätetischer Schriften der Frühen Neuzeit. – Bereits 1802 erschien von Sinclair ein kurzer *Essay on longevity* (London, Printed by A. Strahan). – Vgl. auch die bereits im 18. Jahrhundert entstandene *History of health* (1758) von James Mackenzie (dt. 1762; s. Literaturverzeichnis), insbesondere S. 393-395.

359 Carlisle (1820), S. 99-109.

360 So rät Carlisle von den bislang empfohlenen weißen Fleischsorten ab und zieht rotes (Wild-, Rind-)Fleisch vor (1820; S. 27-32). Bemerkenswert ist auch die Empfehlung alkalischer oder saurer Medikamente (S. 90, 95) und der Ratschlag, bei Eingeweidebrüchen auf eine regelmäßige Entleerung des Darms zu achten (S. 104f.).

361 Bartholin (1994), cap. 9, S. 63f.; vgl. auch den Hinweis auf Bartholinus bei Camerarius/Carolus (1683), cap. I, th. 7 (überraschender Weise erscheint hier Bartholin als Vertreter der Fermenttheorie der *Moderni*).

362 Sydenham, Observationes medicae I 5, in: Idem, Medizinische Werke, Bd. 1 (1786), S. 83 (Hinweis auf eine Anfälligkeit alter Menschen gegenüber Herbstwechselfieber/Tertiana); Tractatus de Podagra et Hydrope, in: Ibidem, Bd. 2 (1787), S. 271 (Podagra befällt meistens alte Menschen wegen zu üppigem Lebenswandel, zu viel Alkohol oder zu wenig körperlicher Bewegung, ist

jedoch bei geschwächten Alten durch einen abgemilderten Verlauf gekennzeichnet) und S. 353 (Wassersucht befällt vor allem Frauen in hohem Alter).

363 Thomas Willis, De anima brutorum, p. II (*Pathologia*), cap. 13 (*De stupiditate sive Morosi*), in: Idem, Opera omnia, tom. posterior. Genevae, Apud Samuelem de Tournes, 1680, S. 299 (Vergleich zwischen dem Blut alter Menschen und der Fermentation des Weins). – Einen bescheidenen Hinweis auf eine Altersabhängigkeit der Indikation für den Aderlaß bietet Willis in der *Pharmaceutica rationalis sive Diatribe de medicamentorum operationibus in humano corpore*, pars II, sect. III, cap. 1 *De phlebotomia*, in: ibidem, S. 207. – Eine modifizierte galenistische Physiologie greift Willis in den frühen *Diatribe duae I. De fermentatione ... II. De febribus* (1659) auf, indem er erklärt, der Same enthalte eine lebensbegrenzende Menge an *Substantia radicalis*. In seiner Fieberlehre neigt er eher iatrochemischen Vorstellungen zu, wenn er betont, das Blut sei dem Brennstoff einer Lampe vergleichbar, weshalb durch Verunreinigungen des Blutes mit Salzpartikeln der Mensch schwach werde; Practice of Physick, London 1684, S. 23, 82f., 91; zitiert nach Niebyl (1971), S. 366f.

364 Michael Ettmüller, Institutiones medicae, Physiologica pars, IV. Hygiene, in: Opera medica theorico-practica (4 vols.), Genevae, Apud Fratres De Tournes, 1736, tom. 1, S. 295 (vgl. auch Friis, 1739, § 2, S. 8); Ettmüller, Dissertatio de chirurgia transfusoria, communicata 1682, in: Ibidem, tom. 4, S. 834-856, hier 838, 843f. – Die Bluttransfusion zur Verjüngung von Greisen wurde noch von Thomas Bartholin (1672/1994; S. 64) als mögliche Methode angegeben.

365 Bontekoe (1719), S. 204, 354-362; es folgt eine Exegese der Metaphernreihe von Kohelet 12, 1-6; vgl. Abschnitt 7.2.

366 Boerhaave, Institutiones medicae (1730), §§ 471, 474f., S. 202f.; die von Haller herausgegebenen *Praelectiones academicae* (tom. IV, 1743, S. 703-8) erwähnen in einem Kommentar zu diesen Paragraphen einige Altersleiden (Presbyopie, schrumpfende Körpergröße, infantiles Verhalten) sowie die *Euthanasia senilis* (vgl. Anm. 120; da der Text auf Mitschriften von Boerhaave-Schülern beruht, ist nicht klar, ob Boerhaave selbst diesen Begriff Bacons in die Medizin eingeführt oder lediglich von früheren Autoren übernommen hat).

367 Boerhaave, Institutiones medicae (1730), §§ 1053-66, S. 431-37; ausführlich rezipiert beispielsweise von Pohl/Hagemeyer (1746), § XII (vero X), S. 22-24. Auch der in die *Institutiones* eingefügte Paragraph 1059* erwähnt die *introductio nutrimenti per apposita externa* (ebd., S. 433). – Boerhaave oder Haller (tom VI, 1744, S. 348f.) weist in den *Praelectiones* zu § 1059 auf den Sunamitismus und zu § 1063 auf lebensverlängernde Blut-Bäder der Tyrannen und den Nutzen der Frauenmilch hin.

368 Boerhaave, Institutiones medicae (1730), § 1065f., S. 434f.; vgl. Idem, Praelectiones ad § 474f., tom. III (1741), S. 710 (*sed aperienda sunt vasa callosa et coalita, id autem nulla potest chemia*).

369 Hoffmann, Medicina rationalis systematica, lib. I, sect. I, cap. 1-33, in: Idem (1740), tom. I, 29-34. – Zur Physiologie und Pathologie Hoffmanns vgl. auch Rothschuh (1978), S. 240-47.

370 Hoffmann, Consulationes et responsa medica, cent. II, sect. IV, casus 189f., in: Idem (1740), tom. IV, 404-406.

371 Alberti (1718), Pars pathologica medica, sect. XII *De defectivis motuum vitalium vitiis*, cap. 5 *De marasmo senili*, S. 435f. – Vgl. auch Anm. 143.

372 Alberti, Systema, Bd. 1 (1725), S. 167-69 (Casus 27 *Veneficium cum Cadmia fossili in viro 93. annorum commissum absolute lethale*), S. 577-81 (Casus 42 *De Utilitate et necessitate Venae sectiones in sene*); S. 640-42 (Casus 48 *Dysuria senilis cum affecto Nephritico et Rheumatico conjuncta*); Bd. 2 (1729), S. 856f. (*Vetula mortua inventa*).

373 Grmek (1960), S. 117. – Die folgende Zusammenfassung orientiert sich an dem Beitrag Grmeks.

374 Der später erstellte Index enthält nicht weniger als 39 Einträge unter dem Stichwort *aetas decrepita*; in: Morgagni (1827-29), tom. 6 (1829), S. 186.

375 Morgagni, De sedibus XX, 34, in: Idem (1827-29), tom. 2 (1827), S. 254; vgl. auch Grmek (1960), S. 126.

376 Morgagni, De sedibus XLIX, 18+19, in: Idem (1827-29), S. 9-13 (am Beispiel der Sektion eines Greises vom Januar 1741).

377 Morgagni, Lectio 16 u. 17, in: Idem, Opera Postuma, vol. 4 (1969), S. 215-46 (Kommentar zu Avicenna, Canon lib. 1, fen. 1, tract. 3, cap. 3). Allerdings paßt Morgagni Avicennas Zahl und Altersangaben zu den Lebensaltern unter Zuhilfenahme anderer antiker Autoritäten den zeitgenössischen Gesichtspunkten an: Statt vier unterscheidet er acht Lebensalter, und die Grenze zwischen den beiden letzten (*Senectus* und *Senium*) liege bei 60 Jahren. Vgl. auch Girolamo Spina, L'âge, la constitution et le tempérament en deux leçons inédites de Jean-Baptiste Morgagni, Bulletin et Mémoires de la Société internationale d'Histoire de la Medicine 3, 1956, S. 14-29.

378 Van Swieten, Commentaria, §§ 33, 39, 55, 128, 1062; tom. I (1744), S. 43, 50, 75-77, 193; tom.III (1754), S. 370; vgl. auch Idem (1778/1964). – Von medizinhistorischem Interesse ist Van Swietens Deutung einer Bemerkung Boerhaaves über die *doctrina de stricto et laxo in solidis* auf die antike Schule der Methodiker (*rationales*); damit autorisiert er die zeitgenössische Theorie eines Dualismus zwischen *fibra rigida* und *laxa* durch die antike Tradition; ibidem, § 55, S. 77.

379 Über ergänzende Literaturangaben hinaus geht Hallers Fußnote zu § 475, wo er auf das neuere Konzept der Gluten-Partikel (vgl. Anm. 104) und die Folge von deren Verlust für die *flexibilitas* der Faser hinweist; Boerhaave, *Praelectiones*, tom. 3 (1741), S. 706.

380 Lüth (1965), S. 157.

381 Haller (1778), tom. VIII, pars secunda, lib. XXX, sect. III, § 15, S. 98-101.

382 Ramazzini (1741), cap. 11 *Quale esse debeat in senili aetate Valetudinis regimen*, S. 762-767. In dieser kurzen Greisendiätetik stellt Ramazzini unter anderem die seltene Defäkation der Greise (oft nur einmal in der Woche) als normal dar (ibidem, S. 764). Vgl. demgegenüber Anm. 269.

383 Cheyne (1742), cap. VII *Miscellanea*, § 12, S. 243-45; vgl. Georgii Cheynaeii ... Hygiene, das ist: Gründlicher Unterricht zur Gesundheit und zu einem langen Leben ... Frankfurt/M., Bey Stocks sel. Erben und Schilling, 1744, S. 319-322. – Vgl. auch Anm. 221.

384 Hufeland (1860), S. 265-68 (Praktischer Teil, *I. Verkürzungsmittel des Lebens*, Kap. X *Das Alter – frühzeitige Herbeiführung desselben*), 424-28 (*II. Verlängerungsmittel des Lebens*, Kap. XVII *Das Alter und seine gehörige Behandlung*).

385 Besonders erwähnenswert ist die Serie von fünf Dissertationen, die Michael Alberti 1728 zum Thema Langlebigkeit anfertigen ließ und die jeweils die Bedeutung eines Aspektes der *Sex res non naturales* (Luft, *diaeta* [=*cibus et potus*], Bewegung, Mäßigung der seelischen Affekte) sowie der Pharmakotherapie untersuchen.

386 Vgl. insbesondere Hilscher/Ranis (1733); Falcke (1744).

387 Baier (1705); Altmann/Hoffmann (1711); Battus (1732). – Bemerkenswert ist, daß noch Johann Peter Süßmilch (Bd. 2, 1765, S. 352-61, §§ 481-89) Mitte des 18. Jahrhunderts aufgrund historischer Beispiele, aber auch aus statistischen Erwägungen heraus eine menschliche Höchstlebensdauer von bis zu zweihundert Jahren postulierte, was jedoch von dem Herausgeber des Kommentarbandes Christian Jacob Baumann (Bd. 3, 1775, S. 448-454, ad § 489) mit falschen mündlichen Altersangaben der Hinterbliebenen erklärt wurde. Zu Hufelands Ansicht vgl. Anm. 391.

388 Meibom (1666); Baier (1705); Berger/Vogel (1708), §§ 5-14, S. 8-18; Battus (1732); Schreger (1798). – Vgl. auch die für den Arzt Daniel Wilhelm Triller bestimmte Gratulationsrede von Benjamin Gottlieb Lorenz Boden (1766) zu einer Altersmetapher aus der antiken Literatur.

389 Meibom (1666), o.S.; vgl. Alberti/Schröck (1667), pars I, § 40 (o.S.); Wedel/Hieronymi (1707), Vorwort, S. 3; Alberti/Esmarch (1754), Nachwort (o.S.); vgl. Seneca, Epistolae morales ad Lucilium 77, 18-20.

390 Ein gutes Beispiel für die Kombination von Diätetik und Reflexion über Langlebigkeit ist der von dem greisen Staatsmann und medizinischen Laien Sir William Temple (1628 – 99) verfaßte *Essay Upon health and long life* (erschienen postum 1701).

391 Nach Hufeland (1860; S. 134) beträgt die Höchstlebensdauer bei Tieren das Achtfache der Wachstumszeit, daher sei bei Menschen ein Höchstalter von zweihundert Jahren zu erwarten. Vgl. auch Anm. 387.

392 Hufeland (1860), S. 424-28 (Praktischer Teil, II. Verlängerungsmittel des Lebens, Kap. XVII Das Alter und seine gehörige Behandlung); vgl. auch Struve (1805), S. 5-7.

393 So etwa Beispiele für neue Haare und Zähne im Alter; Hufeland (1860), S. 130f.

394 Struve (1805), cap. 5, 7-9, S. 24-28, 32-76.

395 Das Werk ist eine Gratulationsschrift für den 88jährigen Landesherrn.

396 Die deutsche Übertragung (Nordhausen 1726) basiert auf der lateinischen *Dissertatio medica de adquirenda vitae longaevitate* (Basel 1703; Respondent Christoph Eglinger).

397 Diese Dissertation ist dem 70jährigen Georg Wolfgang Wedel gewidmet.

398 Diese *Dissertatio physico-medico-mathematica* ist formal eine für das philosophische Examen dreier Kandidaten bestimmte Hochschulschrift, weil sie in erster Linie mathematisches Wissen (Wahrscheinlichkeitsrechnung, medizinische Statistik) ventiliert (vgl. Abschnitt 3.1.6); im ersten Drittel erörtert sie jedoch das übliche medizinische Wissen zu Langlebigkeit und Tod.

399 Harcouet de Longeville (1716), cap. 21-24, S. 192-234. – Longeville selbst galt im 18. Jahrhundert als Beispiel für Langlebigkeit (er lebte angeblich 110 Jahre, hatte zehn Frauen und wurde mit 101 zum letzten Male Vater; vgl. Hufeland, 1860, S. 126).

400 Vgl. Lüth (1965), S. 162f. – Maupertuis schlug außerdem vor, mittels Abkühlung einen künstlichen Scheintod zu erzeugen und auf diese Weise ebenfalls die Selbstkonsumption zu stoppen; vgl. dazu Hufeland (1860), S. 174f.

401 Ploucquet (1779), S. 75f.

402 Ehrmann (1797), S. 5-7, 61f. und Widmung an Moriz Bethmann (o.S.).

403 Triller (1783), S. 8.

404 Vgl. Anm. 206 und Schema 2 in der Zusammenfassung (Ausblick), Abschnitt 3, S. 397.

405 Vgl. Abschnitt 7.4.

406 Ein Beispiel aus dem unmittelbaren Bereich der Hochschule ist die philologisch-philosophische Dissertation von dem Philosophen Johann Heinrich Kromayer und dem Kandidaten der Theologie Christoph Wilhelm Henrici (1732) über ein Zitat aus dem Cato Maior (4 [II], 13f.), das Greisenalter werde von allen Jüngeren erwünscht, von denen, die es erfahren, hingegen angeklagt.

407 Vgl. Philo Judaeus, De mundi incorruptibilitate (De aeternitate mundi, in: Loeb Classical Library, Philo, vol. IX. Cambridge/London 1995, S. 172-191); erwähnt in Faselt/Bierling (1671), sect. I, § 6 (o.S.).

408 Faselt/Bierling (1671), sect. I, concl. III 4 u. IV.

409 Alberti/Schröck (1667), pars II *Ethica* (o.S.). – Vgl. demgegenüber Abschnitt 7.4.

410 Altmann/Hoffmann (1711), cap. III *Philosophicum*, S. 40-48.

411 Vgl. Abschnitt 2.4.

412 Vgl. aber die positiven Konnotationen zur Gesundheit der Greise bei Anm. 217. Insbesondere populäre geriatrische Schriften um 1800 weichen von diesem Pessimismus ab. Battus (1726; o.S.) hebt in seinem Glückwunschschreiben die *experientia* und *prudentia* des greisen Arztes hervor.

413 Vgl. aber den Philosophen und Gymnasiallehrer Vincent Placcius, Accesiones ethicae, juris naturalis et rhetoricae, Hamburg 1695, S. 297-99; zitiert nach Welti (1987), S. 30.

414 Allerdings betonen die am Leitbild der *Médecine morale* orientierten geriatrischen Monographien um 1800 ebenfalls diesen Nützlichkeitsgedanken; vgl. Abschnitt 3.2 sowie Anm. 337 und 356.

415 Interessanterweise lehnt Westhoven (1724; S. 33f.) medizinische Erklärungsmodelle dieser „Psychopathologie“ ab – Geiz komme bei allen Temperamenten, Qualitäten und Lebensaltern vor.

416 Johann Heinrich Zedler, Grosses vollständiges Universal-Lexicon aller Wissenschafften und Künste, Bd. 1, Halle und Leipzig 1731, Sp. 699, 1550-57. – Eine ähnlich differenzierte Position nehmen auch Kromayer/Henrici (1732) ein (vgl. auch Anm. 406), wobei sie einen hochinteressanten Vergleich zwischen dem Greisenalter und der („in die Jahre kommenden“) Ehe rezipieren: Beides sei unaufhaltsam und könne gleichermaßen als vor- oder nachteilhaft empfunden werden (§§ 7, 12, S. 11f., 21-23).

417 Encyclopédie de Diderot et D'Alembert, vol. I (1751), Sp. 170a-171a (*âge*); Supplement Panckoucke I 198b-201a (*âge, Médecine légale*). – Als Quelle für die diätetischen Regeln wird Friedrich Hoffmann angegeben. Der von einem La Fosse, *Docteur en Médecine de la Faculté de Montpellier*, verfaßte forensische Artikel des Supplements rezipiert bereits die Irritabilität der Faser als Lebenskennzeichen.

418 Encyclopédie de Diderot et D'Alembert, vol. XVII (1765), Sp. 258b -260 b (*vieillesse*).

419 Selbst der Artikel *Greisesalter* von Burkhard Wilhelm Seiler in Pierers Medizinischem Realwörterbuch geht auf moralische Aspekte im Sinne *einer beträchtlichen Schwäche in den Äußerungen der Seelenthätigkeit* ein: *Der Greis wird mürrisch, schwatzhaft, verdammt die Gegenwart, rühmt die Vergangenheit ... Er zieht sich gern immer mehr von der Welt zurück. Der religiöse Sinn wird erhöht* (Bd. 3, 1819, S. 754f.).

SEITENBLICK:

GRUPPEN, GEWICHTUNGEN, GRENZBEREICHE

4. Alte Frauen

Marginalisierung einer Mehrheit

Die soziale Stellung alter Frauen ist selbst in hochzivilisierten Ländern der Gegenwart schwierig. Zwar zahlenmäßig von immer größerer Bedeutung, aber weitgehend ohne politische und finanzielle Macht, durch den altersbedingten Verlust an körperlicher Attraktivität und durch die immer noch wirksamen traditionellen Geschlechterrollen doppelt benachteiligt, stehen Frauen über sechzig häufig am Rande der Gesellschaft, selbst wenn sie noch familiär eingebunden sind. Ihre medizinische Versorgung ist häufig schlechter, weil ihnen weniger Beachtung entgegengebracht wird als gleichaltrigen Männern – selbst in der sozialpolitischen Forschung.[1]

Dieser Befund findet eine gewisse Parallelität in der medizinhistorischen Frauenforschung: Für sie existierte lange Zeit fast ausschließlich die jüngere Frau, insbesondere in den Brennpunkten Schwangerschaft und Geburt, sowie die Profession der Hebamme – Ausnahmen sind lediglich im Bereich der Hexenforschung erkennbar.[2] Erst seit etwa zehn Jahren mehren sich wissenschaftliche Untersuchungen zur Geschichte der Menopause, doch die postmenopausale Frau wird auch hier nur am Rande erwähnt.[3] Der heutigen Frauenhistorie jedoch nur aufgrund dieses Befundes vom Zeitgeist beeinflußte Interessen vorzuwerfen, wäre ebenso einseitig wie unredlich, denn die Quellenlage zur Erforschung der alternden Frau, das zeigt auch die folgende Studie, ist vor 1750 ausgesprochen schwierig.[4] Dies gilt sowohl für die normative geriatrische und gynäkologische Fachliteratur als auch für populäre frauenspezifische Schriften des 17. und 18. Jahrhunderts zu Themen wie Diätetik oder Kosmetik[5], ja selbst für die private Briefliteratur.[6] Insbesondere in den zahlreich überlieferten Texten zur Seneszenz, die über den (grammatisch an sich geschlechtsneutralen) *senex* als (männliche) Norm handeln, erscheint die ältere Frau typischerweise nur als Marginalie, nicht zuletzt entsprechend ihrer Stellung als *sexus sequior*.[7] Die noch überwiegend von der Geburtshilfe geprägte gynäkologische Literatur der Frühen Neuzeit enthält vor 1680 ebenfalls nur Randbemerkungen zu diesem Thema. Seit Beginn des 18. Jahrhunderts stießen zwar die Menopause und ihre Folgeerscheinungen auf wachsendes Interesse innerhalb der Medizin[8], sei es mit einer „medikalisierenden" oder auch „de-medikalisierenden" Stoßrichtung[9], doch sind Angaben zur postmenopausalen Frau auch hier marginal. Erst nach 1750 entstehen

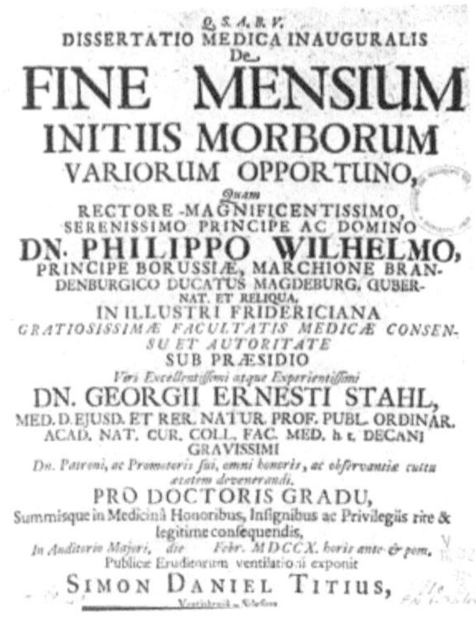
Q. S. A. B. V.
DISSERTATIO MEDICA INAUGURALIS
De
FINE MENSIUM
INITIIS MORBORUM
VARIORUM OPPORTUNO,
Quam
RECTORE MAGNIFICENTISSIMO,
SERENISSIMO PRINCIPE AC DOMINO
DN. PHILIPPO WILHELMO,
PRINCIPE BORUSSIÆ, MARCHIONE BRANDENBURGICO DUCATUS MAGDEBURG. GUBERNAT. ET RELIQUA,
IN ILLUSTRI FRIDERICIANA
GRATIOSISSIMÆ FACULTATIS MEDICÆ CONSENSU ET AUTORITATE
SUB PRÆSIDIO
DN. GEORGII ERNESTI STAHL,
MED. D. EJUSD. ET RER. NATUR. PROF. PUBL. ORDINAR. ACAD. NAT. CUR. COLL. FAC. MED. h. t. DECANI GRAVISSIMI
PRO DOCTORIS GRADU,
Summisque in Medicinâ Honoribus, Insignibus ac Privilegiis rite & legitime consequendis,
In Auditorio Majori, die Febr. MDCCX. horis ante & pom.
Publicæ Eruditorum ventilationi exponit
SIMON DANIEL TITIUS,

Abbildung 17: Titelblatt der Dissertation von Simon Daniel Titius, Halle 1710 - die erste medizinische Monographie zur Menopause

erste Fachtexte, die sich weitgehend unabhängig von der Menopause mit chronischen Erkrankungen der Frauen befassen.[10]

Als Ursache für diese eindeutige Tendenz in der Textüberlieferung sollte man nicht vorschnell eine – lange Zeit angenommene – niedrigere Lebenserwartung von Frauen geltend machen, aufgrund derer ältere Frauen zahlenmäßig angeblich kaum ins Gewicht fielen. Zwar finden sich in spätrömischer und frühmittelalterlicher Zeit Hinweise auf eine deutliche Diskrepanz zwischen dem höheren Sterbealter von Männern gegenüber dem von Frauen; bereits im abendländischen Hochmittelalter, spätestens jedoch im 16. Jahrhundert scheint sich – in erster Linie aufgrund einer veränderten Ernährung (s.u.) – das Verhältnis ausgeglichen, wenn nicht sogar umgekehrt zu haben.[11] Auch wenn letzteres nur für sozial gehobene Schichten gelten sollte, ist die Tendenz zur fehlenden Beachtung älterer Frauen in medizinischen Texten dennoch bemerkenswert, da die zeitgenössische gelehrte Heilkunde ebenfalls vorwiegend die urbane, vermögende Bevölkerung als Klientel hatte. Zwar erreichten (mit starken regionalen und temporären Schwankungen) durchschnittlich nur etwa fünf bis zehn Prozent der lebendgeborenen Mädchen ein Alter über sechzig; dennoch konnte immerhin etwa ein Drittel der Frauen, die in das gebärfähige Alter gelangten, auch die sechste Dekade noch vollenden und somit noch mindestens zehn Jahre im Stadium der Menopause leben. Und schließlich sollten nicht nur biologisch-medizinische, sondern auch soziale Qualifizierungen des Alters beachtet werden: Matrone wurde man nach der Verheiratung, Alte Jungfer nach Verstreichen des idealen Heiratsalters spätestens mit dreißig Jahren. Zumindest subjektiv empfand man das Altern und den Status des Alters früher als heute.[12]

Wesentlicher als demographische mögen daher rezeptionsgeschichtliche Faktoren sein: Im Gegensatz zu weiblichen Personen im reproduktiven Alter bleibt die ältere Frau in der medizinischen Fachliteratur der Antike fast unerwähnt[13], und nicht zuletzt deshalb greift auch die weitgehend an den überlieferten Autoritäten orientierte Heilkunde der Frühen Neuzeit lange Zeit dieses Thema kaum auf. Erst mit der Emanzipation von der antiken Tradition im 18. Jahrhundert finden „neue" Themen wie die Menopause und ihre Folgen stärkere Beachtung.

Angesichts der spärlichen normativen Texte sind verallgemeinernde Aussagen zur alternden Frau in der Frühen Neuzeit schwer zu treffen. Wichtig ist es daher im folgenden, zunächst auch aus nicht-medizinischen Quellen Hinweise auf das lange Zeit vorherrschende negative Bild der alten Frau zu sammeln, das unter anderem für ihre fehlende medizinische Beachtung verantwortlich zu machen ist, bevor die frühneuzeitlichen Fragmente zur Anatomie und Physiologie, Pathologie und Therapie des weiblichen Greisenalters sowie Hinweise auf Langlebigkeit und Verjüngung analysiert werden. Die Untersuchung stützt sich nicht nur auf geriatrische, sondern auch auf gynäkologische Hochschulschriften aus der alten, vorrevolutionären Universität, wobei älteres, in jener Epoche rezipiertes Wissen eingeschlossen ist.

4.1 Stilisierung eines negativen Körperbildes

„So frag doch deine schwarzen Zähne, deine Stirn / Von grauem Alter längst durchfurcht, / Dein Schandgesäß, das zwischen dürren Backen sich / Gleich einer kranken Kuh nicht schließt! / Gewiß, dein Busen reizt mich, deine welke Brust, / Dem Euter einer Stute gleich, / Der schlaffe Bauch, der dürre Schenkel, der so stolz / Auf dickgeschwollner Wade thront ..."

Quintus Horatius Flaccus[14]

Als wichtiger Promotor für die frühneuzeitliche Bewertung des Alters in der Medizin kann die antike Dichtung gelten[15], und in diesem Bereich ist es vor allem Horaz, dessen Abneigung gegen den greisen Körper sich insbesondere in der Beschreibung älterer Frauen manifestiert. Zwar scheint die Bewertung des höheren Lebensalters in den meisten abendländischen Kulturen ambivalent zu sein: Alterslob und Altersverachtung (*ageism*) lassen sich als Stereotype von der griechisch-römischen Antike bis zum 21. Jahrhundert in unterschiedlichen Nuancen und Gewichtungen feststellen, meist abhängig vom literarischen Genre und der politisch-sozialen Situation. Diese janusköpfige Stilisierung trifft jedoch nur eingeschränkt auf die ältere Frau zu: Ihr werden nämlich bis Ende des 17. Jahrhunderts fast ausschließlich negative Eigenschaften zugeschrieben.

Die Idee des Horaz, den Körper alter Frauen als Personifikation der Häßlichkeit zu stilisieren, greifen neben den spätmittelalterlichen Dichtern[16] insbesondere Kunst und Literatur der Renaissance auf, an vorderster Stelle Erasmus von Rotterdam: Mit seiner herabsetzenden Darstellung der alten Frau als lebendiger Leichnam thematisiert er insbesondere die Diskrepanz zwischen sexueller Attraktivität und sexuellem Begehren und berührt damit ein mittelbar medizinisches Thema.[17] Gegenläufige Beispiele wie der spätmittelalterliche Verhaltenskodex Christines de Pisan, der auf die würdevolle und weise ältere Frau abzielt[18], sind dagegen in der Literatur selten.

Zu dieser Mißachtung des Körpers der Greisin treten im Spätmittelalter bekanntermaßen Verdächtigungen geistig-religiöser Natur. Zwar konnte der alte Mensch bereits im frühen Christentum unabhängig von seinem Geschlecht sowohl zum Symbol für Weisheit und Gnade als auch für das lebenslange Anhäufen von Sünde werden[19]; ab dem 15. Jahrhundert sieht man aber gerade in der alten Frau immer häufiger eine Inkarnation des Bösen und eine Agentin des Teufels, weshalb sie bevorzugt der Hexerei und Zauberei beschuldigt wird.[20] Allerdings sind etwa ein Drittel der diesbezüglich Angeklagten Männer; das Durchschnittsalter der Verdächtigten beträgt jedoch beispielsweise in Paris zwischen 1565 und 1640 bei beiden Geschlechtern immerhin etwa fünfzig Jahre.[21] Die Ursachen für die Anschuldigung gerade der Gruppe der älteren Frauen sind mannigfaltig, liegen aber nicht zuletzt auch im medizinischen Bereich: einerseits in ihrer altersbedingten Sterilität, deren angebliche Übertragung auf Mensch oder Vieh wiederum ein Hauptvorwurf gegen die Hexen darstellte, andererseits in der Bewertung des menstrualen Blutes als Gift (s. u. Abschnitt 4.3), das sich bei fehlender Ausscheidung im Körper sammle und Frauen nach der Menopause zu „giftigen Wesen" mache. So verwundert es nicht, daß auch ein erfahrener Praktiker wie Antonius Guainerius im 15. Jahrhundert vor alten Frauen warnt, die als Hexen neugeborene Kinder töteten. Zugleich sieht der Arzt in ihnen zwar wenig beliebte, aber volksmedizinisch erfahrene Konkurrentinnen insbesondere im Bereich der Frauenheilkunde.[22]

Die Verachtung, die älteren Frauen entgegenschlug, zeigt sich nicht zuletzt auch in den Bezeichnungen, die die Gelehrtensprache Latein bis ins 18. Jahrhundert für sie verwendet: Neben Diminutiven wie *muliercula* („Frauchen") oder *vetula* („Alterchen", „Vettel") wurde gerne das lateinische Homonym *anus* (After bzw. Greisin) in durchaus zweideutigem Sinn gebraucht. Der Verfasser der ersten gedruckten Schrift über medizinische Altersfürsorge von 1489, Gabriele Zerbi, hielt daher Analkrankheiten für typisch weibliche Alterskrankheiten und spricht gar den Frauen das typische Greisenalter (*senium*), das männlich, vornehmer und stärker sei, ab.[23] Andererseits gibt es in der Frühen Neuzeit und noch Ende des 18. Jahrhunderts eindeutige Tendenzen, alten Frauen mit der Menopause ein Ende ihrer weiblichen Biographie zu testieren und „den Beginn eines seltsam neutralisierten oder maskulinisierten Seins anzusetzen"[24] – ein Befund, der freilich gerade vor 1800 von einer zunehmenden Thematisierung typisch weiblicher, (post)menopausaler Leiden innerhalb und außerhalb der Medizin konterkariert wird. Auch als Leserin spezieller Zeitschriften und unterhaltender Literatur, in der anstelle einer Mißachtung des Körpers der Wert geistige Bildung herausgestellt wird, findet die ältere Frau nach 1750 zunehmend Beachtung.[25]

4.2 Anatomie und Physiologie weiblichen Alterns

„Sieh diese Frau und sieh: sie ist kalt
Erinnere dich, wie schön sie einst aussah!
Jetzt betrachte sie nicht mit Deinem Herzen, sondern kalt
und sage: sie ist alt."

Bertolt Brecht[26]

Der Beginn des Greisenalters wurde seit der Antike häufig im Rahmen einer mehr oder weniger rhythmischen Abfolge von Lebensaltern betrachtet.[27] Ausgehend von der hippokratischen Tradition, die Isidor von Sevilla größtenteils übernimmt, wurde meist das 49. bzw. 50. Lebensjahr (nach Ablauf von sieben Hebdomaden) als Startpunkt einer ersten (rüstigen: *aetas virida*) von mehreren Stufen des höheren Lebensalters festgelegt. Während die islamische, spätmittelalterliche und frühneuzeitliche Medizin diesen genauen Zeitpunkt bei Männern immer wieder in Frage stellte und variierte[28], übernahm sie ihn bei Frauen ohne weiteres, weil er mit dem Zeitpunkt der Menopause gleichgesetzt wurde, die nach Aristoteles und Plinius spätestens mit fünfzig Jahren zur Unfruchtbarkeit führen sollte.[29] Ausgehend von diesem Fixpunkt diskutierte nun die Heilkunde häufig die Frage, wer von den beiden Geschlechtern früher altere und sterbe. In der Antike beobachtete man möglicherweise einen Männerüberschuß im Alter, sicher aber eine gegenüber Jungen frühere Geschlechtsreife der Mädchen. Daraus entwickelte beispielsweise Aristoteles die These, daß Frauen aufgrund ihrer feuchten Konstitution zwar rascher reiften, durch ihren Mangel an Lebenswärme (*Calor innatus*) und Blut aber auch früher alterten und austrockneten. Diese Überlegung wurde bis 1700 kaum in Frage gestellt[30]: Gabriele Zerbi etwa ordnete der Frau von Natur aus einen *Status deficiens* zu; sie sei wäßriger als der Mann, habe eine schlechtere Verdauung und könne zudem die Abfallstoffe (*superfluida*), die in der antiken und islamischen Altersphysiologie eine wichtige Rolle spielten, nur unzureichend ausscheiden.[31] Da auch dem Greisenalter als solchem ein defizitärer Zustand zugeschrieben wurde (*senectus = defectus*)[32], verwundert die Annahme nicht, daß gerade Frauen dieser Lebensphase besonders zuneigen sollten. Allerdings vermutete bereits zu Beginn des 17. Jahrhunderts der französische Arzt François Fougerolles, daß bei dem Prozeß weiblichen Alterns auch klimatische Faktoren eine Rolle spielten; daher sei ein regional verschiedenes Fortschreiten des Alterns möglich.[33]

Nicht nur die Autorität der überlieferten Theorien mag zu der frühneuzeitlichen Überzeugung beigetragen haben, daß Frauen gegenüber Männern vorzeitig alterten. Von den zeitgenössischen Ärzten wurden darüber hinaus häufige Geburten[34], aber auch eine angeblich weibliche Neigung zur Trägheit[35] als Begründungen angegeben. Wie bereits erwähnt, war die Beobachtung einer geschlechtsspezifisch unterschiedlichen Lebenserwartung bis zum hohen Mittelalter demographisch wahrscheinlich sogar zutreffend, denn der Eisen- und Proteinmangel, den Menstruation, Geburten und Laktation im weiblichen Körper verursachen, konnte in der Regel nicht durch die bis dahin vorwiegend vegetarische Nahrung ausgeglichen werden.[36] Daß sich die Geschlechtspräferenz hinsichtlich Langlebigkeit jedoch spätestens in der Frühen Neuzeit umkehrte, erkannte die Heilkunde erst nach 1700 (s. Abschnitt 4.4). Selbst von Vertretern iatromechanischer oder dynamistischer Theorien wurde mitunter den Frauen noch ein früheres Altern beispielsweise aufgrund ihres *laxus corporis habitus* zugeschrieben[37] – und sei es nur im Blick auf äußerliche Alterserscheinungen.[38]

Als wichtigste physiologische Kennzeichen weiblichen Alterns beschrieben frühneuzeitliche Ärzte das Sistieren der Menstruation und die daraus folgende Unfruchtbarkeit. Deren Gründe wurden im Rahmen der jeweils vorherrschenden Alterskonzepte erläutert: Neben dem einfachen Blutmangel[39] wurden zunächst vor allem altersbedingte Veränderungen der Blutzusammensetzung angeführt, die iatrochemisch orientierten Autoren zufolge zu einer fehlenden Aufwallung des Blutes in der Gebärmutter führen sollte.[40] Dynamistische Erklärungen betonten hingegen eine schwächer werdende Austreibungsfähigkeit (*facultas expultrix*) oder die abnehmende Lebenskraft der Gebärmutter.[41] Iatromechanische Schriften schuldigen hingegen zum einen die lebenslang zunehmende Rigidität der Blutgefäße an, infolge derer sich Kollateralgefäße in der Gebärmutter auch bei der monatlichen Blutfülle nicht mehr öffneten[42], zum andern aber auch die anatomisch sichtbare Verhärtung und Verkleinerung des Uterus selbst, dessen Fasern einschließlich seiner äußeren und inneren Oberflächen allmählich kallös würden, ja mitunter sogar knöcherne Konkremente enthielten. Aus diesem Grund sowie als Folge einer Verengung der Eileiter sei auch eine Empfängnis nicht mehr möglich.[43]

Erst in der zweiten Hälfte des 18. Jahrhunderts finden sich jedoch – im wesentlichen angestoßen durch Giovanni Battista Morgagni – detaillierte anatomisch-pathologische Beschreibungen der Involution der äußeren und inneren weiblichen Genitalien.[44]

Neben den weiblichen Geschlechtsorganen werden nur noch sporadisch weitere altersbedingte Veränderungen des weiblichen Organismus erwähnt, etwa das ikonographisch häufig thematisierte Schrumpfen oder schlaffe Herabhängen der Brüste (vgl. Abbildung 2, S. 34), deren Milchgänge verwüchsen[45], oder auch Veränderungen der Behaarung: Einerseits seien Frauen aufgrund ihrer angeblich geringeren sexuellen Erregung nicht im gleichen Maße wie Männer vom Haarausfall[46] betroffen. Andererseits hätten sie auch bis zur Menopause ohnehin nicht soviel Haare, weil sie die Abfallstoffe (*excrementa*), die Haarwachstum bewirkten, vermehrt über die Menstruation ausschieden; nach deren Sistieren würden aber diese Stoffe sich anhäufen und neue Haare hervorbringen, beispielsweise am Kinn.[47]

4.3 Pathologische Vielfalt

Ähnlich wie die physiologische Involution wird auch die Pathologie weiblichen Alterns bis zur Mitte des 18. Jahrhunderts gedanklich weitgehend von der Menopause bestimmt. Auf dieses einschneidende Ereignis werden in der Frühen Neuzeit nahezu sämtliche spezielle Beschwerden der älteren Frau projiziert, so daß das Ende der Regelblutung gerade auch in Laienkreisen nicht nur als kritische Übergangsphase, sondern mitunter selbst als Krankheit, jedenfalls als krankmachend angesehen wird.[48] Dieser Einstellung widersprechen zwar verschiedene Ärzte des 18. Jahrhunderts entschieden, indem sie herausstellen, daß die Menopause auch ohne Beschwerden vorübergehen, ja sogar eine Besserung bestimmter Leiden bewirken könne[49]; eine Gefährdung durch das Sistieren der Regelblutung können jedoch auch sie angesichts der Warnung vor (sekundären) Amenorrhöen, die in Fachkreisen bereits über viele Jahrhunderte tradiert wurde, nicht ganz von der Hand weisen.[50]

Ätiologie und Pathogenese (post)menopausaler Beschwerden differieren im einzelnen, je nach Bewertung der physiologischen Menstruation: Noch im 16. Jahrhundert gilt die Monatsblutung in Fachkreisen als nützliche Ausscheidung *minderwertigen* oder mit Abfallstoffen *verunreinigten* Blutes (woraus auch noch populäre Anschauungen über die Schädlichkeit dieses Exkrementes in späterer Zeit herrühren[51]). Im Spätgalenismus jedoch, spätestens aber nach Ablösung der hippokratisch-galenistischen Säftelehre, die den Frauen eigentlich einen zunehmenden Blutmangel zuschrieb[52], dominiert das Plethora-Konzept. Demzufolge befreit die monatliche Regel den weiblichen Organismus von überflüssigem *gutem* Blut, wahrscheinlich werde sie sogar durch (lokale) Blutfülle (*plethora menstrua*) erst ausgelöst.[53]

Eine überraschende Parallele zu diesem neueren Menstruations- und Menopausen-Konzept, das erst gegen Ende des 18. Jahrhunderts von einem mit Zivilisationskritik verbundenen Irritationsmodell abgelöst wurde[54], findet sich in den frühneuzeitlichen Vorstellungen zur Plethora als ein Hauptleiden des höheren Lebensalters (dort aber meist unabhängig vom Geschlecht dargestellt; vgl. Abschnitt

3.1.3.2). Eine Kombination beider Vorstellungen führt in der Fachliteratur zu folgenden Überlegungen: Im allgemeinen hätten menstruierende, schwangere und stillende Frauen einen natürlichen Vorteil gegenüber dem anderen Geschlecht, indem ihnen die schädlichen Folgen der Blutfülle, die ihnen ohnehin aufgrund ihrer Lebensweise und ihrer schlafferen Gefäße besonders nahelägen, weitgehend erspart blieben.[55] Nach Sistieren der Menses seien sie jedoch aufgrund der altersbedingten wie geschlechtsspezifischen Disposition doppelt gefährdet.[56]

Ohnehin galt die Plethora als ein „systemisch-hydraulisches" Leiden, das dem mechanistischen Weltbild des frühen 18. Jahrhunderts wie kaum eine andere Disposition entsprach. So war es leicht möglich, praktisch jede körperliche und psychische Affektion älterer Menschen oder auch speziell amenorrhoischer Frauen durch sie und ihre Folgen – Verdickung, Stase und Zersetzung des Blutes mit folgender *cacochymia* – zu erklären. Ähnlich umfassend hatte übrigens zuvor der Galenismus die Beschwerden mit einer systemischen Dyskrasie als Folge der Amenorrhoe erklärt.

Die Symptomatik menopausaler Beschwerden wird in den verhältnismäßig wenigen einschlägigen Texten vor 1780 noch sehr heterogen und wenig systematisch geschildert.[57] Im allgemeinen sind jedoch an erster Stelle Leiden der Gebärmutter genannt, vor allem unregelmäßige und zu starke Regelblutungen prämenopausal, aber auch postmenopausale Hämorrhagien und Ausfluß (*fluor albus*). Als deren Pathogenese nimmt man in der Regel eine lokale Blutansammlung oder Säfteverderbnis[58] an, nur selten ein Geschwür oder einen Polyp der Gebärmutter.[59] Je früher und abrupter die Menopause eintrete, um so stärkere Komplikationen seien zu erwarten.[60] Neben uterinen Hämorrhagien könnten auch Durchbruchsblutungen in benachbarten Organen (After, Harnwege) oder sogar im Zuflußbereich der Pfortader (Milz, Magen) vorkommen.[61]

An die Affektionen der Gebärmutter schließen sich traditionell – und auch terminologisch – unmittelbar „hysterische Leiden" (*insultus hysterici*)[62] an, unter denen die Medizin des 18. Jahrhunderts sowohl lokale Symptome an benachbarten Organen (z.B. *Dysuria hysterica*)[63] als auch generalisierte anfallsartige Zustände oder im weitesten Sinne somatopsychische Veränderungen (*hypochondria*, *melancholia vera*) versteht. Entsprechend ihrer angenommenen Pathogenese (verminderte Blutzirkulation im Bauchraum infolge plethorischer Verdickung und Schärfe des Blutes; erst gegen Ende des Untersuchungszeitraums auch eine „nervöse" Komponente) sollen zu diesen Affektionen besonders solche Frauen neigen, die bereits prämenopausal oder im Wochenbett darunter gelitten haben, vor allem aber in Müßiggang und Luxus lebende, vornehme Personen.[64] Allerdings wird unter „Hysterie" auch die angebliche Neigung älterer Frauen zu „fleischlichen Begierden" (*cupiditates carnales*) subsumiert[65], die man bis 1700 noch nicht mit der Plethora, sondern mit einer Retention des weiblichen „Samens“ erklärt. Felix Plater beispielsweise berichtet in diesem Zusammenhang von einer vornehmen Matrone, die im Wahn (*furor*) sowohl Menschen als auch Tiere mit schimpflichsten Worten zum Beischlaf mit ihr aufgefordert habe.[66]

Wiederum eng mit der „hysterischen“ Konstitution assoziiert man krampfartige Leiden, die ebenfalls auf verdicktes Blut zurückgeführt werden, insbesondere konvulsive Bauchschmerzen, deren Genese man weniger in den Därmen als in den Mesenterien vermutet, ferner „Stöße ans Hertze“, Schluckauf sowie eine präkordiale Symptomatik mit Druck- und Erstickungsgefühlen und asthmaähnliche Atemnot durch Obstruktionen der Lungengefäße.[67]

Ein weiterer Symptomenkomplex umfaßt rheumatische und arthritische Erscheinungen, zu denen – aufgrund derselben pathogenetischen Annahme einer Kongestion – mitunter auch die äußerlichen, erysipelartigen Hitzewallungen (teilweise mit Fieber und Juckreiz) gerechnet werden.[68]

Zähigkeit und Stase des Blutes werden außerdem für Störungen der Sekretion und Exkretion im Bereich von Leber, Verdauungswegen und Drüsen verantwortlich gemacht. Die unzureichend sezernierte Galle sei für eine schlechte Verdauung verantwortlich und diese wiederum für erste Ansätze von Wassersucht. Die Schärfe (*acrimonia*) des Blutes könne so weit gehen, daß leichte oder gar hektische Fieber, szirrhöse, ulzeröse und kankröse Veränderungen der Drüsen, ferner Skorbut und eine Korruption sämtlicher Säfte aufträten.[69] Als weitere typische Folgen der Plethora imponierten insbesondere Leiden der oberen Körperteile, beispielsweise unspezifischer Kopfschmerz, Hemikranie, Schwindel und Benommenheit, die in eine Apoplexie münden könnten.[70]

Diese Liste von Beschwerden und Krankheiten könnte noch deutlich verlängert werden: Neben (aus heutiger Sicht) harmlosen Wechseljahr-Beschwerden erscheinen unvermittelt gefährliche, ja sogar tödliche Folgen der Menopause. Allerdings erwähnt die geriatrische Fachliteratur den größten Teil dieser Leiden auch unabhängig vom Geschlecht als Folge des plethorischen Zustands alter Menschen. Hin und wieder werden einzelne Symptome aus diesem Spektrum auch ohne direkten Bezug zur Menopause als typische Altersleiden der Frauen aufgezählt, beispielsweise Podagra[71], Wassersucht[72], Vorfälle der Gebärmutter[73] oder (aber vor 1750 verhältnismäßig selten) Brust- und Gebärmutterkrebs[74]; die drei zuletztgenannten Krankheiten diskutiert wiederum die gynäkologische Fachliteratur häufig ohne Hinweis auf eine zunehmende Inzidenz im höheren Lebensalter.[75] Und schließlich kann implizit fast das gesamte übrige in der Altersfachprosa erwähnte Spektrum der Altersleiden[76], vom Altersschwachsinn bis zum Zahnausfall, geschlechtsübergreifend auch der älteren Frau zugeordnet werden.[77] Doch nur selten wird dies eigens erwähnt, und nur in einzelnen Fällen liegen Hinweise auf eine höhere Inzidenz beim weiblichen Geschlecht vor.[78]

Interessant sind innerhalb dieses von Männern aufgestellten spekulativen pathologischen Systems (post)menopausaler Affektionen einzelne Hinweise auf die weibliche Perspektive. Sie kommt vor allem in Vergleichen mit Symptomen zum Ausdruck, die Frauen bekannt seien: Sie wüßten um die Plethora-bedingten Beschwerden bei ausbleibender Menstruation oder während der Schwangerschaft. Krampfartige Bauchschmerzen würden von älteren Frauen mit Wehen verglichen; chronische Blähungen könnten gar mit einer Schwangerschaft verwechselt werden.[79] Einige Briefe von Frauen an medizinische Autoritäten geben Einblick in ihre Sorge, die gefürchtete Krisenzeit der Menopause nicht zu überstehen.[80]

4.4 Unstrittige Prophylaxe und umstrittene Therapien

Als Prophylaxe und Therapie spezieller Frauenleiden im höheren Lebensalter empfehlen Ärzte des 18. Jahrhunderts in erster Linie den Aderlaß, entsprechend der von ihnen angenommenen Kardinalursache, der Plethora. Sofern es der allgemeine Zustand zulasse, solle man mindestens bis zum 70. Lebensjahr jeweils 2 bis 3 Unzen Blut im Frühling und Herbst an den Füßen – im Sinne einer direktionalen Phlebotomie – ablassen.[81] Diese Maßnahme dürfte auch bei den betroffenen Frauen unstrittig gewesen sein: Der Aderlaß zu den Tagundnachtgleichen war in der traditionellen Diätetik ohnehin als Prophylaxe vorgesehen und wurde zudem gezielt im Bereich der Genitalien bei ausbleibender Menstruation angewandt, um die Gebärmutter anzuregen.[82] Noch bis ins 18. Jahrhundert hinein wird jedoch die Frage aufgeworfen, ob bei alten Menschen überhaupt der Aderlaß erlaubt sei, und erst der Siegeszug des Plethora-Konzeptes läßt diesbezügliche Bedenken des Galenismus in den Hintergrund treten.[83]

Wesentlich seltener erscheinen demgegenüber in den einschlägigen Texten Hinweise auf eine geeignete Lebensführung (*diaeta*) unter dem Leitgedanken der Mäßigung, obschon die zu reichliche und ungeeignete Kost (insbesondere Wein) als Mitursache der Plethora galt. Bewegung und warme Bäder sollten die Ausscheidung befördern.[84]

Vor purgierenden, adstringierenden, tonisch und emenagogisch wirkenden Pharmaka sowie vor zahlreichen anderen, die zur Therapie amenorrhoischer und postmenopausaler Beschwerden offensichtlich verbreitet waren und für die vereinzelt geworben wurde[85], warnen die meisten medizinischen Hochschulschriften[86] oder erwähnen sie erst gar nicht. Bestenfalls sollen milde Laxantien oder Klistiere bei Neigung zur Flatulenz eingesetzt werden. Ein besonderer Nutzen wird dem gleichfalls entlastenden spontanen Hämorrhoidalfluß und dem Nasenbluten zugeschrieben,

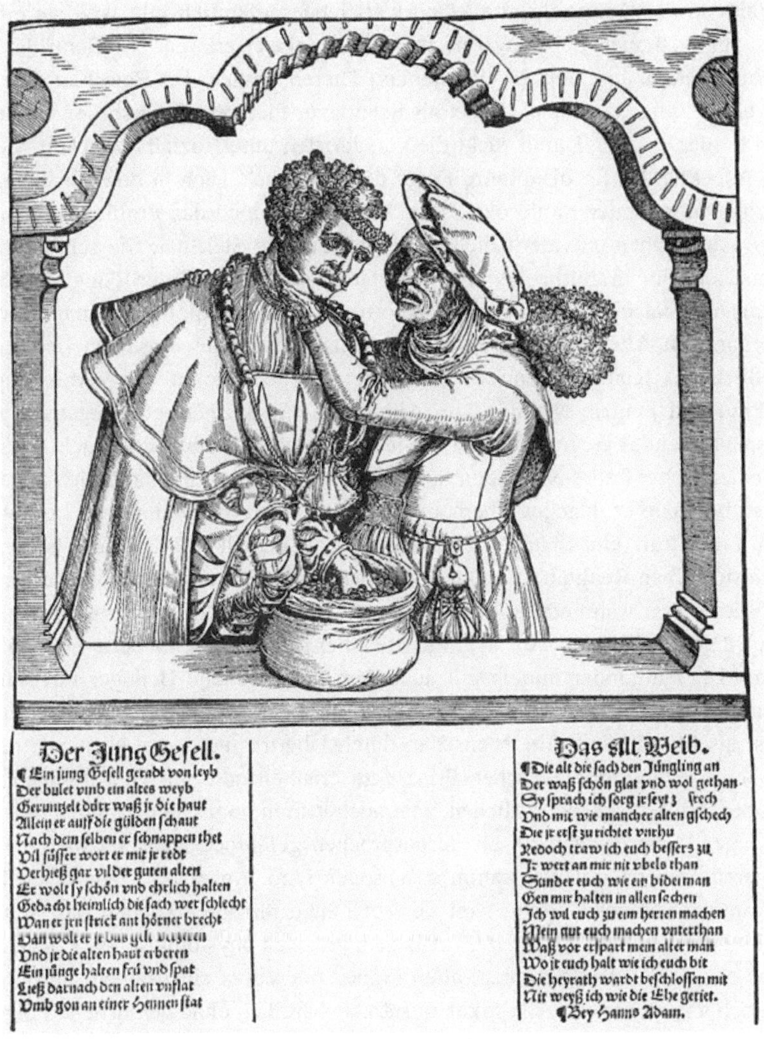

Abbildung 18: Hans Sebald Beham (?), Alte Frau mit jungem Mann, Holzschnitt, 1. Hälfte 16. Jh., gedruckt von Hans Adam (Universitätsbibliothek Erlangen)

die beide entsprechend den physiologischen Vorstellungen in erster Linie bei Männern vermutet werden, nach Eintritt der Menopause aber auch bei Frauen.[87]

Zwei weitere, aus heutiger Sicht ungewöhnliche Methoden, alten Frauen zu helfen, werden gelegentlich in der frühneuzeitlichen Heilkunde angesprochen:

Während der Koitus für alte Männer als lebensgefährlich gilt, weil sie mit dem Samen zugleich auch Lebenswärme und -feuchtigkeit verlören, empfiehlt die medizinische Literatur bis zum 17. Jahrhundert älteren Frauen den Beischlaf, sei es im Sinne einer „infusio seminalis" oder als Schutz vor Plethora und insbesondere hysterischen Leiden (s.o.).[88] Damit rückt die von Juristen unter sozialpolitischen wie ethischen Aspekten häufig diskutierte Frage der Altenehe[89] auch in den Blickpunkt der Medizin. An zentraler Stelle der Diskussion steht jedoch das Problem der (bis auf wenige Ausnahmen unwiderruflichen) altersbedingten Sterilität: Sie schloß nämlich die entscheidende moraltheologische wie staatspolitische Rechtfertigung der Ehe, die Zeugung von Nachkommen, aus. Deshalb treten an deren Stelle Argumente wie die Versorgung im Alter oder der diätetische Nutzen eines gemeinsamen Lebens (einschließlich des Koitus). Dennoch bewerten manche Autoren die Verbindung von alter Frau und jungem Mann[90] (vgl. Abbildung 18, S. 277) noch negativer als ihr korrespondierendes Gegenteil, weil bei letztgenannter Kombination nach herrschender medizinischer Lehre Nachkommen unter Umständen noch als möglich angesehen werden, bei ersterer dagegen überhaupt nicht.[91] Diese Ablehnung der Ehe mit einer älteren Frau (trotz eines Nutzen für diese selbst) spiegelt sich übrigens auch in der sozialhistorischen Realität: Die Quote der (häufig nach kurzer Zeit) wiederverheirateten Witwer war während der Frühen Neuzeit in allen Altersstufen wesentlich höher als diejenige der Witwen - diese gingen seltener und später eine neue Ehe ein.[92] Bis weit ins 18. Jahrhundert hinein gilt außerdem das asexuelle Beilager mit Jüngeren (der nach der Beziehung von David zu Abisag von Sunem so genannte Sunamitismus) als Möglichkeit, alte Menschen durch Übertragung von Lebenswärme oder -atem nach dem sympathetischen Prinzip zu erhalten oder gar zu verjüngen.[93] Die Methode ist allerdings aus sittlichen, aber auch kriminologischen Gründen umstritten – der jugendliche Partner gilt als ausgesprochen gefährdet, weil er womöglich von der älteren Frau wie ein Schwamm ausgesogen wird. Angeblich stand deshalb eine alte Frau in Paris vor Gericht, weil sie regelmäßig mit ihrer Tochter das Bett teilte und diese daraufhin verkümmerte.[94] Aus dem gleichen physiologischen Vorstellungsbereich entstammt der Ratschlag, alten Frauen die Vulva einzusalben, um ihre (damals noch angenommenen) Testikel zu stärken – freilich ohne gefährliche Folgen für die Umwelt.[95]

4.5 Langlebigkeit und Verjüngung

Parallel zu diesen ersten geschlechtsspezifischen Aspekten in der Pathologie und Therapie des Alters entdeckt die Medizin des 18. Jahrhunderts die langlebige Frau.

Wie bereits erwähnt, registrieren Ärzte nur zögernd die längst spürbare Umkehrung der Geschlechterpriorität bei der älteren Bevölkerung. Eine statistische Fundierung dieses Trends wird in den mitteleuropäischen Hochschulschriften erst seit der Jahrhundertmitte vorgenommen.[96] Zunächst versucht man, die zahlreicher werdenden Beobachtungen weiblichen Alterns als Ausnahme von der humoraltheoretisch begründeten Regel zu deuten; mit sukzessivem Wegfall dieser Grundlage werden dann vielfältige Erklärungen angeführt, etwa eine bessere physische wie moralische Lebensführung der Frauen[97], eine stärkere Erhaltung und Behauptung ihrer inneren Lebensenergie[98] oder die Annahme eines festeren weiblichen Körperbaus mit feineren, nicht so leicht verhärtenden Fasern, welche zudem durch den enormen Wechsel zwischen schwangerschaftsbedingter Ausdehnung und postpartaler Zusammenziehung elastischer oder weicher seien (die zuletztgenannte Eigenschaft sei aber auch Folge des angeblichen Müßiggangs der Frauen).[99] Außerdem wird angeführt, das Blut von Frauen neige stärker zur Wallung (ein iatrochemisches Zeichen von Jugendlichkeit), nicht zuletzt, weil es durch die Menstruation besser gereinigt werde.[100]

Beispiele exorbitanter Langlebigkeit von Männern, seltener auch von Frauen, existieren in der frühneuzeitlichen Fachprosa reichlich, ja sie bilden mitunter einen eigenen Literaturtyp.[101] Kennzeichen einer mit Langlebigkeit regelmäßig verbundenen Vitalität war neben dem Erhalt oder der Wiederherstellung eines jugendlichen Körperbaus[102] häufig eine fortdauernde Fähigkeit zur Fortpflanzung, bei Frauen insbesondere zur Menstruation sowie zum Gebären und Stillen von Kindern.[103] Nur wenige Autoren des 18. Jahrhunderts hinterfragen bereits solche Exempel[104]; die meisten weisen jedoch auf ihren Ausnahmecharakter hin und betonen das frühere Altern der Frau mit den obengenannten Argumenten.

Spezielle Mittel zur Erhaltung oder Wiedergewinnung körperlicher Vitalität mit dem Ziel eines langen Lebens waren offensichtlich weit verbreitet: In der Tradition der Alchemie erwartet beispielsweise Paracelsus von den *occulta* nicht nur eine Wiedergewinnung des „menstruum" durch das Arcanum *Mercurius vitae* oder eine andere „Conservation", sondern dementsprechend auch eine neue „Fructuositaet" der Frauen.[105] Diese Wundermittel werden aber im gelehrten Hochschulschriftum als völlig nutzlos, oft sogar als gefährlich gebrandmarkt, oder man macht sich über sie lustig.[106] Dies gilt auch für die mehr oder weniger einzige Gruppe von Verjüngungsempfehlungen, die sich hauptsächlich an Frauen richtet, nämlich die Alterskosmetik. Allerdings sind auch in diesem Bereich keine speziellen Schriften für die ältere Frau überliefert, sondern entsprechende Ratschläge finden sich in der kosmetischen Literatur nur eingestreut. Mittel zur Straffung der Altershaut und zum Färben der Haare zählen zwar zu den ältesten überlieferten Maßnahmen gegen das Altern überhaupt[107] und sind gemeinsam mit Ratschlägen zur Festigung und Erhalt der Zähne auch in Renaissance und Früher Neuzeit weit verbreitet[108]; gegen diese Praxis wenden sich aber nicht nur zahlreiche Autoren moraltheologischen Schrifttums, sondern auch Ärzte, die zum Beispiel in der Anwendung quecksilberhaltiger Tinkturen eine Gefahr sahen.[109] Darüber hinaus wird ihre dauerhafte Wirkung bei älteren Frauen spätestens in den populären Frauenratgebern des 18. Jahrhunderts[110] entschieden bestritten.

4.6 Conclusio: Marginalisierung als Folge von Maskulinisierung?

Noch einmal sei betont, daß trotz der vielfältigen hier vorgelegten Aspekte weiblichen Alterns in der Heilkunde weiterführende Aussagen aufgrund der spärlichen Quellenbasis im Grunde kaum möglich sind: Zu singulär und nach Entstehungszeit wie auch Textgattung verschieden sind die Hinweise, als daß ein mehr als fragmentarisches Bild von dieser sozialen wie medizinischen Randgruppe entstehen könnte. Demzufolge kann auch von einem einheitlichen Konzept innerhalb der Heilkunde nicht die Rede sein, geschweige denn von einer Medikalisierung älterer Frauen; soziale Realitäten wirkten bestenfalls am Rande auf diese normativen Vorstellungen ein. Auch im eigentlichen medizinischen Kernbereich klafft eine deutliche Lücke zwischen der akademischen, im wesentlichen von Tradition beeinflußten Fachprosa und der realen Leidenssituation älterer Frauen. Zwar läßt sich spätestens im 18. Jahrhundert ein Bezug zwischen dem (modernen) klimakterischen Beschwerdebild und der historischen Deskription durchaus erkennen, wenn man deren Überfrachtung mit weiteren (Alters-)Krankheiten ausklammert, die der medizinischen Theorie zuzuschreiben ist. Darüber hinaus bleiben jedoch wesentliche Indispositionen älterer Frauen wie Prolaps, Inkontinenz, Krebs- oder Brustleiden in der Fachprosa völlig unterrepräsentiert, sofern man nicht altersunspezifische Hinweise in der gynäkologisch-geburtshilflichen Fachliteratur zu Rate zieht.

Insofern zeigt sich in den medizinischen Texten zumindest vor 1750 eine Marginalisierung weiblichen Alterns nicht nur im quantitativen, sondern auch im qualitativen Sinn. Zwar entdeckt vor allem das 18. Jahrhundert in der Menopause eine scheinbar geschlechtsspezifische Ätiologie vieler Krankheiten, doch werden in erster Linie die typischen Frauenleiden aus dem traditionellen „hysterischen" Formenkreis und kaum spezielle Beschwerden des höheren Lebensalters angesprochen.[111] Bemerkenswert sind darüber hinaus Anpassungsphänomene an die Sphäre „männlicher" Alterskonzepte, selbst bei dem breit diskutierten Grundübel der menopausalen Menstruations-Retention: Bereits das ältere Vergiftungskonzept enthält eine auffallende Parallele zu dem galenistischen Ko-Faktor des Alterns, nämlich die innere „Vergiftung“ durch überflüssige, schlecht verdaute und unzureichend ausgeschiedene Abfallstoffe, und im jüngeren Plethora-Konzept verbinden sich unmittelbar Menopause und Altersgenese. Ein eigenständiges pathogenetisches Prinzip weiblichen Alterns fehlt also in der Frühen Neuzeit; vielmehr „gewinnt“ die ältere Frau im Verlust ihrer Monatsregel, die bis dahin ein wesentliches Moment ihrer sexuellen Identität darstellte, Anschluß an die maskuline Alternsphysiologie: Alte Frauen gibt es demnach gar nicht; sie gehen im männlichen Prinzip des Alterns auf.

Diese auf den ersten Blick einleuchtende Deutung wird jedoch von mehreren entgegengesetzten Vorstellungen in Frage gestellt: Die traditionelle Hypersexualisierung der Frau als koitusbedürftiges (und dabei womöglich männermordendes) Wesen, wie sie seit der Antike in Medizin, Philosophie und Literatur verbreitet war, macht auch vor der frühneuzeitlichen Matrone nicht halt und stilisiert sie mitunter zum Prototyp eines fatalen Gegensatzes zwischen Begehren und Häßlichkeit. Gleichfalls nicht kompatibel zum Maskulinisierungs-Konzept ist die Idee einer geschlechtsspezifischen Langlebigkeit: Sie hält den Gedanken an ein spezielles weibliches Altern, sei es vorzeitig oder verspätet, wach. Und schließlich finden sich auch deutliche Hinweise auf eine Entsexualisierung des Greisenalters insgesamt als Folge von Impotenz, die letztlich bei beiden Geschlechtern angenommen wird.[112]

Diese vagen Hinweise zur Stellung der älteren Frau in der frühneuzeitlichen Heilkunde geben lediglich einen Einblick in die weitgehend theoretische, von Traditionen normierte Sichtweise der gelehrten Medizin. Eine Ergänzung und Kontrastierung mit Hilfe zeitgenössischer Observationen und Schilderungen der Betroffenen oder ihrer Angehörigen wäre wünschenswert, um der frühneuzeitlichen Geschichte weiblichen Alterns näherzukommen; ferner sind auch juristische und theologische Vorstellungen zu eruieren, die häufig in Wechselwirkung zu den medizinischen Konzepten standen. Und schließlich können weitere Hinweise auf die soziale Realität alter Frauen in der Frühen Neuzeit (z.B. Witwenschaft, Unterversorgung)[113], die ihre Randstellung in der frühneuzeitlichen Gesellschaft näher beleuchten, von großer Bedeutung sein.

Anmerkungen

1 Bezeichnend ist in dieser Hinsicht der neueste Bericht zur gesundheitlichen Situation von Frauen in Deutschland (hg. v. Bundesministerium für Familie, Senioren, Frauen und Jugend in Berlin. Stuttgart 2001), der über 700 Seiten die Situation älterer Frauen (> 60. LJ) nur am Rande berührt.

2 Vgl. das Übersichtswerk von Hans-Jürgen Wolf, Geschichte der Hexenprozesse: Holocaust und Massenpsychose vom 16. – 18. Jahrhundert. Erlensee 1995 (mit ausführlichem Literaturverzeichnis).

3 Vgl. Stearns (1980), S. 44; Joel Wilbush: Climacteric disorders – historical perspectives. In: The menopause. Hg. v. John W.W. Studd und Malcolm I. Whitehead. Oxford 1988, S. 1-14; Ruth Formanek: Continuity and Change in ‚the change of life‘: Premature views of the menopause. In: The meanings of menopause: Historical, medical, and clinical perspectives. Hg. v. Ruth Formanek. Hillsdale 1990, S. 43-63; Stolberg (1999), S. 404-428.

4 Dies gilt nicht nur für schriftliche Quellen, sondern gerade auch für Bilder der Kunst, auf denen wesentlich seltener (nur in etwa 1 % einer Stichprobe von knapp 100 000 Werken, davon knapp drei Viertel aus dem 16. und 17. Jahrhundert) alte Frauen als alte Männer dargestellt sind; vgl. Fooken (1994). – Allerdings ist auch die historische Perspektive spezifisch männlicher Gerontologie noch unzureichend erforscht; vgl. Schultheiss/Jonas/Musitelli (2002).

5 Vgl. Sabine Sander, Von den *sonderbahren Geheimnüssen des Frauen-Zimmers* zur *Schwachheit des schönen Geschlechts.* Frauen in der Populärmedizin des 18. Jahrhunderts. In: Die Grenzen des Anderen. Medizingeschichte aus postmoderner Perspektive. Hg. v. Thomas Schnalke/Claudia Wiesemann. Köln 1998, S. 75-120.

6 Vgl. Stolberg (1999), S. 420.

7 Alberti/Hübner (1743), § XXI, S. 38 (vero 28); Büchner/Gorn (1750), § XXIII, S. 25. – Vgl. auch Göckenjan/Taeger (1990), S. 43-44, 46-47.

8 Als erste Monographie, die eindeutig diesem Thema (und nicht der unspezifischen sekundären Amenorrhoe) gewidmet ist, imponiert die Schrift von Stahl/Titius (1710); vgl. Abbildung 17, S. 268. Weitere Literatur bei Stolberg (1999).

9 Vgl. Stolberg (1999), S. 419.

10 Beispielsweise John Leake, Anleitung zu der Verhütung und Heilung der chronischen Krankheiten des weiblichen Geschlechts. Aus dem Englischen übersetzt. Leipzig, Bey Weidmanns Erben und Reich, 1778 (englische Erstausgabe London 1777).

11 Vgl. Minois (1989), S. 80, 290-93; Bullough/Campbell (1980); Britta-Juliane Kruse, Verborgene Heilkünste. Geschichte der Frauenmedizin im Spätmittelalter. Berlin 1996, S. 97-99; Stolberg (1999), S. 406.

12 Göckenjan und Taeger (1990), S. 44. – Vgl. auch Anm. 28.

13 Vgl. Stolberg (1999), S. 406f.

14 Horaz, Epode 8, 3-10. – Bereits die altgriechische Dichterin Sappho (um 600 v.Chr.) thematisierte altersbedingte Veränderungen ihres Körpers; vgl. Fragment 63 Diehl, in: Sappho, Lieder. Griechisch und deutsch. Hg. v. Max Treu. München u.a. 1991, S. 57-59.

15 Vgl. Abschnitt 1.2 und Kap. 3, Anm. 163.

16 Beispiele von Chaucer, François Villon, Olivier de La Marche und Eustache Deschamps bei Minois (1989), S. 229-232; zu Villon vgl. auch Hartmann (wie Kap. 2, Anm. 330), S. 153-175.

17 S. u. Abschnitt 4.3 und Erasmus von Rotterdam, Laus stultitiae 31, in: Idem, Ausgewählte Schriften in 8 Bänden. Hg. v. Werner Welzig, Bd. 2, Darmstadt 1995, S. 71. – Zur überwiegend negativen Stilisierung der alten Frau in der volkskundlichen Überlieferung vgl. Göckenjan/Taeger (1990), S. 72-76.

18 Vgl. Minois (1989), S. 220f.; Piero Camporesi, Geheimnisse der Venus. Aphrodisiaka vergangener Zeiten. Frankfurt 1991, S. 16-19.

19 Vgl. Abschnitt 1.3.1.

20 Vgl. Minois (1989), S. 231, 254, 256; Fischer (1777), I 52, S. 58f.

21 Alfred Soman, Les procès de sorcellerie au parlement de Paris (1565 – 1640). Annales Économies Sociétés Civilisations 32, 1977, S. 799. Vgl. auch Edward Bever, Old age and witchcraft in Early Modern Europe. In: Old age (1982), S. 150-190, insbes. 157, 181-183.

22 Vgl. Helen Rodnite Lemay, Women and the literature of obstetrics and gynecology. In: Medieval women and the sources of medieval history. Hg. v. Joel T[homas] Rosenthal. Athen 1990, S. 189-209, hier 198f.; idem: Anthonius Guainerius and medieval gynecology. In: Women of the medieval world. Hg. v. J[ulius] Kirshner. Oxford 1985, S. 317-336, hier 326-28.

23 Vgl. Zerbi (1988), cap. X, S. 77.

24 Göckenjan und Taeger (1990), S. 45; vgl. auch Abschnitt 4.6 und Thomas Sydenham, Anweisung zur Cur der mehresten Krankheiten nebst einem Anhang zum Podagra und der Wassersucht. Nürnberg 1715, S. 118 (Podagra greift nur selten Frauen, und wenn überhaupt, dann alte Frauen an sowie solche mit männlichem Körperbau); Alberti/Hoffmann (1728), S. 11 (die Autoren zitieren ausgerechnet Seneca [Epistola ad Lucilium 95, 20] mit der Behauptung, daß Frauen durch Laster der Vorteile ihres Geschlechts beraubt würden und daraufhin „männliche" Krankheiten [Haarausfall, Podagra] erleiden müßten).

25 Vgl. die Wochenzeitschriften *Die Greisin* (Leipzig 1771 – 74) und *Pomona für Teutschlands Töchter* (1783 – 84). Beide enthalten jedoch keine besonderen Hinweise auf die physische Situation der älteren Frau. – Die fingierte, aber dennoch bemerkenswerte Selbstdarstellung einer 71jährigen Greisin findet sich in der moralischen Wochenschrift *Der Greis* (49. Stück, hg. von Johann Samuel Patzke, Leipzig 1763, S. 366-80). Dort wird insbesondere die Beschwerlichkeit weiblichen Alterns aufgrund unzureichender Bildung herausgestellt, weshalb der Verlust ihrer einzigen – nämlich körperlichen – Vorzüge besonders schwer wiege.

26 Bertolt Brecht, Komm mit mir nach Georgia (Vv 9-12). In: Idem, Gedichte II (1913 – 1929). Frankfurt/M., 1960, S. 124.

27 Vgl. Abschnitt 1.1.1 und Kap. 2, Anm. 31; Welti (1987).

28 Avicenna (Canon medicinae lib. 1, fen. 1, doctr. 3, cap. 3) beispielsweise setzt den Beginn des dritten Lebensabschnitts (rüstiges Greisenalter) auf das 40. Lebensjahr; zur Quantifizierung der Lebensphasen vgl. auch Abschnitt 1.1.1.

29 Vgl. Aristoteles, Politik VII 14 (1335 a9-10); Historia animalium V 14 (545 b27-30); vgl. auch Plinius Secundus, Historia naturalis VII 14 (61).

30 Aristoteles, De generatione animalium 4, 6 (775 a4-23); Historia animalium VIII 7 (613 a26f.); vgl. Corpus Hippocraticum, De morbis mulierum II 111 (Littré VIII 238-40); Galen, Comment. III in Hipp. lib. II Epidem. (Kühn XVII A, 445, 447); Plinius Secundus, Historia naturalis VII 4. Nach Albertus Magnus (Quaestiones super De animalibus 15, 8) sind jedoch Ausnahmen *per accidens* von dieser Regel möglich; vgl. Bullough/Campbell (1980), S. 318. – Während unter den Vorsokratikern Empedokles die spätere aristotelische These teilt, stellt Parmenides die entgegengesetzte Behauptung auf: Frauen seien wärmer als Männer, weil sie im Süden entstünden; vgl. Schöner (wie Kap. 1, Anm. 151), S. 13.

31 Zerbi (1988), S. 77.
32 Anselmi (1606), S. 13, 24.
33 Frauen altern bei Kälte früher, bei Wärme später als Männer; Fougerolles (1617), S. 29f.
34 Ibidem; vgl. auch De Launay/Blanche (1644; o.S.); Haller (1778), § XIX, S. 117. – Johann Bernhard von Fischer (1777; I 71, S. 76) sieht deshalb in der Alterssterilität einen bedeutenden Nutzen für die Frauen, da eine fortdauernde Fruchtbarkeit ihren Körper aller Kräfte berauben würde.
35 Vgl. Du Laurens (1599), S. 177.
36 Vgl. Bullough/Campbell (1980).
37 Saur (1744), § 25, S. 18. – Vgl. Kap. 3, Anm. 315.
38 Vgl. Stahl/Michaelis (1710), § 11, S. 12. – Im Blick auf ein besonderes Altersleiden vertrat Richard Russell eine gegenteilige Annahme: In seiner *Oeconomia naturalis* setzte er den Gebrauch der Altersbrille bei Frauen für das 46. Jahr an, bei Männern hingegen bereits für das 35. Jahr; vgl. Haller (1778), § 10, S. 83, Fußnote i*.
39 Vgl. Ranchin (1627), S. 482.
40 Vesti/Stegmann (1692), Th. IX, S. 12; Warlitz (1708), S. 127.
41 Stahl (1699; o.S.).
42 Saur (1744), § 25, S. 18; Heumann (1776), §§ 35f., S. XXI-XXIV.
43 Ibidem, § XLII, S. XXVII-XXIX; Saur (1744), § 25, S. 18; Gernet (1753), § 16, S. 24.
44 Zusammengefaßt bei Seiler (1799), S. 88-92. – Vgl. auch Haller (1778), § 1, S. 71.
45 Saur (1744), § 25, S. 19; Pohl/Hagemeyer (1746), § VIII, S. 17; Seiler (1799), S. 80-82.
46 Vgl. Anm. 24.
47 Anselmi (1606), S. 71f.
48 Vgl. Stolberg (1999), S. 420-25. – Selbst der Theologe und Statistiker Johann Peter Süßmilch hält noch in der zweiten Auflage seiner *Göttlichen Ordnung* (Bd. 2, 1765, § 490, S. 362f.) das weibliche Klimakterium um das 50. Jahr für einen Risikofaktor höherer Sterblichkeit, während er die damit verbundene traditionelle Lehre von den kritischen Jahren (*anni critici, climacterici*: jedes siebte oder zehnte Jahr besitzt eine höhere Sterbewahrscheinlichkeit) bereits ablehnt.
49 Vgl. Stolberg (1999), S. 414f.; Joel Wilbush, Menorrhagia and menopause: a historical review. Maturitas 10, 1988, S. 26, hier 6; Heumann (1776), § LIII, S. XXXVI; Leake (wie Anm. 10), S. 64.
50 Vgl. Wilbush (wie Anm. 3), S. 3 und Endnote 8; Aristoteles, De generatione animalium 4, 6 (775 b8-10).
51 Vgl. Esther Fischer-Homburger, Krankheit Frau und andere Arbeiten zur Medizingeschichte der Frau. Bern 1979, S. 53-60; Wilbush (wie Anm. 3), S. 2f.
52 Vgl. Corpus Hippocraticum, De morbis mulierum II 111 (Littré VIII 238-40); De natura muliebri 1 (Littré VII 312).
53 Heumann (1776), §§ XXXII-XLII, S. XIX-XXIX; Van Diepen (1768), § XXXIV, S. 47; Fracassini (1763), S. 76.
54 Vgl. Mai/Vanderlinde (1789), Sect. I, § 2, S. 2; Stolberg (1999), S. 426.
55 Büchner/Gorn (1750), §§ 3, 32, S. 11, 32f.; Heumann (1776), § XXI, S. XIIf..
56 Büchner/Gorn (1750), § 18; S. 22, Villforth (1766), §§ 13, 17, S. 10, 12f.

57 Vgl. im folgenden insbesondere Stahl/Titius (1710); Buhl (1722); Regemann (1737); Jean Astruc, Theoretisch-practische Abhandlung von den Frauenzimmer-Krankheiten. Aus dem Französischen übersetzt und mit einer Vorrede und Anmerkungen begleitet von Christian Friedrich Otto. Dresden 1768, Bd. 1, Kap. 11, S. 443-470; John Fothergill, On the management proper at the cessation of the menses. Medical Observations and Inquiries 5, 1776, S. 160-186; Heumann (1776; vgl. vollständige Übersetzung bei Peter Wolfram, Krank durch Menopause? Diss. med. Köln 2004); Leake (wie Anm. 10).

58 Stahl und Titius (1710), Th. XVI, S. 14; Regemann (1737), §§ 42-48, 52-57, S. 13-16; Büchner/Gorn (1750), § XXIII, S. 25; Heumann (1776), § XLVI, S. XXXI; Van Diepen (1768), § XXXIV, S. 47; Haller (1778), § XIX, S. 117; Fischer (1777), II 128, S. 228f.; Mai/Vanderlinde (1789), Sect. I, § 7, S. 13. – Wilbush (wie Anm. 49), S. 5-7; idem: Menopause and Menorrhagia: a historical exploration. Maturitas 10 (1988), 82-108, hier 83f. (beobachtet eine zunehmende Diskussion der klimakterischen Menorrhagie ab der zweiten Hälfte des 18. Jahrhunderts mit einem Höhepunkt im späten 19. Jahrhundert).

59 Vgl. Alberti/Hoffmann (1728), S. 18; Haller (1778), § XI, S. 86.

60 Stahl/Titius (1710), Th. XVI, S. 14; Mai/Vanderlinde (1789), Sect. I, § 5, S. 5-7.

61 Regemann (1737), §§ 63-81, S. 17-20.

62 Heumann (1776), § XLVII, S. XXXII.

63 Alberti/Hoffmann (1728), S. 11; vgl. auch Mai/Vanderlinde (1789), Sect. I, § 6, S. 11.

64 Heumann (1776), § LI, S. XXXV; Mai/Vanderlinde (1789), Sect. I, § 9, S. 18-20.

65 Giovanni Marinello, Le medicine partenenti alle infermità delle donne. Venedig 1563, fol. 87^{v}; Stahl/Titius (1710), Th. XVII, S. 14f.; vgl. auch Alberti/Hübner (1743), § XXI, S. 28.

66 Zitiert nach Vesti/Stegmann (1692), Th. X, S. 13. – Zur traditionellen Vorstellung der *suffocatio uteri*, die besonders bei älteren sowie keuschen Frauen auftrete, vgl. auch Platon, Timaios 91c; Corpus Hippocraticum, De morbis mulierum I 7 (Littré VIII 32).

67 Stahl/Titius (1710), Th. XIIX, XXXI, S. 15f., 22f.; Regemann (1737), §§ 82-85, 103, S. 20f., 25.

68 Stahl und Titius (1710), Th. XIX, S. 16; Mai/Vanderlinde (1789), Sect. I, § 8, S. 15-17; vgl. auch den anonymen Ratgeber für Frauen *The ladies' physical directory* (London 1739, S. 21), zitiert bei Wilbush (wie Anm. 3), S. 1.

69 Heumann (1776), § LII, S. XXXVf.; Regemann (1737), § 103, S. 25.

70 Stahl und Michaelis (1710), Th. XXXIIIf., S. 25f.; Regemann (1737), § 103, S. 25; Heumann (1776), § XLVIII, S. XXXIV. – Allerdings geben Stahl und Michaelis (1710; § 11, S. 12) an, Frauen würden seltener eine *Apoplexia* erleiden als Männer; sie bekämen höchstens einen Stickfluß (*Catarrhus suffocativus*).

71 Vgl. Anm. 24 und Corpus Hippocraticum, Aph. 6, 29 (Littré IV 570); Sydenham (1715), S. 118.

72 Sydenham (1715), S. 181; Leake (wie Anm. 10), S. 253-66.

73 Vgl. Leake (wie Anm. 10), S. 95-106.

74 François Mauriceau, Siebenhundert Observationes. Hg. v. Martin Schurig. Dresden 1709, Cent. I, Obs. 10, S. 18-20 (Gebärmutterkrebs bei einer 49jährigen); Regemann (1737), S. 22f., §§ 90-93; Leake (wie Anm. 10), S. 82-95, 275f.; Van Diepen (1768), § XXXIV, S. 47; Mai/Vanderlinde (1789), Sect. I, § 8, S. 17f. – Pierre Dionis, Verhandeling van alle de chirurgicale operatien, na de lieuwste, zekerste, en gemaakelijkste manier. Rotterdam 1710, S. 353 (Brustkrebs am häu-

figsten zwischen 40 und 60); zitiert nach Daniel de Moulin, A short history of breast cancer. Boston 1983, S. 24. – Onkologische Erkrankungen werden allerdings auch in den geschlechtsunspezifischen geriatrischen Hochschulschriften kaum erwähnt.

75 Zum Brustkrebs vgl. Moulin (wie Anm. 74); Edward Shorter, Der weibliche Körper als Schicksal. Zur Sozialgeschichte der Frau. München 1982, S. 277-79; Kruse (wie Anm. 11), S. 94f.; zu Spätfolgen von Geburten ebd., S. 96f.

76 Vgl. Abschnitte 2.1.2 und 3.1.3.

77 Dies geschieht explizit bei Stahl/Michaelis (1710), Th. XXXIII, S. 24.

78 Beispielsweise sei der Marasmus bei älteren Frauen stärker ausgeprägt als bei Männern; vgl. Fick/Heinsius (1724), § 26, S. 26. – Vgl. auch Anm. 70.

79 Sydenham (1715), S. 185; Stahl/Titius (1710), Th. XIIX, XXXI, S. 15f., 22; Regemann (1737), §§ 32-35, S. 11f.; Heumann (1776), § XLVIII, S. XXXII; Mai/Vanderlinde (1789), Sect. I, § 4, S. 3-5.

80 Stolberg (1999), S. 420-425. Vgl. auch den Hinweis auf die (gegenüber Männern größere) Angst der Frauen vor dem Altern in der Wochenschrift *Der Greis* (1763; wie Anm. 25; S. 373).

81 Stahl/Michaelis (1710), Th. XLIV, S. 31. – Ein wesentlich differenzierteres Regimen aufgrund sorgfältiger Anamnese und Untersuchung fordern Mai/Vanderlinde (1789), Sect. II, § 2, S. 23-26.

82 Wilbush (wie Anm. 3), S. 2 u. 10, Endnote 6. – Gegen eine direktionale Phlebotomie bei altersbedingter Amenorrhoe, wie sie offensichtlich aus Sorge vor den negativen Folgen der Menopause häufig angewandt wurde, wendet sich Jean Astruc (1768; wie Anm. 57; S. 467), der ähnlich wie nach ihm John Fothergill (1776; wie Anm. 57; S. 171) bei diesem der Natur entgegengesetzten Verfahren schwere Komplikationen, insbesondere Metrorrhagien, befürchtete.

83 Vgl. auch Kap. 3 Anm. 296. – So erwähnen Vesti und Stegmann (1692; Th. XXX, S. 28) noch die deutsche Spruchweisheit *Mann* [!] *solle den alten Leuten lieber das Blut kauffen/als benehmen*, erwähnen andererseits aber auch das Beispiel einer achtzigjährigen Frau, die ohne den an ihr jährlich vorgenommenen Aderlaß von schwerem Asthma heimgesucht worden sei.

84 Regemann (1737), §§ 62, 89, S. 17, 22; Heumann (1776), §§ LVf., S. XXXVIIIf. – Vgl. auch Fischer-Homburger (wie Anm. 51), S. 62f.

85 Beispielsweise empfiehlt der anonyme Autor von *The Ladies' physical directory* (wie Anm. 68) seine eigenen *Purging Pills* im Wechsel mit *Uterine drops*. – Eine bemerkenswerte Ausnahme bildet Johann Ludwig Regemann (1737; § 88, S. 22), der bei Hämorrhagien und kankrösen Geschwüren neben abkühlenden und adstringierenden Mitteln auch die (sonst verrufenen) Opiate empfiehlt.

86 Vesti/Stegmann (1692), Th. XXXIX, S. 34; Stahl/Titius (1710), Th. XLVI-LIII, S. 32-36; Kallmeyer (1768), § XIV, S. 14f.

87 Vgl. Regemann (1737), §§ 64-73, S. 17-19; Heumann (1776), § LVI, S. XXXIX; Leake (wie Anm. 10), S. 125-133; Mai/Vanderlinde (1789), Sect. I, § 6, S. 9f.; vgl. auch Wilbush (wie Anm. 3), S. 3, Tabelle 1.

88 Ranchin (1627), S. 482f.; Alberti/Hübner (1743), S. 28. – Noch Albrecht von Haller (1778; § XIX, S. 117) attestierte den Frauen eine geringere Empfindsamkeit; daher würden sie weniger durch den Koitus erschöpft.

89 Vgl. Kap. 3 Anm. 213f.; Hoffmann (1722), S. 19-21; Püttmann (1782), insbesondere S. 27, 39.

90 Diese Art der Geschlechterbeziehung wurde seit Aristophanes (Ekklesiazusen Vv 877-1108; Ploutos Vv 959-1095) dem gesellschaftlichen Spott überantwortet.

91 Vgl. Hoffmann (1722), S. 37-38.

92 Vgl. Alain Bideau, A demographic and social analysis of widowhood and remarriage: The example of the castellany of Thoissey-en-Dombes, 1670 – 1840. Journal of Family History, 5, 1980, S. 28-43, hier 35-36, 39-41; Stearns (1977), S. 119-124.

93 Vgl. Abschnitte 2.1.4 und 5.3 sowie Kap. 3 Anm. 303 und 367.

94 Ranchin (1627), S. 480f.; Majault/Millin de la Courveault (1753; o.S.); vgl. auch Paracelsus, Tractatus de pestilitate IV, ed. Huser, tom. III, Basel 1589, S. 104. – Bereits im 13. Jahrhundert berichtete Ibn Abu Oseiba von einer Antwort des Arztes al-Hawith (um 600): Der Koitus mit einer älteren Frau sei gefährlich; er raube Männern Kräfte und mache sie krank (zitiert nach Paul Diepgen, Frau und Frauenheilkunde in der Kultur des Mittelalters. Stuttgart 1963, S. 40).

95 Ranchin (1627), S. 530.

96 Vgl. Kap. 3 Anm. 315; Haller (1778), S. 117, § XIX. Besonders Johann Peter Süßmilch (1765; Bd. 2, §§ 477-80, S. 348-52) widmet dieser Frage eine gewisse Beachtung und kommt zu eindeutigen statistischen Ergebnissen. Noch Hufeland (1860; S. 128) meint dagegen aufgrund der historischen Beispiele zu beobachten, daß jenseits des 110. Lebensjahres dieses Verhältnis sich zugunsten der Männer deutlich verändere.

97 Wedel/Hieronymi (1707), cap. II, S. 17.

98 Stahl und Michaelis (1710), § 11, S. 12.

99 Fischer (1777), Vorrede, S. 6; Gevigland/Dorigny (1749), Th. II (o.S.); Haller (1778), § XIX, S. 117; Premauer (1782), S. 14; Seiler (1799), S. XIV.

100 Fischer (1777), Vorrede, S. 6.

101 Vgl. Kapitel 5.

102 Wiederherstellung des Fetts in den Brüsten; vgl. Haller (1778), § XI, S. 86.

103 Rebhan/Ebner (1663), S. 19; Schrader/Blume (1699), § 21 (o.S.; Bericht über eine greise Priorin, die verjüngt wurde); Vesti/Stegmann (1692), Th. IX, S. 12; Hoffmann (1722), S. 20f.; Struve (1737), S. 28f.; Haller (1778), § XI, S. 84, 86; Mai/Vanderlinde (1789), Sect. I, § 10, S. 20; Seiler (1799), S. 81f.

104 Vgl. Haller (1778), § XI, S. 86.

105 Vgl. Abschnitt 2.3.3 und Paracelsus, Archidoxis lib. V, ed. Huser, tom. VI, Basel 1590, S. 51f.; Liber de longa vita, ibidem, S. 131.

106 So weist Wilhelm Gottfried Ploucquet (1779; S. 75f.) ironisch auf den Balsam des berühmten Marquis von St. Germain hin, der eine alte Frau durch zu starkes Einreiben beinahe wieder zum Embryo gemacht habe.

107 Vgl. Papyrus Edwin Smith 21, 9 – 22, 10; Papyrus Ebers 451-463, 716-21; vgl. Wolfhart Westendorf, Handbuch der altägyptischen Medizin, Bd. 2. Leiden 1999, S. 627-29, 747-48.

108 Vgl. Camporesi (wie Anm. 18), S. 108-111; Mariacarla Gadebusch Bondio, Weibliche Gelehrsamkeit im Italien des Quattrocento. Catarina Sforza Riario und ihre Experimenti (um 1490). In: Feministische Literaturwissenschaft in der Romanistik. Hg. v. Renate Kroll/Margarete Zimmermann. Stuttgart 1995, S. 186-197, hier 190f.; eadem, Heilung des Körpers und Pflege der Schön-

heit anhand eines venezianischen Rezeptars des 16. Jahrhunderts. In: Kranksein in der Zeit. Referate des Rostocker Medizin- und Wissenschaftshistorikertreffens 1995. Hg. v. Hans-Uwe Lammel. Rostock 1996, S. 57-78, hier 70f.

109 Bereits Aristophanes (Ploutos Vv 1062f.; Ekklesiazusen Vv 877f. u.a.) ironisiert die Schminke der alten Frau. – Vgl. auch die harsche Kosmetik-Kritik des englischen Theologen Thomas Tuke (A discourse against painting and tincturing of men and women. London, For Edward Marchant, 1616). Tuke geht allerdings ebenfalls nur marginal auf eine Anwendung speziell bei alten Frauen ein, nicht zuletzt unter Hinweis auf die mythische Figur der verjüngenden und zerstörenden Medea (ebd., S. 15 und in der Widmungsadresse von Thomas Draiton, o.S.), zitiert aber ausführlich eine Invektive des spanischen Arztes Andrés a Laguna gegen bestimmte Kosmetika, die Falten und Hautaustrocknung erst befördere (unpaginiertes Vorwort und S. 43) und wendet sich scharf gegen das Votum des jesuitischen Arztes Leonard Lessius, der im heißen Spanien den Frauen um der Liebe ihrer Ehemänner willen Kosmetik gestatten wollte.

110 Freundlicher Hinweis von Dr. Sabine Sander; vgl. auch die fingierte Stellungnahme einer Greisin zu dieser Frage in der moralischen Wochenschrift *Der Greis* (1763; wie Anm. 25; S. 376) sowie in der Zeitschrift *Die alte Frau* (1. Bd., 2. Stück vom 9.9. 1771, S. 18-23). – Im ikonographischen Motiv der Alterstoilette schwingt ebenfalls soziale Kritik an der Selbsttäuschung der älteren Frau mit; vgl. Fooken (1994; wie Anm. 4), S. 18f. und Abb. 5.

111 Christoph August Franz Heumann begründet dies mit einer fehlenden Geschlechtsspezifizät der Altersleiden (entsprechend derjenigen der Kindheit): *uterque enim sexus, in senectute decrepita, easdem experitur infirmitates, et eandem similemque, ut ita dicam, hanc secundam infantiam agit, ac primam*; Heumann (1778), § LIV, S. 37.

112 Vor diesem in der galenistischen Physiologie wurzelnden Hintergrund erklärt sich auch eine Disputationsfrage Heinrich Stromers (Decreta; 1537; o.S.), warum Greise ähnlich wie Frauen seien.

113 Beispielsweise weist Richard M[anning] Smith (Ageing and well-being in early modern England. In: Old age from antiquity [1998], S. 75f.) auf den zwei- bis dreifach höheren Anteil von Frauen gegenüber Männern in der öffentlichen Armenversorgung hin.

5. Langlebige Beispiele

Funktion und Gestaltung historischer Exempel für ein hohes Alter

„Isigonos überliefert, daß die Cyrner vom Volk der Inder 140 Jahre lang leben, ebenso urteilt er über die äthiopischen Makrobioi [die Langlebigen], die Serer in China und die Bewohner des Berges Athos, bei letzteren aber, weil sie sich von Vipernfleisch ernähren. Dadurch können sich weder an ihrem Kopf noch an den Kleidern lebende Schädlinge des Körpers einnisten."

Plinius Secundus[1]

Mit diesem Zitat beginnt Plinius der Ältere in seiner *Historia naturalis* einen kurzen Exkurs über verschiedene bemerkenswerte Formen von Langlebigkeit. Es erscheint in vielen Werken der Renaissance und der Frühen Neuzeit, die sich über die Erhaltung der Gesundheit, über hohes Alter und über Langlebigkeit äußern, zumal es einen eindeutig medizinischen Bezug enthält: Bestandteile von Schlangen, deren wiederholte Häutung als Verjüngung galt, waren spätestens seit Galens Theriak-Rezept[2] fester Bestandteil von Panazeen, die selbstverständlich auch langes Leben in ihrem Wirkungsspektrum enthielten.

Anhand des Abschnitts aus der *Historia naturalis* lassen sich bereits erste Hinweise auf die Funktion historischer Exempel erkennen. Plinius zitiert bezeichnenderweise ebenfalls, und zwar aus einem anderen, nicht überlieferten Werk des Paradoxographen Isigonos, und dieses häufig anzutreffende (Wieder-)Zitieren von Beispielen für Langlebigkeit erinnert in verschiedener Hinsicht an den Umgang mit theologischen, philosophischen oder medizinischen Autoritätenzitaten, denn diese wanderten ebenfalls durch die Kulturgeschichte. Bereits in der antiken, vor allem aber in der mittelalterlichen und frühneuzeitlichen Fachprosa wurden solche Sentenzen anerkannter Autoren als vollgültige Beweisführung für einen Sachverhalt herangezogen. Und genauso wie Beispiele dienten sie häufig der Affirmation eigener Positionen, sei es im Sinne einer sachlichen Argumentationshilfe oder auch lediglich als Hinweis auf die eigene überlegene Belesenheit. Daneben darf jedoch auch die didaktische und rhetorische Funktion von Zitaten oder auch Exempeln seit der Antike nicht übersehen werden: Historische Beispiele unterhalten, belehren und unterbrechen den oft eintönigen Fluß der Argumentation. Daher konnten sie vielfältig eingesetzt werden und übersprangen häufig die Grenzen zwischen verschiedenen Textgattungen – jedoch nicht alle Grenzen, wie die folgende Untersuchung zeigen wird.

Was berechtigt nun dazu, diese Beispiele aus Natur und Kultur „historisch“ zu nennen? Es braucht an dieser Stelle nicht eigens betont zu werden, daß das Zitieren historischer Beispiele oder Autoritäten in aller Regel bis weit in die Neuzeit hinein vollkommen non-historisch, das heißt ohne jede historisch-kritische Reflexion geschah. Darauf deutet nicht zuletzt auch das Tempus hin, mit dem sie häufig zitiert werden (wobei es sich dabei keinesfalls um ein Praesens historicum handelt): *Isigonos tradit, Galenus scripsit, Avicenna confirmat*. Indem ihre Beispiele und Aussagen im Präsens überliefert werden, haben sie unmittelbar in der Gegenwart des Textes ihre Gültigkeit. Dementsprechend fehlt nicht nur bei Plinius, sondern auch in frühneuzeitlicher medizinischer Fachprosa eine historische Reflexion im engeren Sinne, und sie ist auch aus epistemiologischer Sicht und im Blick auf die Entwicklung der allgemeinen Geschichtswissenschaft[3] kaum zu erwarten. So existiert beispielsweise bis ins 18. Jahrhundert hinein keine Darstellung der Diätetik Galens unter historischem Blickwinkel, und sei es nur im Sinne einer Abgrenzung gegenüber zeitgenössischer Fortschrittlichkeit.[4] Vielmehr galten bis zu dieser Zeit wesentliche Teile seiner Gesundheitslehre als vorbildlich, und wo kritische Distanz zu der Autorität geäußert wurde, geschah dies lediglich mittels einer sachbezogenen Argumentation und keineswegs durch einen Hinweis auf die Zeitläufte und ihre jeweiligen Rahmenbedingungen für die Heilkunde.

Trotzdem schwingt im Tradieren der Beispiele implizit eine historische Komponente mit, selbst wenn in ihnen keine Persönlichkeit vorgestellt wird, die bekanntermaßen Geschichte geworden ist: Im Zitat verschmelzen Vergangenheit und Gegenwart zu einer sinntragenden Einheit. Ferner greifen frühneuzeitliche Autoren mit den *exempla* nicht nur eine literarische Tradition der Antike auf; vielmehr propagiert der Humanismus die didaktische Funktion der Antike als *exemplum* schlechthin; deshalb werden gerade die antiken Beispiele zunächst ausschließlich und später gemeinsam mit jüngeren reichlich zitiert. Und schließlich besitzt der Begriff der *historia* von Plinius bis weit in die Frühe Neuzeit hinein eine grundsätzlich andere Bedeutung, die mit dem Sammeln und Auswerten von Beispielen eng verknüpft ist (s.u.). In diesem Sinne sind Beispiele in der gelehrten Fachliteratur grundsätzlich „historisch“ zu nennen.[5]

Gerade im Umkreis der Langlebigkeit tut sich ein weites Spektrum von *exempla* oder *memorabilia* auf; in bezug auf die exorbitanten Beispiele, die Plinius und viele andere heranziehen, könnte man ebensogut von *paradoxa* reden. Selbstverständlich waren in diesem Bereich auch aktuelle Bezüge zu noch lebenden Persönlichkeiten hohen Alters und guter Gesundheit möglich. Bis weit in das 16. Jahrhundert hinein scheinen jedoch Exempel, in denen anhand mehr oder weniger bekannter Gestalten der Geschichte die positive Korrelation von Diät und Langlebigkeit vor Augen geführt wurde, von größerer Bedeutung. Als ein solches Beispiel überschreitet das oben vorgestellte Plinius-Zitat keineswegs den vorgegebenen Rahmen der Naturgeschichte, zu der auch die exotischen Völker am Rande des Erdkreises rechnen. Noch in unserer Zeit sind derartige Exempel sehr beliebt; häufig werden die Protagonisten für überlanges Leben aus Zentralasien oder anderen abgelegenen Regionen herangezogen.

Im folgenden werden Gestaltung und Funktion von historischen *exempla* bzw. *paradoxa* in Texten zur Diätetik und Geriatrie (Abschnitt 5.2) sowie zur Longaevität (Abschnitt 5.3) vom 13. bis zu Beginn des 17. Jahrhunderts untersucht. Daß sich dieses Schrifttum keineswegs durch Homogenität auszeichnete, wurde bereits im Hauptteil der Studie vor Augen geführt; textsortenspezifische Unterschiede sind daher bei der Analyse von Provenienz und Inhalt der Beispiele von entscheidender Bedeutung. Der nachfolgende Überblick zur Frühen Neuzeit wäre wenig aussagekräftig, würde nicht zunächst wieder das Vorbild der Antike (Abschnitt 5.1) wenigstens kurz angedeutet werden. Und schließlich soll die höchst unterschiedliche Funktion rezipierter *exempla* im Kontext frühneuzeitlicher diätetischer Literatur anhand zweier Beispiele verdeutlicht werden (Abschnitt 5.4).

5.1 Vorbilder der Antike

„Wer hat nicht Cicero de senectute gelesen?“ Mit diesen Worten beginnt Jacob Grimm seine berühmte *Rede über das Alter.*[6] Nicht nur im 19. Jahrhundert, sondern auch in früheren Epochen und insbesondere in der Renaissance war das literarische Vorbild Ciceros und seines Protagonisten Cato Maior, der in diesem fiktiven Dialog[7] als Greis über die Vorteile des Alters raisoniert, allen geläufig, die über die letzte Lebensphase nachdachten und schrieben. Der Staatsmann und Philosoph Cicero hinterließ freilich nur sehr allgemeine Ratschläge zur Erhaltung der Gesundheit; er zitierte jedoch zahlreiche historische Beispiele für ein rüstiges hohes Alter aus Mythologie (Pelias), aus Dichtung (Sophokles), aus Philosophie (Platon, Isokrates, Gorgias) und aus der Politik (Quintus Maximus Fabius).

Aber auch Ciceros Vorbild Platon benutzt gelegentlich Exempel für ein hohes Alter: Bereits zu Beginn seiner *Politeia* läßt er den greisen Kephalos auftreten, der wiederum des Sophokles Freude über den Verlust der Begierden im Mund führt[8], und erwähnt an späterer Stelle das Beispiel des Hippokrates-Lehrers und Diätetikers Herodicus von Selymbria, der, obschon lange Zeit todkrank, infolge regelmäßiger Übungen erst in einem hohen Alter starb.[9]

Interessanterweise verzichtet hingegen Aristoteles in seiner *Rhetorik*, in der *Politik* und in der *Nikomachischen Ethik*, in denen er mehr oder weniger ausführlich auf die schlechten Eigenschaften alter Menschen eingeht, vollständig auf *exempla*. Das gleiche gilt für die Passagen in *De generatione animalium*, in denen Gründe des Alterns dargestellt werden.[10] Zwei Schriften aus den *Parva naturalia*, die über die Länge und Kürze des Lebens und über Jugend und Alter handeln und eine wesentliche Quelle für die Gerokomien darstellten, erörtern das Thema Langlebigkeit lediglich auf naturkundlicher Ebene, weshalb die eingeschalteten Beispiele auch ausschließlich aus dem Bereich der Tier- und Pflanzenwelt stammen.

Schließlich erwähnt Galen in seinem fünften Buch über die Erhaltung der Gesundheit mehrere Exempel für ein langes Leben auf der Basis einer korrekten Diät. Hier sticht neben der Erwähnung des Grammatikers Telephos das detaillierte Beispiel des Arztes Antiochus heraus, der noch mit über achtzig Jahren praktizierte und dabei sorgfältig auf seine Lebensführung achtete.[11] Hingegen führt Galen in seinem Buch *De marcore*[12] das Gegenbeispiel eines ungenannten zeitgenössischen Sophisten aus Ägypten[13] an, der in einer nicht erhaltenen Schrift *Peri Agerasías* die Möglichkeit ewiger Jugend angepriesen habe. Galen betont jedoch süffisant, man habe in dessen achtzigsten Lebensjahr mit Leichtigkeit die (todes-)prognostischen Zeichen des Hippokrates[14] an seinem Körper feststellen können. Auch hier verweist also das Exempel *ex negativo* auf die Lehre dessen, der es zitiert; es soll beweisen, daß die Auffassung Galens von einem Alterungsprozeß, der durch Diätetik letztlich nicht zu verhindern sei, im Gegensatz zu derjenigen seines Gegners realistisch ist.

Daß Galen mit seinen eingefügten *exempla* einem besonderen Interesse der spätrömischen Kaiserzeit entsprach, zeigt auch eine kurze Abhandlung über die *Makrobioi*, die sein etwas älterer Zeitgenosse, der Sophist und Satiriker Lukian, für den Geburtstag eines Freundes verfaßte. Lukian listet darin wie bereits Plinius und Valerius Maximus[15] zahllose Beispiele von Königen und literarisch bedeutsamen Personen auf, die ein hohes Alter erreichten.[16]

Das bekannte Verdienst der islamischen Medizin ist es, die Fülle von verstreuten Hinweisen in den Werken von Hippokrates, Aristoteles und Galen systematisch aufzubereiten. Nach 800[17] sind demzufolge zahlreiche diätetische Werke entstanden, die in ihren Einleitungen oder Anhängen einen Schatz an medizinhistorisch interessanten Anekdoten, meist über berühmte Ärzte, enthalten.[18] In all diesen bislang nur stichprobenartig untersuchten Texten islamischer Autoren findet sich überraschenderweise jedoch kein Exemplum für Langlebigkeit. Dies könnte vielleicht eine Rücksicht der Autoren auf religiöse Vorstellungen von einer Prädestination der Lebensdauer widerspiegeln. Auch die Gesundheitsregimina des Maimonides und sein berühmtes Responsum über die Lebensdauer enthalten keine derartigen Beispiele.[19]

Faßt man diese grobe Übersicht antiker und islamischer Quellen zusammen, so zeigt sich, daß *exempla* zum Thema Langlebigkeit im wesentlichen nur in *nicht*-medizinischen Quellen (Platon, Cicero, Plinius, Lukian) eingefügt wurden – abgesehen von der gewichtigen Ausnahme Galens, und bei ihm nur im Kontext des *Gerokomikon.*

5.2 Diätetische und geriatrische Literatur der Frühen Neuzeit

Diese Tendenz scheint sich auch in den diätetischen Traktaten der Spätscholastik und Frührenaissance zu bestätigen. Ärzte wie Guilelmus de Saliceto, Taddeo Alderotti oder Konrad von Eichstätt bieten zwar ihren Lesern zahlreiche Autoritätenzitate aus der Vergangenheit, jedoch keine *exempla.* Auch der unter dem Titel *Secreta Secretorum* bekannte pseudoaristotelische Brief an Alexander den Großen[20] oder das in Reimverse gefaßte *Regimen Sanitatis Salernitanum* enthalten lediglich allgemeine Hinweise auf die Lebensalter, jedoch keine konkreten Beispiele für Langlebigkeit.

Dieses Bild variiert nur geringfügig, wenn man diätetische Schriften der Spätrenaissance und der Frühen Neuzeit[21] betrachtet, die deutlich unter dem inhaltlichen, aber auch stilistischen Einfluß des Humanismus stehen. Ein relativ typisches Beispiel für diese Fachprosa ist das um 1540 in zahlreichen Auflagen erschienene Buch *The Castell of Helth* des englischen Adeligen Thomas Elyot, typisch insofern, weil das populäre, sehr übersichtlich angeordnete Nachschlagewerk von vornherein in der Landessprache verfaßt wurde und sein Verfasser keine systematische medizinische Ausbildung genossen hatte. Elyot wie auch einige andere Autoren der Renaissance erwähnen anläßlich der Besprechung des Honigs das Beispiel des Pollio Romulus (Romilius).[22] Dieser wurde Plinius zufolge im Alter von über hundert Jahren vom römischen Kaiser Augustus nach der wichtigsten Ursache seiner Lebenskraft befragt und antwortete mit dem Aphorismus: „Inwendig durch Honigwein und äußerlich durch Öl.“ Nach einer von Elyot überlieferten Variante gab auch der Philosoph Demokrit eine entsprechende Antwort; schließlich soll er – angeblich nach Aristoxenos – noch im Alter von 109 Jahren sein Leben um einige Tage durch den Duft von Honig verlängert haben.

Auch der universal gebildete Arzt Girolamo Cardano zitiert an verschiedenen Stellen seines diätetischen Hauptwerks *De sanitate tuenda* und im *Theonoston* entsprechende Beispiele.[23] Hier ist jedoch bedeutsam, daß beide Werke Textpartien enthalten, die speziell der Altenfürsorge gewidmet sind; sie stehen also an der Grenze zwischen Allgemeindiätetik und Gerokomie.

Ein kurzer Blick auf die Gesundheitsregimina aus späterer Zeit macht deutlich, daß auch hier *exempla* zur Langlebigkeit nur spärlich vertreten sind. So werden in dem 1620 erschienenen einschlägigen Traktat *Via recta ad vitam longam* des Tobias Venner, Physicus aus dem englischen Bath, überhaupt keine Beispiele erwähnt. Und selbst Bernardino Ramazzini bietet in seinem für den hohen Adel bestimmten, repräsentativ gestalteten Werk *De Principum valetudine tuenda commentatio* von 1710 zwar zahlreiche historische Anmerkungen für die von ihm empfohlene Lebensweise; darunter finden sich jedoch ebenfalls keine *exempla* für Langlebigkeit.

Ein völlig anderes Bild zeichnet sich demgegenüber bei den Gerokomien ab, die man eigentlich als Sonderform diätetischer Fachprosa bezeichnen könnte: Die bereits um 1240 verfaßte und unter dem Namen Roger Bacons überlieferte Schrift *De Retardatione accidentium senectutis* eines medizinischen Laien nennt gleich mehrere Beispiele aus Geschichte und Gegenwart für ein langes Leben, um die verjüngende Wirksamkeit bestimmter Medikamente wie Balsam oder Schlangenfleisch, aber auch reines Wasser zu verdeutlichen.[24] Von besonderem Interesse ist die hier ebenfalls zitierte Antwort des Pollio Romilius auf die Frage des Kaisers Augustus: (Ps.-)Roger deutet nämlich dessen doppeltes Rezept (Öl außen – Honig innen) in einer für hochmittelalterliche Scholastik charakteristischen Weise: Das Öl sei durchaus wörtlich (im Litteralsinn) zu Massagezwecken zu verwenden; hingegen stehe der Honigwein stellvertretend für eine im Alter geeignete warme und feuchte Diät und für entsprechende Medikamente. Diese kurze Erläuterung deutet bereits das mittelalterlich-aristotelische Verständnis eines *exemplum* an: Es kann jederzeit als ein Ausdruck des Besonderen induktiv auf ein Verständnis des Allgemeinen hinweisen.[25]

Etwa um 1300 exzerpierte Arnald von Villanova diesen Traktat und verfaßte daraus ein mehr medizinisch-diätetisch orientiertes Werk *De conservanda juventute et retardanda senectute*.[26] Es ist nun auffallend, daß keines der bei dem Naturforscher Roger (oder seiner Quelle) zitierten Beispiele von dem Arzt Arnald übernommen wurde, obwohl sie teilweise bereits in der frühen Kurzfassung von Rogers *De retardatione* nachzuweisen sind[27] – offensichtlich erschienen sie Arnald im veränderten Kontext einer medizinischen Textsorte für eine Wiedergabe nicht mehr wesentlich oder geeignet.

Alle bislang zitierten diätetischen Schriften werden, was die Zahl der *exempla* angeht, von der 1489 erschienenen *Gerentocomia* des Paduaner Professors Gabriele Zerbi übertroffen. Zerbi zitiert nicht nur wörtlich das Beispiel des von Galen erwähnten Sophisten, sondern führt mit Kyros und Xenophilus zwei historische Persönlichkeiten an, die angeblich trotz ihres hohen Alters keine typischen Beschwerden hatten.[28] Allerdings äußert er (wie bereits seine Quelle Plinius) so etwas wie kritische Distanz zu diesen Berichten, indem er sie als Mirakel und als singulär apostrophiert. Und schließlich erörtert Zerbi in dem für jede diätetische Fachprosa obligaten Kapitel *De aere* („Über die Luft" als erster Abschnitt der *Sex res non naturales*) nach Vorbild der aristotelischen *Parva naturalia* geographische und klimatische Faktoren, die zur Langlebigkeit führen. Dafür zieht er jedoch erstmals nicht nur theoretische oder naturkundliche Überlegungen heran, sondern unterstützt dies auch mit historischen *exempla* nach Isigonos und Plinius und insbesondere mit Hinweisen auf die vorsintflutlichen Gestalten der Bibel.[29]

Die neben Marsilio Ficinos *De vita* (s. Abschnitt 5.3) wohl wirkungsmächtigsten diätetischen Schriften der Frühen Neuzeit stammen von dem greisen Alvise Cornaro. Während andere Autoren das eigene hohe Alter bei der Abfassung ihrer lateinischen Traktate nur versteckt andeuten, steht dieser Umstand in Cornaros volkssprachlichen *Discorsi intorno alla vita sobria* (1558 – 1563) ganz im Mittelpunkt. Zwar streift auch der medizinische Laie Cornaro gleichsam um der Vollständigkeit willen einige wenige Beispiele aus der Antike und der jüngsten Vergangenheit.[30] Ganz im Vordergrund steht jedoch sein eigenes Exempel, die authentisch bezeugte Lebensfrische eines – nach seinen eigenen Angaben – Achtzig- bis Neunzigjährigen und sein diätetisches Lebenskonzept. Diese Vernachlässigung des tradierten historischen Beispiels steht mit dem Ziel des frühen Barocks in Einklang, nicht nur eine *imitatio*, sondern auch eine *aemulatio*, eine Überbietung der Antike anzustreben. Der jahrhundertelange Erfolg der *Discorsi* spiegelt sich nicht nur in der großen Zahl von Auflagen und Übersetzungen, sondern auch in den zahlreichen Verweisen anderer Werke auf das Beispiel Cornaro, der auf diese Weise schon kurze Zeit später selbst zum historischen *exemplum* avancierte.[31]

Spätere Gerokomien aus der Hand von Ärzten wie etwa die umfangreiche *Gerocomica* Aurelio Anselmis, die sich wesentlich stärker auf medizinisch-diätetische Aspekte konzentrieren, enthalten fast keine Beispiele für Langlebigkeit mehr[32], ganz im Gegensatz zu Gerokomien geistlicher Provenienz, etwa von dem Kardinal Gabriele Paleotti[33], dem protestantischen Professor für Theologie Daniel Tossanus[34], dem flämischen Jesuiten Léon Lessius[35] oder dem Prior Benedictus de Bacquere.[36]

5.3 Frühneuzeitliche Schriften zur Langlebigkeit

Einen Meilenstein in der diätetischen Literatur der Renaissance markiert das Erscheinen von *De vita libri tres* aus der Feder des florentinischen Philosophen und Übersetzers Marsilio Ficino im Jahr 1489. Ficino hatte zwar zeitweise auch Medizin studiert, was insbesondere im zweiten Buch *De vita longa* dieses berühmten Werkes deutlich wird, das sich über weite Strecken an den *Sex res non naturales* orientiert. Eine praktische oder lehrende Tätigkeit in der Heilkunde läßt sich aber im Leben des späteren Priesters und Kanonikers nicht nachweisen. Es überrascht nun nicht, daß Ficino, der wie kaum ein anderer Zeitgenosse mit den antiken Quellen vertraut war, verschiedene Beispiele für ein langes Leben erwähnt, darunter den bei Platon bereits zitierten Herodicus als ein *exemplum* für hohes Alter trotz schwacher Konstitution.[37]

Ficino weist mit seinem Werk beispielhaft auf das lebhafte Interesse der humanistisch gebildeten Wissenschaft an dem Thema Langlebigkeit hin, im Kontrast zur allgemeinen Abneigung der Renaissance gegenüber dem natürlichen Phänomen des Alters. Auch Paracelsus folgte mit seinem deutschsprachigen *Liber de longa vita*[38] dem Trend, alterslose Langlebigkeit zu reflektieren, wenngleich dort das gänzliche Fehlen von *exempla* vermuten läßt, daß sein Verfasser im Blick auf die historische Perspektive entweder keine Quellenkenntnisse oder auch kein Interesse hatte – ganz im Gegensatz zu seinem Leipziger Widersacher Heinrich Stromer von Auerbach[39]: Dieser publizierte nämlich nicht nur eine populäre Verteidigungsschrift zum Alter in der Tradition von Ciceros *Cato Maior De senectute* mit zahlreichen Beispielen für ein langes Leben, sondern machte auch mit der angefügten lateinischen Übersetzung der bereits erwähnten *Makrobioi* Lukians durch Vincentius Opsopoeius ein zentrales Werk der Antike über Beispiele zur Langlebigkeit der Öffentlichkeit zugänglich.[40]

Die in diesem Lukian-Druck von 1537 wie auch in anderen Werken der Renaissance[41] neu erschlossenen *exempla*-Quellen der Antike regten offensichtlich den Arzt und Philologen Tommaso Rangone an, in einem erstmals 1550 publizierten Traktat die Möglichkeit einer Lebensverlängerung über das 120. Jahr hinaus zu erörtern. Dieser hochinteressante Text enthält selbstverständlich zahlreiche Exempel aus der Bibel, der Antike, aber auch der jüngeren Vergangenheit. Angesichts der Fülle philosophischer und philologischer Gelehrsamkeit erscheint die Diätetik in diesem Text eher nebensächlich. Rangone setzt die *exempla* ohne weitere Differenzierung lediglich als quantitatives Argument für die Möglichkeit eines langen Lebens ein. Allerdings bietet er im Ansatz eine historisch-kritische Reflexion, indem er Unterschiede der Jahres- und Monatslänge in den verschiedenen Epochen und Kulturen diskutiert. Auf diese Weise relativiert er die überlieferten Lebenszeit-Angaben und knüpft damit an eine Tradition in der mittelalterlichen Theologie an.[42]

Auch in den folgenden hundert Jahren lassen sich noch reichlich historische Beispiele in Texten zur Langlebigkeit nachweisen. Es kann hier nur noch exemplarisch auf den Kanzler von Montpellier Laurent Joubert[43] verwiesen werden, der unter anderem das Alter der Autorität Galen mit 140 Jahren bezifferte.[44] In erster Linie machten aber medizinische Laien, etwa der Oxforder Philologe Henry Cuffe[45], reichlich von der Möglichkeit historischer *exempla* Gebrauch. Dies gilt in Sonderheit auch für das Werk eines weiteren Laien in der Heilkunde, die 1623 herausgegebene *Historia vitae et mortis* von Francis Bacon (vgl. auch Abschnitt 2.3.1), die sicher einen Höhepunkt in der frühneuzeitlichen Darbietung historischer Beispiele bildet.[46]

Der Grund dafür liegt in Bacons Verständnis von Wissenschaft: Die Grundlagen für jedes therapeutische Handeln lege die *Historia naturalis* (bzw. *medicinalis*), die im wissenschaftstheoretischen Sinne Bacons in der *memoria* des Geistes verankert werden müsse. Sie sammle nämlich Einzelbeobachtungen aus Natur und Geschichte, das heißt faktenbezogenes Erfahrungswissen, das anschließend von der Philosophie durch *ratio* und *phantasia* verbunden und im Sinne einer induktiven *cognitio causorum*, einer Ursachenerkenntnis verallgemeinert werden könne. Durch diese Sammlung und Bereitstellung des Materials werde *Historia* zum universalen Fundament jedweder Wissenschaft.[47]

Bacons Verständnis von Naturgeschichte soll verdeutlichen, weshalb er in einer Zeit, in der die aktuelle *observatio*[48] längst dem historischen *exemplum* den Rang streitig machte, in seiner *Historia vitae et mortis* eine derartig umfangreiche Sammlung von über hundert Beispielen[49] vorlegt: Da für ihn naturhistorische *exempla* die Grundlage einer induktiven Naturwissenschaft repräsentieren, listet er sie nicht nur wie seine Vorgänger im Sinne von einfachen *memorabilia* für diätetische Konzepte auf. Vielmehr ordnet er sie zunächst nach Gattungen – unbelebte Stoffe, Pflanzen, Tiere, Menschen –, wobei er die aristotelischen *Parva naturalia* durch einen Reigen menschlicher Langlebiger in ihrem biographischen und geographischen Kontext weit übertrifft. Auf dieser Basis versucht Bacon nun eine systematische Auswertung, nach seinen Worten eine *observatio maior* des zusammengetragenen Materials. Dabei konstruiert er einen Zusammenhang von Kürze und Länge des Lebens mit dem Klima, der Meereshöhe, der Reinheit der Luft, dem Einfluß der Eltern, aber auch Haut- und Haarbeschaffenheit, Körpergröße, Augenfarbe und schließlich der eingehaltenen Diät – obwohl er den Einfluß letzterer nicht sonderlich hoch schätzte.

5.4 Funktion historischer *exempla* im zeitgenössischen Kontext: Zwei ausgewählte Beispiele

Der vorangegangene Überblick reflektierte lediglich Präsenz und allgemeine Funktion historischer *exempla* in der diätetischen Literatur der Frühen Neuzeit. Im folgenden soll nun anhand von zwei konkreten Fällen der variantenreiche Einsatz und die widersprüchliche Deutung rezipierter Beispiele nachvollzogen werden.

Verhältnismäßig spärlich wird in diätetischen Schriften die mythische Verjüngung des *Aeson* durch *Medea* angeführt, obschon sie durch Ovids Metamorphosen in gebildeten Medizinerkreisen zweifellos bekannt war[50]: Medea läßt dort das Blut des alten Mannes durch eine Wunde an der Kehle ausströmen und ersetzt es durch einen Sud aus bestimmten, auf magische Weise gewonnenen Kräutern, Steinen und Organen langlebiger Tiere. Der bereits genannte Traktat *De retardatione accidentium senectutis*, der im alchemistischen Umkreis des 13. Jahrhunderts entstanden ist und Roger Bacon zugeschrieben wird, nimmt als einer von wenigen unmittelbar Bezug auf diese grausige Passage: Bei orientalischen Verjüngungsversuchen werde ein Aus-

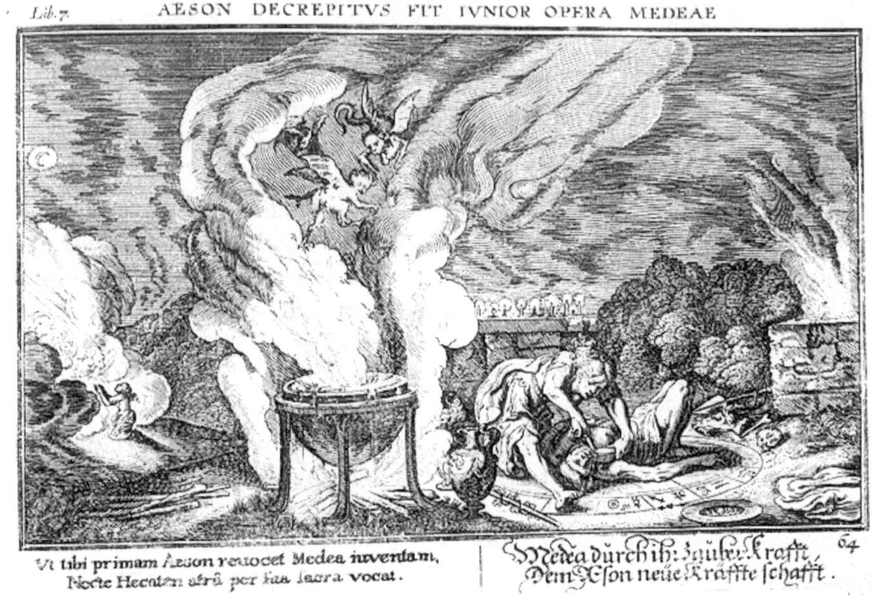

Abbildung 19: Verjüngung des Aeson, Kupferstich von Abraham Aubry (2. Hälfte 17. Jh.) nach einer Radierung von Johann Wilhelm Baur (1639). *Quelle:* Ovidii Metamorphosis oder Verwandelungs Bücher, verlegt bei Rudolph Johan Helmer, Nürnberg 1703

scheiden alter verbrauchter Lebensfeuchtigkeiten zugunsten der Regeneration neuer versucht. Genau dies habe Medea mit Hilfe eines Kompositum aus verschiedenen Arzneien bewerkstelligt. Manche würden diese Geschichte jedoch als Fabel darstellen. – Man spürt dieser Passage zum einen das durchaus vorhandene Interesse an spekulativen Verjüngungstherapien an, zum anderen aber auch bereits eine vorsichtige Distanz zu Medea, wobei hier lediglich an deren Historizität gezweifelt wird.

Bemerkenswert ist nun, daß in der Medizin wesentlich häufiger nicht auf die geglückte Kur der Medea angespielt wird, sondern auf eine andere, die dem greisen *Pelias* das Leben kostete und Medeas Rache an ihm vollendete: In seinem Fall sollte nämlich der verjüngende Sud nach Medeas Willen nicht infundiert, sondern umgekehrt der greise Organismus in den Kessel mit dem kochenden Gebräu getaucht werden. Dieses Prozedere gelang Ovid zufolge bei einem Widder, der probehalber als ganzes hineingeworfen wurde und in ein Lamm verwandelt wurde. Pelias hingegen mußte – wohl aufgrund seiner Größe – zuvor zerstückelt werden und erwachte nicht wieder zum Leben. Bereits Cicero läßt innerhalb seines bekannten Traktats *De senectute* den greisen Cato maior Bedenken gegen eine solche erwiesenermaßen riskante Therapie aussprechen: Er sehne sich nicht nach einem riskanten lebensverlängernden „Wiederaufkochen" (*recoctio*) des alternden Körpers, sondern vielmehr nach einer jenseitigen Begegnung mit den hochverehrten Autoritäten.

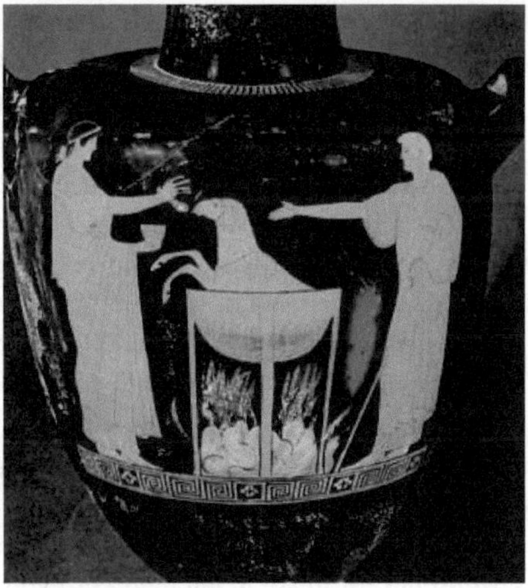

Abbildung 20: Medea verjüngt einen Widder, Hydria aus Vulci, 480 – 470 v. Chr. (London, British Museum)

Diese Pejorisierung einer mythisch-magischen Lebensverlängerung setzt sich in der Frühen Neuzeit zunächst fort: Medea entwickelte sich seit den Tragödien des Euripides und Senecas zum Prototyp einer mächtigen, kunstreichen Hexe; dementsprechend wird sie nun innerhalb der galenistischen Medizin zur diffamierenden Chiffre für spekulative Methoden aus dem Bereich der Alchemie und des Paracelsismus, die auf eine Verjüngung des Alten durch Reduktion mit Hilfe geheimgehaltener Pharmaka (*occulta*) abzielten. So warnt Ficino vor einer unsachgemäßen Anwendung gewisser Schlangenpräparate und drastischer Purgantien (etwa Helleborus niger), die einem alten Menschen eher das Schicksal des Pelias bereiteten als wahre Jugend brächten.[51] Eine sachbezogene Analogie – etwa zwischen dem magischen Kochprozeß des Mythos und der entschlackenden Reinigung des rostenden Körpers in der frühen Iatrochemie – wird von deren Gegnern jedoch nicht explizit hergestellt. Im Vordergrund steht vielmehr die Assoziation zu einer allzu gewaltsamen und daher lebensgefährlichen Kur und implizit auch der Vorwurf von Betrug und Hexenzauber. Lediglich in einer Hochschulschrift findet sich Medeas Name im Zusammenhang mit der Ablehnung von Bluttransfusionen.[52] Diese Zurückhaltung ändert sich erst im 18. Jahrhundert, als im Zuge von Aufklärung und Iatromechanik auch Medeas Kochkünste rationalisiert und zugleich entschärft werden: In verschiedenen Hochschulschriften wird sie nun als Beispiel für die medizinische Notwendigkeit angeführt, die verhärteten Fasern des greisen Menschen zu erweichen. Was im Kochtopf mit Fleisch gelänge, erreiche man bei den Alten insbesondere durch warme Bäder – freilich nicht im Sinne einer radikalen Verjüngung, sondern eher als palliative Maßnahme.[53]

Während die Künste der Medea bis etwa 1700 in einem bestimmten wissenschaftshistorischen Kontext als eines der wenigen negativen Beispiele für Lebensverlängerung fungieren (obschon die mythische Verjüngung des Aeson eigentlich gelang!), findet sich im Beispiel des greisen, frierenden *David*[54] das Gegenteil: Obwohl der biblische Bericht (1. Könige 1, 1–4) im Grunde gar keinen Hinweis auf ein Gelingen der empfohlenen „Therapie" (Erwärmung mit Hilfe des Körpers eines jungen Mädchens, Abisag von Sunem) gibt, sondern vielmehr ausdrücklich darauf hinweist, daß der König keinen Geschlechtsverkehr mehr mit ihr hatte, wird diese Methode des Sunamitismus von vielen frühneuzeitlichen Ärzten als ideale Therapie des alten Menschen gepriesen. Lediglich Ficino mahnt dazu, sie nicht so spät wie David anzuwenden[55], während Ranchin behauptet, Davids Leben sei auf diese Weise um fast ein Jahr verlängert worden.[56] Wiederum sind es weniger sachbezogene Analogien – etwa die konstitutionelle Kälte der Greise in der galenistischen Theorie – als vielmehr ein Netzwerk physiologischer Vorstellungen innerhalb und außerhalb der gelehrten Medizin, in die das Beispiel Davids und der Sunamitismus sich hervorragend einfügen: etwa ein Hinweis Galens, bei Magenschwäche ein kleines Kind auf den Bauch zu legen[57], ferner die sympathetische Spekulation einer spirituellen oder feinstofflichen Ausstrahlung, Übertragung und Absorption makro- oder mikrokosmischer Einflüsse, dann die Lehre von der lebenslangen Ausdünstung der Lebenswärme (*Calor innatus*) durch Sperma, Hautporen oder auch Atem, und schließlich die Vorstellung von einer Verdauungsschwäche alter Menschen, die eine „parenterale" Ernährung durch Duft (nach dem Beispiel Demokrits), Einreibungen oder Bäder erforderlich machen soll.[58] Während (Ps.-)Roger Bacon und Marsilio Ficino nur Andeutungen zum Sunamitismus wagten[59], diskutieren Ärzte unter dem Einfluß der *Philosophia sacra* des Francisco de Vallés[60] und anderer Texte aus dem Bereich der *Medicina sacra* bis weit in 18. Jahrhundert hinein über diese therapeutische *ultima ratio* bei hochgradiger Seneszenz.[61] Das Thema Sunamitismus wanderte übrigens auch in die Belletristik und erscheint noch um 1900 in den Romanen *Docteur Pascal* von Emile Zola und *The sacred fount* von Henry James.

5.5 Conclusio: Medizinische Laien als Promotoren des historischen Beispiels

Aufgrund dieser Übersicht lassen sich folgende Ergebnisse und Hypothesen formulieren: Das *exemplum* tritt seit der Antike nicht nur als selbständige literarische Textsorte im Sinne von Memorabilien-Sammlungen, Fabeln oder Mären in Erscheinung. Vielmehr läßt es sich auch als unselbständiger Teil in verschiedenen Textsorten nachweisen, da es eine wichtige didaktische und rhetorische Funktion erfüllt: Einerseits dient es seit der Antike einer Veranschaulichung allgemeiner Lehrmeinungen, also einer deduktiven *reductio* der begrifflichen Erkenntnis auf die anschauliche Erkenntnis, einer Illustration und Demonstration des Allgemeinen im Besonderen.

Andererseits bildet es bis zur Aufklärung immer wieder auch den wissenschaftstheoretischen Ausgangspunkt für Erkenntnis: Nach mittelalterlich-aristotelischem Verständnis, das mit gewissen Veränderungen bei Francis Bacon einen letzten Höhepunkt erlebt, kommt dem Beispiel eine induktive Funktion zu: Sinnliches Erkennen der *exempla* führt zum Verstehen des Allgemeinen, da das *exemplum* stets auf das „Exemplar“, das Urbild bzw. den Prototyp, verweist.

Angesichts ihrer wichtigen deduktiven bzw. induktiven Bedeutung überrascht es nicht, daß *exempla* bzw. *paradoxa* auch in der frühneuzeitlichen Fachliteratur zum Alter und zur Langlebigkeit eine gewichtige Rolle spielen. Dort sind nicht nur aktuelle Kasuistik, sondern auch historische Beispiele für ein langes Leben immer wieder zu finden, die aufgrund öffentlichen Interesses besonders zur Bildung von regelrechten *exempla*-Traditionen neigten. Doch stellen solche Beispiele in den von Ärzten verfaßten allgemeinen Gesundheitsregimina und Gerokomien eher die Ausnahme dar – den meisten medizinischen Autoren erschienen sie offensichtlich als textsortenfremder Ballast. Dagegen sind sie ein fester Bestandteil in Schriften medizinischer Laien wie etwa (Ps.-)Roger Bacon, Marsilio Ficino, Alvise Cornaro oder Francis Bacon, die für ein breiteres Publikum verfaßt werden und sich intensiv mit der Frage nach einer natürlichen Grenze des menschlichen Lebens auseinandersetzen. Dabei spielen die „historischen“ Quellen der Antike, zu denen diese überwiegend humanistisch gebildete Gruppe von Autoren Zugang hatte, eine entscheidende Rolle, auch wenn ihr Einsatz aus heutiger Sicht vollkommen non-historisch geschah. Oft wird die krude Instrumentalisierung und Umdeutung nur im zeitgenössischen Wissenschaftskontext verständlich. Die Beispiele werden in der Regel hochselektiv eingesetzt, um einem breiteren Publikum medizinisches Spezialwissen zu erläutern und zu legitimieren, um Gegner und fachliche Außenseiter zu diffamieren, und mitunter sogar, um – wie im Falle des Sunamitismus – eine wenig bekannte Therapieform zu etablieren. Im Rahmen dieser instrumentalisierten Rezeption tritt der ursprüngliche Sinn der Beispiele zurück. Seit der Spätrenaissance rückt zudem die persönliche Erfahrung mit einer Diätetik in den Vordergrund – auch in den *exempla* selbst: Zunehmend werden die Verfasser von einschlägigen Schriften selbst als positive oder negative Exempel dargestellt. Parallel dazu scheinen kollektive *exempla* aus den Naturgeschichten wie die zu Beginn des Exkurses zitierten Cyrner weitgehend verdrängt zu werden. Schließlich führt nach 1650 ein zunehmend sorgloser Umgang mit Zitaten und Beispielen zu einer klaren Entwertung des Exempels im Sinne bloßen literarischen Beiwerks, das dem heuristischen Wert der exakten Beobachtung, der *observatio*, nicht standzuhalten vermag.

Eine letzte Auffälligkeit zeigt sich in dem Befund, daß fast alle historischen Beispiele in Schriften zum Alter und zur Longaevität positiver Natur sind. Sie bestätigen durch das Faktum der Langlebigkeit, aber auch durch das oft betonte Fehlen von

Altersbeschwerden die vertretene Lehre oder begründen sie induktiv. So wird in ihnen häufig ein Idealbild des Alters gezeichnet, in dem nicht nur die Tradition von Ciceros *Cato Maior De senectute* nachwirkt, sondern auch die vor allem im frühen Christentum immer wieder vertretene Überwindung der Altersstufen.[62] Dieses humanistische wie auch christliche Ideal, das der sonst geschilderten medizinischen Realität der „Krankheit Alter" diametral entgegensteht, fasziniert die Autoren der Frühen Neuzeit (und gerade die medizinischen Laien) offensichtlich stärker als negative *exempla*, die aufgrund ihrer induktiven Funktion für die rationale Erkenntnis gerade einen Francis Bacon zur Falsifizierung mancher (pseudo)-wissenschaftlicher Hypothese hätte führen können. Stattdessen finden wir in der altersspezifischen Gesundheitsliteratur hauptsächlich das idealisierende Beispiel, denn diese Texte sollten ihre oftmals greisen Leser natürlich nicht entmutigen, sondern zur konstruktiver Lebensführung ermuntern.

Die wenigen negativen *exempla* in der diätetischen Literatur sind im Gegensatz zu den positiven meist anonym. Sie charakterisieren im Gegensatz zum namentlich bekannten rüstigen Greis die namenlose *aetas decrepita*, den Topos vom häßlichen, elenden Alter, dessen Schilderung seit der Antike hauptsächlich eine Aufgabe der Dichtung war.[63] In ihrem hochstilisierten Ausdruck des Subjektiven war das traurige Gegenbild zu dem hundertjährigen Jüngling beheimatet, den gerade die medizinischen Laien zu schildern nicht müde werden.

Anmerkungen

1 Plinius Secundus, Historia naturalis VII 27; eine größere Aufzählung historischer Persönlichkeiten mit extrem langem Leben findet sich in lib. VII 48f. – Zu den *Macrobii* vgl. auch Pomponius Mela (um 43/44 n.Chr.), De Chorographia III 85, ed. Kai Brodersen, Darmstadt 1994, S. 179.

2 Galen, De theriaca ad Pisonem 9 u.13 u.17 (Kühn XIV 241, 264, 286).

3 Zwar äußerte bereits Leonardo Bruni (1369 – 1444) in seinen *Historiarum Florentiniarum libri XII* eine erste nachantike Quellenkritik und stützte sich nur auf beweisbare Aussagen; jedoch wurde diese Modernität humanistischer Geschichtsschreibung durch ihre gleichzeitige Anlehnung an rhetorisch-ästhetische Regeln der Antike, die zu Bevorzugung bestimmter Teile und damit zur Verzerrung von Geschichte tendierten, stark eingeschränkt. Ähnliche Tendenzen zeigen sich in der konfessionellen Geschichtsschreibung des 16. und 17. Jahrhunderts.

4 Als frühes Beispiel einer im Ansatz historisch reflektierenden Diätetik wäre etwa die *History of health* des James Mackenzie (Edinburgh 1758) zu erwähnen; dt. Ausgabe: Mackenzie (1762).

5 Diese sich vom heutigen Fakteninteresse stark unterscheidende heuristische Funktion histori-

scher *exempla* (vgl. Abschnitte 5.3 und 5.4) scheint jedoch auch die moderne, an quantitativen Fakten besonders interessierte Altershistoriographie nicht immer zu erkennen; denn in ihr werden noch häufig „historische" Beispiele für Langlebigkeit listenartig aneinandergereiht oder gar statistisch ausgewertet. Unter diesem Aspekt verfolgt die ansonsten eindrucksvolle *Histoire de la vieillesse* von George Minois (1989) für die Zeit von der Antike bis zur Renaissance einen problematischen Ansatz. Ein besonders anschauliches Beispiel dieser Tendenz bietet Montagu (1994).

6 Grimm (1863), S. 39.

7 Cato der Ältere war zur Abfassungszeit längst verstorben; es handelt sich also um die fiktive Historisierung einer allerdings schon zu Ciceros Zeit lange bestehenden Tradition des Alterslobes. – Zur Rezeption in der Renaissance vgl. beispielsweise den Kommentar des Erasmus von Rotterdam, der den Editionen des *Cato Maior* häufig beigefügt wurde.

8 Platon, Politeia I 2-4 (328 b4 – 330 c9). Vgl. Abschnitt 1.1.2.

9 Platon, Politeia III 14 (406 a7 – 406 b7).

10 Aristoteles, De generatione animalium 784 a – 784b.

11 Galen, De sanitate tuenda V 4 (Kühn VI 332f.). – Vgl. auch Byl (1988); Wöhrle (1990), S. 235-238.

12 Galen, De marcore II (Kühn VII 670f.). – Ein weiteres Beispiel für hohes Alter, der Greis Samius, findet sich bei (Pseudo-)Galen, De remediis parabilibus III (Kühn XIV 567).

13 Vgl. Kap. 7, Anm. 12.

14 Zu den *signa mortis* vgl. Schäfer (1995), S. 297-334; außerdem Schäfer (1997).

15 Valerius Maximus, De dictis factisque memorabilibus VIII 13 (*De senectute memorabili*), ed. Benedictus Hase, vol. 2, Paris 1823, S. 111-117.

16 Das Beispiel Lukians, eine Art Jubiläums-Festschrift mit historischen *exempla* für Langlebigkeit zu gestalten, griffen u.a. die Ärzte Heinrich Meibom (1664) und Johann Jacob Baier (1705) auf.

17 Verhältnismäßig früh entstand der Hygiene-Traktat des at-Tabari (810 – 855), der noch zusätzlich indische und persisch-babylonische Quellen enthält; vgl. Raslan (1975).

18 Vgl. das medizinische Adabwerk des Sa'id B. al-Hasan, das ein kurzes Kapitel über die Bewahrung der Gesundheit enthält; vgl. Shah Ekram Taschkandi, Übersetzung und Bearbeitung des Kitab at-Taswiq at-Tibbi des Sa'id B. al-Hasan. Diss. med. Bonn 1969, S. 142-159.

19 Vgl. Kap. 1, Anm. 124 sowie Maimonides, Regimen Sanitatis oder Diätetik für die Seele und den Körper. Dt. Übersetzung und Einleitung von Süssmann Muntner. Frankfurt/M. 1966. – Eine Ausnahme bietet das Buch *Über die Gifte*, in dem Maimonides das Beispiel eines 120jährigen erwähnt; vgl. Zeman (1944/45), part 6, S. 344.

20 Vgl. Johannes Brinkmann, Die apokryphen Gesundheitsregeln des Aristoteles für Alexander den Großen in der Übersetzung des Johann von Toledo. Diss. med. Leipzig 1914, S. 39-46.

21 So enthält das Werk *Florida Corona que ad sanitatis hominum conservationem, ac longevam vitem perducendam sunt pernecessaria continens* (Lugduni 1514) des Paduaner Arztes Antonio Gazio in seinen über 300 Kapiteln keine *exempla* für Langlebigkeit.

22 Plinius Secundus, Historia naturalis XXII 114; vgl. Elyot (1541), fol. 37^{V}; Laguna (1550/2002), S. 32.

23 Girolamo Cardano, De sanitate tuenda I 8 (*De causis mortis* etc.), in: Idem (1663), VI 33-36; De

sanitate tuenda IV 3 (*De vitae longitudine* etc.), in: ebd., VI 243-248; Theonoston lib. II (*De vita producenda*), in: ebd., II 372-402, insbes. 375, 380; vgl. auch De utilitate II 5 (*De morte*), in: ebd., II 53-71. Zu diätetischen Aussagen im Werk Cardanos vgl. auch Siraisi (1997), S. 70-90. Vgl. auch Anm. 37.

24 Vgl. Roger Bacon (1928), S. 45f., 67-69.

25 Vgl. auch Abschnitte 5.3 und 5.4. – Diese wissenschaftstheoretische Einstellung spiegelt sich auch in dem Lehrgedicht des mittelalterlichen Theologen Alanus ab Insulis: *Omnis mundi creatura quasi liber et pictura nobis est in speculum* (in: Lateinische Lyrik des Mittelalters, hg. von P. Klopsch, Stuttgart 1985, S. 302).

26 Zum *Regimen sanitatis* und anderen diätetischen Schriften Arnalds vgl. auch McVaugh (1993), S. 144-149. – Eine weitere Quelle, der für potentielle Kreuzfahrer verfaßte *Liber conservacionis senis* des Guido de Vigevano, konnte leider nicht eingesehen werden; vgl. aber den Hinweis von Demaitre (1990), S. 6 (Anm. 12).

27 Vgl. Roger Bacon (1928), S. XXII, XXVII; Förster (1924). – Auch Thomas S. Hall (1971; S. 12f.) erkennt in Arnalds gerontologischem Traktat „a medical-philosophical variant" gegenüber der „magical interpretation" Roger Bacons.

28 Zerbi (1988), S. 70, 66.

29 Zerbi (1988), cap. XV, S. 91-100. Vgl. auch Anm. 42 und Kap. 2, Anm. 240.

30 Cornaro (1997), insbesondere S. 50, 53, 60.

31 So setzt sich bereits Girolamo Cardano im *Theonoston* und in *De sanitate tuenda* mit dem Beispiel Cornaros ausführlich auseinander; vgl. Siraisi (1997), S. 79-81. – Der *Essay of Health and long life* von George Cheyne (1724, lat. 1742, dt. 1744) enthält nur noch ein einziges historisches *exemplum*, nämlich Alvise Cornaro (ed. 1744, S. 321).

32 Vgl. aber den *Discours* von Du Laurens (1599), S. 168-194, insbes. 184, 192.

33 Paleotti (1597), S. 3, 11 u.a.

34 Tossanus (1599), insbes. S. 13, 21.

35 Lessius (1614), S. 79f. (Beispiel des Pollio).

36 Bacquere (1673), S. 132f.

37 Ficino (1998), II 1, S. 166; zum Beispiel des Philosophen Demokrit vgl. ebd., II 8, S. 188. – In einem Vorwort zu seiner Übersetzung von *De vita libri tres* schreibt der Humanist Johannes Adelphus dem Autor Ficino selbst ein hohes Alter (*hundert jar und noch vil tage*) zu; Johannes Adelphus, Ausgewählte Schriften, Bd. 3, Das Buch des Lebens, Berlin/New York 1980, S. 5. – Vgl. auch Cardano, De sanitate tuenda I 9, in: Idem (1663), VI 37; vgl. auch Siraisi (1997), S. 78.

38 Zu Paracelsus und dem *Liber de longa vita* vgl. Abschnitt 2.3.3.

39 Vgl. Steudel (1942/I), insbes. S. 11.

40 Vgl. Lukian (1537). – Eine erste lateinische Übersetzung von Lukians *Makrobioi* erschien bereits 1525 in Tübingen.

41 Basierend auf dem Werk von Valerius Maximus (vgl. Anm. 15) erschienen seit den *Res memorandae* Petrarcas verschiedene Sammlungen von *memorabilia*, so von Raphael Fulgosio, Egnazio (Giovanni Battista Cipelli) und von dem Arzt Theodor Zwinger (1604; Exempla zur Langlebigkeit in vol. II, lib. III *De vitae humanae propagatione, conservatione, restitutione*,

S. 307-310); vgl. dazu auch Robert Leslie Ellis, Preface to the Historia vitae et mortis, in: Bacon (1859/1963), II 94-99.

42 Ausführlicher zu Rangone vgl. Abschnitt 2.3.1 und Kap. 2, Anm. 237. – Zur Erörterung der vorsintflutlichen Langlebigkeit vgl. auch Kap. 2, Anm. 240.

43 Ausführlich zu Joubert, vgl. Abschnitt 2.3.2; Beispiele von Herodicus, Galen und Demokrit bei Joubert/Gale (1578/1971), S. 394, 396.

44 Dies tat bereits Ludovicus Caelius Rhodiginus in seinen Lectiones antiquae XI 14, Venedig 1516 (freundlicher Hinweis von Vivian Nutton, London).

45 Cuffe (1607). Dieser Zeitgenosse und Verehrer von Francis Bacon erwähnt neben zahlreichen weiteren Exempeln auch (als einer der ersten) Paracelsus als Negativ-Beispiel für ein kurzes Leben, das seinen Lehren Lügen strafe (ebd., S. 71f.).

46 Allerdings finden sich auch in späteren Dissertationen und Monographien zur Longaevität Beispiele, beispielsweise bei Schrader/Blume (1699), § 7 (o.S.). Vgl. auch Abschnitt 3.4.

47 Vgl. Gunter Scholtz, Geschichte, Historie. Historisches Wörterbuch der Philosophie, Bd. 3, Basel 1974, Sp. 345-398, insbes. Sp. 353-361; James C. Morrison, Philosophy and history in Bacon. Journal of the History of Ideas 38, 1977, S. 585-606.

48 Vgl. die später von Leibniz geprägte Sentenz: *historia igitur est mater observationum*. – „historia und observatio fallen schließlich zusammen" (Scholtz, wie Anm. 47, Sp. 354).

49 Insbesondere im Kapitel *Longaevitas et brevitas vitae in homine*; Bacon, Historia vitae et mortis, in: Bacon (1859/1963), II 132-148.

50 Vgl. Ovid, Metamorphosen VII 159-296; Roger Bacon (1928), S. 41; Mislei (1757), § XLVII (o.S.). – Zum Beispiel der Medea in einer Schrift gegen Kosmetik vgl. Kap. 4, Anm. 109.

51 Ficino II 17 (1998; S. 218).

52 Vesti/Stegmann (1692), th. 31, S. 29f. (die *chirurgia infusoria* sei problematisch wegen schlechter Fermente der Greise).

53 Oosterdyk Schacht (1729), S. 30; Richter/Seip (1757); Mislei (1757), § XLVII (o.S.).

54 Zur geistlichen Exegese dieses Beispiels vgl. Kap. 6, Anm. 22.

55 Ficino II 8 (1998; S. 188). – Zum Sunamitismus vgl. auch Abschnitte 2.1.4 und 3.1.5.

56 Ranchin (1627), S. 480f.

57 Galen, De simplicium medicamentorum temperamentis V 6 (Kühn XI 724); De methodo medendi VII 7 (Kühn X 502)

58 Buteux (1726), S. 34f.; Blanck (1730), S. 25f. (führt neben David auch Kaiser Barbarossa als einschlägiges Beispiel an; ebenso Reinhard [1767], S. 171).

59 Vgl. Kap. 2, Anm. 207.

60 Valles (1592), cap. 29, S. 232-238; vgl. Kap. 2, Anm. 210.

61 Eingehender dargestellt in den Abschnitten 2.1.4 und 3.1.5. – Die ausführlichste Interpretation bietet Christian Tobias Ephraim Reinhard (1767) im Rahmen seiner *Bibelkrankheiten*; vgl. Kap. 3, Anm. 304.

62 Vgl. Gnilka (1972).

63 Vgl. Minois (1989), S. 98-100. Vgl. auch Abschnitt 1.2.

6. Gullivers Greise

Frühneuzeitliche Konzepte der Altersvergeßlichkeit

Altersbedingte Vergeßlichkeit, aus heutiger Sicht eines der wichtigsten und deutlichsten Zeichen für den Beginn und das Fortschreiten des höheren Lebensalters, war bis in die 2. Hälfte des 17. Jahrhunderts hinein ein Randthema in der frühneuzeitlichen Medizin. Verschiedene Ursachen für diesen auffälligen Befund werden im folgenden erörtert: eine weitgehend fehlende Tradition in Antike und Mittelalter, unzureichende physiologische und morphologische Kenntnisse über das Gehirn sowie ein latenter Konflikt zwischen idealistischer und materialistischer Sichtweise der Seelenfunktionen und deren Zustand im Alter. Mit Veränderung dieser wesentlichen Parameter unter dem Einfluß des Cartesianismus und der Iatromechanik wurde dem Problem der Altersvergeßlichkeit als körperbedingtem Leiden zunehmend Aufmerksamkeit gewidmet. Dies geschah zunächst in der Medizin, dann aber auch in der Belletristik, wie ein Zitat aus *Gullivers Reisen* zeigt:

> „For the same Reason they never can amuse themselves with reading, because their Memory will not serve to carry them from the Beginning of a Sentence to the End; and by this Defect they are deprived of the only Entertainment whereof they might otherwise be capable."

Mit diesen Worten erreicht eine vernichtende Beschreibung des Alters, die Jonathan Swift (1667 – 1745) gegen Ende seines berühmten Romans (erschienen 1726) einfügte, ihren Höhepunkt.[1] Der unerfahrene Gulliver wird in dieser Passage über die Schrecken der Langlebigkeit aufgeklärt; zuvor hatte er noch begeistert von den sporadisch dort auftretenden Unsterblichen auf der Insel Luggnagg Kenntnis genommen. Doch ein vornehmer Einwohner des Landes informiert ihn ausführlich über das schlimme Schicksal dieser sogenannten *Struldbruggs*: Sie alterten genauso wie andere auch und erlitten daher sämtliche physischen, psychischen und sozialen Nachteile der Seneszenz, nur ohne die Aussicht auf einen erlösenden Tod. Neben Krankheiten und dem Verlust von Zähnen, Haaren und Appetit sei die sukzessive Abnahme des Gedächtnisses eine der drastischsten Folgen ihres Alterns; sie vergäßen nämlich die Namen auch der vertrautesten Freunde und könnten sich auch keine neuen Wörter merken. Im Meer der sich wandelnden Sprache würden sie daher zunehmend isoliert und könnten sich schließlich weder mit ihren sterblichen Nachbarn noch mit den wenigen Schicksalsgenossen, die in großem zeitlichem Abstand vor oder nach ihnen geboren würden, verständigen. In diesem Zusammenhang steht das obige Zitat; es wendet sich jedoch nicht nur an den naiven Helden, sondern unausgesprochen auch an das Publikum von *Gullivers Reisen,* das nämlich ebenfalls seinem derzeitigen Lesevergnügen dereinst nicht mehr nachgehen könnte, sollte sich der unausgesprochene Wunsch nach Unsterblichkeit bei ihm erfüllen. Doch Swifts Satire geht noch weiter: In den Achtzigern, die der höchsten Lebenserwartung bei den übrigen *Luggnaggians* entspräche, bekämen die *Struldbruggs* wie gewöhnliche Sterbliche die typischen Narrheiten und Beschwerden (*follies and infirmities*) des Alters. Doch erst bei fortgeschrittener Senilität und Verlust des Gedächtnisses, die ihre negativen Qualitäten verminderten, erführen sie mehr Mitleid und Unterstützung bei der Bevölkerung. Eine Reihe von strengen Gesetzen reglementierten das Leben der Unsterblichen: Ehen zwischen *Struldbruggs* würden von Staats wegen gelöst, wenn der jüngere von beiden achtzig werde.[2] Mit achtzig würden sie auch gesetzlich für tot erklärt und beerbt; ihnen bliebe nur eine magere Unterstützung aus ihrem ursprünglichen Besitz oder aus öffentlichen Mitteln. Ab diesem Zeitpunkt besäßen sie auch keine Geschäftsfähigkeit mehr, und vor Gericht könnten sie nicht mehr als Zeugen auftreten, auch nicht bei Grenzstreitigkeiten.

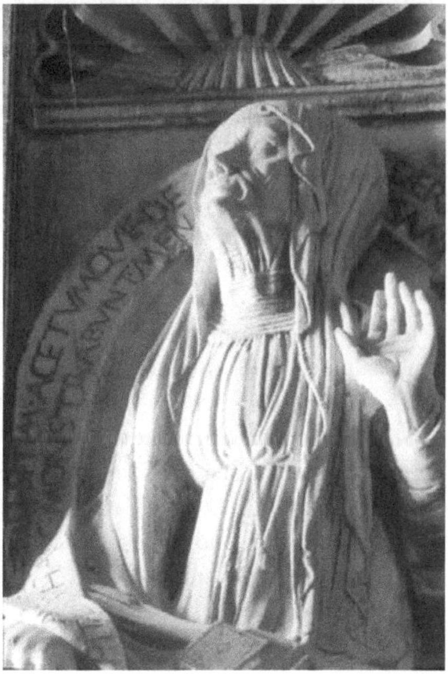

Abbildung 21: Cumäische Sibylle. Relief aus S. Francesco (Grabstätte des S. Malatesta), Rimini. *Quelle:* Foto von PD Dr. W. Augustyn, München

Der knapp sechzigjährige Theologe und Dubliner Dekan Swift karikiert und kritisiert mit dieser Passage die englische Gesellschaft und ihre Angst vor dem Tod: Um derentwillen nehme sie die zahllosen Nachteile eines hohen Alters in Kauf. Als seine literarische Vorlage ist unschwer der antike Mythos von Tithonos zu erkennen, der ähnlich wie die Cumäische Sibylle zu fortschreitendem Altern – ohne die Möglichkeit zu sterben – verdammt war und zuletzt von seiner enttäuschten Geliebten in eine Zikade verwandelt wurde.[3] Diesen Stoff ergänzt und veranschaulicht Swift jedoch mit zahlreichen Details aus der sozialen, juristischen und medizinischen Welt des 18. Jahrhunderts. Dazu rechnet auch die Altersvergeßlichkeit, die ihn als neurologischen Patienten und psychiatrisch Interessierten[4] offensichtlich mehr als andere beschäftigte: *He recollects not what he says* heißt es in seinem wenigen Jahre später (1731) entstandenen (pseudo-)autobiographischen Gedicht *Verses on the Death of Dr. Swift.*[5] Die Folgen des scheinbar unvermeidlichen Gedächtnisverlustes für das Reden, Hören und Lesen war für ihn als einen Mann des Wortes besonders beeindruckend und bedrückend, vielleicht auch wegen einer Vorahnung seines eigenen Schicksals.[6]

Swifts Kritik an der Langlebigkeit, wie sie sich in den *Struldbruggs* manifestiert, blieb innerhalb der Medizin nicht unbemerkt: Kein geringerer als der in Göttingen wirkende Schweizer Arzt und Professor Albrecht von Haller würdigte in seinen *Elementa Physiologiae* die Passage mit den Worten: Niemand habe besser die Notwendigkeit zu sterben mit der Feder gemalt als Swift.[7] Doch läßt sich auch umgekehrt ein medizinischer Einfluß auf Swifts Satire feststellen?

Ungeachtet der genannten persönlichen Faktoren stellt sich die Frage, warum Swift zu Beginn des 18. Jahrhunderts mit der Altersvergeßlichkeit ein Thema ansprach, das bis dahin nur sporadisch als Motiv in die Literatur Eingang gefunden hatte, etwa in einer Satire Juvenals, die allerdings eher die allgemeine Altersdemenz beschreibt:

> „Doch schlimmer als jeder Schaden an den Gliedern ist der Schwachsinn,
> durch den [der Greis] weder die Namen der Sklaven noch das Gesicht des Freundes
> erkennt, mit dem er in der vergangenen Nacht speiste, noch jene,
> die er zeugte, die er aufzog ...“[8]

Wenn jedoch ein überzeugendes literarisches Vorbild fehlt, ist ein nicht-literarischer, in diesem Falle medizinischer Einfluß wahrscheinlich, zumal die Idee zu den *Struldbruggs* möglicherweise von einem Schriftsteller-Kollegen Swifts, nämlich dem Arzt John Arbuthnot stammte, mit dem Swift eine lange Freundschaft verband.[9] Gab es innerhalb der Medizin jener Zeit eine Diskussion über Altersvergeßlichkeit und Demenz, die Arbuthnot oder Swift möglicherweise aufgriffen?

Um diese Frage zu beantworten, ist zunächst zu klären, welche Deutungen von Vergeßlichkeit in den medizinischen Konzepten des Greisenalters bis 1700 erscheinen (Abschnitt 6.1). Erst dann können vor dem Hintergrund veränderter naturwissenschaftlicher und philosophischer Voraussetzungen (Abschnitt 6.2) der Wandel des Alterskonzeptes um 1700 dargestellt und seine Folgen für die Darstellung der Vergeßlichkeit erörtert werden (Abschnitt 6.3).

6.1 Medizinische Konzepte von Vergeßlichkeit bis 1700

Wie im Rahmen der Gerokomien und Hochschulschriften bereits ausführlich erläutert wurde, ist die Darstellung und Erklärung eines breiten Spektrums von Alterskrankheiten fester Bestandteil frühneuzeitlich geriatrischen Schrifttums. Was zu diesem Kanon von Beschwerden rechnete, bestimmte keineswegs die aktuelle Erfahrung; als Richtschnur galt vielmehr lange Zeit die Aufzählung von angeblich alterstypischen Beschwerden im hippokratischen Aphorismus III 31. Geistesschwäche oder Gedächtnisverlust sind darin jedoch nicht erwähnt.[10] Neben diesem Kanon von Alterskrankheiten wurde zunehmend auch eine Abfolge von Metaphern aus dem letzten Kapitel des biblischen Buches Kohelet (Prediger Salomo) als Grundlage der Diskussion herangezogen. Dieser Bilderreigen wurde von Ärzten und Theologen häufig und übereinstimmend bis in einzelne Symptome hinein auf den hoffnungslosen körperlichen und geistigen Zustand des alten Menschen hin ausgedeutet.[11] Aber auch unter diesen Deutungen findet sich bis weit nach 1600 kein Hinweis auf den Verfall geistiger Fähigkeiten.

Wenn also frühneuzeitliche Ärzte gelegentlich über Gedächtnisschwäche im Alter schrieben, so geschah dies weitgehend außerhalb der großen Ströme überlieferten geriatrischen Wissens. Vielmehr knüpfte man an spätantikes Fachwissen über altersunspezifischen Gedächtnisverlust bei akuten oder chronischen Krankheiten, insbesondere Geisteskrankheiten, an. Bedeutsam sind Galens systematische Betrachtungen zu diesem Krankheitszeichen, das – einer Nebenbemerkung zufolge – bei Greisen durch deren Kälte und nicht durch Trockenheit oder Feuchte verursacht werde.[12] Galens möglicher Zeitgenosse Aretaios von Kappadozien unterschied im Rahmen eines Kapitels über Manie zwischen „heißem" Wahnsinn (*mania*) und „kalter" Altersdemenz mit Geschwätzigkeit, Stumpfsinn und Betäubung des Geistes.[13] Caelius Aurelianus (5. Jh.) überlieferte aus der Feder des Soranos von Ephesus (2. Jh.) eine längere Passage über die Lethargie, einem Krankheitsbild, das nach der Vorstellung der Antike konstitutiv mit Fieber, Betäubung und Vergessen (*lēthē*) einhergeht und nach Sorans Angaben am häufigsten bei alten Menschen auftritt.[14]

Aus den genannten Quellen wird ersichtlich, daß Vergeßlichkeit aus humoral- und qualitätenorientierter Sicht mit einer Dyskrasie des Gehirns begründet wurde. Dabei wurde meist ein Übermaß an Kälte angenommen, seltener auch an Feuchtigkeit, Trockenheit oder Wärme. Demgegenüber vermutete die antike Medizinschule der Methodiker bei Gedächtnisverlust am ehesten eine Konstriktion von Poren im Gehirn, in den Meningen oder in anderen Körperteilen.

Konkrete physiologische Vorstellungen, wie Dyskrasie oder Konstriktion den Verlust der Erinnerung bewirken sollen, waren innerhalb der spätantiken Medizin eher selten, im Unterschied zur älteren griechischen Naturphilosophie: Bereits Platon[15] und insbesondere Aristoteles beschrieben die Gedächtnisschwäche als ausschließlich körperliche Affektion, auch wenn das Gedächtnis als eine Seelenfunktion dargestellt wurde (s.u.). Als materielle Grundlage und Voraussetzung geistiger Funktionen galten insbesondere die Organe der Sinnesempfindung und -verarbeitung: Hätte der Greis das Auge des Jungen, so könnte er wie der Junge sehen.[16] Gedächtnis und Erinnerung würden durch einen Stimulus, einen sinnlichen Eindruck von außen bewirkt. Dieser – wörtlich zu verstehende – Ein-Druck laufe bei einem Menschen mit wäßriger Konstitution des Sinnesorgans (bei Galen: der Sinne *und* des Gehirns) quasi ins Leere, weil man im Wasser keine bleibende *impressio* hinterlassen könne; bei zu großer Trockenheit sei aber die Oberfläche des Gedächtnisses so hart, daß der Ein-Druck ebenfalls keine Spuren hinterlasse.[17] Dieses vieldeutige naturphilosophische Modell koinzidiert auffallend mit der ebenso widersprüchlichen Temperamentenlehre des Greisenalters (substantiell kalt-trocken, dagegen akzidentiell kalt-feucht); dennoch wurde diese Verbindung in den überlieferten Schriften der Antike nirgends thematisiert. Außerdem blieb die Frage, wo das Gedächtnis anzusiedeln sei, in der Regel unbestimmt.

Im Unterschied zu diesen wenig ausgebildeten morphologischen Vorstellungen der Antike entwickelte die islamische und lateinisch-mittelalterliche Medizin differenzierte Lokalisationstheorien der verschiedenen Hirnfunktionen. Am bedeutsamsten ist die sogenannte Ventrikeltheorie, nach der *phantasia/imaginatio* im vorderen Bereich (den ersten beiden, lateralen Ventrikeln), *ratio/intellectus* im mittleren (dritten) und *memoria* im hinteren (vierten) Ventrikel zu lokalisieren sei. Qusta ibn Luqa (Costa ben Luca, 9. Jh.) deutete den Kleinhirnwurm – spätere Autoren die Epiphyse – als ventilähnliche Klappe zwischen dem dritten und vierten Ventrikel, die die Funktionen des Denkens und Erinnerns alternierend reguliere. Sobald man nach oben blicke, weiche der *vermis cerebelli* zurück, die Verbindung zwischen den Ventrikeln werde geöffnet und Erinnern sei möglich.[18] Berengario da Carpi hingegen lokalisierte die Hirnfunktionen in den beiden Seitenventrikeln. In ihnen sollten die Adergeflechte der *Plexus choroidei* durch Kontraktion und Ausdehnung das Alternieren von Imagination, Ratio und Gedächtnis steuern.[19] Allerdings standen diese Überlegungen seit der Ablehnung der Lokalisationstheorien durch Andreas Vesal auf tönernen Füßen, da kein überzeugendes morphologisches Konzept des Gedächtnisses als Ersatz gefunden werden konnte.

Trotz dieser lebhaften Diskussion von Physiologie und Morphologie des Gedächtnisses sowie möglicher pathologischer Vorgänge gingen die medizinischen Autoren der Antike und des Mittelalters auf das Alter als Ursache für Vergeßlichkeit höchstens am Rande ein. Dies änderte sich auch in der Frühen Neuzeit bis etwa 1650 nicht wesentlich: Nur wenige, meist umfassende Schriften zur Altenfürsorge diskutierten (jedoch nur kurz) die spärlichen Spuren antiker Tradition zur Altersvergeßlichkeit.

Ein konkretes Beispiel für die knappe medizinische Diskussion zur altersbedingten Demenz und Vergeßlichkeit in der Frühen Neuzeit soll hier vorgestellt werden: Der überzeugte Galenist Aurelio Anselmi, der den bis 1700 wohl umfangreichsten Traktat zur Greisenfürsorge verfaßte, äußerte sich zu diesem Thema bezeichnenderweise im Kontext der Geisteskrankheiten Phrenitis und Lethargie.[20] Diese Krankheiten werden Anselmi zufolge im Alter durch ein konstitutives Abnehmen der inneren Wärme verursacht, was insbesondere im – ohnehin kalten – Gehirn überflüssige kalte Säfte, also zuviel Feuchtigkeit, hervorrufe, die nicht verdaut würden und zur Fäulnis neigten. Daraus entwickle sich zuletzt ein leichtes kontinuierliches Fieber. Neben dieser endogenen, letztlich nicht zu beeinflussenden Pathologie erkennt Anselmi weitere Ursachen der Altersvergeßlichkeit in allen unausgewogenen Lebensumständen (den sogenannten *Res non naturales*). Diese könnten ebenfalls Kälte im Körper befördern, beispielsweise durch einen Aufenthalt in kalter Umgebung, durch Essen und Trinken „kalter" Nahrungsmittel oder auch durch zusätzlichen Verbrauch innerer Wärme beim Geschlechtsverkehr. An diesen Punkten setzen dann auch diätetische und medikamentöse Ratschläge Anselmis zur Verbesserung des Gedächtnisses an.[21] Aber auch handfeste Vorschläge für ein Gedächtnistraining werden gemacht.[22] Damit erschöpfen sich aber bereits Anselmis Hinweise auf die Altersvergeßlichkeit.

Wie bereits erwähnt, wurde Vergeßlichkeit von medizinisch-naturphilosophischer Seite aus im allgemeinen mit einem (patho-)physiologischen Zustand von Trockenheit und Feuchtigkeit in Verbindung gebracht. Daher entwickelte der frühneuzeitliche Galenismus die entgegengesetzten Annahmen eines zu trockenen oder zu feuchten Gehirns als Ursache für die Altersvergeßlichkeit und -demenz (wobei Galens Hinweis auf die Ursache der Feuchtigkeit, nämlich die konstitutionelle Kälte, zunehmend in den Hintergrund trat[23]). Im 16. und 17. Jahrhundert nahm eine Mehrheit an, daß nur ein trockenes Gehirn zu intellektuellen Leistungen fähig sein könne (*sapientia in sicco residet*).[24] Nur wenige Autoren sahen genau darin den Hauptgrund für die Vergeßlichkeit. Jedoch gab das iatromechanische Konzept der verhärteten (und zugleich ausgetrockneten) Altersfasern (s.u.) dieser gegensätzlichen These im 18. Jahrhundert unerwarteten Auftrieb.[25]

Weil die medizinischen Traditionen zur Altersvergeßlichkeit spärlich waren und teilweise auch noch wankten, traten mitunter nicht-medizinische Quellen der Antike in den Vordergrund der Erörterung. Besondere Bedeutung für das Interesse der frühneuzeitlichen Heilkunde an altersbedingter Geistesschwäche besaß neben der oben zitierten Juvenal-Satire ein Sprichwort der Antike, das bereits Platon in den *Nomoi* erwähnt: „Im Blick auf die Vernunft sind die Greise zweimal (oder: zum zweiten

Mal) Kinder."[26] Die lateinische Übertragung dieser Sentenz, *bis pueri senes*, wurde in der Frühen Neuzeit zu einem geflügelten Wort, nicht zuletzt auch in zahlreichen medizinischen und juristischen Hochschulschriften.[27] Unter anderem aus diesem Grund verglichen Ärzte die Kinder und Greise – nicht nur im Blick auf die Vergeßlichkeit – häufig miteinander[28], und nach der galenistischen Medizin waren beide Altersgruppen gemeinsam mit den Frauen durch eine pathologische Dyskrasie (zu „feucht") und durch einen Status zwischen Krankheit und Gesundheit gekennzeichnet.[29]

Eine gewisse Beachtung widmeten frühneuzeitliche medizinische Texte schließlich dem quantitativen Auftreten und dem zeitlichen Beginn der Störung. Auch hier spielte die Rezeption antiker Zitate eine bedeutende Rolle. So behauptete etwa Heinrich Stromer von Auerbach, daß Vergeßlichkeit am häufigsten im Alter gefunden werde; daher nenne man diese Lebensphase auch ein „Haus der Vergeßlichkeit".[30] Einige Autoren verbinden den Hinweis auf die kindischen Greise (*bis pueri senes*) mit einem gebrechlichen höchsten Alter (*aetas decrepita*); dementsprechend gilt Altersdemenz geradezu als Zeichen des bevorstehenden Todes.[31] In die gleiche Richtung wendet sich die Tradition des Alterslobs, die sich unter anderem auf Plutarch und Cicero beruft und die Weisheit und geistige Frische (nicht zu) alter Menschen herausstellt.[32] Andere Autoren stellen hingegen mit Galen und Seneca[33] die Vergeßlichkeit als ein Frühsymptom des Alterungsprozesses heraus. Dieser Widerspruch läßt sich jedoch mit dem unterschiedlichen Grad der Symptomatik – erste Zeichen einer Gedächtnisstörung versus komplexer dementieller Zustand – leicht erklären.

6.2 Medizinischer Materialismus versus idealistische Philosophie und Theologie

Nicht nur die schwierige und keineswegs einheitliche physiologische Begründung des altersbedingten Gedächtnisverlustes war für die frühneuzeitlich galenistische Medizin ein Problem. Wesentlich waren auch philosophisch-theologische Gegenpositionen, und wahrscheinlich liegt darin eine weitere Ursache verborgen, weshalb Ärzte das Symptom zwar gelegentlich erwähnten, aber nur selten ausführlich diskutierten. Zwar waren nach antiker Philosophie und Heilkunde Gedächtnis und unwillkürliche Erinnerung, die von einem äußeren Stimulus ausgelöst werde (*mnemoneúein*), Funktionen der empfindenden Seele (*Anima sensitiva*), die auch Tieren zugesprochen wurde. Doch *diese* Seele erklärte man für sterblich[34] und zudem von äußeren Empfindungen und deren somatischer Weiterleitung (s.o.) bestimmt. Demgegenüber sah man das bewußte Erinnern des Vergangenen (*anamimnéskesthai*) ohne äußeren Stimulus als eine Funktion der unsterblichen Vernunft-Seele des Menschen (*Anima rationalis*) an.[35] Entsprechend hatten Platon und bis zu einem gewissen Grad auch Aristoteles betont, daß der Geist (gr. *noûs*) unzerstörbar sei, ja bei Älteren erst zu seiner vollen Entfaltung käme.[36] Bereits Galen äußerte sich aber vorsichtiger und indifferenter: Die Seele sei vielleicht unsterblich, aber dem Körper untertan und mit ihm vermengt; durch Feuchtigkeit werde die Seele (gr. *psyché*) unverständig.[37]

Das Christentum übernahm Platons idealistische Auffassung von einer unsterblichen Seele, manchmal auch ohne die subtilen Unterscheidungen verschiedener Seelenfähigkeiten. Mit Aristoteles und Augustinus lehrte beispielsweise der Bibelkommentator Jacques Lefevre um 1500: „Das Alter des natürlichen Körpers ist eine Krankheit, die auf den Untergang hin tendiert. Aber das Alter ist keine Krankheit der Seele, die unsterblich ist."[38] Und bereits um 1360 rühmte der Dekan der theologischen Fakultät der Pariser Sorbonne Jean Hesdin ausgerechnet das gute Gedächtnis der alten Menschen.[39] Dementsprechend ging Ciceros Lob der geistigen Fähigkeiten alter Menschen vor allem in theologische Schriften zum Greisenalter des 16. und frühen 17. Jahrhunderts ein. Und umgekehrt mieden geistliche Autoren eher das Thema Geistesschwäche im Alter, mehr noch als ihre medizinischen Kollegen.

Dies gilt insbesondere für katholische Theologen: In Kardinal Paleottis Traktat *De bono senectutis* von 1597 finden sich zwar (entgegen dem Titel) durchaus auch Hinweise auf körperliche Übel und seelische Lasten des Alters, doch nur als kritisch zu hinterfragende Meinung vorchristlicher Philosophen.[40] Wie aber nun der kindische Greis aussehe und wodurch er entstehe, bleibt den Lesern verborgen; statt dessen wird der Vorteil eventueller Sinnesschwäche herausgehoben: Durch sie werde Verwirrung vermieden, so daß *ratio* und *intellectus* sogar gestärkt würden: Das Alter sei deshalb geradezu die Seele des Lebens. Entsprechend betont der englische Geistliche Thomas Sheafe, der unter dem katholischen Herrscher Karl I. wirkte, in seinem Kommentar zum Buch Prediger von 1639, daß mit den Altersmetaphern[41] in erster Linie körperliche Defekte angesprochen würden. Geistige Leiden seien nur insofern damit verbunden, als sie durch eine Insuffizienz körperlicher Instrumente, insbesondere der Sinne entstünden – dies alles sei aber nur dem Körper zuzuschreiben und nicht der Seele. Auch Jean Chokier de Surlet, Vikar und Kanonikus zu Lüttich, erwähnt in seinem umfangreichen *Tractatus de Senectute* von 1647 nur an einer Stelle und sehr kurz die Imbezillität alter Menschen, die sie das Diesseits bereits vergessen lasse, und rühmt ihre Vorteile gegenüber der *impotentia animi* der Jugend.[42] Und der Theologieprofessor und Prior Benedictus de Bacquere bezeichnet in seiner diätetischen Schrift *Senum medicus* von 1673 zwar spezifische Verwirrungen der Seele als Problem der Greise, subsumiert darunter aber ebenfalls nur krankmachende Emotionen wie Furcht oder Sorgen, jedoch nicht etwas, was wir heute mit Altersdemenz umschreiben würden.[43] Die Ursache all dieser Euphemismen liegt in der platonisch-aristotelischen bzw. thomistischen Auffassung von einer unsterblichen Seele, die keine Alterungserscheinungen zeigen könne, weil sie (traduzianistisch gedacht) unmittelbar von Gott stamme und zu Gott wieder zurückkehre. Die katholische Kirche hält an dieser Lehre im wesentlichen bis heute fest, und im Zeitalter der frühneuzeitlichen Orthodoxie zählte sie zu den unverrückbaren Glaubensgrundlagen.

Etwas anders sah die Lage im protestantischen Raum aus, obwohl es schwierig ist, eindeutige konfessionelle Unterschiede in der frühneuzeitlichen Anthropologie festzumachen: Schon für Martin Luther war geistiger Abbau im Alter offensichtlich kein Tabu; in seinem lateinischen Kommentar zum Prediger Salomo erwähnt er wie selbstverständlich ein Fehlen körperlicher *und* geistiger Frische im Alter.[44] Anthropologisch vertritt der wittenbergische Professor der Theologie neben der traditionellen Dichotomie von Leib und Seele, die er als ehemaliger Augustinermönch nie explizit in Frage stellt, auch eine Trichotomie von Leib, Seele und Geist im Anschluß an neutestamentliche Aussagen, wobei er der Seele das Wahrnehmen, Empfinden, Fühlen und Denken zuschreibt, also mehr oder weniger das ganze Spektrum natürlicher geistiger Fähigkeiten, während der Geist einen unmittelbaren Bezug zu Gott habe. Seele und Leib rücken bei dieser Dreiteilung näher zusammen; sie sind letztlich beide sterblich, während der allein unsterblich gedachte *nous* oder das *pneuma* die Wiedergeburt erfährt – auch so konnte man Aristoteles deuten. Luthers Übersetzung von 1. Korinther 15, 44 trägt dieser Auffassung im wesentlichen Rechnung, denn der Reformator gibt *sóma psychikón* mit „natürlicher [eigentlich: seelischer; D. S.] Leib“ wieder, der vergeht, *sóma pneumatikón* dagegen mit „geistlicher Leib“, der allein auferweckt wird. Auch Luthers Rechtfertigungslehre, die den *liberum arbitrium*, den freien Willen des Menschen, zur Entscheidung zwischen Böse und Gut strikt ablehnt, deutet darauf hin, daß der Reformator keinen Bereich des Menschen von der Sünde ausnahm, auch nicht die Seele. Verhältnismäßig ausführlich geht auch der Heidelberger Theologieprofessor Daniel Tossanus in seiner 1599 gedruckten Trostschrift über das Alter auf die Vergeßlichkeit ein; aber er versucht einerseits seinen Lesern mit Cicero Hoffnung zu machen, daß nur schläfrige und träge Greise davon betroffen seien und man mit Übung vieles verhindern könne; andererseits betont er aus geistlicher Sicht, daß wer sich an Gott erinnere, sich an alles erinnere, und empfiehlt deshalb den häufigen Gebrauch der Eucharistie.[45]

Aufgrund dieser Hinweise ist anzunehmen, daß für die frühneuzeitliche protestantische Theologie die Vorstellung einer alternden Seele kein grundsätzliches Problem war. Zumindest in diesem Bereich kam die protestantische Position den Deutungen der materialistisch orientierten Medizin offensichtlich weiter entgegen als die katholische.

Ungeachtet aller konfessionellen und professionellen Unterschiede war es dennoch – angesichts des weit verbreiteten, in der antiken Metaphysik wurzelnden Leib-Seele-Dualismus – in der Frühen Neuzeit schwierig, den Verlust geistiger Fähigkeiten mit einem Niedergang der Seele zu erklären. Vielleicht gerade deshalb klammert die frühneuzeitliche Medizin in ihrer Darstellung des Gedächtnisses und seiner Störungen primäre Störungen der *Anima rationalis* aus, zumal das zugrundeliegende Konzept der *memoria* ohnehin weitgehend[46] materialistisch und somato-psychisch ausgerichtet ist. Aber auch der Status der *Anima sensitiva* bleibt in der galenistischen Terminologie meist ungewiß. Nur die inneren Sinne als „leitende", doch gleichwohl niedrige Seelenvermögen (*Facultates animales principes*: Wahrnehmung [*Sensus communis/imaginatio/phantasia*], Denken [*aestimatio/ratiocinatio*] und Erinnerung [*memoria*]) können eindeutig in Mitleidenschaft gezogen werden.[47] Ausfälle höherer geistiger Fähigkeiten, die auf der Ebene des Intellekts liegen, und entsprechend auch der Einfluß von Emotionen auf den Körper werden hingegen häufig als sekundäre Folgen von Veränderungen dieser niederen Seelenvermögen angesehen. Der latente Widerspruch zwischen medizinischer und aristotelisch-thomistischer Seelenlehre, nach der eigentlich allein die alterslose *Anima rationalis* für geistige Leistungen des Menschen, aber beispielsweise auch für das Schmerzempfinden verantwortlich ist, wurde mittels solcher Konzeptionen zwar abgemildert; er blieb jedoch implizit weiterhin bestehen und wirkte sich auch auf die materialistischen Vorstellungen vom Gedächtnis innerhalb der Medizin aus.

Zusammenfassend können drei wesentliche Ursachen für das geringe Interesse der frühneuzeitlichen Medizin an der Altersvergeßlichkeit beschrieben werden:

1. Fehlende Tradition im Blick auf diese Sonderform von Vergeßlichkeit;
2. unzureichende physiologische und morphologische Kenntnisse über das Gehirn;
3. Konflikt zwischen idealistischer und materialistischer Sichtweise der Seelenfunktionen und deren Zustand im Alter.

Konsequenterweise führte eine Veränderung der beiden letzten Ursachen und die zunehmende Bedeutungslosigkeit der ersten nach 1650 zu einem wachsenden Interesse der Medizin an der Altersvergeßlichkeit.

6.3 Wandel des Konzeptes von Altersvergeßlichkeit um 1700

Eine Schlüsselrolle bei der Veränderung medizinischer Konzepte spielte in mehrfacher Hinsicht die cartesianische Philosophie, die sich nach 1650 allmählich durchsetzen konnte: Primär lehrte sie eine scharfe Unterscheidung zwischen Seele und

Körper.[48] In diesen Rahmen paßte Descartes die traditionelle Unterscheidung zwischen unwillkürlichem und willkürlichem Akt der Erinnerung ein. Im Gegensatz zur antiken Psychologie ordnete er die niedrigen Vermögen des Gedächtnisses nicht mehr einer empfindenden Seele zu, sondern schrieb diese *Mémoire corporelle* im mechanistischen Sinne ausschließlich dem Ausfluß von *Spiritus* (Nervenflüssigkeit) durch kleine Löcher in den Gehirnröhrchen (*tubuli*) zu.[49] Höhere (willkürliche) Gedächtnisfunktionen sollten dagegen der immateriellen *Res cogitans*, der einzigen Sphäre der Seele, angehören.[50] Diese radikale Dichotomie konnte sich jedoch zunächst in der Medizin kaum durchsetzen.[51] Vielmehr ordnete beispielsweise Thomas Willis (bezüglich der Fakultätenlehre ein Traditionalist) die *memoria* erneut der „Körper-" oder „Tierseele" (*Anima sensitiva*) zu. Trotzdem lokalisierte er Gedächtnisleistungen ausschließlich in der oberflächennahen Gehirnsubstanz.[52] Damit wurde die Morphologie des Erinnerungsvermögens auf eine neue Grundlage gestellt. Die höheren geistigen Funktionen wanderten zwar im Einklang mit Descartes endgültig „aus dem Gehirn in die immateriellen Regionen der Geist-Seele", konnten dort aber weiterhin über vermittelnde Zentralstellen (die Epiphyse oder andere Lokalisationen) von körperlichen Affekten gestört werden.[53]

Bei näherer Betrachtung zeigt sich also, daß sich das traditionelle medizinische Konzept vom somatischen Einfluß auf die von der Seele kontrollierten Fähigkeiten Gedächtnis und Verstand bis zum Ende des 17. Jahrhunderts im Grunde nur wenig wandelte. Doch mit dem Rückgang des Aristotelismus, dem Aufblühen der materialistisch-reduktionistischen cartesianischen Naturforschung und dem Beginn der Aufklärung öffnete sich der Raum für zahlreiche „psychische" Leiden aufgrund körperlicher Affektionen[54], und dementsprechend änderte sich die Zurückhaltung von Ärzten und Theologen beim Problem des geistigen Abbaus im Alter: Dieser wurde nun in ähnlicher Weise erklärt wie andere im Gehirn lokalisierte somatische „Altersbeschwerden", etwa Apoplexie, Schlaflosigkeit oder Schwindel, und es wurden keine Bedenken bezüglich einer alterslosen Seele mehr geäußert. Lapidar erklärt der Kanzler der Medizinischen Schule von Montpellier, François Ranchin: *senescit enim anima cum corpore* – es altert nämlich die Seele mit dem Leib.[55] Und der einflußreiche niederländische Theologieprofessor Hermann Witsius konzediert kurz vor 1700 als einer der ersten (protestantischen!) Geistlichen offen den Niedergang der geistigen Fähigkeiten *intellectus*, *memoria* und *judicium* im Alter und weigert sich ausdrücklich, eine nähere Zuordnung dieser Eigenschaften zu bestimmten Seelenteilen noch mitzumachen – es genüge, daß mit diesem Bild eine große, allmählich fortschreitende Verfinsterung des Geistes angezeigt werde.[56]

Diese Wende zu einem neuen Interesse an den Phänomenen der geistigen Altersschwäche zeigt sich bereits deutlich eine Generation vor Jonathan Swift und kurz nach Erscheinen der Hauptwerke von Thomas Willis. In einer Auslegung der erwähnten biblischen Metaphernreihe geht nämlich der englische Arzt John Smith als erster umfassend auf Tithonos und das Thema des kindischen Greises ein. Dabei modifiziert er die antik-christliche Seelenlehre entscheidend: Die Theologen würden in ihrer Betrachtung der unsterblichen Seele ihre Verwobenheit mit dem Körper übersehen, daß beide eine Leidensgemeinschaft bilden. Als *Tabula rasa* käme Anima in die Welt, als *Tabula derasa* würde sie sie wieder verlassen. Alle drei Hauptarten geistiger Fähigkeit, *ingenium* (Verstand), *imaginatio* (Einbildung) und *memoria* (Gedächtnis), würden mit dem Körper im Alter zugrundegehen. Auf diese Weise komme der vollständige Zerfall des Menschen am Ende seines Lebens in besonderer Weise zum Ausdruck.[57]

Nach 1700 übt der Cartesianismus einen bedeutenden Einfluß auch auf die medizinischen Vorstellungen vom menschlichen Gedächtnis und seinem Zerfall aus. Entsprechend der iatromechanischen Vorstellung von einer Verhärtung der Fasern und Gefäße durch ständigen Gebrauch erklärt beispielsweise der Veroneser Arzt Antonio Fracassini die Gedächtnisschwäche mit einer herabgesetzten Schwingungsfähigkeit[58] der verhärteten und zugleich erschlafften Fasern des greisen Gehirns. Außerdem werde der ätherartige Seelengeist (*Spiritus animales*) aus dem Blut weniger sezerniert, weil wiederum dessen Zufuhr durch die verengten Gehirngefäße eingeschränkt sei – ein Gedanke, der entfernt an die Vorstellungen der antiken Methodiker (s.o. Abschnitt 6.1) anknüpft.

Mit dieser „Somatisierung" des geistigen Verfalls[59] emanzipierte sich die Heilkunde endgültig von der Metaphysik der Antike, soweit sie der mechanistischen Physiologie zuwiderlief. Entsprechend schwand auch der Einfluß antiker Autoritäten auf die medizinische Sichtweise des Alters. Zwar leiteten im 18. Jahrhundert animistische und vitalistische Strömungen eine Gegenbewegung zur kruden Iatromechanik ein[60], die in den holistischen Anschauungen der Romantischen Medizin ihren Höhepunkt fand. Doch stehen sich Körper und Seele bei den medizinischen Vorstellungen zur Involution um 1800 nicht mehr als Gegensätze gegenüber, sondern wirken gleichsinnig nebeneinander, jetzt freilich oft mit einer anderen Priorität als in der Frühen Neuzeit: Durch das Vergehen der Seele schwinde auch der Körper.[61]

Diese Hinweise zur altersbedingten Vergeßlichkeit sind insbesondere um zeitgenössische klinische Beobachtungen und Darstellungen der Betroffenen oder ihrer Angehörigen zu ergänzen, um dem Desiderat einer Geschichte der Altersdemenz[62] näherzukommen. Beispielsweise erwähnt der päpstliche Leibarzt Paolo Zacchia den Fall eines über hundertjährigen Goldschmieds, der in seiner eigenen Stadt nicht mehr nach Hause fand.[63] Aber auch der Beitrag von frühneuzeitlichen Juristen und Theologen zur Darstellung, Reglementierung und Sinngebung dieser Alterspsychopathologie sollte berücksichtigt werden. Und hier gewinnt die verhältnismäßig frühe literarische Bearbeitung des Themas durch Jonathan Swift eine besondere Bedeutung, da in ihr medizinische, juristische und letztlich auch geistliche Aspekte des Themas angesprochen werden. Die von Swift detailliert geschilderte völlige Entmündigung der vergeßlichen *Struldbruggs* ist die traurige, aber rational gut begründete Konsequenz aus ihrem körperlichen und geistigen Leiden.

In einem letzten Schritt soll deshalb Einflüssen der zeitgenössischen Jurisprudenz auf die Passage mit den *Struldbruggs* nachgespürt werden. Wie in der Medizin gab auch es unter den juristischen Hochschulschriften eine große Anzahl von Abhandlungen, die sich speziell mit dem Greisenalter, seinen Rechten und Pflichten auseinandersetzten. Dabei überschneiden sich eine ganze Reihe von Themen mit der Medizin[64]: Beispielsweise erörtern sowohl medizinische als auch juristische Dissertationen die Definition der Lebensalter nach Lebensjahren.[65] Doch in der Rechtspraxis gab es offensichtlich häufig Probleme im Blick auf die Feststellung des Alters vor Gericht. Dies spiegelt sich in dem Hinweis der *Luggnaggians*, man könne das genaue Alter aufgrund historischer Ereignisse feststellen, an die sich die Betagten noch erinnerten – und genauso wird es auch in den zeitgenössischen Rechtstexten empfohlen, falls keine Taufbücher oder ähnliches als Beweise vorhanden seien.[66]

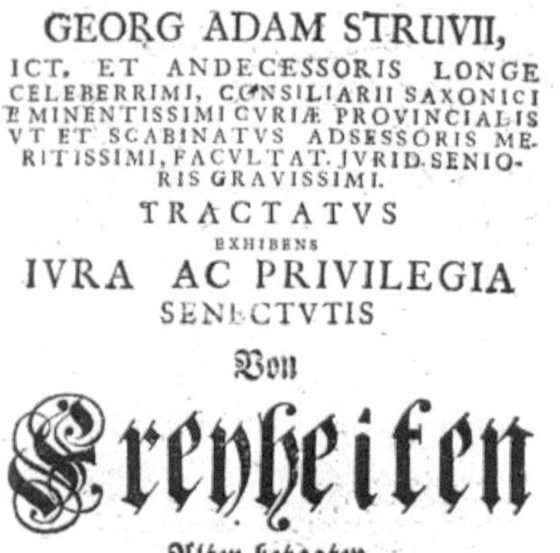
GEORG ADAM STRUVII,
ICT. ET ANDECESSORIS LONGE CELEBERRIMI, CONSILIARII SAXONICI EMINENTISSIMI CVRIÆ PROVINCIALIS VT ET SCABINATVS ADSESSORIS MERITISSIMI, FACVLTAT. IVRID. SENIORIS GRAVISSIMI.
TRACTATVS
EXHIBENS
IVRA AC PRIVILEGIA SENECTVTIS
Von
Freyheiten
Alter betagter
Leute.
Proftat IENÆ
apud ERNEST. CHRISTIAN. RVDOLPH.
MDCCXXXVII.

Abbildung 22: Titelblatt der juristischen Abhandlung von Georg Adam Struve, Jena 1737 - ein Beispiel für die Privilegienliteratur

Die erwähnten juristischen Abhandlungen unterscheiden sich aber grundlegend von Swifts Darstellung in ihrer regelmäßig wiederkehrenden Beteuerung, kein Gesetz würde die Rechte der Alten einschränken, vielmehr würden ihnen zahlreiche Privilegien im zivil- und strafrechtlichen sowie im sittlichen Bereich zukommen. Ungeachtet dieses Topos zeigt sich in einigen sensiblen Bereichen zumindest eine Diskussion, an die auch Swift anzuknüpfen scheint.

Ein wichtiger Punkt ist die geistige Zurechnungsfähigkeit alter Menschen: Hier wird erneut unter dem (bisweilen medizinisch begründeten[67]) Stichwort *bis pueri senes* eine Einschränkung des Rechtes erörtert, sein Vermögen zu verschenken oder testamentarisch zu vermachen, eine Einschränkung freilich, die das römische Gesetz offensichtlich nicht vorsah.[68] Der kindische Greis sollte außerdem milder beurteilt werden und weder Folterung noch Todesstrafe erdulden; seine Pflicht zur Einhaltung von Verträgen wurde unter bestimmten Umständen eingeschränkt.[69] Dies galt allerdings auch für sein Recht, Verträge zu schließen, und für seine Zulassung als Zeuge vor Gericht, denn für beides wurde eine *mens integra* vorausgesetzt.[70] Neben diesen spärlichen juristischen Hinweisen auf eine Entmündigung, die es in der Realität natürlich gab, könnte Jonathan Swift durchaus auch andere Quellen herangezogen haben, beispielsweise eine Passage aus Platons Gesetzen, wonach der Sohn eines durch Alter oder Krankheit schwachsinnigen Vaters dies durch Anklage vor Gericht feststellen lassen solle: Erhalte er Recht, so stehe es dem Vater „hinfort nicht mehr zu, selbst über den geringsten Teil seiner Habe zu verfügen, und sein übriges Leben gleiche dem eines Kindes."[71]

Doch zurück zu den frühneuzeitlichen Rechtstexten: Sicher bezog sich das *Unvermögen*, das nach Wilhelm Ploucquet bei allen Greisen ab dem 70. Lebensjahr bis zum Beweis des Gegenteils angenommen wurde, zunächst auf körperliche Schwachheit: Sie mußten keinen Militärdienst mehr leisten, waren von den meisten Steuern befreit und wurden von öffentlichen Ämtern entbunden. Dennoch war mit diesem Alter auch ein potentieller Verlust an Personalität verbunden: Ein vermißter Siebzigjähriger konnte für tot erklärt und beerbt werden.[72] Und entgegen Ciceros, Platons und Plutarchs Auffassung, die bei den Juristen sonst sehr dominierte, wurde sogar hie und da diskutiert, ob Greise für den Staat unnütz seien.[73]

Die ungeschminkte Darstellung der Altersvergeßlichkeit und ihrer Folgen in *Gullivers Reisen* ist, wie in diesem Kapitel deutlich wurde, keineswegs eine geniale Erfindung Jonathan Swifts, wohl aber eine Folge hellsichtiger Beobachtung von zeitgenössischen Tendenzen in Gesellschaft, Wissenschaft, Jurisprudenz und nicht zuletzt auch Medizin. Swift setzte dieses Thema gezielt gegen die aufklärerisch-optimistische Grundhaltung seiner Zeit ein, die zwar alt werden, aber nicht alt sein wollte.[74] Diese Kritik provozierte: Nicht umsonst wendet sich noch Jahrzehnte später der Arzt, Aufklärer und ausgezeichnete Literaturkenner Benjamin Rush indirekt gegen diese apokalyptische Vision, indem er ihren Autor persönlich angreift: Swift habe seine eigene Altersdemenz selbst verschuldet, weil er die Brille abgelehnt habe, deshalb leseschwach geworden sei und sich misanthropisch von der Gesellschaft abgesondert habe. Dieses Statement, das Rush ausgerechnet im Kontext seiner Erörterungen zur Altersvergeßlichkeit einfügt, wird von ihm noch um die ernstgemeinte Äußerung des amerikanischen Philanthropen Antony Benezet ergänzt: Es sei doch ein Vergnügen, ein gutes Buch mehrmals lesen zu können, nachdem man seinen Inhalt altershalber vergessen habe.[75]

Swift wiederum hätte aus dieser treuherzigen Äußerung, die der traurigen Vorstellung von den vergeßlichen *Struldbruggs* gezielt zu widersprechen sucht, gewiß satirischen Nutzen gezogen.

Anmerkungen

1 Jonathan Swift, Gulliver's travels. London/Glasgow, Collins 1953, S. 234-249 (Buch 3, Kap. 10); hier S. 231.

2 Als Begründung wird angegeben, ihr Leid solle nicht dadurch verdoppelt werden, daß sie auf ewig durch eine Frau belastet würden. – Zur umstrittenen Frage der Ehefähigkeit alter Menschen vgl. Abschnitt 3.1.3.3.

3 Hans von Geisau, Tithonos. In: Der kleine Pauly. Lexikon der Antike. München 1979, Bd. 5, Sp. 869. – Vgl. die römische Version dieses Motivs (Langlebigkeit der cumäischen Sibylle) bei Ovid, Metamorphosen XIV 136-153.

4 Wilson, 1940, S. 214-15; Reuber (1994), S. 23-32.

5 Wilson (1958), S. 175.

6 Swifts letzte Jahre in Dublin waren von einer absoluten körperlichen Hilflosigkeit infolge eines Schlaganfalls überschattet; ob eine Altersdemenz hinzutrat (vgl. Wilson [1958], S. 189), muß offenbleiben.

7 Haller (1778), tom VIII, pars secunda, lib. XXX, sect. III, § 12, S. 86.

8 Juvenal, Satura X 218-21.

9 Vgl. Probyn (1974), S. 249-261; Steward Lacasce, Swift on medical extremism. Journal of History of Ideas 21, 1970, S. 599-606; Wilhelm Füger, John Arbuthnot. In: Kindlers Neues Literatur Lexikon, 21 Bde. München 1988, Bd. 1, S. 612f.; Manfred Pfister, Travels into several remote nations of the world. In: Kindlers Neues Literatur Lexikon, Bd. 16, S. 227.

10 Fougerolles (1617, S. 53) wirft deswegen Hippokrates vor, die Gedächtnisschwäche (*memoriae casus*) vernachlässigt zu haben. – Dagegen erwähnt Plinius der Ältere *sapientiam mori* als gelegentliche Alterskrankheit (Historia naturalis VII 168-69).

11 Vgl. dazu ausführlich Kapitel 7.

12 Galen, De locis affectis III 5-7 (Kühn VIII 147-168); vgl. auch Ars medica 6 (Kühn I 322); De symtomatum causis II 7 (Kühn VII 201); Quod animi mores corporis temperamenta sequantur 5 (Kühn IV 786-87).

13 Aretaios, De causis et signis morborum chronicorum I 6 (= ed. Hude [1958] III 6, S. 41).

14 Caelius Aurelianus, Celeres passiones II 1-55.

15 Platon, Timaios 41 (87 a).

16 Aristoteles, De anima I 4 (408 b22).

17 Aristoteles, De memoria et reminiscentiae 1 (450 b6-8), 2 (453 a24, b5-8).

18 Lokhorst/Kaitaro (2001), S. 13-14.

19 Berengario da Carpi, Kommentar zu Mondinos Anatomie (1521), zitiert nach Lokhorst (2001), S. 15f.

20 Anselmi (1606), lib. III 1 u. 2, S. 192, 195f.

21 Als Hauptmittel zur Erhaltung des Gedächtnisses gilt den meisten Autoren die Mäßigung in allen Dingen (*sobrietas*); vgl. Lessius (1614), S. 75; Ranchin (1627), S. 554 (schleimabführende *remedia* zur Stärkung des Gedächtnisses). – Der Arzt und Jesuit Lievens Lemse empfiehlt bei Gedächtnisschwäche unter anderem eine Rasur von Kopf und Gesicht, um dichte Dämpfe im Gehirn entweichen zu lassen, die das Erinnern behinderten. Der Theologe Daniel Tossanus zählt

hingegen unter anderem die pflanzlichen Drogen Euphrasia, Salvia und Süßholz auf; Tossanus (1599), S. 77f.

22 Dies hatte übrigens bereits der Leipziger Professor für Medizin Heinrich Stromer von Auerbach im Anschluß an Ciceros berühmte Schrift über das Alter empfohlen; Stromer von Auerbach, Schuotzrede (1537; o.S.); vgl. Cicero, Cato maior VII 21 („noch kein alter Mensch hat das Versteck seines Schatzes vergessen").

23 Zur Auseinandersetzung um die trockene oder kalte Qualität des Gedächtnisverlustes vgl. Mercuriale (1587), S. 70-73 (lib. V, I 18 *De memoria deperdita*); Ranchin (1627), S. 554. – Vgl. auch Diethelm (1971), S. 107-110.

24 Lessius (1614), S. 45, 75; vgl. auch Lemnius (1582), S. 17^{v}, 128^{v}-137^{r} (Vergleich zwischen Vergeßlichkeit bei Kindern [zu feucht] und im Alter [zu kalt und zu trocken]); Ranchin (1627), S. 554; Sebitz/Welsch (1645), §§ 139-140 (o.S.); Morgagni, vol. 2 (1965), S. 189f. (*lect. 12: commentarius in Galeni artem medicinalem 17-21*).

25 Lemnius (1582), S. 129^{v}-130^{r}; Cuffe (1607), S. 126; Gernet (1753), S. 32 (§ 23); Fischer (1777), cap. I § 44, S. 51f.

26 Platon, Nomoi I 14 (646 a); vgl. auch Ps.-Platon, Axiochus (367 b7); Seneca Junior, Epistolae morales ad Lucillum 4, 2; Isidor von Sevilla, Etymologiarum sive Originum libri XX, lib. XI 2, 27.

27 Warlitz (1708), S. 48. – Vgl. auch die Ausführungen des Erasmus von Rotterdam über *bis pueri senes* (*Laus stultitiae* 13, in: Idem, Ausgewählte Schriften in 8 Bde. Darmstadt 1995, Bd. 2, S. 24-28). Die Pariser Ärzte Isaac Renaudot und Antonius de Caen (1659; o.S.) sprechen in rhetorischer Übersteigerung sogar von *tripueri*.

28 Vgl. Titel und Inhalt der Schriften von Cuffe (1620) und Depré/Härtel (1720). Auch Albrecht von Haller (1778) legt seine umfassende Untersuchung des menschlichen Lebens im 8. Band der *Elementa physiologiae* als Vergleich zwischen den Lebensaltern an. – Vgl. auch Bichat (1955), S. 155f.

29 Vgl. Galen, Ars medica 1 u. 19 (Kühn I 307, 359); vgl. auch Zacchia (1630), vol. 2, S. 39-43 (tit. 1 q. 5; *rationis diminuitio* trifft für Kinder, Greise und Frauen zu).

30 Stromer von Auerbach, Decreta (1537), Th. XI (o.S.). Vgl. aber das gegensinnige Argument Stromers in seiner *Schuotzrede* (s. a. Abschnitt 2.4).

31 Zerbi (1988), S. 30-31, 57; Zacchia (1630), vol. 1, S. 85-86 (tit. 1, q. 10).

32 Vgl. Cicero, Cato maior De Senectute; Plutarch, An seni sit gerenda res publica, In *Moralia* X. – Nach Girolamo Cardano altert dementsprechend zuerst der Körper und erst dann die Sinne und der *mens*; De utilitate ex adversis capienda II 4, in: Idem (1663), tom. 2, S. 50.

33 Galen, De symtomatum causis II 7 (Kühn VII 201); Lucius Aenneus Seneca Senior, Controversiae lib. 1 (*memoria ex omnibus partibus animi maxime delicta et fragilis, in quam primum senectus incurrit*); vgl. auch Lucius Aenneus Seneca Junior, Oedipus 817-18 (*prima languescit senum memoria longo lassa sublabens situ*). Diese Passagen werden zitiert u. a. von Fougerolles (1617), S. 31; Tossanus (1599), S. 77f.; Rush (1796), S. 123. – Vgl. auch Anm. 61.

34 Corpus Hippocraticum, De diaeta I 25 (Littré VI 498); Lukrez, De rerum naturae III 445-58. Vgl. demgegenüber Aristoteles, De anima I 5 (411 a30): Wachstum und Altern stehen als Lebensbewegungen unter dem Einfluß der unsterblichen Seele, weil sie Lebensäußerungen seien.

35 Florey (1993), S. 162-64.

36 Aristoteles, De anima I 4 (408 b22); Problemata XXX 5 (199 b22ff.); Platon, Symposion (219 a); vgl. auch Seneca, Epistolae morales ad Lucilium 26, 2; Plutarch, An seni sit gerenda res publica, in Moralia X 28 (797 E).

37 Galen, Quod animi mores corporis temperamenta sequantur 5 (Kühn IV 786-87); vgl. auch Platon, Timaios 41 (87 a).

38 Zitiert nach Sprandel (1983), S. 113; vgl. auch Paulus in 2. Kor. 4, 16: „Denn wenn auch unser äußerer Mensch verfällt, so wird doch der innere von Tag zu Tag erneuert."

39 Sprandel (1981), S. 164-186.

40 So zitiert Paleotti etwa das Platon-Zitat *bis pueri senes* oder die einschlägige Bemerkung des älteren Seneca (vgl. Anm. 33); Paleotti (1595), S. 5, 168^{v}.

41 Vgl. Abschnitt 7.1; Thomas Sheafe (1639; S. 27): *There is mention onely of bodely defects: or if of the mindes infirmities also, there are such as proceed from the deficiency of the bodily instruments, which (I confesse) decay by old age: so as neither the inward nor outward senses can doe their office so well as otherwise they might, but all this is to be inputed to the body, and not to the mind.*

42 Chokier de Surlet (1647), S. 62.

43 Bacquere (1673), S. 234f.

44 Luther (wie Kap. 7, Anm. 29), S. 236.

45 Tossanus (1599), S. 79; vgl. auch Cicero, Cato Maior De Senectute 36.

46 Allerdings muß beachtet werden, daß auch nach galenistischer Anschauung der ursprüngliche Sinnesreiz vom *Sensus communis* der empfindenden Seele zunächst in eine materielose Information umgewandelt und erst dann wieder in der Gehirnsubstanz materialisiert wird; vgl. Müller (1993), S. 61f.

47 Vgl. Diethelm (1971), S. 120f.; Kutzer (1998), S. 60f., 64f.

48 Descartes (1996), S. 128-61 (*meditatio VI de rerum materialium existentia et reali mentis a corpore distinctione*).

49 Descartes (1969), S. 110-12 (*De homine*, 1632, neben Abb. 29 und 30). – Vgl. Florey (1993), S. 169-174.

50 Descartes (1949), S. 185f., 199, 278 (Briefe an Pater Mersenne vom 1. April 1640 und 6. August 1640 und an Pater Desland vom 2. Mai 1644).

51 Kutzer (1998), S. 145.

52 Zu den anatomischen Grundlagen vgl. Willis (1965), S. 91, 96 (Kap.10-11: Vorgang der Erinnerung entspricht Rückfluß der *Spiritus animales* von der Hirnrinde zur Mitte); zur Psychopathologie vgl. auch Willis (1680), S. 296-304 (Kap.13 *De Stupiditate sive Morosi*). Vgl. auch Isler (1965), S. 136. – Zum Vorstellungswandel im Blick auf die geistig-seelischen Funktionen unter besonderer Berücksichtigung von Descartes und Willis vgl. auch Hagner (1997), S. 25-32.

53 Kutzer (1998), S. 215.

54 Vgl. Kirkebøen (2001).

55 Ranchin (1627), S. 554. – Dieser in ihrem zeitlichen Kontext geradezu revolutionären Aussage wird jedoch von Jacques Gavois und Claude Perrault in ihrer Pariser Quaestio von 1639 (o.S.)

noch entschieden widersprochen: *Non ut corporis sic animae senectus* – Die Seele altert im Gegensatz zum Körper nicht!

56 Witsius (1712), S. 175f.

57 Smith (1666), S. 23-50, hier 26-28; zu Tithonos S. 19, 177f. – Auf eine pathologische Erklärung dieses Vorgangs verzichtet Smith. Vgl. die gleichsinnige Aussage von Finger/Cronbusch (1694), cap. I, § 1 (o.S.; unter Berufung auf das *Syntagma philosophiae Epicuri* des Pierre Gassendi).

58 *flexibilis atque elasticus tonus*; Fracassini (1763), S. 79f., 108-110. – Vgl. auch Buteux (1726), S. 20, § 20 (*minorem systematis nervosi mobilitatem*).

59 Auch der Leibarzt des englischen Königs Georg II. Richard Mead (1978; S. 460) thematisiert 1749 *aberrations of the mind* des alten Menschen.

60 So betont etwa Fischer (1777; S. 81-82, cap. I, § 80) den Einfluß der seelischen Leidenschaften auf die Genese der Altersdemenz.

61 Nach Bichat (1955; S. 153-62) schwindet bei einem natürlichen Sterbevorgang im hohen Alter die *vie animale* vor der *vie organique*. Auch Constantin Anastasius Philites (1809; S. 50-51) sieht in einer *Deterioration der Seele*, die Folge eines nachlassenden Vermögens des Gehirns sei, den ersten warnenden Boten des herannahenden Alters.

62 Eine medizinhistorische Übersicht gibt der Beitrag von Axel Karenberg und Hans Förstl, Geschichte der Demenzen und der Antidementiva. In: Hans Förstl (Hg.), Antidementiva. München/Jena 2003, S. 5-52.

63 Zacchia (1630), vol. 1, S. 86 (Tit. 1, Q. 10). – Die eindrucksvolle Beschreibung eines dementen Greises bietet Fischer (1777; S. 82, cap. I, § 80).

64 Vgl. dazu auch Schema 2 in Abschnitt 3 der Zusammenfassung (Ausblick; S. 397).

65 Eine fiktive Kennzeichnung der Lebensalter wird auch bei den *Struldbruggs* angedeutet: Gulliver erwähnt, daß der sie kennzeichnende Fleck über der linken Augenbraue seine Farbe mit den häufig genannten vier Lebensaltern ändert. – J. Leeds Barroll (Gulliver and the Struldbruggs, Colombia, University of Carolina Press, 1958, S. 47) bietet eine andere Deutungsmöglichkeit des Flecks, nämlich als Kainsmal, das die Alten im Zusammenhang mit ihrem körperlichen Verfall und ihren Lastern als verstockte Sünder kennzeichnet; diese Interpretation wird durch eine entsprechende theologische Tradition seit der Patristik gedeckt; vgl. Sprandel (1983).

66 Vgl. Rebhan/Ebner (1663), S. 35.

67 Vgl. Peil (1643), S. 87 (führt die Geistesschwäche auf eine Verminderung des Blutes zurück).

68 Vgl. Rebhan/Ebner (1663), S. 20f.

69 Vgl. Deckherr/Lessius (1642), q. 3 u. 5 (o.S.).

70 Vgl. Zacchia (1630), tom. 2, tit. 1, q. 7 *De ignorantibus*, S. 71f.; Struve (1737; S. 26, 30) erwähnt exemplarisch eine Vormundschaft für einen Greis, dessen Testament außerdem angefochten wurde.

71 Platon, Nomoi XI 9 (929 e). – Das Beispiel des greisen Sophokles, der sich angeblich aus diesem Grund vor ein Gericht Athens gezerrt sah und seinen *Oidipus auf Kolonos* als Beweis geistiger Klarheit rezitierte (vgl. Cicero, Cato Maior 22), ist in der frühneuzeitlichen Literatur häufig präsent.

72 Ploucquet (1779), S. 61, 76; Struve (1737), S. 7.

73 Vgl. Zacchia (1630), tom. 2, tit. 1, q. 5 *De rationis diminuitiones ex defectu aetatis et sexus*, S. 38-43.

74 Die Urheberschaft dieser ironischen Sentenz wird unter anderen auch Jonathan Swift zugesprochen; vgl. F. Rumler, Nichts für Feiglinge. DER SPIEGEL 38, 1999, S. 213.

75 Rush (1796), S. 125-26.

7. Geistliche Geriatrie

Die pseudosalomonischen Metaphern zum Greisenalter

Die Auseinandersetzung mit dem höheren Lebensalter ist in vielen Gesellschaften ein wichtiges Thema. Häufig existieren zwischen jüngeren und älteren Mitgliedern einer Gemeinschaft objektive und subjektive Unterschiede physischer, psychischer, sozialer, oft auch ökonomischer Art, die in Kultur, Wissenschaft und Religion regelmäßig thematisiert werden. In der abendländischen Tradition wurde diese Frage nach dem Altern und Altsein seit der griechisch-römischen Antike mit einem Antagonismus beantwortet: Einerseits idealisierte man den rüstigen Greis, andererseits wurde die *aetas decrepita*, das gebrechliche Alter, unbarmherzig karikiert und negativ bewertet.[1] Nicht nur Jurisprudenz, Philosophie, (Dicht-)Kunst und Medizin, sondern auch die Theologie hatten an diesem Diskurs gewichtigen Anteil. Wie schon gezeigt wurde, existierte schon lange vor der Institutionalisierung einer Geriatrie zu Beginn des 20. Jahrhunderts eine Tradition genuin medizinischen Wissens über den alten Menschen, das jedoch immer wieder von nicht-medizinischen Quellen (z.B. Exempla-Literatur; Sentenzen aus Philosophie und Dichtung[2]) beeinflußt und ergänzt wurde. Besonders deutlich läßt sich dies in der Frühen Neuzeit zeigen: Hier rezipierte man in der Nachfolge von Humanismus und Renaissance bereitwillig und polyhistorisch Wissen aus verschiedensten Traditionen. Vor diesem Hintergrund verwundert es zunächst nicht, daß die abendländische Heilkunde des 16. bis 18. Jahrhunderts keineswegs nur Physiologie und Pathologie des Greisenalters nach antiken medizinischen Quellen erörterte und dabei insbesondere die altersdiätetische Tradition der galenischen Gerokomie aufgriff; vielmehr nahm sie auch einen kurzen literarisch-moralischen Text, von dem im folgenden zunächst die Rede sein soll, in ihren Quellenfundus auf. Dies geschah um so leichter, als diese Textpassage nach allgemeiner Überzeugung offensichtlich eine Deskription des Alters enthielt und aus einem Buch von unbestritten höchster Autorität, nämlich der Bibel stammte. Erstaunlich und deshalb einer näheren Untersuchung würdig erscheint jedoch der Umfang der Überlieferung und der hohe medizinische Stellenwert, der diesem Abschnitt aus dem Prediger Salomo (hebr. Kohelet, lat. Ecclesiastes) beigemessen wurde. Mit Sicherheit repräsentiert diese spezielle Rezeption den wichtigsten geistlichen Einfluß auf die frühneuzeitliche Geriatrie, weit mehr als andere alttestamentliche Aussagen zu Alter und Langlebigkeit.[3]

Neben einer Auslotung von (1.) theologischer Tradition und (2.) frühneuzeitlich medizinischer Rezeption konzentriert sich das Interesse dieses Kapitels auf folgende Fragestellungen: (3.) Welche Funktionen konnten die Passage aus Kohelet 12 und ihre Auslegung in der medizinischen Darstellung des Greisenalters für Autor und Publikum übernehmen? Welche Stellung kommt dem damals angenommenen Verfasser, dem altisraelitischen König Salomo, in der frühneuzeitlichen Wissenschaft und Kultur zu, und wie läßt sich sein – verhältnismäßig später – Eingang in den Kreis medizinischer Autoritäten erklären? Nach der Erörterung dieses besonderen Wissenstransfers von der Theologie hin zur Medizin wird (4.) abschließend und vergleichend nach umgekehrten Wegen der Wissensüberlieferung zu fragen sein: Wo erscheint medizinisches Wissen in Werken frühneuzeitlicher geistlicher Autoren, und welche Funktion übernimmt es im Blick auf das andersgeartete Publikum solcher Texte? Die auswahlsweise Untersuchung einschlägiger Literatur liefert entscheidende Einblicke in die Darstellung und Sinngebung „geistlicher Geriatrie".

7.1 Theologische Exegese

Das Buch Kohelet steht trotz seiner zentralen Stellung innerhalb der Abfolge der alttestamentlichen Schriften eher am Rande der Bibel.[4] Der hier interessierende Textabschnitt (Kap. 12, 1–7) erscheint kurz vor Ende des Buches im Rahmen einer Schlußermahnung (Kap. 11, 1–12, 14), die den jungen Menschen angesichts seiner Vergänglichkeit und unsicheren Zukunft zu einem *Carpe diem* in der Verantwortung vor Gott aufruft.

In der Weisheitsliteratur ist die literarische Form der „Ermahnung eines Schülers durch seinen erfahrenen Lehrer" häufig anzutreffen; insofern ist im Buch Kohelet von vornherein eine Darstellung der Altersgegensätze mit einer Aufwertung des weisen Älteren enthalten. Demgegenüber völlig überraschend wertet der Beginn des letzten Kapitels die späten Lebensjahre deutlich ab, denn von ihnen wird der angesprochene junge Mensch einst sagen: „Sie gefallen mir nicht" (Kap. 12, 1). Die darauffolgenden Verse geben offensichtlich die Erklärung für diese Sichtweise auf das Alter, indem sie in vielen Bildern aus Natur und Kultur die Veränderung und Abnahme des Lebens thematisieren. Tabelle 8 auf S. 331 bietet den Vulgatatext mit moderner Übersetzung und gliedert ihn nach achtzehn[5] metaphorischen Wendungen, auf die im folgenden Bezug genommen wird.

Ein Grundproblem speziell dieses Textabschnittes sind Übersetzungsvarianten, die zum Teil bereits in der Antike vorlagen.[6] Darüber hinaus führte die dunkle, metaphernreiche Bildersprache (mit mehreren Hapaxlegomena, d.h. nur in diesem Text überlieferten Worten)[7], die bis heute nicht eindeutig zu klären ist, in der Frühen Neuzeit zu verschiedenen Neuübersetzungen ins Lateinische, die in Semantik und Syntax an einzelnen Stellen deutlich voneinander abweichen.[8] Aus diesem Grund lassen sich die verschiedenen Interpretationen an bestimmten Textstellen nur eingeschränkt miteinander vergleichen.

Dem Buch Kohelet wurde in der Spätantike verhältnismäßig große Aufmerksamkeit gewidmet. Bereits Didymus Caecus (4. Jh.), ein Lehrer des Kirchenvaters Eusebius Hieronymus, verfaßte einen umfangreichen Kommentar[9], der gestützt auf zahlreiche Bibelzitate eine ausschließlich geistliche Exegese des Textabschnittes enthält.[10] Diese Auslegung nach dem Sensus spiritualis[11] läßt sich in verschiedenen, häufig eschatologischen Varianten durch das Mittelalter bis zur Frühen Neuzeit verfolgen.[12] Allerdings konnte sich nur eine verhältnismäßig spärliche homiletische Tradition ausbilden, da der Text in keine Reihe der zur Lesung und Predigt vorgeschriebenen Bibelabschnitte (Perikopen) aufgenommen wurde. Daher finden sich in Predigtsammlungen nur vereinzelte Sermones zu Kohelet 12, 1, typischerweise aus Anlaß des Totengedenkens.[13]

Neben diesen spirituellen Deutungen läßt sich seit der Spätantike zunächst zusätzlich eine metaphorisch-literarische Interpretation nach dem Wortsinn (Sensus litteralis) des Textabschnittes im Sinne einer Deskription somatischer, später auch geistiger[14] Insuffizienz nachweisen. Ausgangspunkt dieser besonderen Überlieferung (Zusammenstellung s. Tabellen 9 a und 9 b, S. 332–33) ist der umfassende Kommentar des Kirchenvaters Hieronymus (350 – 420), der bereits zu Kohelet 12, 3 darauf hinweist, daß verschiedene Exegeten alle beschriebenen Bilder auf den Körper des Menschen bezögen.[15] Hieronymus erwähnt im folgenden fast durchgängig diese Alternativdeutungen (bei Nr. 11 und 12 sogar ausschließlich). Da sie ein verhältnismäßig hohes medizinisches Niveau besitzen, stammen sie möglicherweise von medizinisch gebildeten Exegeten, beispielsweise die ungewöhnliche Deutung der *humilitas vocis molentis* (Nr. 8) als Insuffizienz der Unterkieferknochen (*mandibulae*), die das Kau- und Sprechvermögen einschränke, oder die Interpretation der neunten Metapher als frühes Aufstehen infolge Schlaflosigkeit, die in einer Abkühlung des Blutes und einer trockenen Säftekonstitution ihre Ursache habe.[16] In dieser Erläuterung offenbart sich bereits ein unmittelbarer Bezug zur aristotelisch-galenischen Beschreibung des Alters als kalt und trocken.[17] Einige ungewöhnliche Deutunge des Hieronymus sind allerdings nicht medizinischer, sondern etymologischer Natur, beispielsweise die Erklärung der Wächter des Hauses (Nr. 3: *custodes*) als Rippen (*costae*)[18] oder die jeweils mit hebräischer Homonymie begründeten

Gleichsetzungen von fett werdender Heuschrecke (*locusta;* Nr. 13) mit Fußknöchel (*talus*; aus dieser „Etymologie" wird dann das Alterssymptom „Knöchelschwellung" hergeleitet) sowie von der Kaper (*capparis*; Nr. 14) mit Begehrlichkeit (*concupiscentia*).[19]

Die Mehrzahl dieser somatischen Deutungen des Hieronymus wurde mehr oder weniger konstant rezipiert. Dazu trug insbesondere die im frühen 12. Jahrhundert entstandene *Glossa Ordinaria* als wichtigste homiletische Leitlinie des hohen und späten Mittelalters bei, die bei den meisten Metaphern neben geistlichen Deutungen auch diesen Sensus litteralis tradiert.[20]

Während Hieronymus den Textabschnitt als ganzes noch allgemein auf den bevorstehenden Tod des Menschen interpretierte[21], verstand ihn Johannes de Forda (1140/50 – 1214) vielleicht als erster Exeget als eine eindrucksvolle Beschreibung speziell des hohen Lebensalters.[22] Diese altersbezogene Deutung, die mit der einleitenden Ermahnung *Memento creatoris tui in diebus iuventutis tuae* korrespondiert, setzte sich im Laufe des Mittelalters durch: Nicht nur die *Glossa Ordinaria*, sondern auch Nikolaus von Lyra (um 1270 – 1349) legen sie dem Sensus litteralis von vornherein zugrunde, letzterer sogar mit einer einleitenden Sentenz von Horaz: *Multa senem circumveniunt incommoda* („Viele Beschwerden umringen den Greis").[23] Der um den Litteralsinn besonders bemühte Nikolaus beeinflußte darüber hinaus die nachfolgenden Kommentare, indem er beispielsweise erstmals die sich schließenden Türen (Nr. 7) auf die Lippen des alten Menschen deutet, die nicht mehr gut Worte bilden könnten.[24] Außerdem sucht der Franziskaner als einer der ersten einen Bezug zu inneren Organen: So interpretiert er das frühe Aufstehen (Nr. 9) als Folge einer Blasenschwäche der Greise, das Anschwellen der Heuschrecke (Nr. 13) als Blähbauch infolge unverdauter Säfte und schließlich den Brunnen, über dem der Wasserkrug und das Rad zerbrechen (Nr. 17 und 18), als Herz, bei dessen Stillstand der Körper und insbesondere die Sinne des Kopfes infolge eines Ausbleibens der *Spiritus vitales* zugrunde gingen.[25] Letzteres wurde in der medizinischen Literatur der Frühen Neuzeit häufig aufgegriffen.

Die Reformatoren folgten nicht selten den überlieferten Deutungen des Litteralsinns, verzichteten aber bezeichnenderweise vollständig auf den Sensus spiritualis, der in der Folge auch in der katholischen Exegese zurücktritt. Martin Luther zufolge beschreibt der Prediger in dem *Textabschnitt mit figuren und verblümeten worten / das Alter / oder den alten Man.*[26] Luthers Kommentar bietet allegorische Ausdeutungen bei Nr. 1 (kein Licht leuchtet im Alter), Nr. 2 (ständige Traurigkeit) und Nr. 13 (die Heuschrecke als Bild für das *corpus exhaustum* und die *imago mortis*). Ferner deutet Luther die zitternden Wächter (*custodes;* Nr. 3) auf die Hände, so daß die stilistisch-grammatische Verbindung zu den Stärksten (*fortissimi*; Nr. 4) als Bild für die Füße nun auch semantisch zum Ausdruck kommt.[27] Interessant ist eine Bemerkung zur traditionellen Deutung der *capparis* (Nr. 14) als *voluptas*: Luther betont, daß sich die Lustlosigkeit der Greise auf jeden Bereich, also auch auf „ehrliche wollust" erstrecke, ganz im Gegensatz zu einem fast zeitgleich entstandenen Kommentar zur *Glossa Ordinaria*, der die Kaper den Nieren zuordnet, weil in ihnen die *libido* herrsche.[28] Originell ist auch Luthers Interpretation der Brunnenmetaphern (Nr. 17 – 18) als kreisförmige Wiederkehr von Essen, Trinken und Verdauung, die mit dem Tod ein Ende finde.[29] Als Neuerung erscheint bei den Reformatoren außerdem der gekrümmte Rücken[30], der seit dem Spätmittelalter zu einem der wichtigsten Alterszeichen wird.[31]

Völlig an Luthers Auslegung orientieren sich zwanzig auf den Kohelet-Text bezogene Thesen aus den pessimistischen *Resolutae Quaestiones de molesta senectute*; ihr Verfasser war der in Nürnberg und Kulmbach wirkende Geistliche Otho Korber aus Bamberg († 1553), der sich zur Zeit der Abfassung nach eigener Auskunft bereits *in ipso adhuc aetatis flore* befand.[32] Möglicherweise als Entgegnung zur Verteidigung des Alters in Ciceros wirkungsmächtigem Dialog *Cato Maior de senectute* konzipiert, integrieren die Thesen Korbers neben philosophischem und theologischem Gedankengut auch populäres medizinisches Wissen.[33] Von besonderem Interesse ist die Mitüberlieferung dieser kurzen Schrift innerhalb der Nürnberger Ausgabe von Lukians *Makrobioi* aus dem Jahre 1537[34]: Theologische (Otho Korber), poetische (Erasmus von Rotterdam) und ärztliche Beschreibung der Altersbeschwerden (Heinrich Stromer) sind darin erstmals vereint, und die Kohelet-Exegese rückt zumindest äußerlich erstmals in die Nähe eines medizinischen Textes.

Nachreformatorische Theologen haben sich ebenfalls intensiv um eine Exegese des Buches Kohelet bemüht.[35] Der calvinistische Geistliche Jean de Serres etwa gibt in seinem Kommentar von 1579[36] verschiedentlich spezifische Deutungen der Metaphern an. Einige seiner Interpretationen sind ungewöhnlich und wurden nicht rezipiert, beispielsweise die *fortissimi* (Nr. 4) als Nieren[37] oder das Krähen des Vogels (Nr. 9) als Hinweis auf Husten, Brustleiden, Rheuma und Magenschwäche; andere waren für zukünftige Kommentare von Theologen und Ärzten wegweisend: So deutete Serres die Töchter des Gesangs (Nr. 10) erstmals nicht auf die Ohren, sondern die Stimme[38], die silberne Kette (Nr. 15) auf das Rückgrat bzw. die Sehnen, die goldene Schale (Nr. 16) auf die Hirnhäute[39] und den Wasserkrug (Nr. 17) auf die Venen, die das Blut der Leber ableiten. Da Serres häufig die Meinung anderer Autoren ohne Namensangabe referiert, ist allerdings eine (bisher noch nicht nachgewiesene) medizinische Vorlage nicht auszuschließen.

Einen vergleichsweise kurzen Kommentar zum Buch Kohelet verfaßt der Theologe und Orientalist Johannes Cocceius (Koch; 1603 – 69) im Jahr 1636[40]; doch auch hier zeigt sich ein zunehmender Bezug auf medizinisches Fachwissen, wenn der wiederholte Regen (Nr. 2) auf Katarrhe (*defluxiones*) und entsprechende Krankheiten gedeutet oder die Entstehung des weißen Greisenhaars (Nr. 12) mit einer Korruption des *Calor innatus* erklärt wird.[41]

Vielleicht als Reaktion auf das zunehmende (medizinische) Interesse an dem Textabschnitt erscheinen bereits im 17. Jahrhundert erste theologische Schriften, die sich ausschließlich mit dem 12. Kapitel des Buches Kohelet auseinandersetzen, etwa diejenige des Leidener Professor der Theologie Hermann Wits (1636 – 1708), die sich in erster Linie an Johannes Koch orientiert.[42] Die Mitte des 18. Jahrhunderts von F. Wilhelm Smits angefertigte flämische Übersetzung des Kohelet schließlich zitiert ausdrücklich auch medizinische Texte als Quellen.[43] Im 18. Jahrhundert erreicht die Metaphernreihe sogar populäre nicht-medizinische Texte, etwa die frühe statistische Abhandlung des Theologen Johann Peter Süßmilch (im Rahmen einer Affirmation des gewöhnlichen Höchstlebensalters von 70 bis 80 Jahren) oder die moralische Wochenschrift *Der Greis.*[44]

Am Schluß dieser Ausführungen zu nicht-medizinischen Kommentaren soll noch kurz die jüdische Auslegungstradition der Haggada erwähnt werden. Sie schreibt die Verfasserschaft des Buches Kohelet ebenfalls dem greisen Salomo zu und überliefert im Rahmen des *Midrasch Rabbot* auch einen verhältnismäßig spät (zwischen 500 und 1000 n. Chr.) entstandenen Kommentar.[45] Die Metaphern aus Kapitel 12 erfahren dort (neben einer geistlichen) zwar auch eine somatische Deutung auf das Greisenalter, aber in meist völlig anderer Richtung. Nur an einzelnen Stellen läßt sich ein wechselseitiger[46] Bezug zur christlichen Exegese vermuten: In der Frühen Neuzeit wurden einige Interpretationen dieses *Midrasch Kohelet* (silberne Schnur [Nr. 15] als Rückenmark; goldene Schale [Nr. 16] als Schädelkalotte) von Theologen und Ärzten[47] rezipiert. Erst im 18. Jahrhundert werden jedoch jüdische Kommentatoren explizit erwähnt.[48]

Faßt man diese keineswegs vollständige Übersicht zur theologischen Exegese des Textabschnitts Kohelet 12, 1–7 zusammen, so imponiert vor allem die frühe Integration somatischer und altersbezogener Deutungen, die unter der dominierenden Autorität des Hieronymus zustandekam, mit der „spirituellen" Interpretation konkurrierte und sie spätestens im 16. Jahrhundert ablöste. Diese Entwicklung zeigt, daß medizinisches Basiswissen auch in der patristischen und mittelalterlichen Theologie eine Heimat hatte, sofern es für deren hermeneutische Zielsetzung von Nutzen war: Die drastische Darstellung des Alters, das hier durchaus einseitig mit einem unausweichlichen körperlichen Verfall bis hin zum Tod gleichgesetzt wurde, gab dem schwer verständlichen Textabschnitt einen übergreifenden moralischen Sinn, die Jugendzeit für eine Hinwendung zu Gott zu nutzen. Auch die protestantische Theologie bediente sich dieses Deutungspotentials, möglicherweise, um sich gegen die angebliche katholische Sinnenfreudigkeit abzugrenzen und die Hinfälligkeit aller menschlichen Vorzüge und Bemühungen zu verdeutlichen.

Tabelle 8: Lateinische und deutsche Übertragung von Kohelet 12, 1–8

Nr.	Vulgatatext	Deutsche Übersetzung
–	*V 1: Memento creatoris tui in diebus iuventutis tuae, antequam veniat tempus adflictionis et adpropinquent anni de quibus dicas non mihi placent*	Gedenke deines Schöpfers in den Tagen Deiner Jugend, ehe die Zeit der Bedrängnis kommt und sich nahen die Jahre, von denen du sagen wirst: Sie gefallen mir nicht,
1	*V 2: antequam tenebrescat sol et lumen [et luna] et stellae*	bevor sich die Sonne und das Licht [und der Mond] und die Sterne verfinstern
2	*et revertantur nubes post pluviam*	und nach dem Regen die Wolken wieder aufziehen,
3	*V 3: quando commovebuntur custodes domus*	dann, wenn die Wächter des Hauses zittern
4	*et nutabuntur viri fortissimi*	und die Stärksten wanken (sich krümmen)
5	*et otiosae erunt molentes inminuto numero*	und müßig sind die Müllerinnen bei verminderter Zahl,
6	*et tenebrescent videntes per foramina*	wenn es dunkel wird bei denen, die durch die Löcher (Fenster) blicken,
7	*V 4: et claudent ostia in platea*	und die Türen zur Straße verschlossen werden,
8	*in humilitate vocis molentis*	während das Geräusch der Mühle leise wird,
9	*et consurgent ad vocem volucris*	und man aufsteht, sobald die Stimme des Vogels zu hören ist,
10	*et obsurdescent omnes filiae carminis*	und alle Töchter des Gesangs ertauben,
11	*V 5: excelsa quoque timebunt et formidabunt in via*	wenn man auch die Höhen fürchtet und erschrickt auf dem Weg,
12	*florebit amigdalum*	wenn der Mandelbaum blüht,
13	*inpinguabitur locusta*	die Heuschrecke fett wird
14	*et dissipabitur capparis*	und die Kaper zerteilt wird (aufbricht)
–	*quoniam ibit homo in domum aeternitatis suae et circumibunt in platea plangentes*	– denn der Mensch geht in das Haus seiner Ewigkeit, und die Klagenden ziehen umher auf der Straße –,
15	*V 6: antequam rumpatur funis argenteus*	bevor die silberne Schnur zerreißt
16	*et recurrat vitta aurea (lenticula aurea/aureus fons)*	und die goldene Binde wiederkehrt/sich biegt (die goldene Schale/Quelle zerspringt)
17	*et conteratur hydria super fontem*	und der Krug über der Quelle zerbricht
18	*et confringatur rota super cisternam*	und das (Schöpf-)Rad über dem Brunnen
–	*V 7: et revertatur pulvis in terram suam unde erat et spiritus redeat ad Deum qui dedit illum.*	und der Staub zurückkehrt zur Erde, wo er war, und der Geist zu Gott, der ihn gegeben hat.
–	*V 8: Vanitas vanitatum dixit Ecclesiastes omnia vanitas.*	Nichtigkeit der Nichtigkeiten, sprach der Prediger, alles ist Nichtigkeit.

Tabelle 9 a: Anatomisch-pathologische Deutung der Metaphern in theologischen Texten (Numerierung nach Tabelle 8, S. 331)

NR.	HIERONYMUS (5. JH.)	NIKOLAUS VON LYRA (14. JH.)	MARTIN LUTHER (1532)
1	Augen, Ohren, Nase, Sinne	Sehfähigkeit (metaph.)	Licht (geistige Fähigkeiten)
2	(geistliche Deutung)	Tod nach Alter	andauernde Bedrängnis
3	Rippen	Sinne	Hände
4	Schenkel	Schenkel, Knie	Schenkel, Nieren
5	Zähne	Zähne	Zähne
6	Augen	Augen	Augen
7	Gehfähigkeit	Lippen, Sprechfähigkeit	Mund, Stimme und Atem
8	Stimme, Atem, Kaufähigkeit	Stimme	siehe 7.
9	säftebedingt leichter Schlaf	Schlaflosigkeit, Blasenschwäche	säftebedingte Schlaflosigkeit
10	Ohren, Hörvermögen	Ohren	Ohren
11	Gehfähigkeit eingeschränkt	Knieschwäche, Angst vor Sturz	Beugung von Kopf und Schultern
12	Weißes Haar	Weißes Haar	Weißes Haar
13	Anschwellen der Füße und Schenkel	Anschwellen des Bauches	Hervorstehen der Knochen
14	Libido und Potenz	Begierden des Fleisches	Jede Art von Begehren
–	–	–	–
15	(geistliche Deutung)	Harmonie der Elemente	Wiederkehr von Essen u. Trinken
16	(geistliche Deutung)	(geistliche Deutung)	siehe 15.
17	*mortis aenigma*	Körper schöpft *Spiritus vitales* vom Herzen	kontinuierliche Wiederherstellung des Körpers
18	*mortis aenigma*	Sinne des Kopfes abhängig vom Herzen	Magen versorgt den Körper mit Lebensmitteln

Tabelle 9 b: Anatomisch-pathologische Deutung der Metaphern in theologischen Texten (Numerierung nach Tabelle 8, S. 331)

Nr.	**Jean de Serres (1579)**	**Johannes Koch (1636)**	**Hermann Witsius (1695)**
1	Sehkraft	Sehsinn (außen und innen)	*Imbecillitas mentis*
2	Krankheiten nehmen zu	*Defluxiones*, „Rheuma“	Katarrhe
3	Hände	Glieder, v.a. Hände	Arm und Hand
4	Schienbein, Füße	Körperstatur	Schenkel
5	Zähne	Zähne	Zähne
6	Augen	Sehkraft	Augen
7	Lippen	Sprechfähigkeit	Lippen
8	Appetit, Eßfähigkeit	Respiration	Respiration, Stimme
9	Husten etc., Schlaflosigkeit	Schlafschwierigkeiten	Schlaflosigkeit trotz Taubheit
10	Stimme	Hörvermögen	Genuß der Musen
11	Angst vor Höhe, vorsichtiger Gang	Gehschwäche durch Sehverlust, Schwindel	Gehschwäche durch körperliche Insuffizienz und Atemnot
12	Weißes Haar	Weißes Haar	Weißes Haar
13	männliches Glied erigiert (?)	Gewicht des Körpers zu schwer	Gewicht des Körpers zu schwer
14	Jede Art von Begehren	Alles, was erfreuen kann	Alles, was erfreuen kann
–	–	–	–
15	Rückgrat, Sehnen etc.	Nervenstrang vom Kopf zum Körper	Rückenmark
16	*Pia mater*, Herz	Gehirn und *Spiritus animales*	Gehirn und *Spiritus animales*
17	Hohlvene empfängt Blut von Leber	Leber empfängt Chylus aus *Venae mesentericae*	Leber empfängt *Succum sanguineum* aus *Venae mesentericae*
18	Sinne des Kopfes abhängig vom Herz	Herzbewegung erzeugt *Spiritus* und Blutbewegung	Kreislauf von *Vena cava* über Herz zu Aorta

Tabelle 10 a: Anatomisch-pathologische Deutung der Metaphern in medizinischen Texten (Numerierung nach Tabelle 8, S. 331)

NR.	FRANCESCO VALLÉS (1592)	ANDRÉ DU LAURENS (1597)	JOHN SMITH (1666)	VESTI/STEGMANN (1692)
1	Sehfähigkeit	Augen	geistige Fähigkeiten	Herz/*Spiritus vitalis* Gehirn/*Fac.animalis* Bauch/*Fac.naturalis*
2	Dämpfe aus dem Bauchraum im Gehirn→Katarrh	Dämpfe vor den Augen nach dem Weinen	eine Krankheit nach der anderen	*Defluxio catarrhalis*, Husten
3	Sinnesorgane (*Facultas animalis*)	Arme, Hände	obere Extremität	–
4	Bewegung, Beine (*Facultas naturalis*)	Beine	untere Extremität	Füße
5	Zähne	Zähne	Zähne	Zähne
6	Augenleiden	Katarakt	Augenleiden	Schwäche des Gesichtsinns
7	Gesicht, leise Stimme	Lippen, Speisepassage	Verdauung, Körperbahnen	Verdauung, Miktion
8	Lippen	siehe 7.	siehe 7.	Sprechfähigkeit
9	Schlaflosigkeit	Schlaflosigkeit	Schlaflosigkeit, Angst, Schmerz	leichter Schlaf
10	Ohren	Stimme	Tonerzeugung, Atmung, Gehör	Gehör, Tinnitus
11	Angst vor plötzlichem Tod	–	veränderte Affekte, körperliche Schwäche	gebeugter Körper
12	weißes Haar	weißes Haupt	weißes Haar	weißes Haar
13	harte Haut	geschwollene Beine	Hervorstehen der Knochen, Vertrocknen	Scabies, Pruritus
14	Libido, Potenz, *virtus*, Lebenskraft	Appetit	weiche Körperteile	Begierden
–	unwillkürliche Tränen	–	–	–
15	Rückenmark	Rückenmark	Rückenmark	Rückenmark
16	weiche Hirnhaut	arterielles Blut, *Spiritus vitales*	Hirnhäute, *Spiritus animales*	*Calidum innatum* *Humidum radicale*
17	Harnblase, Harnwege	Hohlvene empfängt Blut von der Leber	Rechter Ventrikel empfängt Blut von Venen	Nieren- und Blasenfunktion
18	Niere empfängt Flüssigkeit von *Vena magna*/Leber	Nieren- und Blasenfunktion	Linker Ventrikel, arterielles Blut/ Blutkreislauf	Nieren- und Blasenfunktion

Tabelle 10 b: Anatomisch-pathologische Deutung der Metaphern in medizinischen Texten (Numerierung nach Tabelle 8, S. 331)

NR	CHR. WARLITZ (1708)	LINNÉ/PILGREN (1759)	D. W. TRILLER (1771/79)
1	Augen, geistige Fähigkeiten	*Functiones animales, ratio, affectus*	–
2	Dämpfe, Katarrhe	Schmerz, Ekel	Katarrhe
3	Arme, Hände	Arme, Hände	Arme, Hände
4	Schenkel, Füße	Knie sind gekrümmt	Schenkel, Füße
5	Zähne	Zähne	–
6	verdunkelter Gesichtssinn	Augenkrankheiten	–
7	Mund, Sprache, Respiration	Mund, After	–
8	Kauen, Verdauung	Stimme	–
9	schlechter Schlaf	frühes Aufstehen	durchwachte Nächte
10	Stimme, Gehör	Ohren	–
11	Gehschwäche, Schwindel, Atemnot	Atemnot, fehlende Sehnenelastizität, Rigor	Atemnot, Angst vor Sturz, Sehschwäche
12	weißes Haar	weißes Haar	Hauteffloreszenzen, *Pruritus*
13	Hervorstehen der Knochen, Beinschwellung	gebeugter Rücken	–
14	Appetit, sexuelle Begierde	Appetit, Wünsche	–
–	–	Schmerz im Unterbauch	–
15	Rückenmark	Rückenmark	
16	Blut-, Lebenskreislauf	*Vasa lactea* (*Vesiculae seminales*)	–
17	Herz empfängt Blut von *Vena cava*	Blasenfunktion	Nieren- und Blasenfunktion
18	Herz und Arterien	Nieren- und Blasenfunktion	–

Das von Hieronymus begründete exegetische Raster erwies sich als so anpassungs- und erweiterungsfähig, daß zu einem Zeitpunkt, an dem erste Interpretationen medizinischer Autoren einsetzten, bereits für viele Metaphern ein Deutungskanon vorlag, der den Textabschnitt durch freie, jedoch meist rational nachvollziehbare Assoziationen mit dem menschlichen Körper in Beziehung setzte. Uneinheitlich blieb jedoch die Deutung von Nr. 2, 11, 13 sowie 15 bis 18, bei denen auch aufgrund ihrer Rätselhaftigkeit[49] lange Zeit geistliche oder allegorische Deutungen dominierten. Hier bestand ein besonderer Spielraum, aber auch eine Herausforderung für medizinische Interpretatoren, und hier offenbarte sich in den folgenden Jahrhunderten zögernd auch ein umgekehrter Einfluß, nämlich der Medizin auf die Theologie.

7.2 Medizinische Interpretation

Die Rezeption und Neudeutung des Textabschnittes aus dem Buch Kohelet setzte in der Medizin erst kurz vor 1600 ein und währte etwa zweihundert Jahre. An den mindestens fünf überlieferten umfangreichen Monographien und einigen kleineren Schriften zum Thema (Übersicht vgl. Tabellen 10 a und 10 b, S. 334–35) läßt sich ein reges Interesse der Heilkunde ablesen. Im folgenden werden einige dieser Texte in ihrer zeitlichen Abfolge angesprochen.

Der spanische Professor für Medizin und Leibarzt Philipps des Zweiten Francisco de Vallés (Vallesius; 1524 – 1592) scheint einer der ersten Ärzte zu sein, die sich mit dem biblischen Text intensiv auseinandersetzen; er widmet ihm auch ein eigenes Kapitel in seiner *Philosophia sacra* (1588).[50] Zwar ist dort die theologische Exegese nach dem *Sensus spiritualis* vereinzelt noch erkennbar, wenn etwa die Kaper (Nr. 14) alternativ auch als Hinweis auf das offene Grab angesehen wird; umgekehrt deutet Vallés aber auch ein bislang nie als Metapher angesehenes Bild, nämlich die Klagenden auf der Straße (Kohelet 12, 5), als alterstypische unwillkürliche Tränen (*lacrymae involuntariae*), die bereits Galen erwähnt hatte.[51] Der Spanier bemüht sich darüber hinaus um eine medizinische Interpretation der noch unklaren Metaphern: So hält er die nach dem Regen wiederkehrenden Wolken (Nr. 2) für rohe, aus dem Bauchraum ins Gehirn aufsteigende Dämpfe, die dort zum einen die *facultas animalis* im Blick auf die Sinneswahrnehmung (Nr. 3) und die Bewegung (Nr. 4) beeinträchtigten, zum andern aber auch kondensierten und als Schnupfen (*coryza*) und Katarrhe wieder herabflössen. Erstmals (und noch vor Santorio[52]) erscheint der Hinweis auf eine verhärtete Altershaut (Deutung von *locusta*, Nr. 13); außerdem werden einige aus damaliger Sicht typische Alterskrankheiten wie Paralyse (Folge der

Rückenmarksschädigung, Nr. 15), Kahlheit (Folge einer Austrocknung von Gehirn und weicher Hirnhaut, Nr. 16) sowie Strangurie und Dysurie (Folge von Nieren- und Blaseninsuffizienz, Nr. 17 und 18) erwähnt.

Als weitere frühe Quelle imponiert der schon ausführlich untersuchte[53] *Discours de la vieillesse* (1597) des Professors für Medizin und späteren Kanzlers der Universität zu Montpellier André du Laurens († 1609). In seiner Einleitung zu dieser Gerokomie geht er zunächst auf die galenistische Ätiologie und mögliche Einteilungen des Greisenalters ein und beschließt diesen Aspekt mit einer Deskription der letzten Altersstufe (*aetas decrepita*), die durch äußerste körperliche und geistige Gebrechlichkeit gekennzeichnet sei. Der Textabschnitt aus dem Buch Kohelet wird als schlichte und offensichtliche Beschreibung dieses Zustandes gepriesen; für seine Interpretation sei jedoch die Hilfe eines guten Anatomen erforderlich. Sein Verfasser Salomo habe als bislang größter Philosoph und Naturforscher alle Geheimnisse der Natur erkannt und über alle Pflanzen der Natur geschrieben.[54] Nach einer Wiedergabe der Metaphernreihe folgt ihre verhältnismäßig knappe Auslegung im Sinne einer „Allegorie".[55] Lediglich bei den letzten Bildern entwickelt der Arzt Du Laurens die bereits vorhandenen Deutungen der Theologen (insbesondere von Jean de Serres) zu spezifisch medizinischen Interpretationen weiter, freilich unter derselben Annahme, wie sie bereits Hieronymus geäußert hatte: daß der Eintritt des Todes beschrieben werde.[56] Die goldene Schale (Nr. 16) bezeichne das Herz, dessen arterielles Blut mit dem *spiritus vitalis* eine goldgelbe Farbe aufweise. Das Ende seines Schlagens komme dem Zerbrechen eines Gegenstandes gleich.[57] Die zerbrochene Hydria (Nr. 17) hingegen interpretiert Du Laurens als große Hohlvene (*Vena cava inferior*), die mit Eintritt des Todes nicht mehr das Blut aus der Leber, dem Warenhaus und Brunnen des Körpers, ableiten könne.[58] Das Rad (Nr. 18) schließlich steht auch bei dem französischen Arzt für Nieren und Blase; letztere könne in entspanntem Zustand den Urin nicht mehr zurückhalten. Bei den anderen Bildelementen lassen sich lediglich medizinische Präzisierungen feststellen.[59]

Den vielleicht umfangreichsten medizinischen Kommentar zu den ersten sechs Versen aus Kohelet 12 (und zugleich die erste medizinische Monographie über dieses Thema) bietet der Arzt John Smith (*1630)[60], der 1672 als Mitglied des Royal College of Physicians aufgenommen wurde. Nach eigenen Angaben hatte Smith auch Studien in der *Philosophia sacra*[61] unternommen, was sich nicht nur in einer gelegentlichen Erörterung theologisch-philosophischer Fragen (beispielsweise zum Wesen der Seele), sondern auch in einer gewissen Fertigkeit des Griechischen und Hebräischen niederschlug. Trotz der Fachkenntnisse seines Autors ist der fast dreihundert Seiten umfassende Text primär für ein Laienpublikum bestimmt: Darauf deuten nicht nur Volkssprache, einfache Syntax, übersichtliche Gliederung und voraussetzungslose Darstellungsweise, sondern auch der nicht zu übersehende Erbauungscharakter des Werks mit häufigen Abschweifungen moralischer Natur. Grundlegende Intention des Autors ist es, die Bibel als wichtigste Quelle für Naturphilosophie und Medizin zu legitimieren und auf diese Weise einem aufgrund moderner Naturforschung wachsenden Atheismus entgegenzuwirken.[62] Damit steht *The Pourtract of Old Age* in der Tradition der Medica-sacra-Literatur, in der von Ärzten und Theologen zu medizinischen Fragen in der Bibel affirmativ Stellung genommen wurde.[63] Das ganze Werk ist von Bibelzitaten durchsetzt, die meist assoziativ auf ein Organ oder einen Zustand des Körpers gedeutet werden.[64] Da das unmittelbare Ziel des Textes ein medizinischer Kommentar ist, lehnt Smith geistlich-allegorische Deutungsweisen explizit ab.[65] Trotzdem setzt er sich intensiv mit Übersetzungsvarianten auseinander und nutzt sie verschiedentlich rhetorisch zu einer Ausweitung der überlieferten Interpretation, so bei den „Töchtern des Gesangs“ (Nr. 10), die Smith sowohl auf das Gehör wie auch die Stimme deutet, während bis dahin jeweils nur eine dieser beiden Auslegungen erwähnt wurde. Aufgrund seiner Fokussierung auf den biblischen Text gliedert sich der gesamte Traktat nach den sechs Kohelet-Versen und den darin aufscheinenden Bildern. Nach Smiths Auffassung beschrieb Salomo hier ausschließlich das hohe Greisenalter (*senectus decrepita*), das durch ein Vollbild körperlicher und geistiger Defizite gekennzeichnet und deshalb mit Krankheit gleichzusetzen sei *(senectus ipsa morbus est*).[66] Entsprechend dem Untertitel *Sacred anatomy*, der die Faszination der Epoche am menschlichen Bauplan aufgreift, bieten die einzelnen Kapitel in der Regel zunächst eine umfangreiche anatomische und funktionelle Deskription des vitalen Organismus, ehe allgemeine Veränderungen im Greisenalter zur Sprache kommen. Ein Grundprinzip der Interpretation ist die Verallgemeinerung: Beispielsweise wird anläßlich der Deutung der versagenden *videntes* (Nr. 6) nicht nur das Auge kurz erwähnt, sondern seine gesamte Anatomie einschließlich der Orbita dargestellt. Analog dazu deutet Smith die sich schließenden Türen (Nr. 7) nicht allein auf Körperöffnungen, sondern auf ein globales Versagen der *facultas naturalis*[67] und erläutert bei dieser Gelegenheit den gesamten Verdauungstrakt einschließlich Chylifikation, Sanguifikation, Assimilation, Spermifikation und Laktifikation. Auf diese Weise gewinnt der Text tatsächlich den Charakter einer Anatomie bzw. Physiologie für Anfänger, die in einem einführenden volkssprachlichen Schema übersichtlich zusammengefaßt ist. Aber auch die spezielle Pathologie ist Smith wichtig, wenngleich er sie kaum erklärt und sich oft nur mit einer Aufzählung lateinischer Begriffe begnügt, die offensichtlich für die Ärzte unter seinen Lesern bestimmt war. Auf diese Weise trägt er etwa hundert Symptome und Erkrankungen zusammen, die nach seiner Vorstellung vorwiegend im höheren Alter aufzutreten pflegen; abgesehen von den Fieberkrankheiten gebe es kaum ein Leiden, das in dieser Lebensphase nicht dominiere.[68] Für die medizinischen Laien streut er nur gelegentlich ätiologische und pathogenetische Vorstellungen ein, die mit zeit-

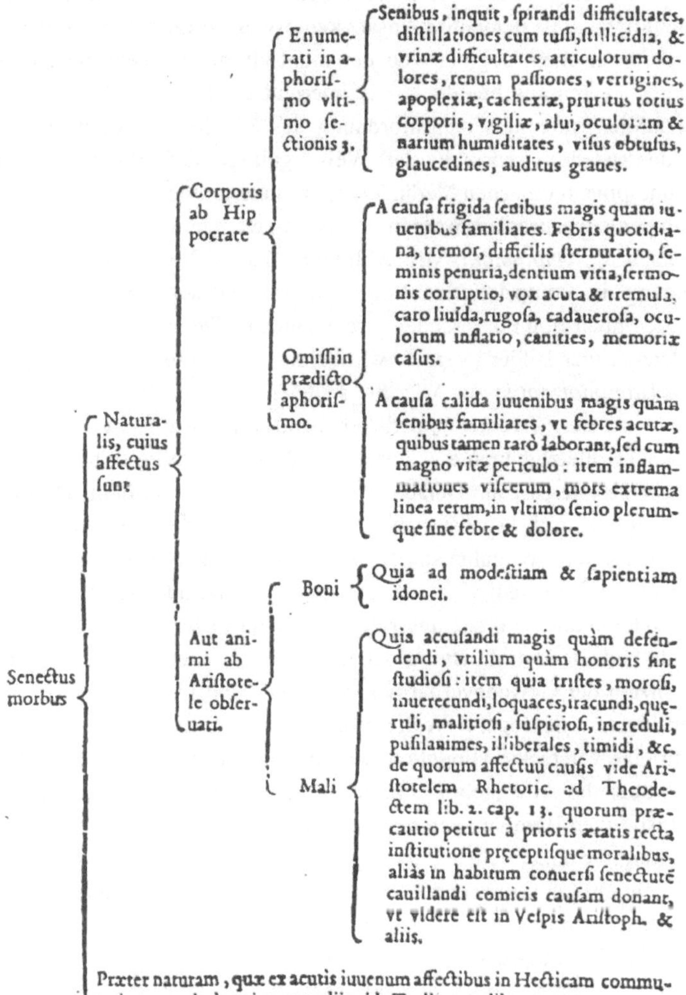

Abbildung 23: Schema aus *The Pourtract of Old Age* von John Smith, London 1666, nach S. 248

genössischen medizinischen Erklärungen ungefähr übereinstimmen: Das Zittern der Hände (Nr. 3) etwa rühre von der Kälte des greisen Körpers her, die Schlaflosigkeit (Nr. 9) von der Trockenheit des Gehirns.

Die wirklich bemerkenswerte Leistung Smiths betrifft jedoch nicht Einzeldeutungen. Hier orientiert er sich weitgehend an der Tradition; lediglich seine eingehende Beschreibung der geistigen Insuffizienz des greisen Organismus (anläßlich Nr. 1 und 11) sticht heraus, ist jedoch im Ansatz keineswegs originell, obwohl Smith angesichts des theologischen Dogmas von der nicht-alternden Seele ein zu seiner Zeit noch brisantes Thema anschneidet.[69] Faszinierend erscheint vielmehr, daß im Werk eine vollständige, systematische Einordnung des Kohelet-Textes in die noch herrschende galenistische Theorie in der Weise gelingt, daß alle wesentlichen anatomischen und physiologischen Veränderungen ohne gravierende Widersprüche oder Wiederholungen angesprochen werden. In einem zweiten umfangreichen lateinischen Schema (*morbi et symptomata*; vgl. Abbildung 23, S. 339)[70] findet diese intellektuelle Leistung in komprimierter Form ihren Ausdruck. Während die meisten Metaphern den noch funktionierenden Organismus (*adhuc viventis*) betreffen, ordnet Smith die letzten vier Bilder (Vers 6) wie bereits Du Laurens dem sich auflösenden Organismus (*iam morientis*) zu. Allerdings stehen bei ihm die Kardinalorgane Hirn/Rückenmark und Herz (rechter und linker Ventrikel; anstelle Leber und Niere) im Mittelpunkt. Die zuletztgenannte Änderung wird kaum zufällig sein, sondern spiegelt das neu geweckte Interesse am Herzen seit der Entdeckung William Harveys wider.

Der Arzt John Smith erweist sich in seiner Schrift über das Portrait des Alters zwar als gemäßigter Spätgalenist, der sich entschieden gegen bruchstückhaftes, schnell erworbenes und lediglich auf Iatromechanik beruhendes Wissen zugunsten bewährter Systeme und Traktate ausspricht, der aber auch die Entdeckung des Blutkreislaufs als bedeutendste Leistung der neueren Zeit anerkennt, das neuere pathologische Konzept der Gewebeverhärtung andeutet[71] und Irrtümer antiker Autoritäten eingestehen kann.[72] Im Gegenlicht der biblischen Exegese scheint an verschiedenen Stellen auch eine versteckte Hippokrates-Kritik auf, vor allem an dessen berühmtem Aphorismus über die Altersgebrechen, der unvollständig sei.[73] Wie Francis Bacon[74] hält er die bisherigen Bemühungen der Medizin um Gerokomie, Lebensverlängerung und Verjüngung für unzureichend. Vielleicht deshalb, sicher aber auch mit Rücksicht auf sein Laienpublikum verwendet er lateinische Zitate aus medizinischen Lehrbüchern (Willis, Spigelius, Fernel, Ranchin etc.) nur sparsam und bezieht eher allgemeinliterarische Zitate aus der Antike in sein Werk ein.

Höher als alle Autoritäten in Vergangenheit und Gegenwart schätzt Smith jedoch Salomo, den weisesten aller Herrscher. Nirgends komme sein naturkundliches Wissen deutlicher zum Ausdruck als in dem Altersportrait von Kohelet 12: Mehr könne die menschliche Natur nicht verstehen und moralischer es nicht ausdrücken. Sein Blick, der sich im Gegensatz zu Smiths Zeitgenossen mehr auf das Eigene als das Fremde gerichtet habe, habe ihm das Innere des Menschen und seine Verstandeskräfte geoffenbart, so wie einem Anatomen die sichtbaren Teile des Körpers entgegentreten. Für den späteren Fellow des Royal College of Physician ist es deshalb selbstverständlich, *that the Doctrine, which is now justly called Harvaean, was at first Salomonian*: Salomo kannte also den Blutkreislauf.[75] Selbst die stets negativ bewertete Hinwendung des greisen Königs zu fremden Göttern kann Smith zufolge noch als lehrreiches Beispiel von Geistesschwäche am Ende des Lebens gelten.

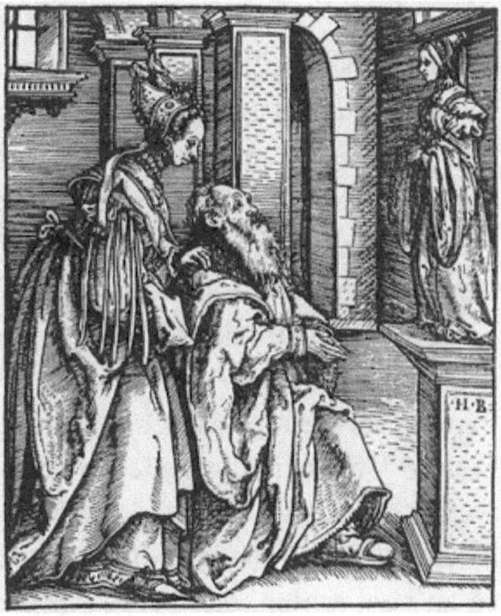

Abbildung 24. Hans Burgkmair d. Ä., Götzendienst Salomos, 1519.
Quelle: „Folge der Liebesthorheiten", Blatt 3 (Berlin, Kupferstichkabinett)

Spätestens mit der medizinischen Disputation *De affectibus senum Salomonaeis* des Lizentiatanwärters Ambrosius Stegmann, die 1692 unter Anleitung des Professors für Anatomie, Chirurgie und Pathologie Justus Vesti (1651 – 1715) in Erfurt entstand, übernehmen Hochschulschriften den Schwerpunkt der Kohelet-Rezeption.[76] Entgegen dem verheißungsvollen Titel gewinnt die Alters-Metaphorik aus der Bibel prima vista nur eine marginale, ornamentale Bedeutung: Insbesondere wirkt sie nicht strukturbildend; vielmehr gliedert sich die Schrift systematisch

1. in eine Beschreibung der Alterskonstitution einzelner Organe einschließlich ihrer typischen Beschwerden und Krankheiten auf der Basis anatomischer Deskription,
2. in eine Diskussion der allgemeinen und symptombezogenen Behandlungsmöglichkeiten sowie
3. in verhältnismäßig kurze Anmerkungen zur Diät entsprechend den *Sex res non naturales*.

Nur im ersten Teil fügte Stegmann ohne Beachtung ihrer ursprünglichen Reihenfolge Sentenzen des Predigers ein, wobei dem lateinischen Zitat jeweils die deutsche Übersetzung in hervorgehobenen gotischen Lettern folgt. Willkürlich werden verschiedene Metaphern aus dem Buch Kohelet einem einzigen Beschwerdebild zugeordnet, beispielsweise Nr. 3, 4 und 13 dem Marasmus, bei dem der alte Mensch sich unter der Last des eigenen Körpers krümme und an den Extremitäten zittere. Andererseits deutet Stegmann einige Zitate mehrfach, wodurch der Anschein einer einheitlichen Deskription des Alters im Bibeltext überhaupt erst nicht auftritt: So erscheint die Heuschrecke (Nr. 13) nicht nur als Bild für die Auszehrung, sondern auch (aufgrund ihrer rauhen Oberfläche) für die Symptome Scabies und Pruritus. Die verhältnismäßig detaillierten medizinischen Erklärungen der Alterserscheinungen haben keinen näheren Bezug zu den biblischen Sentenzen, auch wenn der Verfasser anläßlich der Deutung des zerbrochenen Rades am Brunnen (Nr. 18) geradezu topisch versichert,

Salomo sei ein vollkommener Anatom gewesen.[77] Insgesamt erweckt aber die letztendlich doch vollständige Integration der Zitate aus dem Prediger (nebst einigen weiteren aus der Bibel) den Eindruck, daß die Metaphern in der Disputation dennoch eine wichtige Funktion erfüllen, zwar nicht in struktureller Hinsicht oder im Blick auf die medizinische Deskription des Alters, sondern vielmehr als Ausdruck religiöser Konfession: Einerseits kann Stegmann der katholischen Erfurter Universität, der er möglicherweise nach seiner Promotion verpflichtet sein wird, auf diese Weise seine Rechtgläubigkeit demonstrieren[78]; andererseits wird dem Publikum in den erschütternden Bildern des Kohelet verdeutlicht, was bereits Stegmanns Vorwort explizit formuliert: daß Gott der einzige Trost der Greise sei.[79] Diese theologisch verbrämte Überzeugung weicht von der Attitüde der Hochschulmedizin, die typischerweise – auch in dieser Dissertation – für jede der Beschwerden durch medikamentöse Therapie und Diätetik Linderung verheißt, fundamental ab. Um so faszinierender ist es zu beobachten, daß beide Anschauungen mittels verschiedener Ausdrucksformen, Wissensrezeptionen und Sprachen in ein und demselben Text transportiert werden. In gleicher Weise mehr von Doktrinen als der Realität geprägt, markieren sie als Gegenpole die Grenzen, innerhalb derer sich „Geriatrie" und Gerokomie in der Frühen Neuzeit definieren.

Die umfangreiche Monographie zu Kohelet 12 aus der Feder des sechzigjährigen Wittenberger Professors für Medizin Christian Warlitz (1648 – 1717) zeigt zu Beginn des 18. Jahrhunderts beispielhaft, wie die Medica-sacra-Literatur unter dem Einfluß der Universität zu einem Produkt akribischer Wissenschaftlichkeit und Zitierwut pervertierte. Da Warlitz häufig auf eine Bewertung konkurrierender Deutungen verzichtet, ist das Ergebnis ein unübersichtliches Nebeneinander von Interpretationen verschiedenster Autoren, aus denen sich der Leser offensichtlich ein eigenes Bild machen sollte. Eine systematische Beschreibung und Deutung des menschlichen Körpers und der Alterspathologie ist nicht zu erkennen. Warlitz betont zwar den Beitrag der Medizin zur Schriftauslegung, der von den Theologen begrüßt werde, doch rezipiert er wie kein Arzt vor ihm theologische Erklärungen seit der Patristik und läßt darüber hinaus kaum eigenständige Überlegungen erkennen, sieht man von verschiedenen Vergleichen zwischen Kind und Greis ab.[80] Wie schon bei Smith werden moralisch-erbauliche Auslegungen in spätbarockem Schwulst eingestreut, die das Gottvertrauen und Abschiednehmen der alten Menschen von dieser Welt zum Ziel haben. Außerdem erscheinen die Person Salomos und seine von Gott verliehene naturkundliche Kompetenz in hellstem Licht. Hinweise auf den Blutkreislauf erkennt Warlitz allerdings nicht nur bei dem weisen König, sondern auch bei den antiken Autoritäten Hippokrates und Galen sowie den alten Chinesen.[81]

Auf andere Weise, aber mindestens ebenso deutlich wie Stegmann und Warlitz, zeigt sich der schwedische Dissertant Johannes Pilgren in seiner 1759 unter Carl von

Linné (1707 – 1778) entstandenen Arbeit von der theologischen Deutung des Alters beeinflußt.[82] Der Prediger-Text und eine Kurzdeutung wird hier vorausgeschickt, und auch die ganze Arbeit gliedert sich nach den einzelnen Bildern. Zwar will sich Pilgren von geistlichen Kommentaren abgrenzen[83]; dennoch scheinen sie seine Hauptquelle gewesen zu sein:[84] Unverhältnismäßig ausführlich geht er auf den einleitenden und abschließenden Vers des Textabschnittes ein und preist die Vielfältigkeit der Schöpfung noch in ihrem Zerfall. Auch im Hauptteil nehmen naturkundliche, poetisch-rhetorische und historisch-kritische Hinweise sowie Vergleiche zwischen den Altersstufen einen beträchtlichen Raum ein, so daß die eigentliche anatomisch-pathologische Deskription des Alters nach iatromechanischen Gesichtspunkten verhältnismäßig kurz und oberflächlich ausfällt. Dementsprechend wird aus dem Bereich der Medizin lediglich die Aufzählung der Alterskrankheiten nach dem hippokratischen Aphorismus III 31 rezipiert. Die einzige originelle Interpretation, die des *fons aureus* (Nr. 16) als Samenbläschen, zieht Pilgren „nach besserer Belehrung durch die Theologen" zugunsten der von ihnen favorisierten Deutung als Chylusgefäße (*vasa lactea*) zurück. Im von der europäischen Aufklärung noch wenig berührten lutherischen Uppsala bleibt Salomo auch in der zweiten Hälfte des 18. Jahrhunderts ein Autor, der durch den Heiligen Geist mit größter Genauigkeit und Kunstfertigkeit göttliche und menschliche Dinge beschrieb.

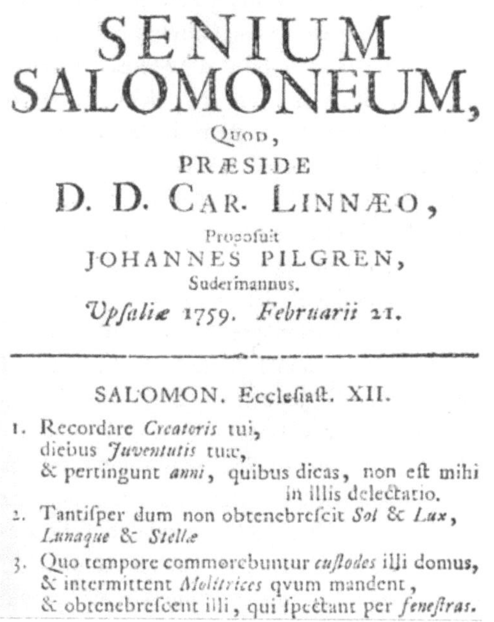
SENIUM SALOMONEUM,
QUOD,
PRÆSIDE
D. D. CAR. LINNÆO,
Proposuit
JOHANNES PILGREN,
Sudermannus.
Upsaliæ 1759. *Februarii* 21.

SALOMON. Ecclesiast. XII.

1. Recordare *Creatoris* tui, diebus *Juventutis* tuæ, & pertingunt *anni*, quibus dicas, non est mihi in illis delectatio.
2. Tantisper dum non obtenebrescit *Sol* & *Lux*, *Lunaque* & *Stellæ*
3. Quo tempore commorebuntur *custodes* illi domus, & intermittent *Molitrices* qvum mandent, & obtenebrescent illi, qui spectant per *fenestras*.

Abbildung 25: Titelblatt der Dissertation von Johannes Pilgren, Uppsala 1759

Auch Christian Tobias Ephraim Reinhard (1719 – 1782), der *medicus poeta* aus Kamenz und Sagan, weicht von der moralisch-erbaulichen Betrachtung des Textes noch nicht ganz ab, obwohl er sich selbst lediglich das „Amt des physikalischen Homileten" zubilligt.[85] Seine umfangreiche, in einer Abhandlung über *Bibelkrankheiten* (1767/68) eingefügte Auslegung gleicht diesbezüglich auffallend der hundert

Jahre älteren Smiths, nicht zuletzt deshalb, weil sie ebenfalls in der Landessprache verfaßt und für ein Laienpublikum bestimmt war. Immer wieder wird in ihr das Alter als Weg zum Tod und der alte Mensch als lebender Leichnam charakterisiert. Gegenüber Smith verfolgt Reinhard jedoch nicht das Ziel, die Anatomie des Körpers systematisch darzustellen; auch bietet er den traditionellen galenistischen Kontext (Schleim, Kälte, Feuchtigkeit, Abnahme der Lebensgeister) nun im iatromechanischen Gewand und weitet dabei das traditionelle Krankheitsspektrum deutlich aus: Beispielsweise kommt er von den Katarrhen (Nr. 2) einerseits über eine Verdickung der Säfte auf Gallensteinleiden, andererseits über eine Erschlaffung der Muskelfasern auf die Inkontinenz der Greise zu sprechen. Über die Meinungen der reich zitierten Vorläufer (insbesondere Vallés, Wedel, Warlitz und Mead [s. u.], aber auch zahlreiche ungenannte Ärzte und Theologen) hinaus enthält die Kompilation wenig Eigenständiges[86], jedoch viel Sprichwörtliches, Gereimtes und Unterhaltendes.

Von solchen volkstümlichen und erbaulichen Einflüssen zeigte sich Daniel Wilhelm Triller (1695 – 1782) völlig unbeeindruckt, auch wenn er wie Reinhard nebenberuflich als Dichter wirkte. Als einer der letzten Ärzte ging der Wittenberger Professor für Pathologie und Therapie auf die Beschreibung des Alters im Kohelet ein, und er tat dies offensichtlich aus persönlichem Interesse: Ein erster Teil wurde in bereits hohem Alter von 76 Jahren verfaßt[87], eine Fortsetzung erschien acht Jahre später unter dem gleichen Titel in den *Opuscula medica*[88], ein dritter Teil wurde dort angekündigt, konnte aber offensichtlich nicht vollendet werden. Trillers Ansatz ist einzigartig[89]; er versucht eine Annäherung und wechselseitige Interpretation von zwei völlig verschiedenen Texten, die aus heutiger Sicht nur ein hohes Alter gemeinsam haben: der bereits häufig erwähnte hippokratische Aphorismus III 31 und die Deskription des Alters in Kohelet 12. Rhetorisch geschickt nähert er bereits in der Einleitung die gedachten Verfasser einander an: Salomo ist für ihn der Hippokrates der Hebräer, der in der Medizin und besonders in der Botanik sehr erfahren war[90], und umgekehrt Hippokrates der Salomo der Griechen, ein König der Ärzte und Besieger der Krankheiten. Der Unterschied zwischen beiden Autoren bestehe hauptsächlich in der Redeweise: einfach und leichtverständlich bei dem Griechen, dunkel, orientalisch und majestätisch bei dem Hebräer. Trotz der angeblichen Gleichwertigkeit der beiden Verfasser erhalten sie in Trillers Interpretation keineswegs gleiches Gewicht: Die Gliederung der Abhandlung nach pathologischen Symptomen folgt im wesentlichen der hippokratischen Aufzählung; Hippokrates steht auch stets am Anfang einer pathologischen Deskription und ihrer medizinischen Erklärung, während das Buch Kohelet und weitere Quellen der Antike ähnlich wie bei Vesti und Stegmann das jeweilige Thema lediglich um einige Aspekte ergänzen. Allerdings liefert der Aphorismus nur das medizinische Stichwort; die fachliche Erläuterung ist auf dem Stand des 18. Jahrhunderts. Insofern scheinen Hippokrates und Salomo für Triller doch gleichwertig zu sein: Beide dienen nur als Ausgangspunkt einer intensiven Diskussion alterspathologischer Phänomene. Besondere Aufmerksamkeit widmet der Dichter-Arzt dem Bild des Mandelbaums (Nr. 12), das er abweichend von der bisherigen Auffassung als Hinweis auf Effloreszenzen und Pruritus der trockenen Altershaut deutet.[91] Zahlreiche Angaben früherer Kommentatoren sowie eine umfassende Kenntnis der antiken Dichtung verleihen dem Text einen extrem philologischen Charakter, wobei das medizinische Anliegen dennoch stets im Mittelpunkt der Diskussion steht.

Neben diesen umfassenden medizinischen Kommentaren steht ein Spektrum von weiteren Texten[92], die den Kohelet-Text nur kurz und unter verschiedenen Aspekten erwähnen: François Ranchin (1564 – 1641) etwa widmet der Metaphern-Exegese einen eigenen kleinen Abschnitt seiner Gerokomie, in dem er sich zwar an seinem Vorgänger André Du Laurens orientiert, aber noch wesentlich detaillierter auf die veränderte Anatomie und Physiologie alter Menschen eingeht.[93] Der niederländische Arzt Cornelis Bontekoe (1647 – 1685) schließt den zweiten Teil seiner populären allgemeinmedizinischen *Kurzen Abhandlung von des Menschen Leben* (1684; dt. 1719) mit einer moralischen Interpretation des Predigers, die im wesentlichen John Smith folgt; von Interesse ist außerdem die von Bontekoe abweichende Deutung seines Übersetzers und Kommentators Johann Daniel Longueil, der in silberner Schnur (Nr. 15) und goldener Schale (Nr. 16) Luftröhre und Lunge erkennen will.[94] Auch der langjährige Jenaer Professor Georg Wolfgang Wedel (1645 – 1721) bietet in einem *Propempticon inaugurale*[95] anläßlich der Promotion eines Schülers eine kurze Auslegung des Abschnitts. Besonders bemerkenswert erscheint seine Deutung der drei Himmelskörper (Nr. 1) auf die drei traditionellen Funktionseinheiten des Körpers, wie sie sechs Jahre später von Ambrosius Stegmann wieder aufgegriffen wird: Unter Hinweis auf die Makrokosmos-Mikrokosmos-Analogie bei den *Chymici* deutet der Iatrochemiker Wedel die Sonne auf das Herz und seine *vires vitales*, den Mond auf das Gehirn (*facultates animales*) und die Sterne auf die Eingeweide des Unterbauchs (*facultas naturalis*). Daniel Le Clerc (1652 – 1728) geht in seiner berühmten, 1696 erstmals erschienenen *Histoire de la médecine*[96] ausführlich auf die medizinische Bedeutung von Salomo und anderen jüdischen Gelehrten ein. Insbesondere in Kohelet 12 sieht er den Beweis für Salomos Kenntnisse im Blick auf den Aufbau des menschlichen Körpers. In seiner kurzen Interpretation weist er unter anderem auf rabbinische Kommentare, aber auch auf Textverdorbenheiten hin; mit seiner Deutung des zerbrechenden Kruges (Nr. 17) als Hirnschädel[97] und des Rades (Nr. 18) als Lunge[98] greift er offensichtlich frühere Exegesen auf, die jedoch in den Kanon der Auslegung nicht eingingen. Der berühmte englische Praktiker und Leibarzt König Georgs II. Richard Mead (1673 – 1754) schließlich betont in seiner 1749 entstandenen kurzen Kohelet-Interpretation besonders den Verfall der fünf Sinne.[99] Um deren vollständige

Darstellung zu erreichen, erklärt er die Furcht vor der Höhe (Nr. 11) als Folge taktilen Unvermögens und den Mandelbaum (Nr. 12) als Verlust des Geruchsinns.[100] Ebenso exzentrisch wirken die Deutungen der beladenen Heuschrecke (Nr. 13) als Skrotalhernie oder der Ausflüsse des zerbrochenen goldenen Eimers (Nr. 16) als Katarrhe, die vom Gehirn herabfließen.

Erst im frühen 19. Jahrhundert bricht die Tradition einer medizinischen Interpretation des Kohelet-Textes ab.[101] Die Hinwendung zu klinisch-pathologischen Fakten und zu einer exakteren anatomischen Deskription der Altersinvolution[102] ließ eine literarische und obendrein metaphernreiche Quelle als Grundlage exakter, umfassender Darstellung und Deutung des Greisenalters nicht mehr zu.[103]

Diese verhältnismäßig ausführliche Darstellung der theologischen Exegese und medizinischen Interpretation von Kohelet 12 zeigt einerseits ein breites Spektrum an Deutungsmöglichkeiten, das angesichts der Offenheit der Metaphern zu erwarten war. Die überwiegend freien Assoziationen lassen sich vor allem in morphologische (Kette – Rückenmark) und funktionelle Deutungen (Rad – Herzbewegung) differenzieren; eher selten fanden auch komplexere medizinisch-kulturgeschichtliche Traditionen (Mond – Gehirn) Eingang, bei Texten geistlicher Provenienz darüber hinaus auch etymologische und allegorische Ableitungen. Andererseits beeindruckt die Konsistenz und Gleichsinnigkeit der Auslegungstradition, wobei im 17. und 18. Jahrhundert sich Theologie und Medizin durchaus wechselseitig beeinflussen konnten. Die zunehmende Spezifität der Aussagen entspricht der medizinischen Entwicklung: Zeitgenössische Entdeckungen wie diejenigen des Blutkreislaufs, der Perspiratio insensibilis oder der Chylusgefäße finden ebenso Eingang wie die jeweilige Alterspathologie. Auf diese Details gehen heilkundliche Texte naturgemäß wesentlich stärker und auch exakter ein als die theologischen Quellen.

7.3 Conclusio: Funktion der Metaphern in der medizinischen Darstellung des Greisenalters

Die Frage nach Sinn und Funktion der Kohelet-Rezeption in medizinischen Quellen ist nicht einheitlich zu beantworten: Neben allgemeinen Motiven lassen sich text- und autorenspezifische Einflüsse erkennen.

Unabhängig vom Quellentyp kann vorausgesetzt werden, daß der kurze Bibeltext auf Ärzte eine große Anziehungskraft ausübte, weil bereits eine mehr oder weniger vollständige Deutung vorlag, die auf medizinische Themen rekurrierte und eine fachliche Stellungnahme geradezu herausforderte. Weitere Aspekte sind kulturhistorischer Art: Die (Selbst-)Darstellung philologischer Gelehrsamkeit und polyhistorischen Wissens über die Fachgrenzen hinaus kann geradezu als epochentypisch für die Frühe Neuzeit gelten. Darüber hinaus war das Barock von Allegorien und Emblemen so fasziniert, daß die dichte Metaphernfolge des Predigers eine besondere Attraktivität entfalten konnte. Aber auch eine inhaltliche Nähe von Epoche und Text läßt sich im allgemeinen konstatieren, war doch die Vanitas, die der Text am Schluß explizit formuliert, ein Leitmotiv der europäischen Kultur vom ausgehenden 16. bis weit in das 18. Jahrhundert hinein.

Offensichtlich bot sich eine bloße Auflistung von Beschwerden für die medizinische Darstellung des Greisenalters (und insbesondere für Doktoranden der Medizin) besonders an, vor allem als Gliederungshilfe für eine mehr oder weniger weitschweifige, aber beliebige Deskription. Dagegen zogen Autoren, die eine eingehende pathologische Untersuchung planten, eine Gliederung nach anderen Gesichtspunkten als nach der Reihenfolge der Metaphern vor, wohl wegen ihrer mangelnden Strukturierung. Lediglich als Ausgangspunkt oder Ergänzung konnte dann der Bilderreigen noch dienen.

Eine ganz wesentliche Funktion des Textes scheint jedoch von der pessimistischen Einschätzung des hohen Alters in der Frühen Neuzeit bestimmt zu sein, im Sinne einer Lebens-„Zeit, von der *wir* sagen: Sie gefällt mir nicht.“[104] Diese Bewertung folgte keineswegs nur medizinischen Einsichten. Denn obwohl den Bilddeutungen angesichts der therapeutischen Ohnmacht ein gewisser Realismus nicht abzusprechen ist, zeigte sich die Heilkunde sonst im Blick auf ihre Möglichkeiten eher optimistisch, nicht zuletzt im Blick auf die Erwartungen ihrer Klientel. Auch die altersdiätetische Tradition der Gerokomie setzte seit der Antike durchaus andere Akzente, die aber in den besprochenen Texten kaum in Erscheinung treten. Viel stärker wirkte eine andere, nicht-medizinische Tradition, die seit Terenz und Seneca das Alter als unheilbare, immer zum Tode führende Krankheit ansah: *senectus ipsa morbus est.*[105] Bei weitem nicht alle Ärzte der Frühen Neuzeit konnten dieser pauschalen, meist abwertenden Gleichsetzung zustimmen; vielmehr gab es seit Galen eine wesentlich differenziertere Sicht. Aber dennoch war dieses pessimistische Sprichwort in und außerhalb der Medizin weit verbreitet und prägte die emotionale Einstellung der Ärzte womöglich weit mehr, als dies eine fachliche Differenzierung tun konnte. Theologische Überlegungen gingen in dieselbe Richtung: Die schonungslose Darstellung des diesseitigen Menschen als vergängliche, dem Zerfall ausgelieferte Existenz war Voraussetzung für eine Aufwertung des Transzendenten. So ist es keine Überraschung, daß der kurze Text aus dem Buch Kohelet auch Grundlage verschiedener frühneuzeitlicher Leichenpredigten wurde.[106] In dem Totentanz-ähnlichen Bilderreigen fanden sowohl Mediziner als auch Theologen eine Bestätigung ihrer innersten Überzeugung. Gleichzeitig gewannen sie gemeinsam mit dem Publikum ihrer Schriften spirituellen Trost und Halt, weil das unausweichliche Schicksal in einem geistlichen Kontext von Gottes Wille und Jenseitserwartung (vgl. Kap. 12, 7) dargestellt wurde.

Über diese allgemeinen Funktionen des Textes hinaus lassen sich auch spezifische, nicht für alle Quellen zutreffende Gründe für seine Integration in medizinische Schriften finden. Bei einem Teil der Arbeiten scheint ein überproportionaler theologischer Einfluß vorzuherrschen. Nicht nur der Einfluß Luthers, der wie Erasmus den Greis als lebenden Leichnam bezeichnet hatte[107], mag hier eine Rolle gespielt haben, sondern vielleicht auch die Nützlichkeit eines entschiedenen konfessionellen Bekenntnisses für Doktoranden. Eine besondere Gruppe von Texten, nämlich die Medica-sacra-Literatur, wendet sich aus religiöser Überzeugung den geistlichen Quellen zu, um daraus Mensch und Natur zu erkennen und sich gleichzeitig gegen den angeblich verbreiteten Atheismus in Naturforscherkreisen zu stellen.

Schriften über das Alter scheinen außerdem im 17. und 18. Jahrhundert gut verkäuflich gewesen zu sein, wenn man die Flut einschlägiger Publikationen und ihre Auflagenzahlen betrachtet. Gerade das gebildete oder zumindest lesefähige Publikum erreichte nicht selten ein höheres Lebensalter und besaß Interesse an Fachprosa, die Trost oder Affirmation der eigenen Erfahrung vermitteln konnte. Ein Teil der Autoren trug diesem Aspekt Rechnung, indem sie bei ihren Lesern medizinische Vorkenntnisse nicht voraussetzten.

Ein letzter, vielleicht wichtigster Grund für die Rezeption des Kohelet-Textes in der Medizin liegt in dem hohen Ansehen seines angeblichen Verfassers, des altisraelitischen Königs Salomo, begründet. Abgesehen von seiner theologischen Deutung als Vorläufer (Typus) des Christus galt dieser Sohn Davids nach jüdischer, christlicher und islamischer Tradition aufgrund des biblischen Zeugnisses und apokrypher Schriften als Inbegriff der Weisheit. Besonders die Renaissance sah in ihm einen Prototyp des Weisen, so wie sie Herakles als Sinnbild des Starken interpretierte. Gerade Humanisten wie Petrarca, Erasmus von Rotterdam oder Michel de Montaigne rezipierten Salomos Reflexionen über den Wert von Wissen und Erkenntnis unter besonderer Berücksichtigung des Buches Kohelet.[108] So ist es auch nicht verwunderlich, daß Salomo in der Frühen Neuzeit nicht nur bei Juden, sondern auch bei der christlichen Bildungselite zu einem beliebten Vornamen wurde. Im Bereich der Politik zeugen zahlreiche Erwähnungen des berühmten Königs in Glückwunschadressen[109], aber auch allegorischen Dramen[110], die Herrschern gewidmet waren, von seiner Vorbildfunktion für den sich etablierenden Absolutismus, wobei mit seinem Namen gerechte Staatsführung, Machtentfaltung und Repräsentation verbunden wurden.[111]

Parallel zur gesellschaftlichen und politischen Hochschätzung reklamierten auch Magie und Wissenschaft den Weisen Salomo als fachliche Autorität. Bereits der Historiker Flavius Josephus[112] sowie spätantike jüdische und christliche Quellen apostrophieren ihn als Magier, und spätestens seit dem 13. Jahrhundert firmieren zahlreiche magische Werke unter seinem Namen.[113] Außerdem galt der König ähnlich wie Hermes Trismegistos als ein Meister der Alchemie[114]; der mit dem roten Diadem gekrönte Rex Salomo diente sogar als symbolische Bezeichnung für das (stoffliche) Ziel aller einschlägigen Bemühungen um den Lapis philosophorum oder das Goldmachen.[115] Auch frühneuzeitliche Alchemisten wie Michael Maier (1568 – 1622) oder Paracelsisten wie Franz Kieser (um 1600) beriefen sich auf die alchemistische und astrologische Autorität des Königs.[116] Ferner galt den Architekten der Renaissance die Beschreibung des Salomonischen Tempels als idealer Bauplan, beispielsweise für Hospitäler.[117] Und schließlich nahm man im Rahmen einer Stilisierung des Herrschers zum Universalforscher noch um 1600 an, daß er um den Gebrauch des Kompasses wußte.[118]

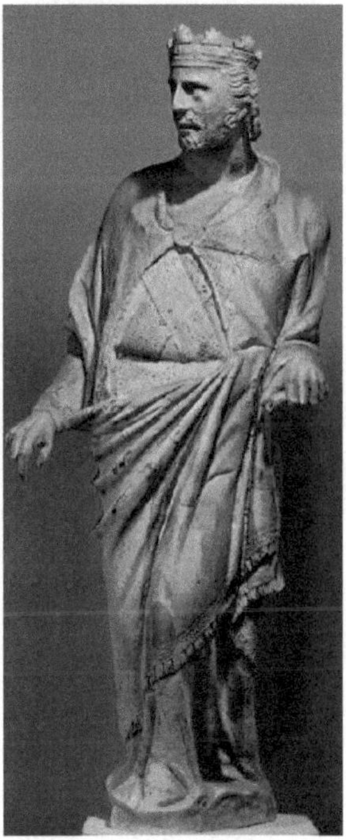

Abbildung 26: Giovanni Pisano, König Salomo. Siena, Museo dell' Opera del Duomo. *Quelle:* Michael Ayrton: Giovanni Pisano, London: Thames and Hudson 1969, Abb. 99

Erst verhältnismäßig spät entdeckte auch die Medizin einen heilkundigen Salomo. Möglicherweise verhinderte die (abgesehen von Kohelet 12) fehlende Textbasis oder auch die alchemistische Reputation des Königs, die innerhalb der frühneuzeitlichen Universitätsmedizin fragwürdig war, eine frühere „Rezeption". Eine Schlüsselrolle für seinen Eintritt in den medizinischen Kontext spielte wahrscheinlich die nach 1600 weit verbreitete Annahme, Salomo habe ein verschollenes naturkundliches Werk verfaßt.[119] Insbesondere Francis Bacon erwähnte verschiedentlich eine derartige Schrift[120], und Bacon war es auch, der in seinem epochemachenden Werk *New Atlantis* das neu zu gründende Haus der Wissenschaft nach Salomo benannte.[121] Mit diesem imaginären *Solomon's House* verglich 1657 der englische Arzt Walter Charleton (1619 – 1707) ausgerechnet das Londoner *College of Physicians*, das ein Vorläufer der 1660 gegründeten *Royal Society* war.[122] Die intensive Auseinandersetzung Bacons mit pseudosalomonischem Wissensverständnis und Naturphilosophie (auch hier nimmt das Buch Kohelet eine Schlüsselposition ein) bahnte offensichtlich den Weg für deren breite Rezeption in wissenschaftlichen Kreisen. Damit stand dem Einzug des *Hebraeorum Hippokrates* als medizinische Autorität nichts mehr im Wege, wovon die rasche und intensive Rezeption der Kohelet-Exegese ein gutes Zeugnis gibt.

7.4 Geriatrie in geistlichen Texten

Bereits die Kohelet-Exegese spiegelt nicht nur den Einfluß originär theologischen Wissens auf die Heilkunde, sondern auch umgekehrt die Wirkung medizinischer Kenntnisse auf den Sektor geistlicher Literatur. Dies ist kein Zufall: Im Bereich der frühneuzeitlichen Alterskunde erscheint die Verflechtung theologisch-philosophischer und medizinischer Traditionen besonders signifikant. Geistliche Texte rezipierten medizinisches, insbesondere diätetisches Wissen in erstaunlichem Umfang.

Schon die bereits erwähnten *Resolutae Quaestiones* Otho Korbers von 1537 enthalten nicht nur eine Auslegung von Kohelet 12, sondern auch eine quantifizierende Definition des Alters und vor allem eine Darstellung seiner Vor- und Nachteile. Dabei werden auch typisch medizinische Aspekte berücksichtigt, etwa, daß Greise leichter fasten könnten oder daß sie weniger Fieber und insbesondere keine Pest bekämen. Selbst ihre konstitutionelle Kälte, Trockenheit und Blutarmut, ja sogar der hippokratische Aphorismus III 31 finden in knappster Form von Frage und Antwort Erwähnung.[123] Daneben kommen aber auch Tugenden und Laster des Alters sowie eine Reihe kirchlicher, weltlicher und moralischer Privilegien für alte Menschen zur Sprache, etwa ihr Anspruch, von Kriegsdiensten verschont zu bleiben. Korbers kurze Schrift deutet damit bereits alle wesentlichen Themen der Traktate an, die vor allem um 1600 aus der Feder von Theologen beider Konfessionen speziell zum Alter entstehen: In ihnen zeigt sich exemplarisch die Verknüpfung geistlichen bzw. moralphilosophischen, juristischen[124] und medizinischen Wissens. Der Bereich der Theologie öffnet sich dabei in verschiedenen Aspekten den Nachbarwissenschaften der Medizin und Jurisprudenz, und auf diese Weise entsteht eine neue, im modernen Sinne „interdisziplinäre“ Textsorte, eine „geistliche Gerokomie“, innerhalb derer jeder Text freilich eine unterschiedliche Gewichtung der einzelnen Aspekte besitzt. Ähnlich wie die medizinischen Gerokomien sind diese Schriften ebenfalls häufig von älteren Autoren verfaßt und für konkrete ältere Adressaten bestimmt.

An vorderster Stelle der Traktate, die an dieser Stelle nur kursorisch und unter Betonung ihrer medizinischen Inhalte vorgestellt werden können[125], steht Kardinal Gabriele Paleottis (1522 – 1597) vielbewunderte[126] und oft zitierte Schrift *De bono senectutis* (1595), in deren Titel bereits programmatisch die Vorteile des Altseins herausgestellt werden. Dabei läßt Paleotti zunächst rhetorisch geschickt auch gegenteilige Meinungen (vor allem aus der klassischen Antike), ja sogar die legendäre

Diskussion um die Tötung alter Menschen[127] zu Wort kommen, bevor sie Satz für Satz widerlegt werden. In diesem Rahmen findet auch medizinisches Gedankengut seinen Platz, indem eine Übersicht körperlicher, mitunter sogar geistiger Schwächen (in der Regel sinnesbedingt)[128] gegeben wird. Doch solche Schwächen werden mit Paulus (2. Kor. 12, 10) als Stärke des Alters umgedeutet. Im Mittelpunkt des Traktates steht jedoch die theologische Diskussion der Tugenden und Laster des Alters und eine Anleitung, seine Früchte zu ernten.

Wesentlich schlichter und erbaulicher präsentiert sich der *Tractatus christianus de senectute* (1599) des protestantischen Heidelberger Theologieprofessors Daniel Tossanus (Toussain; 1541 – 1602): Hauptquellen sind hier Bibel und Patristik; der Traktat schließt mit seelsorgerlichen Ermahnungen und Gebeten. Pathophysiologisches Gedankengut mit Hinweisen auf Aristoteles, Galen und Jean Fernel findet sich im Text nur verstreut. Doch konzentriert sich der erste Teil des Werks auf allgemeine Ursachen des Alterns und eines langen Lebens, unter denen der falschen und richtigen Lebensweise einen wichtigen Stellenwert eingeräumt wird. An vorderster Stelle steht jedoch die geistliche Deutung des Alterungsprozesses als Vorbote des Todes, der „der Sünde Sold" ist, weshalb auch Alter und Krankheit letztendlich Folgen der Erbsünde seien. Aber auch neueste astronomische Erkenntnisse der Zeit wie etwa eine allmähliche Annäherung der Erde an die Sonne werden im protestantischen Lager[129] herangezogen, um das raschere „Verwelken" des Menschen durch die stärkere Sonneneinstrahlung zu erklären. In die theologisch-philosophische Erklärung von Altern und Langlebigkeit sind auch Hinweise auf ihren metaphorischen Gebrauch eingeschlossen, etwa auf das Vergreisen als Bild für den Niedergang eines Staates bzw. der Welt, oder auf den Baum des Lebens als Sinnbild für die Weisheit.[130]

Einen wesentlich systematischeren Aufbau bietet der namensgleiche *Tractatus de Senectute* (1647) des flämischen Adeligen, Vikars und Kanonikus zu Lüttich Jean de Chokier de Surlet (1571 – 1656). So verwundert es auch nicht, daß die geriatrischen Dissertationen des Straßburger Professors Michael Sebiz eine Hauptquelle für dessen medizinische Inhalte im ersten Hauptteil bilden, insbesondere für die Altersdefinitionen. Während der zweite Teil wieder ausführlich auf angebliche Tugenden und Laster des Alters rekurriert, ist der dritte unter dem Leitgedanken der Selbsthilfe ganz der Diätetik gewidmet. Als deren wichtigstes Mittel wird – unter Verweis auf Girolamo Cardano und Alvise Cornaro – die Mäßigung (*sobrietas*) empfohlen. In zehn Regeln gibt Chokier ausführliche praktische Hinweise auf die Gestaltung der *Sex res non naturales*, warnt vor starken Medikamenten und betont die Bedeutung von körperlichem Training noch vor dem Essen und Trinken. Nur ganz zum Schluß werden einige wichtige Alterskrankheiten (Steinleiden, Schlaganfall, Koliken, Gelenkbeschwerden) aufgezählt.[131]

Die Tendenz zur „Medikalisierung" geistlicher Gerokomien verstärkt sich noch in der Gerokomie *Senum medicus* 1673) aus der Feder eines Priors in der Dunois mit Namen Benedictus (Benoît) de Bacquere (1613 – 1678), der (oder ein gleichnamiger flandrischer Verwandter) offensichtlich auch Arzt war.[132] Das nahezu ausschließlich diätetische Werk ist lediglich Teil einer umfangreichen, auf mindestens sechs Bände geplanten *Senectutis Academia*[133], unter denen ein weiterer Band *Senum Salvator* sich ausschließlich mit der geistlichen Perspektive des ewigen Lebens befaßt, das sich in unmittelbarer Reichweite der Alten befinde. Freilich verwendet Bacquere auch dort die biologisch-medizinische Metapher der Verjüngung, die in den himmlischen Gefilden zu finden sei. Der *Senum medicus* zitiert dagegen neben der Bibel ein breites Spektrum an antiken und frühneuzeitlichen Theologen und Ärzten (u.a. Marsilio Ficino, Girolamo Cardano und André Du Laurens). Lediglich die beiden ersten Kapitel weichen von dem diätetischen Leitgedanken ab, indem sie auf Eigenschaften eines idealen Greisenarztes und auf die Möglichkeit einer Herauszögerung des Alterns eingehen. Hinweise auf den Aderlaß und die Pharmakotherapie bei einigen Altersleiden schließen den Traktat ab.

Mit Benedictus de Bacquere ist bereits der Weg zu einigen Autoren gewiesen, die neben einer geistlichen Profession definitiv auch den ärztlichen Beruf ausübten. Zu ihnen rechnet neben dem holländisch-flämischen Arzt und Kanoniker Levinus Lemnius (Lieven Lemse; 1505 – 1568)[134] insbesondere der flämische Theologe, Archidiakon und Jesuit Leonardus Lessius (Leonard Leys; 1554 – 1623). Dessen *Hygiasticon* (1613) stellte im wesentlichen eine Latinisierung und populäre medizinische Kommentierung der berühmten *Vita sobria* Alvise Cornaros dar und trug wesentlich zu deren Verbreitung bei. Allerdings überhöht Lessius die einfache Diätetik Cornaros zu einer geistlichen Tugend der *Sancta sobrietas*, die den Theologen nicht fremd sei und die er mit Hilfe biblischer Beispiele und geistlicher Schriftsteller belegt.[135] Nicht nur dem Körper, sondern auch der Seele böte die Mäßigung, insbesondere eine fleischlose Kost, Vorteile, indem sie Geist und Sinne erhalte sowie die Leidenschaften und fleischlichen Gelüste mildere.

Insgesamt betonen diese geistlichen Gerokomien bei aller Verschiedenheit wesentlich stärker die Vorteile des Alters unter Zuhilfenahme antiker Autoren wie Plutarch oder Cicero (an dessen Schrift *De senectute* bereits einige Titel anknüpfen), als daß sie wie etliche Ärzte explizit die Nachteile eines Verfalls von Körper und Seele herausstellen; viel lieber zählen sie zeitgenössische Rechtsprivilegien für alte Menschen auf (nicht umsonst ist Kardinal Paleotti auch Jurist!) und versprechen Linderung ihrer Leiden mit Hilfe von Diätetik und Medikamenten. Dabei spielt die simple, aber äußerst optimistisch vermittelte Laiendiätetik eines Cornaro eine mindestens ebenso große Rolle wie die ausgefeilten Konzepte der gelehrten Medizin. Diese positive Grundstimmung resultiert aus dem seelsorgerlich-konsolatorischen Charakter der geistlichen Gerokomie, die zugleich Trost und Handreichung für alte Menschen bieten will. Nachteile des Alters werden eher in anderem Kontext betont, z.B. bei der Bibelexegese oder in der paränetischen, der ermahnenden Literatur. Allerdings äußern auch diese geistlichen Textarten sich in der Frühen Neuzeit längst nicht so kritisch wie noch zur Zeit des hohen und späten Mittelalters, als der sündige Greis ein wichtiges Thema war und sein körperlicher und geistiger Verfall häufig als Ausdruck seiner geistlichen Situation diente.[136] Im 17. Jahrhundert läßt sich eine idealisierende Aufwertung des Alters, die der Historiker Peter Borscheid nach dem Dreißigjährigen Krieg ansiedelt, durchaus schon erkennen, und Theologen fanden gerade im Alten Testament nicht nur abwertende Beschreibungen des Alters, sondern auch Verherrlichungen des Alters als Zeit der Weisheit zuhauf.

Bemerkenswert ist, daß die *geistlichen* Gerokomien trotz ihrer zwar umfangreichen, letzten Endes aber oberflächlichen Präsentation medizinischer Inhalte wiederum von verschiedenen *medizinischen* Autoren des 17. und 18. Jahrhunderts rezipiert wurden – freilich vor allem im Blick auf nicht-medizinische Themen wie Bibelexegese oder moralphilosophischem Trost. Solche Aspekte griffen sogar geriatrische Hochschulschriften zumindest in Randbemerkungen und Zitaten auf[137], wenn sie nicht ohnehin – etwa mit der Kohelet-Exegese – ein mit der Bibel assoziiertes Thema ansprachen.[138] Außerdem sollte nicht übersehen werden, daß einige medizinische Autoren nicht nur Ärzte, sondern auch studierte Theologen waren.[139] Insbesondere der Praeses zahlreicher geriatrisch-gerontologischer Dissertationen Michael Alberti war nicht nur Professor der Medizin, sondern auch promovierter Theologe und besaß dementsprechend großes Interesse an geistlichen Fragen um Alter und Tod.

Noch in anderen Textarten erörterten frühneuzeitliche Theologen die Themen Alter und Langlebigkeit, etwa in der Predigt, in akademischen Gelegenheitsschriften[140], aber auch im philosophischen Kommentar zu den aristotelischen Schriften: Der Dominikaner und spätscholastische Theologieprofessor Michele Zanardi (1570 – 1642) diskutiert beispielsweise im dritten Teil seiner naturphilosophischen Erörterung *De triplici universo, coelesti, elementari, et mixto, parvo homine* (1620) grundsätzliche Fragen der Lebensphysiologie um *Spiritus*, *Calor*, *Humidum* und Temperament, bevor er daraus Möglichkeiten der Lebensverlängerung durch Mäßigung (nach Leonard Lessius und Alvise Cornaro), Keuschheit und die Kunst der Medizin ableitet.[141] Ferner kommentiert der in Jena wirkende protestantische Theologe und Professor Johann Michael Dilherr (1604 – 1669) gemeinsam mit dem Respondenten Christian Betulius Egranus die aristotelische Charakterisierung der Lebensalter in der *Rhetorik*; dabei gehen die Autoren im Kontext der antiken Dichtung und Philosophie ausführlich auf Tugenden, vor allem aber auch auf Laster der Greise ein, denn die Jugend übertreffe das Alter an vortrefflichen Sitten und Leidenschaften.[142] Erst gegen Ende werden diese Aussagen insoweit relativiert, als durch Bildung die altersüblichen Fehler gemindert werden könnten.

Diese knappen Angaben sollen das bemerkenswerte Interesse frühneuzeitlicher theologischer Autoren an der Geriatrie verdeutlichen. Neben persönlichen Motiven ihrer häufig betagten Verfasser dürften die Bedürfnisse des potentiellen Publikums wesentliche Ursache für diese Neigung zur Medizin gewesen sein. Und schlußendlich könnte auch ein besonderes Gefühl der Verantwortlichkeit in der Geistlichkeit für das höhere Lebensalter eine Rolle für deren vielseitigen Beiträge zum Altersthema gespielt haben: Über lange Zeit lag die Kompetenz bezüglich Fragen um Sterben, Tod und Jenseits ausschließlich beim Klerus, und nicht umsonst wird die unmittelbare Nähe des Alters zum Tod nicht nur von medizinischen[143], sondern gerade auch von theologischen Autoren hervorgehoben.

Anmerkungen

1 Zur widersprüchlichen Bewertung des Alters in der Antike vgl. Abschnitt 1.2.

2 Vgl. Kapitel 5 (*exempla*) und 8 (Terenz-Rezeption).

3 Neben dem Buch Kohelet sind in erster Linie Bezüge zur Genesis (Gen. 2, 9: Baum des Lebens, vgl. Kap. 2, Anm. 267f.; Gen. 5 u. 6, 3: vorsintflutliche Langlebigkeit; vgl. Kap. 2, Anm. 240) sowie biblische Beispiele hohen Alters (der greise Barsillai: 2. Sam.19, 36; vgl. Kap. 1, Anm. 210; David: 1. Kön. 1, 1-4 mit dem Thema des Sunamitismus; vgl. Abschnitt 5.5 und Kap. 2, Anm. 209) und Zitate aus den Psalmen (insbesondere Ps. 90, 10: vorgegebene menschliche Lebensdauer) in der geriatrischen Fachprosa von Bedeutung.

4 Möglicherweise erst spät (Mitte des 3. Jh. v. Chr.) entstanden, ist das Buch Kohelet dennoch innerhalb der jüdischen Tradition durch seine Zugehörigkeit zu den *megillot*, einer Sammlung von fünf alttestamentlichen Schriften, mit der Festliturgie fest verbunden, während sein Platz im christlichen Kanon lange bestritten wurde, unter anderem deshalb, weil es im Neuen Testament nicht zitiert wird und inhaltlich „dem Nihilisten ... leichter zugänglich (ist) als jedes andere biblische Buch"; Hans Walther Wolf/Günther Bornkamm, Zugang zur Bibel. Eine Einführung in die Schriften des Alten und Neuen Testaments. Stuttgart 1980, S. 147-51, hier 147; vgl. auch Claus Westermann, Abriß der Bibelkunde. Stuttgart 1984, S. 129f.; Fritz Rienecker (Hg.), Lexikon zur Bibel. Wuppertal 1988, Sp. 1090-92.

5 Die Übersetzung des Textes wurde (im Gegensatz zum Lateinischen) aus stilistischen Gründen durchweg in der Zeitstufe des Präsens gehalten. – Nach Christian Warlitz (1708; S. 16) wurden von Theologen der Frühen Neuzeit sogar 21 *symbola* (unter Einschluß von Vers 4b und Vers 7) unterschieden.

6 Grundlage der frühen lateinischen Übertragungen war nicht der an sich variationsarm überlieferte hebräische „Urtext", sondern die (allerdings über weite Strecken wörtliche) grie-

chische Version der Septuaginta sowie des Aquila und des Symmachos; außerdem wurde von dem Kirchenlehrer Hieronymus neben der wirkungsmächtigsten Übersetzung ins Lateinische, der später so genannten Vulgata, eine eigenständige Übertragung im Rahmen eines Kommentars zum Buch Ecclesiastes (s.u.) angefertigt, die bereits auf Unterschiede zwischen dem Hebräischen und den griechischen Versionen eingeht, insbesondere bei der Interpretation von Koh. 12, 5 (vgl. Tabelle 9 a u. b, Nr. 12-14: *amygdalus, locusta, capparis*); vgl. Hieronymus, Commentarius in Ecclesiasten, in: Patrologia Latina, ed. J.-P. Migne. Bd. 23, Sp. 1166f. – Zu den Charakteristika der lateinischen Übersetzungen des Buches Kohelet in der Antike vgl. Smits (s. Anm. 43), S. LI-LX; Hans Wilhelm Hertzberg, Der Prediger (Kommentar zum Alten Testament 17, 4-5). Gütersloh 1963, S. 25-28.

7 Vgl. Aarre Lauha, Kohelet (Biblischer Kommentar Altes Testament, Bd. 19). Neukirchen 1978, S. 206-214.

8 Neben der Vulgata waren daher u.a. Übertragungen des jüdischen Hebraisten Johannes Immanuel Tremelli (1510 – 1580) und des Benedictus Arias Montanus (1527 – 1598) verbreitet, auf die sich Interpretationen des 17. und 18. Jahrhunderts oft einseitig stützten; vgl. Linné/ Pilgren (1760), S. 255; Mead (1775/1978), S. 459, 461. Zu dem Übersetzer und Kommentator Castalio vgl. auch Anm. 49.

9 Didymus der Blinde, Kommentar zum Ecclesiastes. Tura-Papyrus, in Zusammenarbeit mit dem Aegyptischen Museum in Kairo, Teil 6 (Kommentar zu Eccl. 11-12), hg. und übersetzt von Gerhard Binder und Leo Liesenborghs. Bonn 1969 (Pap. Texte und Abh. 9).

10 In diesem Sinne geht auch Gregor der Große (540 – 604) in seinen *Moralia in Iob* auf Kap. 12, 5 (Nr. 12-14) ein und deutet *amygdalus, locusta* und *capparis* auf die blühende Kirche, die sich bekehrende Völkerwelt und das Judentum, welches aufgrund seiner *sterilitas* die Ordnung eines guten Lebens einbüße; Gregorius Magnus, Moralia in Iob, lib. 31, par. 25, ed. M. Adriaen. Turnholti 1985, S. 1583 (Corpus Christianorum, Series Latina 143 B).

11 Die Deutung biblischer Texte nach einem mehrfachen oder vierfachen Schriftsinn ist charakteristisch für die Homiletik seit den Kirchenvätern bis weit in die Neuzeit hinein. Grundsätzlich unterschied man die wörtliche Bedeutung (Sensus litteralis) eines Begriffs oder Abschnitts von seiner Deutung auf geistliche Inhalte (Sensus spiritualis), die wiederum in die Sensus allegoricus, moralis und anagogicus entfaltet werden konnte. Wichtig ist im Zusammenhang mit der Exegese von Kohelet 12, daß die (immanente) Interpretation der Metaphern als Körperteile und -funktionen noch als Teil des Sensus litteralis betrachtet wurde, während heutige Interpretatoren wie Henri Holtzhammer (Reflexions sur le sens biologique du chapitre douze de l'ecclesiaste, Revue d'histoire de la médecine hébraique 1957, Nr. 36, S. 77-86, Nr. 37, S. 111-120, Nr. 38, S. 161-69) die biologische Deutung dem *sens figuré* zuordnen und den *sens littéral* auf den wörtlichen Sinn reduzieren.

12 Beispielsweise als kommentierendes Zitat bei Thomas de Chobham († 1333/36) innerhalb eines Sermo 7; hier wird *amygdalus* auf Christus und *locusta* auf den Gläubigen gedeutet, der sich in ein Kloster zurückzieht. In Sermo 23 werden hingegen *amygdalus* und *locusta* als Gegensätze interpretiert: Die Blüten des geistlichen Heils werden durch die Heuschrecken *luxuria* und *avaritia* verschlungen; Thomas de Chobham, Sermones, ed. F. Morenzoni. Corpus Christianorum, Continuatio Mediaevalis (CM) 82 A, Turnholti 1993, S. 84, Z 303 sowie S. 143, Z 356.

13 Vgl. Johann Baptist Schneyer (Hg.), Repertorium der lateinischen Sermones aus der Zeit von 1150 – 1350. Bd. 11 (Index 2), Münster 1990, S. 15; dort sind insgesamt acht Predigten zu *Memento tui Creatoris* nachgewiesen, davon drei *in mortuis* und zwei anläßlich des Festes des Hl. Nikolaus; den folgenden Versen des Textabschnittes ist jedoch kein eigener Sermon gewidmet.

14 Dieser Prozeß setzte allerdings erst im Laufe des 17. Jahrhunderts ein; vgl. Abschnitt 6.3.

15 *ad corpus hominis referunt cuncta, quae scripta sunt*; Hieronymus (wie Anm. 6), Sp. 1164.

16 *Porro consurgere eum ad vocem volucris, ostendit, quod frigescent iam sanguine, et humore siccato, quibus materiis sopor alitur, ad levem sonitum evigilet, noctisque medio, cum gallus cecinerit, festinus exsurgat: nequaquam valens strato saepius membra convertere*; Hieronymus (wie Anm. 6), Sp. 1165f.

17 Vgl. Eidam (1989), S. 8-12; Byl (1988), S. 73-92.

18 Erst Wilhelm Smits (s. Anm. 43; S. 105) weist diese Deutung entschieden zurück, da Rippen nicht zittern könnten.

19 Diese Interpretation wird durch die jüdische Tradition, die von vornherein statt Kaper Begierde liest, bestätigt; vgl. Midrasch Kohelet (wie Anm. 45), S. 153f.

20 Textus Bibliae cum Glossa ordinaria ... Nicolai de Lyra postilla, Moralitatibus eiusdem, Pauli Burgensis additionibus, Mathiae Thoringi replicis. Lugduni 1528, tertia pars, fol. 353[v]f.; diese Ausgabe präsentiert synoptisch neben dem glossierten Vulgatatext mit Kommentar auch eine Auslegung des Textes durch Nikolaus von Lyra.

21 Zu dieser Deutung regten die Verse 5b und 7 an, die fast immer in diese Richtung ausgelegt wurden, so bereits bei dem alexandrinischen Diakon und Exeget Olympiodorus Alexandrinus (1. Hälfte 6. Jh.; Fragmenta in Ecclesiasten, Patrologia Graeca, Bd. 93, Sp. 613), der allerdings nur an wenigen Stellen eine körperbezogene Deutung (Nr. 3, 5, 6, 8, 17) überliefert; unabhängig von Hieronymus deutet Olympiodorus (und tausend Jahre nach ihm auch der Arzt Francisco de Vallés, s. Anm. 50) die *custodes* (Nr. 3) als Augen, die die Sehkraft im Augenblick des Todes verlieren. – Eine vollständige Deutung auf den Tod des Menschen bietet noch Johann Heinrich Michaelis, Biblia Hebraica. Halle 1720, letzte Seite vom Buch Kohelet (hebräische Seitenzahlangabe).

22 Mit dem Kohelet-Zitat, das er als *novissimi senii illius languorem sedulo satis ac liquido exprimentia* [*verba*] preist, erläutert Johannes den Zustand des greisen, nicht mehr zu erwärmenden David (1. Kön. 1, 2; vgl. Kap. 2, Anm. 209); Johannes de Forda, Super extremam partem Cantici canticorum sermones CXX, Sermo 62, ed. E. Mikkers/H. Costello. Turnholti 1970, S. 436 (CM 17); allerdings zog bereits Hieronymus bei Nr. 5-10 und 12-14 das Greisenalter als Beispiel für den körperlichen Verfall heran; ähnliche Deutung auch bei Ratherius Veronensis (Lobensis; 890 – 974): Praeloquia, lib. II, 36, ed. P. Reid, CM 46 A, Turnholti 1984, S. 75f.

23 Vgl. Kap. 1, Anm. 209.

24 *id est labia in plano faciei sita, quae dicuntur claudi: quin non possunt bene loqui, ideo subditur*; Nikolaus von Lyra (s. Anm. 20), fol. 354[r].

25 *fons dicitur hic cor, a quo procedunt spiritus vitales, sicut aque vivide ex fonte. Hydria cum qua hauritur aqua de fonte dicitur: hic compago ceterorum membrorum, recipiens vitam a corde; que conteritur super fontem, quia moritur cum corpore*; Nikolaus de Lyra (s. Anm. 20), S. 354[r].

26 Der zwelfte und letzte Teil der Bücher des ehrnwirdigen Herrn D. Mart. Luthero: Nemlic: Die erste Auslegung über die Epistel an die Galater/Ecclesiastes oder Prediger Salomo ... Wittemberg, Hans Lufft, 1559, S. 157[v]. – Luthers lateinischer Kommentar erschien bereits 1532, die deutsche Übertragung 1533.

27 Ebenso bei Johannes Brenz, Der Prediger Salomo. Hagenau 1528/Faks. Stuttgart 1970, S. 215-218. – Wesentlich schlichter legt dieser württembergische Reformator (1499 – 1570) den Textabschnitt unter dem Motto *Spar deine Besserung nit biß inn das allter* aus: Schwierige Deutungen und Allegorien wären für sein volkssprachliches Publikum unpassend gewesen.

28 *Capparis renibus valet. Et quia circa partes illas libido regnat*; Glossa ordinaria (s. Anm. 20), S. 354[r].

29 Martin Luther, Exegetica opera latina. Bd. 21, Erlangen 1858, S. 236-241.

30 Bei Brenz (s. Anm. 27) als Ausdeutung der *locusta* (Nr. 13); bei Luther (s. Anm. 29) metaphorische Interpretation der „Furcht vor der Höhe“ (Nr. 11).

31 So in den Vergänglichkeitsklagen bei Oswald von Wolkenstein (*Ich sich und hör'*) und François Villon (*Les regrets de la belle Heaulmiere*); vgl. die Interpretationen von Hartmann und Jones (s. Kap. 2, Anm. 330), die jedoch beide nicht auf den an sich engen Bezug der literarischen Altersklage zu Kohelet 12 eingehen.

32 Korber (1537), *argumentum* (o.S.) sowie Th. 101-121 (o.S.). – Die in Frage und Antwort formulierten Quaestiones 102-121 (o.S.) übernehmen in identischer Reihenfolge und zum Teil wörtlich Luthers Kommentar (s. Anm. 29).

33 Vgl. Abschnitt 7.4 und Anm. 123.

34 Vgl. Abschnitt 2.4 und Kap. 2, Anm. 327.

35 Weitere theologische Exegesen zu Kohelet: Jean de Lorin, Commentarii in Ecclesiasten. Moguntiae 1607; Conrad Dieterich, Der Alten Spiegel, darin sich Alte und Junge wohl zu spiegels [!] haben, aus dem 12. Kap. des Prediger Salomos erklärt, Ulm 1634; Johann E. Müller, Programma de senectute, a Salomone, Ecclesiast. 12, 1 graphice descripta. Rudolstadium, Urban, 1698; Sebastian Schmidt, In librum Salomonis regis, Hebr. Koheleth ... ecclesiastes dictum commentarius. Straßburg 1704; Solomon Hottinger/Felix Wyssius/Johann Jacobus à Birch, Biografia physico-sacra, Seu Dissertatio de vita, hujus natura, essentia, intervallis, seu aetatibus, cumprimis etiam de incommodis Senii, juxta illustrem locum Eccles. XII, 3-8. Zürich 1706.

36 Englische Übertragung: Serres (1585), S. 427-438. Der lateinische Kommentar Serrans *In Ecclesiasten Salomonis* erschien bereits 1579.

37 Vgl. die alttestamentliche Deutung der Nieren als Organe des Lebens (Ps. 139, 13).

38 Diese Deutung von Nr. 10 als versagende Stimme wurde beispielsweise von André Du Laurens übernommen (1599; S. 175); sie basiert offensichtlich auf der griechischen Version der Septuaginta, die jedoch Hieronymus ablehnte, weshalb in der Vulgata das *obsurdescere* („ertauben“) sich gegenüber dem *obmutescere* („verstummen“) durchsetzte; in der Frühen Neuzeit wurde jedoch die Septuaginta mehrfach neu latinisiert (vgl. Anm. 8).

39 Diese Interpretation übernahm nicht nur der Arzt John Smith (1666; S. 216-219), sondern auch Wilhelm Smits in seiner flämischen Vulgata-Ausgabe; dort deutet Smits die goldene Schale (Nr. 16) als *membranae cerebrum involventes* (*pia mater, dura mater*); ihr Zurückweichen be-

deute: *nervus aut chorda arcus nimium tensa in se redit aut frangitur, accedentibus potissimum humidi aut sicci qualitatibus*; Smits (s. Anm. 43), S. 107f.

40 Koch (1636), S. 72-77.

41 Als weiteres Beispiel seien die *Pensées morales sur Ecclesiaste de Salomon* des französischen Schriftstellers Pierre Bardin (1590 – 1637) herausgegriffen, die allerdings einen sehr freien, meditativ-erbaulichen Umgang mit dem Text pflegen, so daß eine Zuordnung von Vulgata-Text und Auslegung oft schwierig ist. Bardins Interpretation wirkt eklektisch: Von Hieronymus leitet sich die Homonymie *locusta-talus* (Nr. 13) und die Deutung der *capparis* als *concupiscentia* (Nr. 14) ab; auf die Reformatoren weist das Händezittern (Nr. 3) und der Kreislauf der Verdauung (Nr. 18). Außerdem scheinen bereits medizinische Interpretationen (s. Abschnitt 7.2) einen Einfluß auszuüben: Populäre humoralpathologische Konzepte finden sich in der Erklärung der geschwollenen Füße (Nr. 13; dorthin flössen alle schlechten Säfte des Körpers) oder in derjenigen des raren Schlafs (Nr. 9): Es würden mehr Säfte verbraucht als neu gebildet; Pierre Bardin, Pensées morales sur Ecclesiaste de Salomon. Paris 1640, S. 571-576, 579 (die erste Auflage erschien bereits 1629 in Paris bei Cannusat, eine deutsche Übertragung im Jahr 1662).

42 Witsius (1712; die editio secunda erschien jedoch bereits 1695). – Daß die salomonische Altersbeschreibung nach 1650 nicht nur die Aufmerksamkeit von Theologen, sondern auch diejenige von Philologen erregte – vor allem unter sprachlich-rhetorischem Blickwinkel und teilweise unter Verzicht auf organbezogene Deutungen –, zeigen entsprechende Arbeiten von Andreas Horn unter dem Wittenberger Professor Anton Günther (1653) sowie von Eusebius Traugott und Augustus Helfgott Ebert (1770).

43 F. Wilhelm Smits (Hg.), Ecclesiastes Vulgatae editionis versione Belgica. Anverpiae, Gerardo Tielenburg, 1746, S. 102-108; zitiert z.B. Avicenna (nach Vallés, 1592, S. 513), der die medizinische Droge *capparis* (Nr. 14) aufgrund der semitischen Etymologie als Anstachelung zur Wollust deutet; vgl. auch Warlitz (1790), S. 95.

44 Süßmilch (1765), Bd. 2, § 468, S. 334; *Der Greis* (wie Kap. 4, Anm. 25), 136. Stück (1765), S. 138 (im Rahmen einer interessanten Beschreibung des Alters als ein „langsamer Tod" (ebd., S. 135).

45 Der Midrasch Kohelet. Leipzig 1880/Reprint Hildesheim 1967, S. XIVf. (Bibliotheca Rabbinica. Eine Sammlung alter Midraschim, zum ersten Male ins Deutsche übertragen von August Wünsche, 1. und 3. Lieferung). – Zur jüdischen Tradition vgl. auch Maier (1965) und Amit (1978), S. 131f.

46 So werden wie bei Hieronymus die Wächter des Hauses (Nr. 3) als Rippen apostrophiert; Midrasch Kohelet (s. Anm. 45), S. 152. Vgl. auch Anm. 19.

47 Erstmals bei Serres (1585; S. 433f.); vgl. auch Vallés (1592), S. 514f.; Du Laurens (1599), S. 176; Witsius (1712), S. 181.

48 Vgl. die zahlreichen Hinweise auf R. Salomo bei Warlitz (1708; S. 47 u.a.) sowie auf den Talmud-Kommentar Berachot bei Daniel Le Clerc (s. Anm. 96; S. 722 anläßlich der Erklärung von Nr. 14).

49 Vgl. das Eingeständnis von Castalio (Sébastien Châteillon, Solomonis Israelitarum Reipublicae Regis Ecclesiastes. Tremoniae, Apud Albertum Sartor, 1562) zu Nr. 15-18: *Haec quatuor ego non intelligo*; zitiert nach Smith (1666), S. 227.

50 Vallés (^{3}1592), cap. 66, S. 107-116. Auf die Deutung von *hydria* (Nr. 17) als Harnblase greifen später Mead (1775/1978), Linné/Pilgren (1760) und der Theologe Wilhelm Smits (s. Anm. 43) zurück.

51 Galen, De temperamentis II 2 (Kühn I 580).

52 Vgl. Abschnitt 2.2.

53 Vgl. Abschnitt 2.1.

54 Vgl. 1. Kön. 5, 13.

55 So lautet die Bezeichnung des gesamten Textabschnitts in einer Marginalie der englischen Übersetzung; vgl. Du Laurens (1599), S. 175f.

56 *Per metaphoram, mortis aenigmata sunt*; Hieronymus (s. Anm. 6), Sp. 1168.

57 Vgl. die Metapher vom „gebrochenen Herzen" nach Jer. 23, 9; 31, 20.

58 Diese Deutung übernahm der holländische Theologe Johann Koch (1636; S. 76); selbst die Marginalien der *Biblia Hebraica Joannis Heinrici Michaelis* (s. Anm. 21) verweisen bei Nr. 16 lapidar auf das Herz und bei Nr. 17 auf *venae ad dextrum cordis ventriculum*. – Zu diesem Kommentar vgl. auch Joshua O. Leibowitz, The old age description in Ecclesiastes and its medical interpretation by Johann Heinrich Michaelis. Journal of the History of Medicine 18 (1963), S. 283f.

59 Nr. 2: dicke Dämpfe vor den Augen nach langem Weinen; Nr. 6: Katarakt der Augen; Nr. 14: Verlust des Appetites, der durch Kapern angeregt wird; vgl. Du Laurens (1599), S. 175f.

60 Smith (1666); das Imprimatur des vorliegenden Bandes stammt jedoch vom 17. Februar 1676. Dem unpaginierten Vorwort zufolge wurde das Buch bereits 1662 in den Druck gegeben. In jedem Fall erschien eine erste Auflage unter dem Titel *Gerokomia basilike: King Solomons portraiture of old age* (London 1666). Noch 1752 erschien in London ein Nachdruck. – Nach Angabe des Autors (ebd., S. 251) stammt aus seiner Feder noch eine weitere Schrift *De formatione foetus in utero materno*. – Eine kurze Übersicht bietet Howell, King Solomon (1987), S. 331-333.

61 Möglicherweise auch ein Hinweis auf das Buch von Francisco de Vallés (1592) als einer Hauptquelle von Smith.

62 Smith (1666), S. 250, 254f.

63 Zwei typische Vertreter dieses Literaturtyps sind (neben dem Vorbild der *Philosophia sacra* von Francisco de Vallés) die Textsammlung *De morbis biblicis* des dänischen Anatomen Thomas Bartholin (1672; vgl. auch die Einführung zur englischen Übersetzung, ed. 1994, S. 9f) und die von dem berühmten englischen Arzt Richard Mead verfaßte und 1749 erstmals erschienene *Medica sacra*, die ebenfalls eine kurze Auslegung der Kohelet-Metaphern auf das Alter enthält (1978; S. 459-464).

64 So soll beispielsweise Hiob an *marasmus senilis* gelitten haben; Smith (1666), S. 187.

65 Smith (1666), S. 4.

66 Vgl. Abschnitt 8. – Auch Depré und Härtel (1720; S. 20f.) verknüpfen das Terenzzitat mit einer kurzen Erwähnung von Kohelet 12.

67 Hier folgt Smith offensichtlich einem kurzen Hinweis von Ranchin (1627; S. 540).

68 Smith (1666), S. 248.

69 Vgl. Abschnitte 3.3 und 6.3 sowie Kap. 6, Anm. 57; Serres (1585), S. 430; Witsius (1712), S. 175f.; Mead (1978), S. 460. – Noch Joachim Heinrich Gernet (1753; S. 32) weist ausgerechnet im Zusammenhang mit der *debilitas mentis* auf den Kohelet-Text des *regum sapientissimus Salomon* hin.

70 Smith (1666), nach S. 248. Die Übersicht ist eindrucksvoll gegliedert nach *facultates internae* (geistige Funktionen) und *externae* (körperliche Funktionen, noch weiter unterteilt *in facultates animales, naturales* und *vitales*) sowie nach Körperteilen (*partes inanimatae*: Haare, Nägel; *partes animatae*: ernährte Organe, noch weiter unterteilt in solide und weiche Teile).

71 Anläßlich der Ausdeutung von Heuschrecke (Nr. 13) und Kaper (Nr. 14); Smith (1666), S. 173, 176-179, 183-188.

72 Smith (1666), Vorwort (o.S.); im Hauptteil wendet sich Smith (S. 174) beispielsweise gegen Galens spekulative Unterteilung von Körperorganen nach ihrer Zeugung in eine *pars spermatica* bzw. *sanguinica*; vielmehr komme alles aus dem Samen.

73 Aphorismus III 31; vgl. Smith (1666), S. 86, 130, 173, 258; vgl. auch Ranchins Hippokrates-Kritik (s. Kap. 2, Anm. 104).

74 Vgl. Abschnitt 2.3.1 und Kap. 2, Anm. 250.

75 Smith (1666), S. 245; dieser „kuriosen Ansicht“ (Howell, King Solomon, 1987) folgten auch Christian Warlitz (1708; S. 133f.), Cornelis Bontekoe (1719; S. 355) und andere Ärzte des 17. und 18. Jahrhunderts.

76 Vesti/Stegmann (1692). – Von Stegmann ist außer dieser Disputation noch eine 1694 in Leipzig gedruckte Schrift *Genaue Untersuchung des Keuterlings* bekannt.

77 *Salomonem perfectissimum fuisse Anatomicum*; Vesti/Stegmann (1692), Th.VIII, S. 10.

78 Dies geschieht auch durch die Invokationen Gottes auf dem Titelblatt sowie in den Schlußsätzen des Vorwortes und der Disputation; Vesti/Stegmann (1692), S. 5, 40.

79 *Deus senum unicum solatium*; Vesti/Stegmann (1692), S. 5.

80 Anläßlich von Nr. 1 (*imbecillitas mentis*), Nr. 12 (Kahlheit) und Nr. 15 (Krümmung im Mutterleib/im Alter).

81 Warlitz (1708), S. 134-136.

82 Linné/Pilgren (1760), S. 253-272.

83 *Nos autem, missis explicationibus criticis & mere Theologicis, ne falcem in alienam immittere messem videamur, ea tantum delibabimus, quae, ex naturali hominum conditione petita, laudatam hujusce pericopes particulam quodammodo illustrare possunt;* Linné/Pilgren (1760), S. 255.

84 Als weiterführende Literatur empfehlen Linné und Pilgren (1760; S. 272) zwei Theologen, nämlich Witsius (1712) und Hottinger (s. Anm. 35), sowie zwei Ärzte, die in der Medica-sacra-Tradition stehen, nämlich Georg Wolfgang Wedel (1686; vgl. Anm. 95) und John Smith (1666).

85 Reinhard (1767), Buch IV 1 (= Bd. 2, S. 157-305), hier S. 172.

86 Etwas überraschend ist die Deutung der beladenen Heuschrecke als ein Ausdruck für die Geschwätzigkeit der Alten; Reinhard (1767), Bd. 2, S. 251.

87 Triller (1771/79).

88 Triller (1779).

89 Allerdings gibt schon Ranchin (1627; S. 540) an, sowohl aus der biblischen wie der hippokratischen Aufzählung eine Zusammenstellung der Altersleiden vorgenommen zu haben; doch fehlt

bei ihm jeder Vergleich zwischen den Texten. – Smith (vgl. Anm. 73) und Wedel (1686; s. Anm. 95) erwähnen lediglich den Aphorismus III 31 im Zuge ihrer Kohelet-Auslegungen. – Michael Friedrich Liefmann (1711 – 1763) zitiert die biblische Textpassage als weiterführende Deskription des hohen Alters im Anschluß an die *Facies Hippocratica* zwar vollständig; der bereits erwähnte Hippokrates-Aphorismus III 31 erscheint ihm aber demgegenüber eine deutlichere Darstellung der Alterskrankheiten zu sein (*clariorem ... recensionem morborum istorum*); Liefmann (1737), S. 23.

90 *Hebraeorum Hippocrates rei medicae ... peritissimus fuit*; Triller (1771/79), III 314; an anderer Stelle spricht er von dem König als einem *tanto inter Reges omnes Botanico, tantoque inter omnes Botanicos Regi*; Triller (1779), S. 351. – Als Begründung führt Triller das Zeugnis der Bibel sowie zwei angeblich von Salomo verfaßte Werke an; vgl. Anm. 119.

91 Triller (1779), S. 341-361.

92 Im folgenden kann nur eine kleine Auswahl genannt werden; einzelne Metaphern werden außerdem in folgenden medizinischen Texten erwähnt: Sebiz/Welsch (1645), Th. CLXXI (o.S.); Millin de la Courveault/Bringaud (1753; S. 7; weitgehend identisch mit einer gleichnamigen Quaestio von Guy Patin und Paul Courtois von 1643); Beireis/Ottmer (1792; § 7, S. 5); vgl. auch den lobenden Hinweis auf Kohelet 12 bei Jacob Hutter (1732), S. 12. – Auch Abraham Saur (1744; § XXXII, S. 23) zitiert vollständig den Abschnitt aus Kohelet 12 nach der Version Castellios (Castalio; vgl. Anm. 49) als Zusammenfassung seiner Alterspathologie. – Als (möglicherweise) medizinische Interpretationen werden in der Literatur außerdem erwähnt: Praunius [o.V.], Physico-anatomica analysis cap. XII Ecclesiastis; Heumannus, Commentarius in Hermanni Boerhaave Institutiones medicas, pars I, Leiden 1744, S. 75ff. (Hinweis bei Gernet, 1753, S. 32).

93 Ranchin (1627), S. 539f. (anläßlich Nr. 10 weist Ranchin etwa auf die Arteria aspera hin, die verengt oder erschlafft sei). Vgl. auch Abschnitt 2.1.2 und Kap. 2, Anm. 105.

94 Bontekoe (1719), S. 360-69.

95 Wedel (1686; o.S.); identisch mit dieser Schrift ist die namensgleiche Exercitatio medico-philologica 3, in: Exercitationum medico-philologicarum Decas tertia. Jena, Sumptibus Johannis Bielckii, 1687, S. 12-17.

96 Le Clerc (1729), part I, liv. II, chap. III, S. 83-89.

97 Bereits Pierre Bardin (s. Anm. 41; S. 579) deutete die zerbrochene *hydria* (Nr. 17) als Kopf, von dem nun nicht mehr die Nerven ihre Empfindungen schöpfen könnten.

98 Bereits bei John Smith (1666; S. 241) als Deutung ungenannter Exegeten erwähnt.

99 *Solomon's intention was, to describe those defects of the senses which generally steal on Old Age*; Mead (1775/1978), S. 461.

100 Mead (1775/1978), S. 462f.

101 Noch Seiler/Neuhoff (1806; S. 11-13) stellen ihrer anatomisch-pathologischen Untersuchung der Greisenkrankheiten den mit Fußnoten kommentierten Abschnitt aus Kohelet 12 voran.

102 Vgl. Abschnitt 3.1.3 und Kap. 3, Anm. 154f.

103 Daß der Eingangsvers des 12. Kapitels dennoch in akademischen Kreisen bis heute eine gewisse Vertrautheit behielt, ist wohl nur dem alten Studentenlied zu verdanken, in dem sich ein letzter Rest somatisch-medizinischer Interpretation versteckt: *Gaudeamus igitur, juvenes dum sumus. Post molestam senectutem nos habebit humus.*

104 Glagau (1715), S. 8 (vielleicht in bewußter Abweichung von Koh. 12, 1, wo diese Wir-Erfahrung des Sterbens als Lebensgefühl einer Epoche nicht explizit geäußert wird).

105 Vgl. Abschnitt 8. Die Sentenz wird in den folgenden Exegesen und Kommentaren zu Kohelet 12 zitiert: Luther (s. Anm. 29, S. 236); Bardin („c'est une longue maladie dont il n'y a point d' esperance de guerir que par la mort"; s. Anm. 41, S. 566); Smith (1666; S. 13, 133); Warlitz (1708; S. 17f.); Liefmann (1737; S. 21); Linné/Pilgren (1760; S. 259, 261); Mead (1775/ 1978; S. 459).

106 Vgl. Anm. 13 und beispielsweise Sigmund Badehorn, Gravamina senectutis, aus dem 12. Cap. des Predigers Salomonis ... Leipzig 1620 (Leichenpredigt auf Andreas Manick, gest. 25. Februar 1620).

107 Luther (s. Anm. 26), S. 158^{v} (bei Deutung von Nr. 14). Zu Erasmus vgl. Kap. 4, Anm. 17.

108 Vgl. Michael Hattaway, Paradoxes of Solomon: Learning in the English Renaissance. Journal of the History of Ideas 29, 1968, S. 499-530, hier 499, 508-516.

109 Vgl. beispielsweise Joannes Stephanus Reichsigl, Fortunata in sapientissimo rege Salomone Hierosolyma, seu [...] Sigmundi Christophori Archi-Episcopi [...] Salisburgensis, ex prosapia [...] Comitum de Schrattenbach, domini [...] clementissimi solium rudi musa concinnatum. Salisburgi, Mayr, 1754.

110 Vgl. beispielsweise das lateinische Schauspiel *Sapientia Salomonis*, das als Adaption eines Stücks des Deutschen Sixt Birck 1565/66 vor der englischen Königin Elisabeth I. aufgeführt wurde und sie am Ende mit dem König vergleicht; vgl. Hattaway (s. Anm. 108), S. 524f.

111 Martin Luther bezeichnete dementsprechend das Buch Kohelet geradewegs als Politik oder Ökonomie Salomos (Commentarius in Ecclesiasten, in: D. Martin Luthers Werke. Kritische Gesamtausgabe. Weimar, 1883ff., Bd. XX, S. 8). – Die in der Bibel überlieferten Auswirkungen von Salomos wirtschaftlicher Kompetenz, nämlich Handelsbeziehungen zu dem legendären Goldland Ofir (1. Kön. 9, 28), veranlaßten den Spanier Alvaro de Mendaña, die von ihm 1568 entdeckten pazifischen Salomon-Inseln als vermeintliches Eldorado nach dem reichsten „aller Könige auf Erden" (1. Kön. 10, 23) zu benennen.

112 Nach Josephus hatte Gott dem Salomo eine *téchnēn kat' tēn daimónōn* verliehen zum Nutzen und zur Behandlung der Menschen (Antiquitates VIII, 2, 5 [45], ed. Benedictus Niese, Flavii Josephi Opera, Bd. 2, Berlin, 1885, S. 186); es folgt das Exempel eines zeitgenössischen Magiers Eleazar, der unter den Augen des Kaisers Vespasian einen Besessenen mit magischen Handlungen und salomonischen Zaubersprüchen geheilt haben soll; vgl. dazu Dennis C. Duling, The Eleazar miracle and Solomon's magical wisdom in Flavius Josephus's Antiquitates Judaicae 8.42-49. Harvard Theological Review 78, 1985, S. 1-25.

113 Vgl. Lynn Thorndike, A history of magic and experimental science. Bd. 2, New York/London 1923, S. 279-289; Günter Stemberger, Salomo II, Theologische Realenzyklopädie, Bd. 29, 1998, S. 729. Als wichtige Beispiele imponieren eine Sammlung von apotropäischen Zaubersprüchen unter der Bezeichnung *Clavis* (*Clavicula*) *Salomonis* sowie die im Jahr 1600 in Lyon gedruckte, als Mnemotechnik eingeführte *Ars notaria, quam Creator Altissimus Salomoni revelavit*; vgl. Hattaway (s. Anm. 108), S. 504.

114 Vgl. Thorndike (s. Anm. 113), Bd. 7, S. 302, 326, 331, 443; Bd. 8, S. 188, 556.

115 Vgl. Dietlinde Goltz/Joachim Telle/Hans J. Vermeer, Der alchemistische Traktat „Von der Multiplikation“ von Pseudo-Thomas von Aquin, Wiesbaden 1977, S. 74 (Sudhoffs Archiv, Beiheft 19). – Der Traktat ist vermutlich Mitte des 14. Jhs. entstanden.

116 Vgl. Thorndike (s. Anm. 113), Bd. 7, S. 172-174; Thomas Lederer, Zum Leben und Werk des Alchemikers Franz Krell. In: Analecta Paracelsica, hg. v. Joachim Telle. Stuttgart 1994, S. 149-166, hier 152f.

117 Vgl. Dieter Jetter, Santiago, Toledo, Granada. Drei spanische Kreuzhallenspitäler und ihr Nachhall in aller Welt. Stuttgart 1987, S. 8f.

118 Vgl. Hattaway (s. Anm. 108), S. 502.

119 Dies geschah aufgrund von Andeutungen in der Bibel; vgl. 1. Könige 5, 13: „Er dichtete von den Bäumen, von der Zeder auf dem Libanon bis zum Ysop, der aus der Wand wächst. Auch dichtete er von den Tieren des Landes, von Vögeln, vom Gewürm und von Fischen“ (zitiert bei André Du Laurens, 1599, S. 175; Smith, S. 1666, Vorwort an den Leser, o.S.); vgl. auch Sir. 7, 20. Noch Daniel Wilhelm Triller (1779; S. 314) spricht unter Verweis auf R. David Kimchi von einem apokryphen *Liber medicinalis* sowie einem angeblich in arabischer Sprache vorliegenden *Magnum Herbarium*, das unter dem Namen Salomos firmiere. Nach Meinung des Hippolytus und der Rabbiner Maimonides (!) und Rashi soll König Ezechias (Hiskia) die magisch-naturwissenschaftlichen Bücher Salomos unterdrückt haben (Interpretation von 2. Chron. 29, 16); vgl. Duling, (s. Anm. 112), S. 16; Le Clerc (1729), S. 84.

120 Beispielsweise Francis Bacon, De augmentis scientiarum VIII 2, in: Idem (1858/1963), I 751 bzw. V 136f.

121 Bacon, New Atlantis, in: Idem (1859/1963), III 145.

122 Vgl. Charles Webster, The College of Physicians: „Solomon's House“ in Commonwealth England. Bulletin of the History of Medicine 41, 1967, S. 393-412, hier 398.

123 Korber (1537), Quaestio 18, 54-56, 65, 69, 99, 100, 122 (o.S.).

124 Zur frühneuzeitlichen juristischen Privilegienliteratur vgl. demnächst Publikationen von Thomas Duve (München); die medizinisch besonders relevanten Themen der Altersimpotenz und des Altersschwachsinns werden in den Abschnitten 3.1.3.3 und 6.3 kurz abgehandelt.

125 Vgl. auch deren Diskussion unter dem Aspekt der Altersvergeßlichkeit in Abschnitt 6.2.

126 Auch der mantuanische Arzt Anselmi (1606; S. 56) zitiert das Werk des Theologen Paleotti.

127 Vgl. Kap. 1, Anm. 44.

128 Vgl. Kap. 6, Anm. 40.

129 Mit Hinweis auf Philipp Melanchthon; Tossanus (1599), S. 33.

130 Tossanus (1599), insbesondere lib. I, cap. 4f., S. 31-51.

131 Chokier (1647) wird unter anderem vom dem Arzt Christian Warlitz (1708; S. 48) zitiert.

132 Ein in Brügge als Arzt wirkender B. Bacquere, dem die Schrift *Senum anatomicus* (vgl. Anm. 133) zugeschrieben wird, soll 1630 gestorben sein; vgl. Biographisches Lexikon hervorragener Ärzte aller Zeiten und Völker, hg. von August Hirsch. 2. Auflage München/Berlin 1962, Bd. 1, Sp. 278.

133 Vgl. Kap. 2, Anm. 24. Ein weiteres Werk dieser *Senectutis academia* war wahrscheinlich der heute sehr seltene Traktat *Senum anatomicus, senum, senectutisque naturam, differentias, princi-*

pis, signa, & aetatem enucleans requisitam, ut quis verè senex nuncupetur (Brügge 1678). – Bacquere wird unter anderem zitiert von Schelhaß/Schmid (1718), S. 30.

134 Vgl. Lemnius, De habitu et constitutione corporis, Antwerpen 1561; vgl. Niebyl (1971), S. 362. – In diesem allgemeinmedizinischen Werk geht Lemnius nur kurz auf galenistische Grundlagen und Diätetik des Alters ein, wobei er den theologisch und medizinisch unterschiedlich konnotierten Begriff des natürlichen Todes problematisiert (lib. I 9 über den kalten und trockenen Habitus, ed. 1582, S. 71^{v}-83^{v}).

135 Lessius (1614), S. 5. – Zu Lessius vgl. Niebyl (1971), S. 363. – Zu Cornaro vgl. Abschnitte 2.1.3, 5.2 und Kap. 5, Anm. 30.

136 Sprandel (1983); Minois (1989), S. 118-132.

137 Vgl. Dummel (1732), § 3, S. 5 (*mors iustorum*); Falcke (1744), § 12, S. 10 (Hinweis auf Genesis 3); Christian (1702), § 19 (o.S.; Geschlechtsverkehr sei im Alter zu meiden, weil Greise heute anders als Abraham keine Väter vieler Völker mehr seien); Grosser (1770), S. 6 (Leiden und Krankheiten sind Strafe für Sünden bzw. Diätfehler; Hinweis auf Adam), 37f. (Einfluß von Freude auf Körper wird mit Bibelzitat belegt); Juncker/Buihring (1764), S. 15f., § 9 (moralische Gründe für vorzeitige Vergreisung); S. 20, § 14 (Tertullian-Zitat).

138 Vgl. Anm. 3.

139 Beispielsweise die Dissertanten Adolf Gottlob Richter (Vater/Richter, 1724; Nachwort, o.S.) und Johannes Friedrich Sommer (1727; Nachwort, S. 30).

140 Beispielsweise verfaßte anläßlich eines fürstlichen Leichenbegängnisses der Geistliche Andreas Weber (1721) eine Erörterung über den angenehmen Tod des Mose nach einem Alter ohne Beschwerden; Hilliger und Vinhold (1707) bieten dagegen eine Auslegung von emblematischen Bildern (Saturn und Schlange) über das Elend des Greisenalters.

141 Zu Zanardi vgl. auch Kap. 2, Anm. 119, 196 und 239.

142 Dilherr (1652), §§ XLVII-LXV, S. 147-58.

143 In der Nachfolge Galens; vgl. Kap. 1, Anm. 39.

8. Die „Krankheit Alter“

Ein neues Konzept um 1700?

Senectus ipsa morbus est – mit dieser provokanten These lenkt ein ansonsten kaum bekannter Jacob Hutter (1708 – 1768), Hallenser Doktorand und später in Siebenbürgen wirkender Arzt und Pharmazeut, im Jahr 1732 Aufmerksamkeit auf seine gleichnamige Inauguraldissertation, die bereits im gleichen Jahr mit dem deutschen Untertitel *Daß das Alter an und vor sich selbst eine Kranckheit seye* nachgedruckt wird.[1]

Diese radikale Behauptung, das Alter sei eine Krankheit, wurde zuerst keinesfalls von Hutter oder seinen Zeitgenossen, ja nicht einmal im Rahmen eines medizinischen Textes aufgestellt. Sie ist vielmehr ein Zitat aus der antiken Dichtung. Hutter bezieht sich ausdrücklich auf eine Passage in der 161 v. Chr. entstandenen Komödie *Phormio* des Terenz. Dort heißt es aus dem Mund des alten Chremes, der von seinem Bruder Demipho nach seiner Krankheit gefragt wird: „Du fragst? Das Alter selbst ist die Krankheit.“[2] Lucius Aenneus Seneca verstärkt etwa zweihundert Jahre später die eindrucksvolle Pointe noch, wenn er das Greisenalter als unheilbare Krankheit apostrophiert.[3] Ohne Zweifel wirkte diese Sentenz von der „Krankheit Alter“, die bereits die Antike als Provokation empfand, in abgewandelter Form über viele Jahrhunderte auf Redewendungen ein – womöglich bis heute. Die Kombination *alt und krank* ist darüber hinaus im populärem Schrifttum seit Jahrhunderten fest verankert.

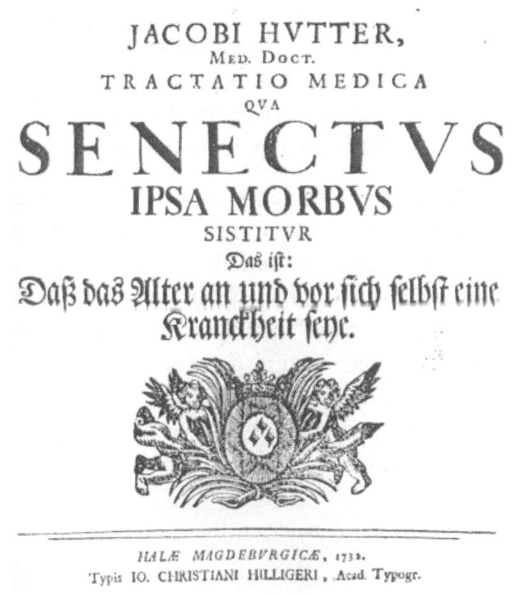
JACOBI HVTTER,
MED. DOCT.
TRACTATIO MEDICA
QVA
SENECTVS
IPSA MORBVS
SISTITVR
Das ist:
Daß das Alter an und vor sich selbst eine
Kranckheit seye.

HALÆ MAGDEBVRGICÆ, 1732.
Typis IO. CHRISTIANI HILLIGERI, Acad. Typogr.

Abbildung 27: Titelblatt des Nachdrucks der Dissertation von Jacob Hutter, Halle 1732

Diese Untersuchung soll jedoch hauptsächlich den Einfluß des Terenz-Zitates auf die gelehrten medizinischen Konzepte des Alters und deren kulturhistorischen Kontext deutlich machen, stellvertretend für andere literarische Sentenzen, die ebenfalls eine bedeutende Wirkung auf die frühneuzeitliche Heilkunde besitzen.[4] Dabei stehen folgende Leitfragen im Mittelpunkt:

1. Welche Dynamik und welche argumentative Funktion konnte die Rezeption nichtmedizinischen Gedankenguts aus der Antike in der frühneuzeitlichen Heilkunde entfalten – eine Rezeption, die bei oberflächlicher Betrachtung oft nur als erstarrte Tradition und Ballast erscheint?
2. Erhält das als Krankheit definierte Greisenalter in der Medizin eine neue pathologische Dimension, und welche Konzeptionen von Krankheit, aber auch Tod sind damit verknüpft? Von besonderer Bedeutung ist in diesem Zusammenhang das Verständnis von Natur und ihren Prinzipien, anhand dessen sich die „Krankheit Alter" offensichtlich von den konkurrierenden Konzepten eines „natürlichen" Altersprozesses und eines „natürlichen" Todes unterscheidet.
3. Avanciert die „Krankheit Alter" konsequenterweise zu einem unmittelbaren Gegenstand der Heilkunde im Sinne einer Geriatrie, etwa unter der Vorstellung, die Seneszenz könne wie zahlreiche andere Krankheiten in gewissen Grenzen vermeidbar, vielleicht sogar heilbar sein mit der Perspektive eines längeren und besseren Lebens, ja vielleicht sogar mit einer Utopie von Unsterblichkeit?
4. Ist die These von der „Krankheit Alter" Ausdruck einer grundsätzlich negativen Bewertung des Alters in der Gesellschaft (unter der Prämisse, daß auch der Krankheitsbegriff in der jeweiligen Epoche negativ konnotiert wird)?

Im folgenden wird zunächst der medizinische und naturphilosophische Diskurs der Antike, des Mittelalters und des frühneuzeitlichen Galenismus zur Gleichsetzung von Alter und Krankheit kurz dargestellt (Abschnitt 8.1), anschließend die davon abweichende Position der mechanistischen Medizin des 18. Jahrhundert nachgezeichnet und auf die „neue" pathologische Konzeption von Organ-Alterskrankheiten hingewiesen, die sich wenig später durchsetzen konnte (Abschnitt 8.2). Zum Schluß werden die überlieferten Ansätze zu einer Geriatrie im 18. Jahrhundert, soweit sie sich aus der Instrumentalisierung der literarischen Zitate ergeben, im Spannungsfeld zwischen traditioneller Konzeption und realen Möglichkeiten analysiert (Abschnitt 8.3).

8.1 Diskussion von der Antike bis 1650

Anders als die antiken Dichter, die eine subjektiv anmutende, radikale Gleichsetzung von Alter und Krankheit vertreten[5], definiert die antike Heilkunde die fortgeschrittenen Lebensjahre meist in einer Gratwanderung zwischen den Vorstellungen von Krankheit und natürlicher Involution. Bereits im Gefäßbuch des ägyptischen Papyrus Ebers deutet sich ein universalpathologisches Konzept des Alterns an, wenn herausgestellt wird, daß Altersschwäche durch Schmerzstoffe auf dem Herzen entstehe.[6] Aristoteles geht nur verhältnismäßig spärlich auf pathologische Aspekte des Alters ein, hält jedoch jede Art der Korruption im Vergleich zur Unvergänglichkeit des himmlischen Elements für einen Vorgang wider die Natur (*parà phýsin*). Insbesondere das Grauwerden der Haare definiert der Stagirit als eine „Erkrankung“ (*nósos*), die durch einen Mangel an Wärme entstehe. Deshalb ergrauten vor allem alte Menschen, die aufgrund dieses Defizits nur eine geringe Menge an Nahrung verdauen könnten; der Überschuß verderbe, wodurch die Krankheit entstehe. Falls aber Gesundheit und Stärke wiederhergestellt würden, trete eine Veränderung ein, als ob Greise wieder jung würden. Infolgedessen könne eine Krankheit als erworbenes Alter, das Alter jedoch als natürliche Krankheit bezeichnet werden (vgl. Abschnitt 1.3.1).[7] Daher würden etliche Krankheiten auch die gleichen Effekte zeigen wie das Alter.[8] – Daß das Altern bei Aristoteles einerseits als widernatürlich (und damit möglicherweise krankhaft), andererseits aber als natürliche Krankheit apostrophiert wird, läßt sich nur aus dem Kontext der verschiedenen Schriften widerspruchsfrei erklären; mit diesem Gegensatz von Natur und Krankheit setzen sich auch die medizinischen Alterskonzepte der folgenden zweitausend Jahre auseinander.

Die Sentenz von der natürlichen Krankheit Alter wurde offensichtlich im hellenistischen Bereich sprichwörtlich, sonst hätte sie Terenz 150 Jahre nach Aristoteles nicht in einer Komödie aufgegriffen. Auch den Zeitgenossen Galens war sie bekannt, denn sie diskutierten offensichtlich intensiv über die Frage, ob man das Alter als einen Zustand innerhalb, außerhalb oder jenseits der Natur ansehen müsse[9] und ob es eine Krankheit, eine krankmachende Disposition oder ähnliches sei.[10] Diese Fragen hält der Arzt aus Pergamon eigentlich für irrelevant. Dementsprechend verspottet er in seiner Abhandlung über den Marasmus[11] einen ungenannten zeitgenössischen Sophisten aus Ägypten[12], der in einer (nicht erhaltenen) Schrift *Peri Agerasías* die Möglichkeit ewiger Jugend angepriesen habe, weil nach seiner Meinung das Alter nichts anderes als eine behandelbare Krankheit sei; der ausbleibende Erfolg dieser Behandlung sei jedoch an seiner eigenen Person sichtbar geworden. Galens Auffassung ist hingegen die eines mehr oder weniger „natürlichen“ (weil unausweichlichen[13]) Alterungsprozesses, der durch Diätetik zwar aufzuhalten, aber letztlich nicht zu verhindern sei. Dabei beruft sich der mit Philosophie sehr vertraute

Arzt sinngemäß (wenngleich auch einseitig) direkt auf Aristoteles. Tatsächlich beschäftigt Galen die Einordnung des Alters in die Lebensvorgänge stärker, als er es vielleicht selbst wahrhaben möchte, und zwar gleich in mehrfacher Weise: Zum einen ordnet er nämlich selbst die letzte Lebensphase in einen neutralen Bereich zwischen Krankheit und Gesundheit ein.[14] Das Alter sei aufgrund der reduzierten Lebenskräfte durch eine unvollkommene und besondere Form der Gesundheit gekennzeichnet, die schwer zu erhalten sei.[15] Man könne daher alte Menschen mit Rekonvaleszenten vergleichen.[16] Krankheit stelle demgegenüber ein Zustand wider die Natur (*pará phýsin*) dar.[17] Zum anderen rezipiert Galen aber auch die aristotelische Lehre vom erworbenen Alter als Folge einer Krankheit und erkennt speziell in der schleichenden (kalten) Variante des Marasmus, der üblicherweise als konsumierendes Fieber (also im Sinne einer Krankheit!) den Tod herbeiführe, eine Parallele zum natürlichen Greisenalter[18], was die antike Medizin mit dem Verwirrung stiftenden Terminus technicus *géras ek nósou* (*senium ex morbo*, krankheitsbedingtes Alter) bezeichnete (vgl. auch Abschnitt 1.5.1).[19]

Spätantike Texte zur Gerokomie wie beispielsweise Paulos von Aegina[20] orientieren sich deutlich an Galens Greisendiätetik, jedoch ohne das Alter als Krankheit zu diskutieren. Das gleiche gilt für die islamische Heilkunde, insbesondere für Avicenna. Allerdings beschreibt Haly Abbas (in der Übersetzung des Constantinus Africanus) das Alter im Kontext seiner Fiebertheorie als Variante der *phthisis*.[21]

Die frühe Salernitanische Medizin besitzt zwar bereits detaillierte praxisbezogene Vorstellungen von geriatrischer Diätetik, aber die relevanten Teile von Galens *De Sanitate tuenda* waren während dieser Zeit wahrscheinlich noch nicht verfügbar. Daher enthalten ihre Texte noch keine Diskussion der pathophysiologischen Ideen Galens. So beginnt die abendländische Medizin erst im Hochmittelalter, die galenische Sichtweise des Alters als eines natürlichen Prozesses zu rezipieren.[22] Der anonyme Autor von *De retardatione accidentium senectutis* im 13. Jahrhundert geht beispielsweise mit Aristoteles von der prinzipiellen Umkehrbarkeit eines temporären Alterungsprozesses (z.B. des Ergrauens der Haare[23]) aus. Doch vermeidet er eine exakte Gleichsetzung von (vorzeitiger) Alterung und Krankheit, sondern äußert nur die Vermutung, wenn dieselben Erscheinungen des Alters (*accidentia senectutis*) in der Adoleszenz vorkämen, würden sie Krankheiten genannt werden. Auch sein Konzept zweier Formen von Seneszenz[24] orientiert sich fast durchgängig an den (durch Avicenna vermittelten) Theorien Galens. Die scholastische Medizin des Hoch- und Spätmittelalters erörtert außerdem wiederholt den Status des Alters in der *Quaestiones*-Literatur: Pietro Torrigiano de' Torrigiani (um 1300), ein Schüler Taddeo Alderottis, diskutiert beispielsweise detailliert (mit ausdrücklichem Bezug auf Galen) die Frage, ob die Körper alter Menschen *neutra* seien.[25] Eine Bejahung dieser Frage bedeutete zugleich eine Ablehnung der Gleichsetzung von Alter und Krankheit.

Es ist unwahrscheinlich, daß das Terenzzitat bereits zu dieser Zeit einen unmittelbaren Einfluß auf die Medizin besaß, obwohl der antike Dichter zu den meistgelesensten Autoren des Mittelalters zählte.[26] Offensichtlich war jedoch seine Bemerkung über die „Krankheit Alter“ außerhalb der Medizin bekannt, denn das Alter wird beispielsweise in Texten geistlicher Provenienz durchaus als Krankheit des natürlichen Körpers bezeichnet.[27] Spätestens um 1500 ist die Sentenz jedenfalls ein gebräuchlicher literarischer Topos, was nicht nur dem Humanismus zuzuschreiben ist, der Autoren der Antike wie Terenz oder Seneca verehrte und ihnen nacheiferte. Vielmehr kann man auch im Rahmen der Anthropologie der Renaissance eine dezidierte Abneigung gegen das Alter konstatieren.[28] Wohl in bewußtem Gegensatz zur Idealisierung des Alters durch Ciceros *Cato Maior De senectute* verfaßt Erasmus von Rotterdam sein *Carmen alpestre* für den Basler Arzt Gulielmus Copus über die Lasten des Alters – und selbstverständlich nimmt er auch Terenz in seine Sammlung von Sprichwörtern auf.[29] Martin Luther erwähnt ebenfalls in seinem Kommentar zum Buch Ecclesiastes, daß das Alter selbst eine Krankheit sei[30], ohne eine nähere Erklärung dazu für nötig zu halten. Sogar der bekannte französische Chirurg Ambroise Paré macht in seiner *Introduction à la chirurgie* eine beiläufige Bemerkung, das Alter sei aufgrund seiner besonderen Natur eine Art von Krankheit (*un espece de maladie*).[31]

Diese Terenz-Rezeption der Renaissance steht in klarem Kontrast zur dominierenden galenistischen Lehre, wie sie bereits in den spätmittelalterlichen *Quaestiones*, nun aber auch den gelehrten Kommentaren zur *Ars parva* Galens diskutiert wird.[32] Die jetzt entstehende Fachliteratur zum Alter (Gerokomien; vgl. Abschnitt 2.1) geht deshalb zunächst kaum auf dieses Thema ein. Dies gilt auch für die *Gerentocomia* (1489) Gabriele Zerbis, die zwar den natürlichen Tod nach Auslöschung des *Calor innatus* diskutiert und in einen Gegensatz zu dem Tod durch Krankheiten setzt, dabei aber lediglich kurz die aristotelische These vom Alter als einer natürlichen Krankheit erwähnt.[33]

Erst um 1600 scheint auch in den späten Gerokomien die Frage nach der „Krankheit Alter“ virulent zu werden, offensichtlich unter dem Einfluß von Terenz, dessen Komödien jetzt in zahlreichen Drucken vorliegen und von einer humanistisch gebildeten Ärzteschaft verstärkt rezipiert werden. Einige Beispiele aus der ersten Hälfte des 17. Jahrhunderts sollen die Auseinandersetzung mit dem Thema und das Festhalten der gelehrten Medizin am Dogma verdeutlichen: Der in Mantua wirkende Arzt Aurelio Anselmi betont beispielsweise in seiner umfangreichen *Gerocomica* (1606) in einer ausdrücklichen Replik zu Terenz und anderen antiken Autoren, das Alter sei keine Krankheit, sondern ein natürlicher Prozeß. Was die Komödie als Repräsentantin menschlicher Affekte verkünde, widerspreche der Intention der Natur mit ihrem beständigen Wechsel von Entstehen und Vergehen. Zwar erkennt Anselmi mit Aristoteles[34] die Schwäche als einen Zustand außerhalb der Natur (*praeter naturam*) an, da in einfachen (d.h. unvermischten, himmlischen) Körpern alles auf Blühen und Stärke angelegt sei. Entsprechend sei alles, was vermischt sei, der *corruptio* unterworfen. Doch sei dieser Prozeß durch sein langsames und schmerzloses Fortschreiten (im Idealfall ohne äußere Krankheiten) analog zur *generatio* ein natürliches Werk für alles, was lebt; die Krankheit hingegen weise über die Natur hinaus oder sogar gegen sie.[35] Ein anderes wichtiges Argument für Anselmi enthält der hippokratische Aphorismus II 39 mit seiner Aussage, daß alte Menschen weniger erkrankten als junge, was bei einer „Krankheit Alter" nicht möglich sei. Freilich sei die Gesundheit der Greise kein fester Zustand, sondern nur mit Hilfe der (ärztlichen) Kunst und durch Ratschläge über die Lebensführung zu erhalten. – Anselmis traditionelle Position wirkt übrigens unmittelbar auf die Stellungnahme des päpstlichen Leibarztes Paolo Zacchia zu dieser Frage ein.[36]

Etwas abweichend von der erstarrten galenischen Lehre definiert François Ranchin in seiner *Gerokomike* (1627) die *aetas decrepita* (dritte und letzte Stufe des Senium) zwar als natürliches Greisenalter, ordnet sie aber wie *cachexia* oder *pruritus* unter die allgemeinen Krankheiten des Alters (!) ein.[37] Doch unterscheidet er diese Disposition deutlich vom „Alter, was aus der Krankheit entsteht" (*haec senium ex morbo appellatur*), nach dem Vorbild der antiken Medizin, die ebenfalls das gewöhnliche Greisenalter von der vorzeitigen Vergreisung infolge einer konsumierenden Erkrankung eindeutig trennte. Ranchin hält die Frage nach dem Status der Greise für äußerst wichtig im Blick auf die Altersdiätetik und diskutiert verschiedene Modelle Galens, den er auf diese Weise vom Vorwurf der Unbeständigkeit entlasten will: Einerseits sei ja das Alter im Blick auf seine Entstehung im Rahmen der üblichen Veränderungen des Lebens naturgemäß und die Greise daher gesund zu nennen; andererseits seien alte Menschen aufgrund ihrer Sinneseinschränkungen, ihrer Schwäche der vornehmen Körperteile und ihrer Austrocknung des ganzen Körpers als hinfällig (*debilis*) anzusehen. Nicht direkt, sondern im übertragenen Sinn (*per analogiam*) gleiche daher das Alter einem neutralen Status zwischen Krankheit und Gesundheit. Es sei auch nicht durch eine Abnahme im Sinne von Krankheit charakterisiert, wie einige meinten[38], obschon es ständig den Krankheiten unterworfen sei und auf den Tod zusteuere; doch fehlten die konkreten Auswirkungen einer Krankheit.[39] Trotz der Tendenz zum Verfall bestünde aber ein größerer Konsens darin, die Greise (ebenfalls mit Galen) den Rekonvaleszenten gleichzusetzen, obgleich ein Übergang zur vollkommenen Gesundheit nicht zu erhoffen sei, und ihnen eine entsprechende Diät zu empfehlen.[40]

In ähnlicher Weise differenziert der Straßburger Professor und überzeugte Galenist Melchior Sebiz d. J. in einer Disputation von Georg Hieronymus Welsch (1645) die von Galen erwähnten Arten des Greisenalters. Die Autoren unterscheiden neben den drei chronologischen Stufen eines natürlichen Greisenalters noch zwei weitere akzidentielle (marastische) infolge vorzeitiger Auskühlung und Austrocknung mit oder ohne Fieber: Nur die beiden letzteren seien krankhaft (*plane morbosam*). Allerdings hätten Hippokrates und andere (*alii*) die Greise als kränklich (*morbosos*) und das Greisenalter als Krankheit bezeichnet.[41] Letzteres sei jedoch nur bei einem diffusen und breiten Krankheitsbegriff, der jede schwache körperliche Konstitution einschließe, zu akzeptieren[42], keineswegs aber, wenn man genau jene Affekte darunter verstehe, die die Körperfunktionen spürbar einschränkten, so daß ein Eingreifen der Medizin notwendig sei. Eine zu Krankheiten neigende Konstitution sei jedoch im Vergleich zu den anderen Lebensaltern durchaus gegeben.[43]

Diese drei Beispiele zeigen, mit welcher Sorgfalt galenistische Autoren bis zur Mitte des 17. Jahrhunderts darauf achteten, eine Gleichsetzung von Alter und Krankheit argumentativ zurückzuweisen.[44] Wie sehr diese Auffassung auch bei praktisch tätigen Ärzten außerhalb der Universität verbreitet war, bezeugt schließlich noch eine 1651 niedergelegte Bemerkung aus der Feder des greisen Ulmer Stadtarztes Augustin Thoner (1567 – 1655): Es sei eine „falsche Hypothese, daß das Greisenalter selbst eine Krankheit sei“.[45]

8.2 Alter als Krankheit im Rahmen iatromechanischer Konzepte

Thoners apodiktische Ablehnung deutet an, daß auch innerhalb der Medizin bereits anderslautende Stimmen zu vernehmen waren. In diesem Zusammenhang ist es von besonderer Bedeutung, daß der italienische Professor für theoretische Medizin Santorio Santorio (1561 – 1636), der von den späteren Iatromechanikern als ihr Vorläufer verehrt wurde, in seinen berühmten Aphorismen *De medicina statica* (1614) das Alter aufgrund der Verhärtung der Fasern als zum Tod führende Krankheit apostrophiert.[46] Nach 1650 mehren sich solche Aussagen, wobei Ärzte zunächst eher unreflektiert das Sprichwort von Terenz integrieren. Noch etwas polemisch behaupten Etienne Le Gaigneur und Charles Marteau (1663), nur müßigen Greisen (*otiosi*) sei das Alter eine Krankheit – diese neigten nämlich melancholischen Krankheiten zu. Die an sich noch überzeugten Galenisten Caspar Posner und Justus Hermann Vultejus lassen jedoch zehn Jahre später bereits Terenz unkritisiert, wenn sie über das Konzept des natürlichen Todes reflektieren, der allein durch die Krankheit Alter eintrete.[47] Kurz vor 1700 erscheint in den Einleitungen zweier weiterer Dissertationen das Terenz-Zitat in affirmativer Form, wobei es die Funktion übernimmt, den Lesern die Katastrophe des Greisenalters pauschal vor Augen zu führen. In einem dieser Texte, der von Friedrich Schrader und Johann Heinrich Blume stammt, wird dann Terenz an späterer Stelle doch noch widerlegt, allerdings ohne daß er nochmals mit Namen genannt wird: Galen (!) habe von einer natürlichen Krankheit (*morbum naturalem*) gesprochen, doch ohne Verstand: Der Status der Greise sei ein natürlicher und die *actiones* ihrer Körper seien nicht so spürbar und schwer beeinträchtigt wie bei einer Krankheit – sonst müßte man von Kindern dasselbe sagen.[48] Diese Zurückweisung einer „Krankheit Alter“ trotz bereits vorherrschender antigalenischer (vorwiegend iatrochemischer) pathophysiologischer Grundvorstellungen weist nochmals auf die Bedeutung der Krankheitsdefinition für das Problem hin. Sie wird um 1700 allerdings uneinheitlich: Während Schrader und Blume sowie weitere Autoren[49] den Begriff traditionsgemäß noch verhältnismäßig eng fassen, gehen andere Verfasser wenige Jahre später bereits von einem erweiterten Krankheitskonzept aus.

Etwa eine halbe Generation vor der eingangs erwähnten Dissertation Jacob Hutters vertritt erstmals eine Hochschulschrift offensiv das Terenzzitat als medizinische Hypothese. Bereits im Titel postuliert der Boerhaave-Schüler Aegidius Glagau in einer Leidener Dissertation (1715) die Gleichsetzung von Alter und Krankheit, allerdings in einem wesentlich allgemeineren und zugleich relativierenden Sinn, wie dies bereits eine im Vorwort zitierte (angebliche) Hippokrates-Sentenz verdeutlicht: Der ganze Mensch sei von seiner Geburt an krank.[50] Kein Lebensalter habe das Privileg fortdauernder Gesundheit. So betont Glagau auch die naturgegebenen Gesetze und Grenzen bei Anlage und Wachstum der menschlichen *machina* im iatromechanischen Sinne. Wegen dieser einen Ursache (*ex uno hoc fonte*) würden zahlreiche Körperfunktionen gestört, insbesondere die Sekretion, und die bekannten Altersbeschwerden (*symptomata*) ließen sich alle auf dieses hydraulisch-mechanische Versagen zurückführen.[51]

Als zweite und sicher wichtigste medizinische Dissertation zum Thema *senectus ipsa morbus* imponiert die iatromechanische Hochschulschrift Jacob Hutters (1732). Der Autor leitet sie überraschend mit einer Frage nach der Notwendigkeit des Todes ein. Den bekannten Antworten aus Theologie und Philosophie[52], aber auch aktueller medizinischer Theorien (Johan Baptista van Helmont; Georg Ernst Stahl) stellt er die Lehre Friedrich Hoffmanns gegenüber, die auf der Basis anatomischer Studien die grundsätzliche Sterblichkeit des Menschen unabhängig von äußeren Einflüssen wie Krankheit oder Gewalt bewiesen habe. Diese Grundlagen übernimmt Hutter für seine Untersuchung des Greisenalters, welches ja *per se* eine Ursache des Todes darstelle. Es sei auf den ersten Blick schon deshalb eine Krankheit und nicht lediglich eine Neigung zu Krankheiten zu nennen, weil es wie diese die Kräfte verzehre, die Funktionen des gesamten Körpers (*vitales, naturales, animales*) durcheinanderbringe sowie die Ökonomie alles Beweglichen störe und behindere.[53] Mit Seneca postuliert der Autor eine ständige Veränderung im Menschen von der Jugend bis zum Alter und sucht nach einer rationalen, der wissenschaftlichen Erkenntnis genügenden Ursache. Diese findet er für alle drei Gruppen von Funktionsstörungen im Körperbau des greisen Menschen, und zwar anhand eines Vergleichs mit dem gesunden Organismus.[54] Im Rahmen der Alterspathologie (*pars II* der Dissertation) kommt Hutter auch auf die eigentliche Entstehung eines Todes aus Altersgründen (*mors ex aetatis vitio*) zu sprechen. Infolge der Verunreinigung des Blutes und einer Verengung der kleinsten Blutgefäße werde der Blutstrom schwach, stagniere in den Eingeweiden vollständig und zersetze sich, woraus eine tödliche Fäulnis der Milz folge, die in der Sektion nachgewiesen werden könne.[55]

Hutters Dissertation ist wie die meisten derartigen Schriften seiner Zeit keineswegs originell: Ihr Verfasser beruft sich im wesentlichen auf die Arbeiten seines (höchstwahrscheinlichen) Doktorvaters, des im Jahr 1732 bereits greisen und für seine mechanistische Theoriebildung berühmten Hallenser Professors Friedrich Hoffmann (1660 – 1742).[56] Dementsprechend versuchte auch sein Schüler, das Alter aus einem gestörten Gleichgewicht von Tension und Extension sowie aus verminderter Kraft und eingeschränktem Durchfluß zu erklären. Demgegenüber erscheint die galenistische Lehre von einer Dyskrasie der *humores* und *spiritus* zeitentsprechend deutlich zurückgedrängt; vielmehr tritt nun Hippokrates als Autorität für die Ganzheitlichkeit des Menschen auf[57], die für Hutters umfassendes pathologisches Konzept der „Krankheit Alter“ von großer Bedeutung ist.

Auch mit seiner radikalen Gleichsetzung von Greisenalter und Krankheit scheint der Schüler durchaus seinen Lehrer zu imitieren; So untersucht Hoffmann in der *Medicina rationalis systematica* (1718) Natur und Ursachen des Lebens und (*ex negativo*) auch des Todes und definiert letzteren nicht mehr humoralpathologisch als Eintritt der Fäulnis, sondern mechanistisch als Stillstand des Herzens und des Blutkreislaufes, in dessen Konsequenz oft erst die Fäulnis entstehe. In diesem Zusammenhang ist auch das Terenz-Zitat kurz erwähnt.[58] Auch in einer mehrere Jahre vor Hutters Dissertation entstandenen Schrift

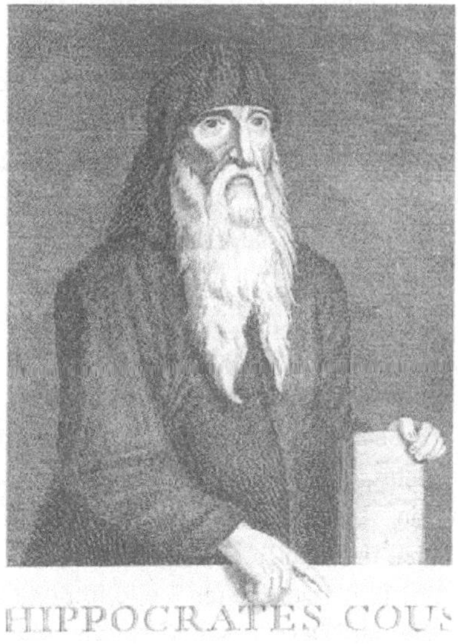

Abbildung 28: Hippokrates als Greis. Unsignierter Kupferstich.
Quelle: Illustrierte Geschichte der Medizin, Bd. 6, 1990, S. 3223

über Altersdiätetik (1725)[59] erwähnen Hoffmann und sein damaliger Dissertant Nitschius, daß der *sapientissimus noster Senex* Hippokrates (!) das Greisenalter als Krankheit bezeichnet habe[60], und deuten ein systematisches nosologisches Konzept der Seneszenz an. Diese Überlegungen mußte Jacob Hutter lediglich ausbauen.

Über Glagau und Hutter hinaus erwähnen zahlreiche andere medizinische Autoren des 18. Jahrhunderts das Terenzzitat, oft im Vorwort ihrer Dissertation als Ausdruck für den verzweifelten Zustand des Alters.[61] Einige Schriften weisen in der Nachfolge Hoffmanns das Zitat sogar Hippokrates zu[62], während andere gar keine Quelle erwähnen. Keiner der Autoren versucht jedoch, die Sentenz in einem medizinischen Kontext näher zu analysieren. Insofern stellen Hutter und Glagau eine Ausnahme dar, als sie das umstrittene Terenzzitat wörtlich verstehen und ihre pathophysiologische Theorie des Alters darauf aufbauen. Trotzdem ist die Tatsache nicht zu übersehen, daß die meisten geriatrischen Hochschulschriften aus der ersten Hälfte des 18. Jahrhunderts Terenz zitieren und seine polemische Aussage zur „Krankheit Alter" nicht widerlegen. Offensichtlich war sie nun auch unter Ärzten nicht nur bekannt, sondern auch akzeptiert; gerade bei Praktikern sollte sie als populäre Ansicht bis ins 20. Jahrhundert hinein Verbreitung finden.[63]

Obwohl wenig über die praktischen Konsequenzen der „Krankheit Alter" für die Behandlung alter Menschen, für deren eigene Einschätzung oder derjenigen ihrer Verwandten bekannt ist, fällt auf, daß die Kombination „alt und krank" häufig in frühneuzeitlichen Hospitalakten, beispielsweise in Zürich erscheint.[64] Andererseits läßt sich in den diätetischen Texten der Zeit, die ein gesundes langes Leben versprechen und häufig auch von medizinischen Laien verfaßt wurden, eine machtvolle Gegenbewegung zu der geriatrischen Fachliteratur und ihrem pathophysiologisch begründeten Pessimismus erkennen. Dies gilt im besonderen für die mehrfach erwähnten Schriften Alvise Cornaros, der anhand seines eigenen Beispiels die Möglichkeit eines Alters ohne Krankheiten herausstellte.[65]

Vergleicht man die kurz skizzierten Hochschulschriften des 18. Jahrhunderts mit den komplexen Stellungnahmen des frühneuzeitlichen Galenismus und Aristotelismus zur „Krankheit Alter", so stellt sich die Frage, wie es zu einer derartigen Kehrtwende in der medizinischen Beurteilung des hohen Lebensalters im Sinne einer pauschalen Gleichsetzung mit Krankheit kommen konnte. Mehrere Ursachen kommen dafür in Betracht:

1. An vorderster Stelle imponiert natürlich die iatromechanische Konzeption, die sich auf Descartes und Harvey stützte, galenistische Erklärungsmodelle teilweise ersetzte und ihrem Wesen nach monokausale Krankheitstheorien bevorzugte. Freilich hätte sich auch das umfassende humoralpathologische Konzept zur Erklärung einer kalten und trockenen „Krankheit Alter" geeignet; dies verhinderte jedoch Galens aus-

führliche Diskussion zu diesem Problem, an dessen Autorität an den meisten Lehrstühlen bis weit ins 17. Jahrhundert hinein noch nicht gerüttelt wurde.

2. Von vielleicht ebenso großer Bedeutung scheint ein Paradigmawechsel in der medizinischen Ausbildung zu sein: Insgesamt erwecken die Dissertationen des 18. Jahrhunderts den Eindruck, als seien sie im wesentlichen ohne den philosophischen, zum Teil auch medizinischen Hintergrund der Antike und des islamischen Kulturkreises entstanden, der frühere Arbeiten noch prägte.[66] Selbstverständlich mußte weiterhin vor dem eigentlichen Medizinstudium eine (allerdings unspezifische) Grundausbildung an einer Lateinschule, Artisten- oder philosophischen Fakultät absolviert werden. Nach 1670 verzichtete man aber beispielsweise in der Vorlesungsplänen der Universität Freiburg oder Heidelberg auf Angaben zu den zugrundeliegenden Werken[67]: Die scholastische Exegese der medizinischen Autoritäten wurde zunehmend durch einen Kanon von theoretischen und praktischen Lehrfächern ersetzt, deren inhaltliche Ausgestaltung keinen Vorschriften mehr unterlag. An die Stelle einer exakten Aristoteles-, Hippokrates- oder Galen-Lektüre trat ein (manchmal ungenaues) Studium der alten Schriften, vor allem aber der zeitgenössischen Literatur; an vorderster Stelle standen jedoch die neuen Theorien eines Lehrers, die von seinen Doktoranden eifrig rezipiert wurden. Auf diese Weise erschienen die Überlegungen der Antike zum Alter häufig nur noch im ausgewählten, nicht selten bis zur Unkenntlichkeit entstellten Zitat.

3. Von besonderem Interesse ist schließlich die Beobachtung, daß zumindest in der ersten Hälfte des 18. Jahrhunderts die einheitliche Konzeption von Krankheit als einer *res praeternaturalis* in den Texten zu verschwimmen scheint. Die iatromechanische Theorie einer fortschreitenden Verhärtung der Fasern öffnete den Raum für „neue“ Konzepte: Krankheit als jede Störung der menschlichen *machine* und Krankheit als konstitutiver Faktor, der mit der Geburt des Menschen beginnt (was allerdings erneut an antike, aber auch barocke Vorstellungen anknüpfte).[68]

Diese Zeitumstände – Abkehr von einer scholastischen Rezeption der Autorität und Hinwendung zu neuen Krankheitskonzepten – ermöglichten erst eine monokausale Erklärung der Altersbeschwerden und führten, wie gezeigt, vorübergehend auch in zahlreichen akademischen Schriften zur Übernahme der populären Gleichsetzung von Alter und Krankheit. Diese Entwicklung wurde durch die Rezeption zugespitzter Sentenzen aus der antiken Literatur untermauert; dagegen ignorierte man die ernsthafte, skeptische Diskussion dieser Frage in den antiken medizinischen Schriften weitgehend.

Während um und nach 1700 noch große Unterschiede im Blick auf die Krankheitskonzepte bestanden, gab es im Blick auf den Eintritt des Alterstodes weitgehende Einigkeit über die Pathogenese: ein Sistieren des Blutkreislaufes infolge einer Behinderung oder Schwäche des Herzens. Diese Todesursache war mit Rücksicht auf die Tradition[69] so unbestritten, daß sie in den frühen Sterbestatistiken, beispielsweise in den Londoner *Bills of Mortality* aus dem 17. Jahrhundert, und bis weit in das 19. Jahrhundert hinein gleichberechtigt neben zahlreichen anderen Krankheiten aufgelistet wird, mit fünf bis zehn Prozent der Sterbefälle häufig sogar unter den wichtigsten Ursachen. Aus den Tabellen und Kommentaren geht nicht eindeutig hervor, ob das Alter in diesem Kontext tatsächlich als Krankheit verstanden wurde; dennoch könnte allein schon die graphische Darstellung neben den Krankheiten dazu beigetragen haben, eine solche Auffassung zu verbreiten.[70] Ohnehin schloß die „Krankheit Alter“ im 18. Jahrhundert keineswegs mehr das Konzept eines Todes aus Altersgründen aus (Jacob Hutter leitet seine Untersuchung sogar mit ihm ein). Doch identifizierten ihre Anhänger diesen Tod nicht mehr als ein „natürliches“ Dahinschwinden von Körper und Geist im Sinne einer Flamme, die durch Selbstkonsumption verlösche, sondern verbanden ihn allein mit dem pathologischen Wirkmechanismus der „Krankheit Alter“.[71] Daher erwähnt auch Friedrich Hoffmann weder in seiner Dissertation über die Entstehung des Todes noch in seinem übrigen Werk einen „natürlichen“ Tod.[72] Vielmehr verschmolz das bis dahin streng unterschiedene Konzept eines fieberhaften Marasmus mit der Vorstellung eines gebrechlichen Höchstalters (*aetas decrepita*) zur Idee eines senilen Marasmus mit leichtem Fieber, Auszehrung, Schläfrigkeit und schmerzlosem Übergang in den Tod.[73]

Gegenpositionen zu diesem „nicht-natürlichen“ Alterstod (und indirekt auch zur „Krankheit Alter“) waren auch im 18. Jahrhundert durchaus möglich: Der spätere Göttinger Professor Georg Gottlob Richter (1694 – 1773) schließt 1736 in einer akademischen Schrift „Über den Tod ohne Krankheit“ aus einer identischen pathologischen Vorstellung von der Seneszenz (Hartwerden der Fasern, Verengung der Gefäße) auf die im Grunde identische Art eines natürlichen, sanften Todes (*euthanasia*) in hohem Alter; mit Seneca und ganz im Sinne der Iatromechaniker läßt er diesen unaufhaltsamen Prozeß ebenfalls bereits in der Kindheit beginnen: „Wenn wir auch wachsen, entwächst uns das Leben.“[74] Aber Richter sieht diese lebenslangen Veränderungen noch ganz im Sinne der galenistischen Theorie als natürlichen Vorgang an, der zwangsläufig in das Alter und den Tod einmünde.

Daß das umfassende Konzept einer „Krankheit Alter“ nur eine medizinhistorische Episode blieb, hatte seine wohl wichtigste Ursache in der pathologischen Anatomie des Greisenalters: Unter dem Einfluß von Johann Bernhard von Fischer (1685 – 1772), Giovanni Battista Morgagni (1682 – 1771) und Burkhard Wilhelm Seiler (1779 – 1843) wurden als ursprüngliche „Orte und Ursachen der Erkrankungen“ (*sedes et causae morborum*) nun zunehmend nicht mehr krankhafte Zustände des gesamten Organismus, sondern Organsysteme oder einzelne morphologisch veränderte Organe angeschuldigt. Dabei wurde langsam klar, daß die meisten Greise nicht an Altersschwäche, sondern an irgendeiner Krankheit sterben.[75]

Die im ausgehenden 18. Jahrhundert einsetzende Erkenntnis, die Veränderungen im Alter einzelnen Krankheiten oder pathologischen Prozessen zuzuordnen, setzt sich bis in die anatomisch-pathologischen, aber auch klinisch-apparativen Untersuchungen der Gegenwart fort. Trotz fortschreitender Differenzierung bleibt jedoch beispielsweise auf zellulärer bzw. molekularbiologischer Ebene die Frage nach einem universalen Konzept des Alterns und seiner pathophysiologischen Einordnung offen.[76] Auch die moderne Unterscheidung von altersassoziierten (*age-related*) und altersabhängigen (*age-dependent*)[77] Erkrankungen spiegelt den alten Konflikt wider: Wenn einige Krankheiten des höheren Lebensalters unmittelbar auf den Alterungsprozeß zurückgeführt werden – ist dann nicht das Alter selbst die Krankheit?

8.3 Zwischen Rhetorik und Realität: Ansätze zu einer Geriatrie im 18. Jahrhundert

Die vorliegende Darstellung dokumentiert am Beispiel der „Krankheit Alter“ den freien Umgang des frühen 18. Jahrhunderts mit Quellen der Antike, die im Gegensatz zur Epoche bis 1650 nur noch auszugsweise mit wenigen, immer wiederkehrenden Zitaten rezipiert werden. Interessanterweise gewinnen nicht-medizinische Texte (insbesondere Terenz und Seneca) gegenüber medizinischen, die nicht mehr der herrschenden Lehre entsprechen, an Bedeutung. Eine besondere Rolle spielen kurze Zitate, die Hippokrates zugeschrieben werden, denn der altgriechische Arzt rückt anstelle Galens nach 1700 als Autorität immer stärker in den Vordergrund. Obwohl ihm eigentlich aufgrund seiner Schriften kaum ein eindeutiges Konzept vom Alter hätte zugeschrieben werden können, steigt er dennoch aufgrund zahlreicher Zitierfehler[78] zum Kronzeugen für ein vages holistisches Konzept von Altern und Krankheit im Rahmen eines „natürlichen“ Lebenslaufes auf. Die wissenschaftliche Aussagekraft all dieser Zitate ist allerdings deutlich eingeschränkt; vielmehr steht – ähnlich wie bei den Beispielen für Langlebigkeit[79] – die rhetorische Funktion des Tradierten im Vordergrund.[80]

In diesem Kontext einer „normativen Kraft des Rhetorischen“ erscheint auch das neue Konzept der „Krankheit Alter“ insgesamt weniger innovativ als vielmehr dekonstruktiv, denn es bricht das überlieferte Konstrukt des natürlichen Alters lediglich mit Hilfe eines erweiterten Krankheitsbegriffes auf, ohne die veränderte Theorie physiologisch oder pathologisch mit wirklich neuen Argumenten zu begründen. Lediglich die iatromechanische Physiologie und die durch sie bedingten lebenslangen Veränderungen des Organismus werden mit Hilfe neuer Methoden (Mikroskopie, Gefäßinjektionen) fundiert.[81] Aber wie oben gezeigt wurde, war diese medizinische

Theorie keineswegs obligat mit einer „Krankheit Alter“ verbunden und bot im Grunde nur die Voraussetzung, das Veto Galens gegen eine Pathologisierung des Alters abzuschütteln. Auch die fundamentalen Fragen nach der Natur von Leben, Krankheit, Alter und Tod stellte bereits die Antike, und selbst die rhetorische Stoßwaffe gegen das alte Konzept, das Terenzzitat, war seit Jahrhunderten bekannt – und stammte aus der Antike. Daß dieser Ersatz des Tradierten durch notdürftig belebte Tradition aus der medizinischen Sicht des 18. Jahrhunderts nicht dauerhaft überzeugen konnte, liegt auf der Hand.

Angesichts fehlender physiologischer, aber auch therapeutischer Innovationen und angesichts des pathophysiologisch begründeten Pessimismus im Blick auf die *restitutio ad integrum* überrascht es nicht, daß in den Dissertationen des 18. Jahrhunderts kein grundsätzlich veränderter Bezug der Heilkunde zum Greisenalter sichtbar wird. Selbstredend findet sich auch nirgends die Forderung nach einer in Lehre, Forschung und klinischer Praxis spezialisierten Geriatrie. Insofern erscheint Peter N. Stearns Ansicht, „geriatrics was born in the 19th century“, völlig korrekt. Ohnehin erscheint neben dem neuen Konzept einer „Krankheit Alter“ das bereits vorhandene Spektrum von Alterskrankheiten mehr oder weniger breit dargestellt. Dies hatte die Medizin schon bislang interessiert, und dies dürfte auch in erster Linie den Bedürfnissen ihrer Klientel entsprochen haben. Zwar läßt sich in dem monokausalen Erklärungsversuch eine neue pathologische Dimension des Alters erahnen, doch wird dieser theoretisch-rhetorische Ansatz nur durch Zitate aus der antiken Literatur fundiert. Dagegen weisen neue Untersuchungen und Beobachtungen an Lebenden und Leichen in eine andere Richtung: auf die pathologische Anatomie und deren partikularistische Sichtweise von Organ-Alterskrankheiten.[82]

Abschließend muß die eingangs formulierte Frage, ob die These einer „Krankheit Alter“ der Ausdruck einer negativen Bewertung des Alters in der Gesellschaft des frühen 18. Jahrhunderts sein könnte, aus historischem Blickwinkel eher verneint werden. Die Pejorisierung des Greisenalters ist – als ein vielschichtiger, von zahlreichen Traditionen beeinflußter Prozeß – insbesondere von der Renaissance bis weit ins 17. Jahrhundert hinein deutlich erkennbar; sie geschah insbesondere in der Literatur und Kunst[83] mit durchaus moralisierender Absicht. Der Historiker Peter Borscheid postuliert nun aufgrund zahlreicher Hinweise aus Sozial- und Wirtschaftsgeschichte, Literatur und Philosophie für die Zeit nach dem Dreißigjährigen Krieg eine deutliche Aufwertung des Alters, einerseits im Zuge des Toleranz- und Sittlichkeitsgedankens von Aufklärung und Pietismus, andererseits als Folge einer besonderen Akzentuierung der elterlichen Autorität in einer weiterhin hierarchisch strukturierten Gesellschaft.[84] Diese überzeugend dargelegte These eröffnet neue Wege für eine sozialhistorische Interpretation der „Krankheit Alter“: Wenn die Seneszenz seit der Renaissance in zahlreichen Monographien (Gerokomien, Traktaten, Dissertationen) sowie in allgemeinmedizinischen Werken thematisiert wurde, so geschah dies fast durchweg (selbstverständlich gattungskonform) in einer Darstellung der entsprechenden Beschwerden, Schwächen und Einschränkungen im Vergleich zum vorigen Lebensabschnitt. Mit anderen Worten: Das Alter und seine Konstitution wurden aus medizinisch-biologischer Sicht per se mit negativen Eigenschaften ausgestattet. Positive Seiten des Alters, wie sie in der philosophisch-rhetorischen Tradition von Ciceros *Cato maior De senectute* durchaus geläufig waren, kamen in der Heilkunde fast nur als mögliche Folgen der vorgeschlagenen Diätetik und Therapie oder in Texten über die Langlebigkeit zur Sprache.[85] Wenn nun nach 1700 das Greisenalter *in toto* als Krankheit apostrophiert wurde, so könnte dies zunächst als Verstärkung dieser Abwertung interpretiert werden; wahrscheinlicher war aber damit eine Aufwertung der letzten Lebensphase verbunden[86] – freilich nur im Bereich der Medizin und selbstverständlich anders als im ursprünglichen Sinne von Terenz: Als Krankheit und nicht nur Konstitution gedeutet, gewann das Alter zunächst im theoretischen Bereich aufs Neue das Interesse der Ärzte. Darüber hinaus trug die Umwertung des Alters in der frühen Aufklärung womöglich dazu bei, das Alter zu einem allgemein anerkannten Zustand der Hilfsbedürftigkeit werden zu lassen. Um dessen Besserung sich zu bemühen, waren Gesellschaft und Individuum in einem Wohlfahrtsstaat[87], wie er nach 1750 medizinalpolitisch gefordert wurde, nun grundsätzlich verpflichtet.

Abgesehen von dieser hypothetischen Deutung offenbart die frühneuzeitliche Diskussion um die „Krankheit Alter“ eine erstaunliche Interdependenz der medizinischen Definitionen von Krankheit, Alter und Tod: Hutters und Glagaus Überlegungen waren nur mit einem erweiterten Krankheitsbegriff und unter Variation des natürlichen Todeskonzeptes denkbar. Das Bezugssystem dieser untereinander abhängigen Parameter wirkt bis in den Altersdiskurs der Gegenwart fort. Auch wenn sich die damalige Vorstellung einer „Krankheit Alter“ als eine Sackgasse erwies, die in heute hauptsächlich von philologisch-philosophischem Interesse ist, wirft sie doch ein Schlaglicht auf die Entwicklung zur modernen Pathologisierung menschlicher Existenzen und Lebensphasen – Geburt, Kindheit, Frauen, psychische Auffälligkeit, Straffällige, Alter, Tod –, die schon früher begann, mit dem 18. Jahrhundert jedoch entscheidende Impulse bekam.

Doch gleichzeitig wurden durch das Konzept der „Krankheit Alter“ die Unterschiede zwischen Krankheit und Gesundheit und indirekt auch zwischen Jugend und Alter relativiert, so daß es in seiner letzten Konsequenz eher eine demedikalisierende Stoßrichtung bekam: Wenn *alles krank ist*[88] – was ist dann noch Krankheit? In diesem Sinne, jedoch aus der Perspektive des Betroffenen, äußerte sich auch der Philosoph Georg Christoph Lichtenberg (1742 – 1799) kurz vor seinem Tode: „Wenn sich das Alter einstellt, so wird der Zustand der Krankheit eine Art von Gesundheit und man merkt nicht mehr, daß man krank ist“.[89]

Anmerkungen

1 Hutter (1732). Bereits im Mai 1732 erscheint der Text als *Dissertatio inauguralis medica* (zunächst ohne deutschen Untertitel und Marginalien) mit einem Geleitwort von Hoffmann und einem Gratulationsgedicht. – Trotz ihres auffallenden Titels wurde die Dissertation bisher nur in der grundlegenden Arbeit von Grmek (1958; S. 6) kurz erwähnt.

2 Publius Terentius Afer, Phormio, V 575: *senectus ipsast morbu'.*

3 Lucius Aenneus Seneca, Ad Lucillum epistolae morales 108, 28. – Diese Passage wird noch von dem französischen Philosophen Jean Améry in seiner Abhandlung *Über das Altern* (Stuttgart [7]2001, S. 44) wörtlich aufgegriffen.

4 Neben berühmten Mythen (Aeson, Tithonos) und historischen Exempeln (vgl. Kapitel 5) sind Sentenzen aus Dichtung und Philosophie eine weitere wichtige nicht-medizinische Quelle der Antike für medizinische Fachprosa der Frühen Neuzeit, beispielsweise *Bis pueri senes* („zum zweiten Mal Kinder sind die Greise"; vgl. Abschnitt 6.1) oder *Vinum lac senum* („der Wein ist die Milch der Greise"; vgl. Kap. 1, Anm. 266).

5 Vgl. Anm. 2 und 3. Literarisches Vorbild für dieses Sujet mögen die Tragödien des Sophokles und die Komödien des Aristophanes gewesen sein; vgl. auch Simon Byl (1977). – Eine Übersicht zur Thematisierung des Alters in der Dichtung der Antike bieten Minois (1989; S. 47-53, 92-100), Coffman (1934; S. 249-253) sowie der Sammelband Senectus (1995). Die Schrecken der Seneszenz beschwören beispielsweise Quintus Horatius Flaccus (Ode I, 25 und Epode VIII), Juvenal (Satura X, 190ff.) und Maximianus (s. Kap. 3, Anm. 163).

6 Papyrus Ebers 855 m; vgl. H. von Deines/H. Grapow/W. Westendorf, Grundriß der Medizin der Alten Ägypter IV 1: Übersetzung der Medizinischen Texte. Berlin 1958, S. 5. – Bereits bei dem altägyptischen Minister Ptahhotep (ca. 2400 v. Chr.) findet sich die Sentenz: „Was das Alter dem Menschen antut, ist schlecht in jeder Hinsicht"; vgl. Dieter Kurth, Altägyptische Maximen für Manager. Die Lehre des Ptahhotep. Darmstadt 1999, S. 23.

7 Diese Kennzeichnung des Alters als *nósos physiké* übernimmt beispielsweise auch Clemens von Alexandrien, Stromata IV 6, 38. Vgl. auch Galen, De Sanitate tuenda VI 2 (Kühn VI 388).

8 Aristoteles, De generatione animalium V 3f. (783 b – 784 b). – Vgl. auch Abschnitt 1.5.1.

9 Galen, De sanitate tuenda I 5 (Kühn VI 20f.); De marcore IV (Kühn VII 680).

10 Vgl. Galen, De Sanitate tuenda VI 2 (Kühn VI 387f.).

11 Galen, De marcore II (Kühn VII 670f.). – Zu Vorstellungen Galens über das Alter vgl. ausführlicher Byl (1988).

12 Wahrscheinlich handelt es sich dabei um den Sophisten Philippos (von Cäsarea?), einen Schüler des Archigenes, mit dem sich Galen auch in *De sanitate tuenda* I 12 und VI 3 auseinandersetzt; vgl. Erich Beintker, Die Werke des Galenos. Bd. 1, Stuttgart 1939, S. 48, Anm. 45; Byl (1988), S. 73f., Anm. 22 und 23.

13 *páthos ex anánkës*; Galen, De marcore II (Kühn VII 669f.).

14 Galen, Ars medica 1 (Kühn I 307).

15 Galen, De sanitate tuenda VI 2, vgl. die in der Edition Kühn (VI, S. 389) aufgegriffene frühneuzeitliche Übersetzung: *Senum sanitas querimoniis non vacat.*

16 Galen, De sanitate tuenda V 9 (Kühn VI 356), VI 2 (Kühn VI 388f.). – Zur Aufnahme dieses Konzepts in der Renaissance-Medizin vgl. Joutsivuo (1999), S. 180-190.

17 Galen, De sanitate tuenda I 5; (Kühn VI 21). Vgl. Idem, De symptomatum differentiis I (Kühn VII 47).

18 Galen, De marcore IVf. (Kühn VII 677-87); De praesagia ex pulsibus lib. I (Kühn IX 247); Severus Iatrosophista, De instrumentis infusoriis seu clysteribus ad Timotheum, ed. F.R. Dietz. Diss. med. Königsberg 1836, S. 28.

19 Vgl. Galen (nach Philippos), De marcore VIII (Kühn VII 700); die lateinische Übertragung dieser Krankheitsbezeichnung findet sich beispielsweise bei André Du Laurens (1599; S. 174).

20 Paulos von Aegina, Epitomae Medicae libri septem, lib. I 23; in: Paulos von Aegina des besten Arztes sieben Bücher, ed. I. Berendes. Leiden 1914, S. 23f.

21 Vgl. Abschnitt 1.5.1. – Zu Avicennas physiologischer Einordnung des Alters im Gegensatz zu der pathologischen des Marasmus vgl. ebenda und Abschnitte 1.4.2 – 1.4.4.

22 Flos medicinae Scholae Salerni, cap. 8, pars 4 sowie cap. 9, Vv 1820-29, in: S. De Renzi (Ed.), Collectio Salernitana. 5 vols., Neapel 1859 (Reprint Bologna 1967), V 52; vgl. Gerhard Baader, Die Schule von Salerno. Medizinhistorisches Journal 13, 1978, S. 124-145. – Zur Rezeption der einschlägigen Texte Galens durch die spätmittelalterliche Medizin vgl. außerdem Demaitre (1990), S. 4f., 9.

23 Vgl. Aristoteles, De generatione animalium V 4 (784 b24-34).

24 *Uno modo ex naturali cursu nature, alio modo ex necessitatibus et curis pessimis*; Roger Bacon (1928), S. 10f., 19.

25 Vgl. Nancy Siraisi (1981), S. 369. – Der Kanzler der Medizinischen Schule von Montpellier Jacques Angeli diskutiert ebenfalls um 1450 in seinen scholastischen *Puncta medicine* (vol. 3, 3.16.1; MS. 5-7-18 der Biblioteca Columbina in Sevilla, fol. 88vb) die Frage, ob Greise Kranke seien (*quid senes sunt egri*); vgl. Demaitre (1990), S. 9; Bruno Delmas, Le chancelier Jacques Angeli et la médecine à Montpellier au milieu du XVe siècle. In: Positions des thèses. Paris, École nationale de Chartes, 1966, S. 23-28.

26 Vgl. Claudia Villa, Terenz im Mittelalter und im Humanismus. LexMA VIII, Sp. 549f.

27 Das Terenzzitat als solches ist auch in zahlreichen mittelalterlichen Handschriften überliefert; vgl. Hans Walther, Proverbia sententiaeque latinitatis medii aevi (Lateinische Sprichwörter und Sentenzen des Mittelalters), Bd. II/4, Göttingen 1966, S. 795, Nr. 28006. – Vgl. auch Jacques Lefevre, Libri commentariorum in epistolas Pauli. Paris 1512 (o.S.): *senectus ... corporis naturalis morbus est, quod naturaliter in corruptionem tendet, verum non est morbus anime ...*; zitiert nach Sprandel (1983), S. 113.

28 Vgl. Minois (1989), S. 249-287.

29 Vgl. auch Abschnitt 2.4. – Terenz oder Seneca werden von Erasmus in dem Gedicht indirekt zitiert: *teterrima porro senecta morbus ingens ...*; Erasmus (1537; o.S.; ausführliche Interpretation in Abschnitt 2.4). – Vgl. auch Erasmus, Collectanea Adagiorum veterum (*Adagia*), chil. II, cent. VI, prov. XXXVII (*Ipsa senectus morbus est*), in: Opera omnia. Lugduni Bat. 1703/London 1962, tom. II 594f.

30 *senectus enim per sese morbus est*; Martin Luther, Annotationes in ecclesiasten Salomonis, in Idem, Exegetica opera latina, hg. von Christoph Stephan Gottlieb Elsperger und Heinrich Schmidt. 28 vols., Erlangen, Caroli Heyderi, 1829-86, XXI 236.

31 Ambroise Paré, Introduction a la chirurgie, cap. 14, in: Idem, Œvres completes. 3 vols., Paris, J.-B. Ballière, 1840-41, I 66

32 Vgl. Joutsivuo (1999), S. 180-190.

33 Vgl. Zerbi (1988), S. 35f.

34 Aristoteles, De caelo II 6 (288 b15-20).

35 *morbus praeter naturam vel potius contra naturam*; Anselmi (1606), S. 21f. und cap. VIII. *Num senectus sit morbus*, S. 50-56, hier S. 52.

36 Zacchia (1630), tom. 1, tit. 1, q. 9, S. 77ff.

37 Ein ähnlicher Hinweis auf die Krankhaftigkeit des höchsten Alters findet sich jedoch auch in einem 1560 gedruckten Kommentar zur *Ars medica* Galens von Nikolaus Biese; vgl. Joutsivuo (1999), S. 189 (Anm. 144).

38 Ob sich Ranchin hier auf Autoren der Antike oder auf Zeitgenossen bezieht, ist unklar; vgl. auch die Äußerung von Bernhard Stainer (1631; *Dedicatio*, o.S.) im Anschluß an ein Zitat von Galen (*De sanitate tuenda* V): *Uno verbo alibi senium vocat perpetuam aegritudinem.*

39 *deficiant opera, ut in morbis*; Ranchin (1627), S. 456-592, hier 541f. (*An senectus morbus senilis dici debeat*).

40 Ibidem, S. 459, 465f.

41 Sebiz und Welsch beziehen sich hier (im Blick auf den ersten Halbsatz) offensichtlich auf eine zuvor zitierte Stelle aus dem Corpus Hippocraticum (De diaeta I, 32), die nach dem Textzusammenhang eigentlich nur Menschen mit kalter und feuchter Konstitution betrifft: „Am kränksten aber sind die ganz alten Leute und die ihnen an Jahren nächststehenden, auch altern solche Konstitutionen schnell" (Littré VI 508; zitiert nach Richard Kapferer, Die Werke des Hippokrates. Stuttgart/Leipzig 1934, III 49f.). Der zweite Halbsatz, der im Grunde dem Terenzzitat entspricht, läßt sich im Corpus Hippocraticum nicht nachweisen und ist wohl auf die *alii* gemünzt, die wohl mit den bei Galen (vgl. Anm. 11f.) erwähnte Sophisten identisch sind. Diese Unschärfe im Text von Sebiz und Welsch könnte Ausgangspunkt eines noch bei Friedrich Hoffmann und seinen Schülern verbreiteten Irrtums gewesen sein, Hippokrates habe das Greisenalter als Krankheit bezeichnet (vgl. Anm. 60).

42 Vgl. auch Le Secq/Bonier (1627), die eine breite Spanne von Gesundheit annehmen und entsprechend betonen: *senectus non est morbus.* Vgl. auch Anm. 49.

43 Sebiz/Welsch (1645), th. 41-53 (o.S.).

44 In der Gerokomie von Fougerolles (1617; S. 53) findet sich jedoch ein Schema des *senectus morbus* (vgl. Abbildung 7, S. 98), das unter diesem gemeinsamen Titel zum einen die natürlichen körperlichen und seelischen Affekte des Alters, zum andern aber die pathologische Vergreisung infolge eines Marasmus subsumiert. – Das Terenzzitat wird beiläufig auch in folgenden juristischen Dissertationen und theologischen Traktaten des 17. Jahrhunderts erwähnt: Deckherr/Lessius (1642), *Quaestio* V (o.S.); Rebhan/Ebner (1663), S. 6; Bacquere (1673), S. 246.

45 Augustin Thoner, Observationum medicinalium haud trivialium Libri 4 [...] adjuncti sunt Consulationum cum diversarum regionum medicis habitarum et Epistolarum de variis rebus

medico-philosophicis disserentium Libri 2. Ulm 1651, Epistola Nr. 4, S. 284. – Diesen Hinweis verdanke ich Priv.-Doz. Dr. Michael Kutzer, Mainz.

46 Santorio, De statica medicina (1716) I 83 und V 35, S. 31, 145.

47 Posner/Vultejus (1673), § 5 (o.S.). Auch der englische Arzt John Smith erwähnt mehrfach (trotz seiner galenistischen Neigungen) die „Krankheit Alter“; vgl. Kap. 7, Anm. 66 und 105.

48 Vesti/Stegmann (1692), S. 4; Schrader/Blume (1699), §§ 4, 10 (o.S.). – Bei der ersten Erwähnung des Zitats wandeln Schrader und Blume das Zitat in ein Verspaar um: *Senibus ubi absit morbus ipsa senecta, per se mala Valetudo est.*

49 Juch/Kamper (1732; § 41, S. 20) weisen ebenfalls das Terenzzitat mit dem Einwand zurück, daß der Krankheitsbegriff zu weit gefaßt sei (*nimis latum eius vocis usum*). Vgl. auch Ranchins Position sowie Anm. 42.

50 ... *totum hominem a nativitate morbum esse*; Glagau (1715), *Prooemium*, o.S. – Die Sentenz läßt sich in dieser Form nicht im Corpus Hippocraticum nachweisen (vgl. aber Anm. 68). Auch andere Autoren weisen dieses Zitat Hippokrates zu; vgl. Alberti/Hoffmann (1728), *Praeloquium*, S. 3; Stahl/Michaelis (1710), § 1, S. 5.

51 Glagau (1715), § 6, S. 10.

52 Trennung von Seele und Leib; göttliche Vorsehung wegen des Sündenfalls der ersten Menschen; Hutter (1732), *Prooemium*, S. 5f.

53 Hutter (1732), § 2, S. 8f.

54 Hutter (1732), §§ 5-17, S. 10-24.

55 Hutter (1732), § 23, S. 30.

56 Zu Hoffmann vgl. Abschnitt 3.3. – In den Literaturverzeichnissen von Canstatt (1839; S. 6) und Geist (1860; S. 15) erscheint neben Hutter auch Hoffmann als Verfasser der *Dissertatio* von 1732.

57 Hutter (1732), § 16, S. 23.

58 Hoffmann, Medicina rationalis systematica lib. 1, sect. 1, cap. 2, in: Idem (1740), tom. I, 30-32 (das Terenz-Zitat findet sich unmittelbar davor in lib. I, sect. I, cap. I, § 38, in Idem, 1740, tom.I, 30). Zur Konzeption des Alterungsprozesses bei Hoffmann vgl. auch Müller (1991), S. 132f.

59 Hoffmann/Nitschius (1725), in: Hoffmann (1740), tom. V, 289-296.

60 Neben Hoffmann/Nitschius (1725, § 2; in: Hoffmann, 1740, tom. V, 289) ordnen auch die in Anm. 62 genannten Autoren das Terenzzitat Hippokrates zu. Eine derartige Aussage läßt sich im Corpus Hippocraticum nicht nachweisen. Möglicherweise beruht Hoffmanns Behauptung auf einem mißverständlichen Zitat von Melchior Sebiz (s. Anm. 41).

61 Vgl. auch Anm. 48; Warlitz (1708), S. 17f.; Reinhard (1767), S. 167-72 (beide nehmen u.a. Johannes Chrysostomus als Quelle an); Stahl/Michaelis (1710), § 1, S. 4 (namenloses Sprichwort); Ferret/Vieillard (1739), S. 2 (Sentenz umschrieben: Das Greisenalter ist die größte aller Krankheiten); Alberti/Krebs (1741), *Prooemium*, S. 4 (Hinweis auf Seneca und Zacchia; s. Anm. 36); Neukum (1743), § 24, S. 15 (keine Autorangabe); Pohl/Hagemeyer (1746), S. 4 (als Überschrift zu § II, der die Faserlehre erläutert); Ludwig (1759), S. IV (keine Autorangabe); Linné/Pilgren (1760), S. 259, 261 (keine Autorangabe); Süßmilch (1765), Bd. 2, § 468, S. 334 (weist das Zitat Cicero zu; vgl. dagegen Kap. 1, Anm. 79). – Die folgenden Texte erwähnen das Zitat unter Angabe von Terenz als Autor: Depré/Härtel (1720), §§ 7, 14, S. 20, 34; Alberti/

Hoffmann (1728), *Praeloquium*, S. 3; Juch/Kamper (1732), § 41, S. 20; Schulze/Rohr (1735), § 94, S. 35; Liefmann (1737), § 14, S. 21; Juncker/Buihring (1765), § 2, S. 5; Van Diepen (1768), § 2, S. 9 (Hinweis auf Hoffmann; möglicherweise ist die Dissertation von Hutter gemeint); Mead (1775/1978), S. 459.

62 Bergen/Horn (1726), th. 6, S. 8; Friis/Heinrich (1739), § 3, S. 10; Büchner/Gorn (1750), § 12, S. 18; Grosser (1770), S. 4. Vgl. Anm. 60.

63 Vgl. Lehrbuch der Greisenkrankheiten (1909), S. VIII (*Vorbemerkungen* von Julius Schwalbe).

64 In Züricher Ratsprotokollen des 17. Jahrhunderts, die die Aufnahme von Bedürftigen in das städtische Hospital regeln, erscheint sehr häufig die Kombination *alt* und *übelmögen/kranc/ bresthaft* (mündliche Mitteilung von Aline Steinbrecher, Zürich, 1997).

65 Vgl. Abschnitte 2.1.3, 2.3 und 3.4.

66 Vgl. Kap. 1, Anm. 114

67 Vgl. Hans Böhner, Die Geschichte des medizinischen Ausbildungs- und Prüfungswesens in Deutschland von etwa 1240 n. Chr. bis heute. Diss. med. Köln 1962, S. 16.

68 Vgl. Seneca (wie Kap. 1, Anm. 82); bereits Guy Patin und Paul Courtois diskutierten 1643 mit dem barocken Pathos der Vanitas die Frage, ob der Mensch von Natur aus krank sei (*estne totus homo a natura morbus*; vgl. Kap. 3, Anm. 325), argumentierten jedoch in erster Linie mit zahlreichen Einzelerkrankungen, während die späteren Iatromechaniker die krankhafte Konstitution des ganzen Menschen in den Vordergrund rücken.

69 Vgl. Abschnitt 1.3.2.

70 Vgl. John Graunt, Natural and political observations made upon the Bills of Mortality. London, Roycroft, 1662, Tabelle *The Table of Casualities* nach S. 76, reprinted in: Pioneers of demography, The earliest classics, With an introduction by Peter Laslett. Gregg International Publishers Limited, 1973. – Vgl. auch Kondratowitz (1989), S. 218.

71 So erkennt auch Neukum (1743; § 23, S. 15), daß ein natürlicher Alterstod entsprechend der traditionellen Definition sich ohne vorausgehende Krankheit ereigne; bei einem erweiterten Krankheitsbegriff hingegen sei das Alter die Krankheit [, die zum Alterstod führe; D. S.].

72 Friedrich Hoffmann/Christian Blüdorn, De generatione mortis in morbis, in: Hoffmann (1740), tom. VI, 244-250.

73 Vgl. Abschnitt 3.1.3.2. – Auch Jacob Hutter ist ein entschiedener Vertreter dieser Gleichsetzung; vgl. Kap. 3, Anm. 197.

74 *Tum quoque crescimus, vita decrescit* (vgl. Kap. 1, Anm. 82); Richter (1736), in: Idem (1781), tom. III, 12. – Vgl. auch Abschnitt 3.1.2.3 und Kap. 3, Anm. 120.

75 Vgl. Abschnitt 3.1.3 und Seiler (1799), S. XVII-XVIII.

76 So behauptet noch der Pathologe Wilhelm Doerr im Anschluß an Robert Rössle: „Daß es den ‚reinen' Tod durch Verbrauch (Alterung) der Organe gibt, ist unstreitig. Solche Menschen sterben gar nicht, sie hören nur auf zu leben"; W. Doerr, Arzt und Tod. In: Der Tod in Dichtung, Philosophie und Kunst, hg. von H.H. Jansen. Darmstadt, Steinkopff, 1978, S. 1-11, hier 7.

77 Vgl. Ed Friedlander, Aging. In: http://www.pathguy.com/lectures/aging.htm [Stand 12.1.2004].

78 Vgl. Anm. 50, 57 und 60.

79 Vgl. Abschnitt 5.4.

80 Entsprechend verurteilt eine der wenigen Kritiken im 18. Jahrhundert (vgl. aber Anm. 49) das Konzept einer Krankheit Alter als Wolkengebilde (*nugatorium*), das nur von *Rhetoribus* mit vielen Worten entwickelt werden konnte, indem sie einseitig das Alter als großes Defizit (*defectu grandi*) darstellten; Stahl/Michaelis (1710), § 23, S. 18.

81 Vgl. Abschnitt 3.1.2.3.

82 Vgl. Abschnitt 3.1.3.

83 Beispielsweise in dem Emblem *Non illaudata senectus*, das als *pictura* einen Fisch auf dem Trockenen darstellt; vgl. Joachim Camerarius, Symbola et emblemata. Bd. IV, Nürnberg 1604 (Repr. Graz 1988), S. 26f.

84 Borscheid (1987), S. 105-291.

85 Vgl. Abschnitt 3.4 und 3.5. Eine Ausnahme bildet die in hohem Alter verfaßte *Schutzrede* von Heinrich Stromer (1537; vgl. Abschnitt 2.4); vgl. auch die *Cato-maior*-Rezeption bei Anselmi (1606; S. 54-56) im Zusammenhang mit seiner Zurückweisung des Terenz-Zitates.

86 Hinweise auf ein zu ehrendes Alter finden sich auch in der medizinischen Fachliteratur des 18. Jahrhunderts; vgl. Kap. 3, Anm. 337 und 412.

87 Vgl. Reiner Glauer, Gesundheitserziehung durch Ärzte als naturrechtlich begründetes Programm aufgeklärter Medizin im 18. Jahrhundert. Diss. med. dent. Hannover 1976, S. 11f.

88 Vgl. Anm. 68.

89 Georg Christoph Lichtenberg, Sudelbücher (L 483). In: Idem, Schriften und Briefe, hg. von W. Promies, Bd. 1, Frankfurt 1994, S. 920.

Ausblick:

Geriatrie zwischen Tradition und Innovation

Das Alter *ist* ein Thema der Universität. Diese unspektakuläre Gegenthese zu Noberto Bobbios provokanter Negation[1] leitet sich aus den untersuchten normativen Quellen der gelehrten frühneuzeitlichen Medizin eindeutig ab. Deren wissenschaftliche Perspektive war jedoch überwiegend auf die kreative Rezeption medizinischer und moralischer Traditionen beschränkt, die auf alte Menschen häufig einseitig projiziert wurden und die zugleich prägend auf ihre Wirklichkeit einwirkten. Die Zusammenfassung der Untersuchung beschränkt sich angesichts der Flut von relevanten Informationen auf herausragende Ergebnisse und lehnt sich an die eingangs formulierten Leitfragen an.

1. Formale Charakterisierung der untersuchten Quellen

Untersucht wurden (abgesehen von geistlicher, juristischer und philosophischer Literatur) etwa 170 geriatrische Monographien aus verschiedenen europäischen Ländern, die fast ausschließlich universitär gebildete Ärzte im Zeitraum von etwa 1500 bis 1800 verfaßten und deren Umfang von wenigen bis zu mehreren hundert Seiten variiert. Diese Schriften enthalten gegenüber der zeitgenössischen allgemeinmedizinischen Fachprosa in der Regel ein Vielfaches an Informationen zum Thema, so daß man davon ausgehen kann, daß in ihnen das wesentliche Wissen der damaligen Altersheilkunde im Sinne des „Mainstream" enthalten war und durch sie verbreitet wurde. Trotz bedeutender Unterschiede ließen sich die Texte in drei Gruppen mit folgender Charakteristik aufteilen:

1. Die Schriften zur Altenfürsorge (Gerokomien) vom Ende des 15. bis zum frühen 17. Jahrhundert (vgl. Abschnitt 2.1) sind durch eine stringente Rezeption aristotelisch-galenistischer Traditionen der Altersmedizin gekennzeichnet. Sie stellen aber erstmals dieses gesammelte Wissen in umfassenden, meist systematisch gegliederten Monographien zur Definition, Physiologie, Pathologie und Diätetik des Greisenalters zusammen und setzen sich zunehmend kritisch mit Spekulationen zur Langlebigkeit

und mit entsprechenden Therapien auseinander. Nach 1560 steht ihre Genese mittelbar mit der Popularisierung der Greisendiätetik durch den venezianischen Landadeligen Alvise Cornaro in Zusammenhang. Aufgrund ihrer verhältnismäßig kleinen Zahl sind Gerokomien innerhalb der medizinischen Fachprosa isoliert und werden, abgesehen von den nachfolgenden Hochschulschriften und wenigen Epigonen vor allem geistlicher Provenienz, wenig rezipiert, obwohl ihre Verfasser zum Teil namhafte Ärzte sind. Gerokomien werden überwiegend in höherem Lebensalter verfaßt oder auch betagten Adressaten gewidmet. Ob darüber hinaus ein breiteres gebildetes Publikum angesprochen werden soll, bleibt unbestimmt. Mit Rücksicht auf den klaren diätetischen Schwerpunkt der Gerokomien besteht eine gewisse Ähnlichkeit zu Textsorten der Allgemeindiätetik, die jedoch zwischen Erhaltung der Gesundheit und Pflege hohen Alters im Gegensatz zur Altenfürsorge nicht deutlich unterscheidet. Ferner zeigen sich verschiedene Berührungspunkte zu Schriften über Longaevität, weil Gerokomien ebenfalls Beispiele für ein hohes Alter integrieren und mitunter auch an physiologischen Spekulationen interessiert sind, jedoch mit einer klarer Betonung der Unausweichlichkeit des Alterns.

2. Geriatrische Hochschulschriften (vgl. Abschnitt 3.1) entstehen vor allem seit 1620. Ihren Druck verdanken sie häufig allein dem Publikationszwang medizinischer *pro-gradu*-Disputationen. Sie folgen im wesentlichen den jeweils führenden spätgalenistischen, chemischen, mechanistischen und dynamistischen Strömungen innerhalb der Heilkunde in Abhängigkeit von berühmten Hochschullehrern der Zeit, wobei ein Nebeneinander verschiedenster Einflüsse charakteristisch ist. Eklektizistische Tendenzen finden sich auch in der Themenspezifizierung. Dabei sind einerseits traditionelle, den Gerokomien vergleichbare Darstellungsweisen und Rezeptionen der Antike (Hippokratismus; klassische Dichtung) zu beobachten, andererseits aber auch eine Weiterentwicklung besonderer Krankheitsbilder und Therapieformen sowie heuristischer Verfahren (klinische und anatomische Beobachtung, Mikroskopie, Statistik, Tierversuch). Als Verfasser erscheinen meist Praeses und Respondent gemeinsam, seltener auch ausschließlich einer von beiden. Ein höheres Lebensalter ist nur bei wenigen graduierten Autoren und bei keinem der Mäzene nachzuweisen. Die Rezeption der Schriften ist nur in wenigen Fällen gesichert, und nur selten wurde ein Text nochmals aufgelegt oder gar übersetzt. Deshalb ist ein breiteres Publikum außerhalb der Universität eher unwahrscheinlich. Auch bei den Hochschulschriften gibt es Überschneidungen zwischen Texten zur Geriatrie und zur Longaevität, wobei letztere den Aspekt der Pathologie meiden, aber dennoch in den Tenor der Unvermeidlichkeit von Alter und Tod einstimmen, so daß die Auseinandersetzung um Langlebigkeit innerhalb der gelehrten Medizin gegenüber dem 16. und frühen 17. Jahrhundert im wesentlichen entschärft zu sein scheint.

3. Zu einer letzten, besonders heterogenen Gruppe (vgl. Abschnitt 3.2) zählen meist umfangreiche geriatrische Schriften des 18. und frühen 19. Jahrhunderts, die zwar abseits der Universität entstehen, aber dennoch von studierten Ärzten verfaßt werden. Sie präsentieren das traditionelle geriatrische Wissen in der Regel vollständiger als die zeitgleichen Hochschulschriften, aber mit ähnlich eklektizistischen Tendenzen. Während einige dieser Texte Anschluß an die nach 1700 obsolete Tradition der gelehrten Gerokomie suchen und konkrete Widmungsadressaten erwähnen, neigen andere im Impetus der Aufklärung zu einer popularisierenden, landessprachlichen Darstellung, weshalb in erster Linie medizinische Laien als intendiertes Publikum in Frage kommen.

Insbesondere die von Napoleon vielerorts verfügte Ablösung der alten Universität und der zunehmende Einfluß klinisch-pathologischer Methoden setzen der frühneuzeitlichen Geriatrie mit ihren zwei Gesichtern – medizinischem Spezialwissen und populärem Laienschrifttum – ein mehr oder weniger abruptes Ende. Doch erst 1839 wendet sich mit dem Lehrbuch Carl Friedrich Canstatts eine Monographie auch außerhalb des zeitgenössischen Hochschulschrifttums[2] nicht mehr an Laien, sondern unmittelbar und ausschließlich an Ärzte: Obwohl der ehemalige Gerichtsmediziner Canstatt, der noch von der Romantischen Medizin beeinflußt und daher kein Freund der zunehmenden Spezialisierung ist, eine ausführliche Bibliographie altersmedizinisch relevanter Texte des 16. bis 18. Jahrhunderts seinem Werk voranstellt, hält er doch die meisten von ihnen für viel zu allgemein.[3] Damit vollzieht er endgültig den Bruch zur traditionell umfassenden „Altenheilkunde“ und wird nolens volens zum Vertreter eines neuen wissenschaftlichen Interesses an der speziellen Pathologie des höheren Lebensalters, wie es freilich in einzelnen Studien des 18. und frühen 19. Jahrhunderts[4] und in der Pariser Klinischen Schule[5] nach 1800 bereits anklingt.

2. Medizinische Konzepte des Greisenalters

In den untersuchten Texten erscheint neben den propädeutischen Grundlagen eine Reihe von physiologischen, pathologischen, und therapeutisch-prophylaktischen Alterskonzepten. Diese bleiben bei aller Vielfalt über mehrere Jahrhunderte hinweg erstaunlich konstant. Eine Zusammenschau bildet deshalb cum grano salis die Theorie einer frühneuzeitlichen Geriatrie ab, die zwischen Tradition und Innovation angesiedelt ist.

Zu den *propädeutischen Grundlagen* dieser Geriatrie gehört in erster Linie die Lehre von den Lebensaltern und ihren Metaphern, wobei feste Jahresangaben für den Beginn des Seniums und für das voraussichtliche Lebensende formal zurückgewiesen werden zugunsten einer biologischen Beurteilung des Organismus anhand bestimmter Kennzeichen. Ferner ist die spezifische Unterteilung des Greisenalters in zwei oder drei Phasen von Bedeutung, wobei ein rüstiges von einem gebrechlichen Alter unterschieden wird. Und schließlich imponiert im Grenzbereich zwischen Medizin und Philosophie die Bewertung des höheren Lebensalters als Defektzustand im Vergleich zur vorangehenden Lebensperiode, aus der wiederum der Vergleich zwischen dem Greisenalter und der ebenso „defizitären" Lebensphase der Kindheit abgeleitet wird.

Als *physiologische Konzepte* treten zunächst die an sich altersunspezifischen Theorien des Galenismus, der Iatrochemie, der Iatromechanik und des Iatrodynamismus in Erscheinung. Heuristisch fruchtbarer scheint eine Zusammenstellung altersspezifischer Konzepte zu sein, die die engen Grenzen dieser Theorien überschreiten. An erster Stelle steht hier der sukzessive Verlust eines inneren, angeborenen Lebensprinzips (Lebenswärme, Feuchtigkeit, Archeus, Energie, Lebenskraft, Seele, Blut, Samen) durch Selbst- oder Fremdkonsumption, dem sich im Grunde nur die iatromechanische Schule des Hallenser Professors Friedrich Hoffmanns völlig verweigert. Seltener wird auch die Gegensätzlichkeit verschiedener Prinzipien des Körpers (Elemente, *Archei*, feste vs. flüssige Bestandteile) als Grund für die Korruption des Körpers genannt.

Fast ebenso wichtig wie der Verlust des Lebensprinzips ist das (daraus abgeleitete oder auch selbständig entwickelte) Konzept der inneren Vergiftung aufgrund einer verminderten Verdauung, Assimilation und Exkretion, indem Abfallstoffe (Faeces, Schleim, schwarze Galle, Säure, erdhafte Stoffe) in Darm, Blut und Gewebe durch unzureichende Nahrungsaufbereitung, verminderten Verbrauch und verzögerte Ausscheidung sich anhäufen und Fäulnis erzeugen.

Eng damit verwandt ist das Konzept eines im Alter unzureichenden Ersatzes (*reparatio*) von verbrauchter Körpersubstanz, wozu neben den festen und flüssigen Stoffen auch die ätherartigen *Spiritus* rechnen.

Eine weitere endogene Erklärung ist der lebenslange Prozeß physischer Austrocknung und Verhärtung des Organismus, der für Wachstum und Involution gleichermaßen von Bedeutung ist. Dieses Konzept hat gegenüber den übrigen den Vorteil eines anatomisch-morphologischen Korrelats. Im Rahmen der iatromechanischen Interpretation verbirgt sich hinter diesem Prozeß in erster Linie eine Reaktion des Organismus auf den permanenten Blutstrom, entweder im Sinne einer Anpassung (durch die Umwandlung von Gefäßen zu Fasern) oder im Sinne von Abnutzung (durch Veränderungen der Faserpartikel selbst), wodurch sich eine allmähliche Verschiebung des Kräftegleichgewichts zwischen festen und flüssigen Bestandteilen ergibt.

Schließlich wird das Altern auch als Folge äußerer Faktoren diskutiert: Durch die Luft(temperatur) werde eine Abkühlung oder Austrocknung, durch inadäquate Nahrung eine Vergiftung oder durch Bewegung Abnutzung erzeugt.

Jedes dieser physiologischen Konzepte ist in irgendeiner Weise aus der Beobachtung der Natur abgeleitet. Doch trotz einer Tendenz zu monokausalen Erklärungsmodellen in der vormodernen Medizin war offensichtlich keines von ihnen für sich allein völlig überzeugend, so daß in den Quellen praktisch immer eine Kombination oder Vernetzung verschiedener Ursachen des Alters angenommen wird (vgl. Schema 1).

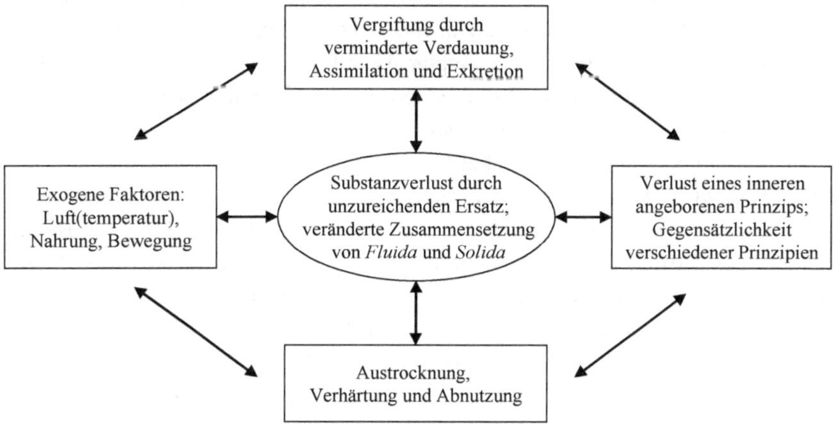

Schema 1: Frühneuzeitliche Pathophysiologie des Alters

Die *pathologischen Konzepte* leiten sich einerseits unmittelbar aus den physiologischen Annahmen ab. Aufgrund der diskutierten somatischen Veränderungen wird in der Regel auf eine vermehrte Anfälligkeit für Krankheiten und auf verminderte Selbstheilungskräfte im Alter geschlossen. Der physiologische Bezug führt zur Betonung bestimmter, aus heutiger Sicht altersunspezifischer Leiden, etwa Katarrhe, Verdauungsbeschwerden und Plethora, während manche der heute führenden *„age-related diseases“* (Malignome, Diabetes Typ II) in der Frühen Neuzeit nicht mit dem

Alter in Verbindung gebracht werden. In letzter Konsequenz führt die Annahme eines globalen pathophysiologischen Prinzips dazu, daß im frühen 18. Jahrhundert auch das Alter selbst und seine äußeren Kennzeichen (Haar- und Hautveränderungen), ja sogar das ganze Leben als Krankheit angesehen werden. Andererseits verstärken sich zur gleichen Zeit auch Tendenzen zu einer Partikularisierung der Seneszenz in einzelne Leiden. Bereits im 17. Jahrhundert führt die Rezeption hippokratischer Lehrsätze und biblischer Metaphern zu selbständigen Elementen in der Alterspathologie, etwa zu einem stärker von der Empirie beeinflußten Kanon der Alterserscheinungen und -krankheiten oder zu der Annahme, daß Greise weniger akute Krankheitserscheinungen aufweisen als jüngere Menschen, aber mehr chronische Krankheiten entwickeln. Weitere eigenständige Krankheitskonzepte wie die Plethora, der Skorbut oder der fieberhafte Marasmus werden erst im Laufe des 17. und 18. Jahrhunderts mit dem Alter verknüpft. Gegen Ende des Untersuchungszeitraums (um 1800) bricht eine zunehmend systematisierte pathologische Anatomie das fixierte Spektrum systemisch bedingter Alterskrankheiten zugunsten spezifischer Organleiden wie Herzdilatation, Arteriosklerose oder Prostatahypertrophie auf.

Unter den *therapeutischen Konzepten* des Alters dominiert eindeutig bis weit in das 18. Jahrhundert hinein die Diätetik. Entsprechend der physiologischen Theorie setzt sie sowohl an den exogenen wie den endogenen Faktoren des Alterns an und hat die Verlangsamung (*retardatio*) des Alterungsprozesses, die Erhaltung (*conservatio*) eines rüstigen Zustandes und die Verhinderung eines vorzeitigen Alters (*Senectus praematura*) zum Ziel. Ihre Grundlage ist über lange Zeit die Beeinflussung der im Spätmittelalter kanonisierten „Sechs nicht natürlichen Dinge" (*Sex res non naturales*), die auch psychische Affekte einschließen. Während im Galenismus zunächst eine spezielle Altersdiätetik propagiert und entfaltet wird, verschmelzen deren Grundsätze im 18. Jahrhundert aufgrund veränderter physiologischer Annahmen, aber auch einer gewissen Nonchalance gegenüber der Theorie teilweise mit prophylaktischen allgemeindiätetischen Regeln zur Erhaltung eines langen Lebens.

Die Pharmakotherapie des Alters erscheint in der gelehrten Medizin des 16. und 17. Jahrhunderts lediglich als flankierende Maßnahme (hauptsächlich Phytotherapeutika zur Beförderung der Entleerung). Dagegen empfehlen die konkurrierenden geriatrisch-gerontologischen Texte aus dem Bereich des Paracelsismus und der Iatrochemie zum einen ältere Produkte der alchemistischen Tradition (*Occulta*; mit der zusätzlichen Option einer Verjüngung des Körpers) und zum anderen neuere chemische Pharmaka. In der Universitätsmedizin des 18. Jahrhunderts finden nicht nur die traditionelle Phytotherapie sowie Universalmittel (Panazeen) erneut Beachtung, sondern es zeigen sich bereits Tendenzen zu einer Polypragmasie, indem für verschiedene Leiden zahlreiche Gruppen von Medikamenten indiziert werden.

Unter den Maßnahmen der „kleinen Chirurgie“ dominiert zunächst die Purgation mit Hilfe des Klistiers, bis im 18. Jahrhundert der in der galenistischen Alterstherapie verpönte Aderlaß seinen Siegeszug in der Behandlung plethorischer Greise antritt.

Eine Sonderrolle in der Behandlung alter Menschen spielt der aus der Bibel abgeleitete Sunamitismus, ein asexueller Körperkontakt zwischen Alten und Jungen, der gerade in der gelehrten Medizin bis ins 18. Jahrhundert hinein als wirksame Maßnahme gegen den perspirativen Wärme- und Substanzverlust gilt und erst kurz vor 1800 als soziale und „psychotherapeutische“ Maßnahme zur Aufheiterung der Betagten umgedeutet und entschärft wird.

Diese medizinischen Alterskonzepte enthalten weite Teile der frühneuzeitlichen Heilkunde und greifen auch deren Innovationen (z.B. Entdeckung des Blutkreislaufs, Hinwendung zu klinischen Beobachtungen) auf. Sie sind außerdem regelmäßig in umfassende naturphilosophische Konzepte von Wachstum und Involution integriert. Die Bezüge zu den Konzepten von Krankheit und Tod sind offensichtlich, nicht nur in der Diskussion um den Status des Greisenalters zwischen Krankheit und Gesundheit, sondern auch in der uralten Fiktion eines altersbedingten Todes, die erst kurz vor 1800 erste Auflösungserscheinungen zeigt.

3. Einflüsse und Wechselwirkungen

Eine besondere Bedeutung für die frühneuzeitliche Geriatrie gewinnen vertikale und horizontale Einflüsse im Sinne eines *diachronen* und *synchronen* Wissenstransfers. Ersterer äußert sich vor allem in der *Rezeption* antiker, später auch frühneuzeitlicher Lehrmeinungen. Die Auffassung dieser Autoritäten wird zunächst obligatorisch in die eigenen Konzepte integriert, wobei sich in Detailfragen häufig eine fruchtbare Auseinandersetzung innerhalb der gelehrten Medizin mit der lebendigen Tradition abzeichnet. Nach Auflösung der scholastischen Unterrichtsstrukturen, die die Kommentierung der Autorität an oberster Stelle vorsah, wandeln sich auch Umfang, Spektrum und Funktion der Rezeption: Der Hinweis auf ältere Texte, insbesondere auf nun nicht mehr zutreffende medizinische Lehrmeinungen, wird zugunsten zeitgenössischer Literatur eingeschränkt, während – und dies mag ein Spezifikum der geriatrischen Literatur sein – tradierte Sentenzen aus Dichtung und Philosophie weiterhin eine bedeutende Rolle spielen. Allerdings geschieht dieser Wissenstransfer nun nicht mehr mit dem Ziel, eine umfassende Kenntnis vergangener Lehre zu beweisen und sie in die Theorie zu integrieren, sondern weit mehr dazu, einzelne, oft aus dem Zusammenhang gerissene Zitate für die aktuellen Alterstheorien und deren pathologische und therapeutische Optionen zu instrumentalisieren. Ein Musterbeispiel für diese neue Funktion der Rezeption ist das pejorative Terenzzitat von der „Krankheit Alter", das im 18. Jahrhundert vor allem in Texten Aufnahme findet, die von Ärzten verfaßt sind. Demgegenüber werden Exempel für Langlebigkeit vor allem in Texten von Laien tradiert und in erster Linie mit einer positiven Sichtweise des Alters verknüpft.

Synchrone Einflüsse auf die Geriatrie lassen sich einerseits aus Bereichen der Heilkunde selbst, andererseits aber auch von Seiten der universitären Nachbardisziplinen feststellen. Medizinische Faktoren wurden exemplarisch an den Beispielen „alte Frau" und „Altersvergeßlichkeit" deutlich gemacht: In beiden Fällen wirkt die Diskussion altersrelevanter Themen in der (gynäkologischen bzw. „neurologischen") Fachliteratur auf geriatrische Texten ein. Allerdings zeigen beide Bereiche zugleich Symptome einer Marginalisierung innerhalb des fachspezifischen wie auch geriatrischen Diskurses, wobei die Ursachen hauptsächlich im kulturgeschichtlichen Setting zu suchen sind: Pejorisierung, teilweise auch Maskulinisierung der (älteren) Frau im einen Fall, Idealisierung der geistigen Fähigkeiten von (älteren) Menschen im anderen schlossen bis weit in das 17. Jahrhundert hinein eine nähere Beschäftigung der Geriatrie mit diesen Themen aus.

Der Einfluß nicht-medizinischer, doch gleichwohl universitärer Alterskonzepte auf die geriatrische Heilkunde äußert sich in einer intensiven Wechselwirkung zwischen Medizin, Theologie/Philosophie und Jurisprudenz, wobei jeder Wissensbezirk seine eigenen inhaltlichen Schwerpunkte herausbildet. Dies gilt vor allem für den Bereich der *Theologie*: Sie stellt die metaphysische Erklärung für die Vergänglichkeit bereit, die gerade auch von der Medizin beschrieben wird und nach Auskunft beider Disziplinen bereits im Keim des Menschen (biologisch wie ontologisch) angelegt ist. Diesen engen Zusammenhang zeigt im besonderen die Rezeption der Kohelet-Metaphern und deren theologische wie medizinische Exegese. Aus dem Bereich der *Jurisprudenz* beeinflussen Fragen nach forensisch verbindlichen chronologischen Altersgrenzen die Medizin, indem in vielen geriatrischen Texten entgegen der formal vertretenen biologischen Überzeugung (s.o.) dennoch normierende Jahresangaben gemacht werden. Andere Themen wie die Frage nach der Fortpflanzungsfähigkeit im Alter, die Befreiung von öffentlichen Auf- und Abgaben oder prozeßspezifische Details scheinen vor allem in speziellen forensischen Schriften auf. Bemerkenswert resistent erweisen sich die meisten geriatrischen Texte gegen *philosophische* Konzepte einer Aufwertung des Alters in der Tradition Ciceros und Plutarchs, während sie die eher pejorative aristotelische Psychologie bereitwillig rezipieren.

Der umgekehrte Einfluß medizinischer Alterskonzepte auf die Nachbardisziplinen ist in den Bereichen der Forensik und Moraltheologie offensichtlich; eine besondere Mittlerfunktion kommt dabei den Altersdiätetiken geistlicher Provenienz zu, in denen medizinische und paramedizinische Lehren (Alvise Cornaro!) mit juristischem und moraltheologischem Wissen kombiniert werden.

Schema 2 soll diese komplexen Zusammenhänge, die hier nur angedeutet werden können, nochmals zusammenfassend vor Augen führen.

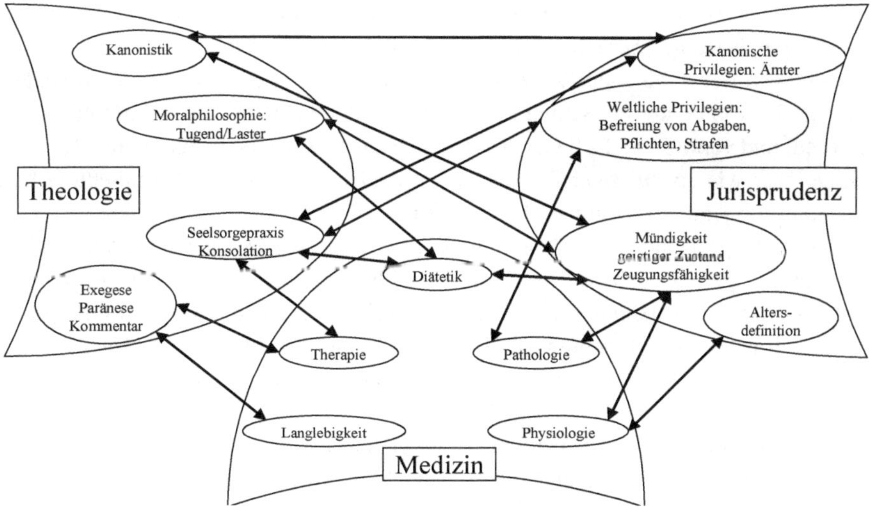

Schema 2: Interdisziplinäre Wechselwirkungen innerhalb des frühneuzeitlichen Altersdiskurses

4. Besonderheiten des medizinischen Altersdiskurses

Die große Zahl untersuchter spezifischer Quellen, die darin gesammelten geriatrischen Konzepte mit ihrem bemerkenswerten Grad an Differenziertheit, die Zuordnung zahlreicher Krankheiten zu den Altersleiden und die zeitweise Gleichsetzung des Alters mit Krankheit können als erste Anzeichen einer frühneuzeitlichen „Geriatrie" interpretiert werden. Doch fehlen fast vollständig Hinweise (und seien es nur Absichten) auf eine Professionalisierung der Altenheilkunde innerhalb der Medizin.

Die verhältnismäßig große Zahl von einschlägigen Texten erscheint gering, wenn sie über den zeitlichen Verlauf und im Vergleich zu zahlreichen anderen medizinischen Themen betrachtet wird, die mindestens ebenso häufig angesprochen werden. Unter den Autoren fehlen einige berühmte Hochschullehrer, und die geringe Diskussion des Alters in allgemeinmedizinischen Quellen deutet ebenfalls darauf hin, daß es trotz seines Facettenreichtums kein zentrales Thema der Medizin war. Daß dies nicht nur auf einer theoretischen Ebene, sondern – angesichts des damaligen demographischen Aufbaus der Bevölkerung – auch in der Praxis so war, muß in weiteren Untersuchungen bestätigt werden. Etwas anders fällt die Beurteilung der Wissenschaft vom langen Leben als einer Spezialdisziplin der Gerontologie aus. In der vorliegenden Studie konnte nur ein schmale Auswahl von Quellen zur Longaevität untersucht werden, und vermutlich dürfte auch außerhalb der Medizin noch ein breites Reservoir an seriöser wie spekulativer Fachprosa vorhanden sein, das der Erschließung harrt und überraschende Erkenntnisse bieten wird.

Diese Überlegungen zur Bedeutung der geriatrischen Quellen sprechen zunächst eindeutig gegen die These einer frühneuzeitlichen „Medikalisierung des höheren Lebensalters“ in Anlehnung an Michel Foucault, nach der die Medizin eine gesellschaftlich relevante Umdeutung und Neubewertung des Alters mit Hilfe spezifisch heilkundlicher Kategorien eingeleitet habe. Dazu wirken auch nicht-medizinische Traditionen viel zu stark auf die Heilkunde selbst ein. Zwar wird innerhalb der Medizin die letzte Lebenszeit durchaus als eigenständiges Lebensalter mit besonderen Kennzeichen definiert, und die frühen Gerokomien sind gemeinsam mit ihren spätmittelalterlichen Vorläufern die Formbildner dieses Konstruktes, das sich als erstaunlich stabil erweist. Aber dessen Verbreitung und Rezeption außerhalb der Medizin scheinen nach heutigem Wissen zu gering zu sein, um das Altersbild wirksamer als in früheren Epochen zu beeinflussen. Im Gegenteil: Die ältere Diätetik etwa griff zumindest der Theorie nach viel stärker in das Alltagsleben geriatrischer Patienten ein als die von Skepsis begleitete Polypragmasie des 18. Jahrhunderts, die im Ergebnis sich meist auf den Aderlaß reduzierte. Der von Kondratowitz hervorgehobene Einfluß der Medizin auf das populäre Modell der Lebenskurve, insbesondere im Blick auf die Definition des Alters als Abstieg vom Höhepunkt der Lebensmitte und als Erschöpfung begrenzter Lebensressourcen findet sich zwar in der frühneuzeitlichen medizinischen Fachprosa genauso wie in der des 19. Jahrhunderts wieder.[6] Diese Metaphern des Altersdiskurses sind jedoch – in dieser allgemeinen Form – genauso auch außerhalb der Medizin zu finden als ein von antiker Literatur und Philosophie gespeistes abendländisches Kulturgut, das mit den epochenspezifischen Strömungen Veränderungen bewirkt und erleidet. Ein hervorragendes Beispiel ist die Interpretation des Alters als Krankheit, die auf den ersten Blick geradezu die Medikalisierung des Alters zu inaugurieren scheint – sie entstammt aber hauptsächlich nicht-medizinischen Quellen, wird seit dem Spätmittelalter vor allem außerhalb der Heilkunde rezipiert und von der Medizin im ausgehenden 18. Jahrhundert letztlich nicht weitergeführt, weil sie dem veränderten Altersdiskurs nicht mehr entspricht.

Interessant sind allerdings einige gegenläufige Hinweise, die tatsächlich eine sukzessive Popularisierung medizinisch-geriatrischen Wissens andeuten, die These der Medikalisierung aber nicht nachhaltig stützen: Zu nennen wären beispielsweise einige volkstümliche Anschauungen, etwa die metaphorische Redeweise vom kalten, saftlosen oder blutleeren, eingerosteten oder erstarrten Alter, aber auch der Trend zur Altersbadekur im 18. und 19. Jahrhundert, ferner die beginnende Ablösung philosophischer Konzepte des Alters zugunsten medizinischer in den Universallexika und schließlich die zunächst noch steigenden Zahlen für die Todesursache „Altersschwäche" in den Statistiken gegen Ende des 18. Jahrhunderts, also zu einer Zeit, in der die Medizin sich bereits wieder von diesem Konzept zu lösen beginnt.[7] Außerdem wird mittels diätetischer Anweisungen, die alte Menschen zum Rückzug aus den Tagesgeschäften aufgrund der physischen und psychischen Belastungen auffordern, indirekt eine soziale Altersrolle determiniert. Gleiches geschieht auch durch den mitunter extensiven Vergleich zwischen Kindern und Alten.

Besonders prägend für den medizinischen Altersdiskurs scheint die pessimistische Sichtweise im Blick auf Pathologie, Prognose und Therapie zu sein, die sowohl in der gezielten Rezeption entsprechender antiker Traditionen als auch im empirischen Umgang mit dem Alter und seinen Krankheiten wurzelt und sich deutlich gegen den therapeutischen Optimismus der Alchemie und des Paracelsismus abgrenzt. Zweifelsohne hat diese Bewertung des Alters in der Medizin verstärkend auf die pessimistische Abwertung des greisen Körpers gewirkt, wie sie sich in der Theologie der Hinfälligkeit manifestiert. Gegenläufige Tendenzen des Alterslobs wurden aber durch sie nicht unterdrückt; vielmehr scheint sich in der Frühen Neuzeit – vielleicht unter dem nachhaltigen Einfluß der Medizin – ein Zwei-Phasen-Modell des Alters durchzusetzen, in dem auf die rüstige, auch politisch und moralisch positiv konnotierte *Senectus virida* die gebrechliche, kindische und nutzlose *Aetas decrepita* folgt.

Gegen Ende des Untersuchungszeitraums zerfällt die einigermaßen geschlossene medizinische Sichtweise des Alters wieder in verschiedene Facetten (etwa den Altersmarasmus, das vorzeitige Greisenalter oder das Konzept der unterschiedlichen Alterung verschiedener Organe in der Romantischen Medizin) und wird erst im 19. Jahrhundert zu einem neuen Konstrukt des Alterns zusammengesetzt: unter dem Primat der Organpathologie, aber ohne einen Großteil der Tradition, die jetzt als Ballast empfunden wird. Konstruktion und Dekonstruktion des frühneuzeitlichen medizinischen Altersbildes fallen also in etwa mit den zeitlichen Grenzen dieser

Untersuchung zusammen und grenzen auf diese Weise einen wesentlichen Abschnitt des Altersdiskurses in der Heilkunde ab.

Anmerkungen

1 Vgl. Einführung in diese Untersuchung.

2 Vgl. Marinus Dobbelaer, Dissertatio physiologico-medica de varia vitae humanae aetate et praecipue de aetate senili. Leiden 1824; Petrus van Limburg Brouwer, De senectute. Leiden 1816; August Herbst, De diaeta senum. Vratislaviae 1819.

3 Canstatt (1839), S. III, 5-8.

4 Vgl. Autenrieth/Essig (1806). – Als Folge eines wiederholten Preisausschreibens der Wiener medizinisch-chirurgischen Akademie der Wissenschaften über die Frage nach Erkrankungen der Harnorgane des älteren Mannes entstehen die Arbeiten von Schmid (1806) und Soemmering (1810). – Vgl. auch Carl Thorin, Dissertatio inauguralis De sensibilitatis perversione in senibus. Landshut 1818; August Franz Joseph Karl Mayer, Beschreibung einer Graviditas interstitialis uteri nebst Beobachtungen über die merkwürdigen Veränderungen, welche die weiblichen Genitalien und namentlich der Uterus im hohen Alter erleiden. Bonn, Peter Neusser, 1825, S. 13-15.

5 Neben Bichat (1800/1955) sind Schriften von Philippe Pinel (Considérations sur la constitution sénile et sur son influence dans les maladies aigués. Archives générales de médecine 2, 1823, S. 5-15), Louis Léon Rostan (L'Asthme des vieillards, est une affection nerveuse. Paris 1817) sowie von Auguste Hourmann und Amédée Dechambre (Recherches cliniques pour sevir à l'histoire des maladies des vieillards, faites à la Salpétrière. Archives générales de médecine [series 2] 8, 1835, S. 405-428 [Maladies des organes de la respiration]; 9, 1835, S. 338-357 [Respiration chez les vieillards]; 10, 1836, S. 269-296 [Pneumonie des vieillards I]; 12, 1836, S. 27-51, 164-194 [Pneumonie des vieillards II]) von Bedeutung; vgl. auch Zeman (Bd. 13, 1946/47), S. 242-246.

6 Diese These einer historischen Medikalisierung des Alters wurde von Kondratowitz (1989; S. 220) anhand einer lexikographischen Untersuchung vorwiegend des 19. Jahrhunderts als „Geschichte einer ununterbrochenen, offenen oder verborgenen Auseinandersetzung mit den Implikationen und Konsequenzen jenes Modells der Lebenskurve“ diskutiert.

7 Kondratowitz (1989), S. 218.

Literatur

1. Verzeichnis der Literatur vor 1900

Hinweis: Entsprechend den Preußischen Instruktionen für die Katalogisierung von Druckschriften, die von den derzeit gültigen „Regeln für die alphabetische Katalogisierung“ (RAK) übernommen wurden (vgl. Allweiss [1979], S. 21), sind im folgenden Dissertationen unter dem Namen des Praeses eingeordnet; der Dissertant (Respondent) ist an zweiter Stelle genannt.

Adam, Johann Stephan: Dissertatio inauguralis De osse cordis cervi. Giessae Hassorum/Gießen, Literis Academicis Kargerianis, 1684.

Alberti, Michael: Introductio in universam medicinam tam theoreticam quam practicam certis positionibus comprehensa ... Halae Magdeburgicae, Litteris impensis Orphanotrophei, 1718.

Alberti, Michael: Propempticum inaugurale De venae sectione senum. Halae 1724.

Alberti, Michael: Systema Jurisprudentiae medicae, quo casus forenses a jurisconsultis et medicis decidendi, explicantur omniumque facultatum sententiis confirmantur ... 6 vols., Halae, Typis et imp. Orphanotrophei, 1725 – 1747.

Alberti, Michael/Esmarch, Nikolaus: Dissertatio inauguralis medica De febre intermittente senibus lethifera, Vom Todten-Fieber der Alten. Halae Magdeburgicae, Typis Joh. Christiani Hendelii, 1754.

Alberti, Michael/Hase, Johannes Amadeus: Dissertatio inauguralis medica De septenario medico memorabili, Daß nach der Siebenden Zahl denckwürdige Veränderungen am Menschlichen Leibe vorgehen. Halae Magdeburgicae, Typis Joh. Christiani Hendelii, 1742.

Alberti, Michael/Hoffmann, Johann Gottlieb: Dissertatio inauguralis medica De dysuria senili. Halae Magdeburgicae, Typis Joh. Christiani Hendelii, 1728.

Alberti, Michael/Hübner, Alexander Jo. August: Dissertatio inauguralis medica De nuptiis senum secundis raro secundis. [Halle] 1743.

Alberti, Michael/Krebs, Gottlob Friedrich: Dissertatio inauguralis medica De senectute viridi, Wie man ein lebhafft und gesundes Alter erlangen und erhalten könne. Halae Magdeburgicae, Typis Joh. Christiani Hendelii, 1741.

Alberti, Michael/Lüders, Johannes Nikolaus: Dissertatio inauguralis medica De longaevitate ex motu corporis. Halae Magdeburgicae, Litteris Hendelianis, 1728.

Alberti, Michael/Mosengel, Heinricus Josua: Dissertatio inauguralis medica De longaevitate ex aeris temperie. Halae Magdeburgicae, Litteris Hendelianis, 1728.

Alberti, Michael/Sachse, Lebrecht Augustus: Dissertatio inauguralis medica De longaevitate ex animi moderamine. Halae Magdeburgicae, Typis Joh. Christiani Hendelii, 1728.

Alberti, Michael/Schmidius, Johann Gottfried: Dissertatio physico-medica De canitie praematura. Halae Magdeburgicae, Typis Joh. Christiani Hendelii, 1729.

Alberti, Michael/Schulz, Zacharias Philipp: Dissertatio inauguralis medica De euthanasia medica, Vom leichten Todt. Halae Magdeburgicae, Typis Joh. Christiani Hendelii, 1735.

Alberti, Michael/Steinmeyer, Arnold Friedrich: Dissertatio medica inauguralis De longaevitate ex medicina. Halae Magdeburgicae, Litteris Hendelianis, 1728.

Alberti, Michael/Thalheim, Michael Gottlieb: Dissertatio inauguralis medica De mechanica moriendi necessitate. Halae Magdeburgicae, Typis Joh. Christiani Hendelii, 1735.

Alberti, Michael/Zopf, Johann Caspar: Dissertatio inauguralis medica De longaevitate ex diaeta. Halae Magdeburgicae, Typis Joh. Christiani Hendelii, 1728.

Alberti, Valentin/Schröck, Johann-Friedrich: Dissertatio philosophica De senectute. Lipsiae, Literis Johannis Erici Hahnii, 1667.

Albites, Evaristus: De consequenda, et producenda senectute disquisitio. Romae/Rom, Typis Philippi Neri, 1790.

Altmann, M. Christian/Hoffmann, Christian Godofrdus [sic!]: Dissertatio historico-philosophica De senio eruditorum, vulgo Von denjenigen Haupt=Gelehrten Männern/ die in den letzten 3. Seculis über 70. biß 80. Jahr alt worden sind. Lipsiae, Literis Brandenburgerianis, 1711.

Alton, Mathurinus/Cousin, Joannes: An senibus calidus, humidusque victus? Lutetiae/Paris 1642.

Anselmi, Aurelio: Gerocomica sive de senum regimine. Opus non modo philosophis & medicis gratum, sed omnibus hominibus utile. Venetiis, Apud Franciscum Ciottum, 1606.

Arnald von Villanova: Il libro di Arnaldo da Villanova sul modo di conservare la gioventù e ritardare la vecchiaia. Übersetzt von Clodomiro Mancini/Gino Fravega. Genova 1963 (Scientia veterum 38).

Arnald von Villanova: Rosarius philosophorum ac omnium secretorum maximum secretum ... per Arnoldum de Villanova. Augustae Trebocorum 1630. In: Philippi Ulstadii Coelum Philosophorum seu liber de secretis naturae... Augustae Trebocorum 1630, S. 231-309. Exemplar der Deutschen Zentralbibliothek für Medizin in Köln ist zusammengebunden mit Riolan (1600).

Arraes s. Bacon, Roger (1683)

Autenrieth, Johann Heinrich Ferdinand von/Essig, Christian Ludwig: Dissertatio inauguralis medica De ortu quorundam morborum provectioris aetatis praecipue ophthalmiae senilis. Tubingae, Typis excudebat Ludov. Frider. Fues, 1806.

Avicenna (Ibn Sina): Liber Canonis. Venedig 1507 (Reprint Hildesheim 1964).

Bacon, Francis: The Works of Francis Bacon. Faksimile-Neudruck der Ausgabe von [James] Spedding, [Robert Leslie] Ellis und [Douglas Denon] Heath, London 1857 – 1874 in vierzehn Bänden. Stuttgart-Bad Canstatt, Frommann-Holzboog, 1963.

Bacon, Francis s. Munde, Barbara; Rau, Hedda Maria; Schledorn, Anni von (s. Abschnitt 2: Literatur ab 1900)

Bacon, Roger/Madeira Arraes, Edward: The cure of old age and preservation of youth by Roger Bacon ... Translated out of Latin; with annotations, and an account of his life and writings by Richard Browne ... also a physical account of the tree of life by Edw. Madeira Arrais [sic!]. Translated likewise out of Latin by the same hand. London 1683.

Bacon, Roger: De retardatione accidentium senectutis cum aliis opusculis de rebus medicinalibus, nunc primum ediderunt A.G. Little/E. Withington. Oxonii, e Typographeo Clarendoniano, 1928.

Bacquere, Benedictus de: Senum medicus, quaedam praescribens observanda, ut sine magnis molestiis aliquousque senectus protrahatur. Coloniae Agrippinae, Sumptibus Haeredum Joannis Widenfeldt, 1673.

Baier, Johann Jacob: De longaevitate medicorum dissertatio epistolaris ad Jac. Pancratium Brunonem. Altdorfi, Literis Jodoci Guilielmi Kohlesii, 1705.

Baron, Hyacinthe Théodore/Morand, Joannes Franciscus Clemens: Quaestio medica ... An senibus Chocolate Potus? Parisiis/Paris, Typis Quillau, 1749.

Bartholin, Thomas: On diseases in the bible. A medical miscellany (1672). Edited with an introduction by Johan Schioldann-Nielsen and Kurt Sørensen. Copenhagen 1994.

Battus, Jacob: Dissertatio epistolaris De senis medici praerogativa. Rostochii, Typis Jo. Jacob. Adleri, 1732.

Beireis, Gottfried Christoph/Ottmer, Johannes Heinrich Gottfried: Libellus academicus solemnis De marasmo senili. Helmstedt, J. H. Kühnlin, 1792.

Bergen, Johann Georg/Horn, Joachim: Dissertatio inauguralis medica De venae sectionis usu in senibus. Frankfurt/Oder, Literis Joh. Christoph. Schwartzii, 1726.

Berger, Johann Gottfried/Berger, Johann Samuel: [Dissertatio inauguralis] De vita et morte. Vitembergae, Prelo Gerdesiano, 1713.

Berger, Johann Gottfried/Hofmann, Paulus: Exercitationem inauguralem De morbis senum ... Vitembergae, Typis Christiani Schrödteri, 1693.

Berger, Johann Gottfried/Vogel, M. Michael: Dissertationem solennem De vita longa ... Vitembergae, Prelo Gerdesiano, 1708.

Bernard de Gordon: Bernhardi e Gordonio excellentissmi medici Tractatus de conservatione vitae humanae, a die nativitatis usque ad ultimam horam mortis. Nunc primum in lucem editus opera Ioachimi Baudisii. [Leipzig] 1570.

Bichat, Xavier: Recherches physiologiques sur la vie et la mort. Reproduction fac-similé de l'édition de 1800 [1805]. Paris 1955.

Blanck, Johannes Wilhelm: Dissertatio medica inauguralis De affectibus senum. Duisburgi ad Rhenum, Typis Johannis Sas, 1730.

Boccius, Hieronymus/Engler, Johann Georg: Arbor vitae, ex Gen. II 9 & III 22. Wittenbergae, Typis Johannis Wilckii, 1679

Boden, Benjamin Gottlieb Lorenz: De senibus thallophorois commentatus Danieli Guilielmo Trillero summo eruditorum ornamento diem quo ante quinquaginta annos summos in philosophia honores auspicatus erat ... Vitebergae/Wittenberg, Literis Caroli Christiani Dürrii, 1766.

Boerhaave, Herman: Institutiones medicae in usus annuae exercitationis domesticos digestae ... Ed. tertia prioribus longe auctior. Lugduni Batavorum, Apud Isaacum Severinum, 1730.

Boerhaave, Herman: Praelectiones academicae in proprias institutiones rei medicae, ed. Albertus Haller. 6 vols., Goettingae, Apud Abram Vandenhoeck, 1740 – 1744.

Boerhaave, Herman: De cognoscendis et curandis morbis Aphorismi ... Vindobonae, Typis Jo. Thomae Nob. de Trattnern, 1775.

Böhmer, Philipp Adolf/Wagner, Joachim Friedrich: De sanguinis profluvio e naribus maxime eo, quod in senibus observatur. Halae Magdeburgicae, Aere Hendeliano, 1774.

Bontekoe, Cornelis: Abhandlung von des Menschen Leben Gesundheit, Kranckheit und Tode ... vormahl aus dem Holländischen ins Teutsche versetzt, Anitzo aber zum andern mahle mit einer Vorrede Johann Daniel Longolii ... und vielen höchst nöthigen Anmerckungen auch einem nöthigen Register versehen. Budißin und Leipzig, Verlegts David Richter, 1719.

Bottman, Antonius/Desrousseaux, Ludovicus Augustinus Josephus: An ideò arthritidi, calculo vesicae, nephralgiae arenosae, aliisque id genus morbis potissimùm obnoxii senes, quod hae aetate potissimùm ossea compages deteratur? Parisiis/Paris, Typis Quillau, 1790.

Bouionier, Franciscus/Pallu, Victor: Potestne senectus arte medica retardari? Lutetiae/Paris 1629.

Bourru, Edmundus Claudius/Ducos, Joannes Jacobus Hieronimus: An senibus, meri potis insalubris? Parisiis/Paris, Typis Quillau, 1783.

Bringaud, Simon Antonius/Millin de la Courveault, Joannes Nicolaus: Quaestio medica ... Estne totus homo a natura morbus? Paris, Typis viduae Quillau, 1753.

Brisiani, Girolamo: Geraeologia ad serenissimum Ferdinandum Archiducem Austriae etc. Tridentini, Excudebant Iohannes Baptista, & Jacobus Fratres de Gelminis de Sabbio, 1585.

Buhl, Johannes Conrad: Dissertatio inauguralis medica De praeservatione morborum post plenariam mensium cessationem. Lugduni Batavorum, Apud Conradum Wishoff, 1722.

Burckhard von Horneck: De senectute conservanda. Consilia medica ad Laurentium Herbispolensem Archiepiscopum. Autograph im Besitz der National Library Bethesda/USA, um 1500.

Buteux, Petrus: Dissertatio medica inauguralis De morbis senectutis. Lugduni Batavorum, Apud Joh. Arn. Langerak, 1726.

Büchner, Andreas Elias/Gorn, Gottlieb Ernst: De plethora senum eiusque rationali therapeutica tractatione per venaesectionem speciatim suscipienda. Halae Magdeburgicae, Typis Joannis Christiani Hendelii, 1750.

Camerarius, Elias Rudolph/Carolus, M. Theodor: Valetudinarii senilis lineae generales. Tubingae, Excudit Gregorius Kerner, 1683.

Camerarius, Elias Rudolph/Carolus, M. Theodor: Valetudinarii senilis lineae speciales. Tubingae, Literis Kernerianis, 1684.

Canstatt, Carl Friedrich: Die Krankheiten des höheren Alters und ihre Heilung. Erster Band, Erlangen, Ferdinand Enke, 1839.

Cardano, Girolamo: Opera omnia. 10 vols., Lugduni, Sumptibus Joannis Antonii Huguetan et Marci Antonii Rauaud, 1663.

Carlisle, Anthony: Die Schwächen des Alters nebst den Mitteln, solche möglichst zu mildern und das Leben zu verlängern [An Essay on the disorders of old age and on the means for prolonging human life]. Übersetzt und mit Anmerkungen versehen von G.W. Becker. 2., sehr verbesserte Auflage. Leipzig, Baumgärtner, 1820.

Caron, Philippe/Costar, Joachim Johannes: Quaestio medica ... An senibus tenuis diaeta. Parisiis/Paris, Typis Quillau, 1725.

Caron, Philippe/Guettard, Joannes Stephanus: Quaestio medica ... An senibus vinum aqua largiori diluendum. Parisiis/Paris, Typis Quillau, 1741.

Cheyne, George: Tractatus de infirmorum sanitate tuenda vitaque producenda ... Parisiis/Paris, Apud G. Cavelier, 1742.

Christian, Wolfgang: Dissertatio medica inauguralis De principio vitali, eiusque cura in declinante senectute. Basel, Typis Jacobi Bertschii, 1702.

Chokier de Surlet, Jean de: Tractatus de senectute, in quo illius elogia, privilegia, commoda, sive etiam incommoda ... explicantur. Leodii, Streel, 1647.

Cocceius, Johannes s. Koch, Johann

Cohausen, Johann Heinrich: Der wieder lebende Hermippus, oder curioese physicalisch-medicinische Abhandlung von der seltenen Art, sein Leben durch das Anhauchen junger Mägdchen bis auf 115. Jahr zu verlängern, aus einem römischen Denckmahl genommen, nun aber mit medicinischen Gründen befestigt, und durch Beweise und Exempel bestätigt ... Sorau, Gedruckt in der Alten Knaben Buchdruckerey, 1753.

Cornaro, Alvise: Vom maßvollen Leben oder die Kunst, gesund alt zu werden. Herausgegeben und eingeleitet von Klaus Bergdolt. Heidelberg, Manutius, 1997.

Cornuty, Georgius/Le Febure, Iacobus: An victus tenuis senibus? Lutetiae/Paris 1636.

Corpus Hippocraticum: Opera omnia/Oeuvres complètes d`Hippocrate. Traduction nouvelle avec le texte grec en regard ... par Émile Littré. 10 vols., Paris 1839 – 1861.

Coschwitz, Georg Daniel/Hagenbuch, Johann Heinrich: Dissertatione inaugurali medico-chirurgica De sphacelo senum ... Halae Magdeburgicae, Typis Joh. Christian. Hilligeri, 1725.

Cousin, Joannes/Jouvin, Jacobus: Senesne ieiunium facillimè ferunt? Lutetiae/Paris 1624.

Cuffe, Henry: The differences of the ages of mans life: Together with the originall causes, progresse, and end thereof. London, Printed by Arnold Hatfield for Martin Clearke, 1607.

Daval, Joannes/Silva, Joannes Baptista: An senibus thé? Parisiis/Paris, Apud viduam Francisci Muguet, 1712.

Deckherr, Friedrich/Lessius, Georg: Heptas quaestionum de jure senectuti. Argentorati, Typis Josiae Stadelii, 1642.

De Launay, Hermanus/Blanchet, Nicolaus: An a frequentiore partu senectus praeceps? Lutetiae/Paris 1644.

Depré, Johann Friedrich/Härtel, Hermann: Dissertatio inauguralis medica De analogia inter primam et ultimam senectutem. Erfurt 1720.

Depré, Johann Friedrich/Jungius, Johann Christian: Disputatio inauguralis medica De valetudine senum, occasione Aphor. Hipp. XXXIX. Sect. II. Erfordiae, Typis Groschianis, 1725.

Descartes, René: Über den Menschen (1632) sowie Beschreibung des menschlichen Körpers (1648). Nach der ersten französischen Ausgabe von 1664 übersetzt und mit einer historischen Einleitung und Anmerkungen versehen von Karl E. Rothschuh. Heidelberg 1969.

Descartes René: Meditationes de prima philosophia. In: Idem, Philosophische Schriften in einem Band. Hamburg, Felix Meiner, 1996 (eigene Seitenzählung).

Desessartz, Joannes Carolus/Corvisart-Desmarets, Joannes Nicolaus: An senibus lac ovillum. Parisiis/Paris, Typis Quillau, 1781.

Dilherr, Johann Michael/Egranus, Christian Betulius: Dissertatio philologica De moribus aetatum (9. November 1639). In: Johann Michael Dilherr, Disputationum academicarum, praecipuè philologicarum, tomus novus (Bd. 2). Nürnberg 1652, S. 127-161.

Dornau, Caspar: Mathusala vivax. Hanovia 1619.

Du Cerf, Claudius/De la Vigne de Frecheville, Claudius: An senibus mel? Parisiis/Paris, Typis Jacobi Quillau, 1717.

Du Laurens, André (Laurentius, Andreas): A discourse of the preservation of the sight, of melancholike diseases, of rheumes, and of old age, transl. by Richard Surphlet. London 1599.

Dullaeus, Arnold: Dissertatio medica inauguralis De vita sana ut causa fati senilis et longaevitatis. Lugduni Batavorum 1726.

Dummel, Johann Heinrich: Commentatio philosophico-medica inauguralis De aetate senecta, et fato senum. Basel, Joh. Henrici Deckeri, 1732.

Easton, James: Human Longevity, recording the name, age, place of residence, and year of the decease of 1712 persons who attained a century and upwards from A.D. 66 to 1799, comprising a period of 1733 years. Salisbury 1799.

Ebert, M. Eusebius Traugott/Ebert, Augustus Helfgott: Imaginem senis Salomonei ex cap. XII. ad analogiam linguae poeticae expressam auctoritate ampliss. philos. ordinis. Lipsiae, Ex officina Loeperia, 1770.

Ehrmann, Johann Christian: Psychologische Fragmente zur Macrobiotic oder der Kunst, sein Leben zu verlängern. Frankfurt 1797.

Elyot, Thomas: The castell of helth [sic!] corrected and in some places augmented. London, Thomas Berthelet, 1541.

Erasmus von Rotterdam: Carmen ad Guilielmum Copum Basileiensem, De senectutis incommodis. Angehängt an: Lukian (Nürnberg 1537), o.S.

Erastus, Thomas/Ruinella, Andreas: Theses de canitie. Basilea Helvetiorum, Excudebat Leonardus Ostenius, 1581.

Falcke, Johannes Josephus: Dissertatio medica inauguralis inquirens, cur post-diluviani non illum senectutis gradum attingant, quem patres ante diluvium habuerunt. Regiomonti/Königsberg, Litteris Reusnerianis, 1744.

Faselt, M. Christian/Bierling, Caspar Daniel: Philosophema physicum contra naturae senium. Wittebergae, Typis Joh. Borckardi, 1671.

Feltz, Johann/Elvert, Joseph Philipp: Disputatio juridica De Juribus ac privilegiis senectutis. Argentorati/Straßburg, Literis Josiae Staedelii, 1708.

Fernel, Jean: Jo. Fernelii Universa medicina ..., postea autem studio et diligentia Gul. Plantii postremo elimata ... Ed. tertia. Francofurti, apud Andream Wechelum, 1575.

Ferret, Laurentius/Vieillard, Louis Alexandre: Quaestio medica ... An senium à fibrarum rigiditate. Paris 1739.

Ficino, Marsilio: Three books of life [De vita]. A critical edition and translation with introduction and notes by Carol V. Kaske and John R. Clark. Tempe/Arizona ^{2}1998.

Fick, Johann Jakob/Heinsius, Johann Gottlieb: Dissertatio inauguralis medica De marasmo seu marcore. Jena, Litteris Fickelscherrianis, 1724.

Filesac, Jean: Senectus veneranda excerpta ex libro tertio selectorum. Paris, Apud Robertum Ferge, 1637.

Finger, Christian Gottfried/Cronbusch, Georg Sigismund: Dissertatio physica de quotidiano corporis humani decremento. Leipzig, Typis Christophori Fleischeri, 1694.

Fischer, Johann Bernhard von: Abhandlung von dem hohen Alter des Menschen, den Stufen, Krankheiten desselben, und den Mitteln, zu denselben zu gelangen. Aus dem Lateinischen herausgegeben von Theodor Thomas Weichardt. Leipzig, Bey Johann Gottfried Müllern, 1777.

Floyer, John: Medicina Gerocomica or, the Galenic art of preserving old men's healths, explain'd in twenty chapters. London, Printed for J. Isted, 1724.

Follinus, Johannes: Synopsis tuendae et conservandae bonae valetudinis ... in gratiam ac utilitatem omnium ad venerandam senectutem aspirantium conscripta. Coloniae Agrippinae 1646.

Fougerolles, François de: De senum affectibus praecavendis nonnullisque curandis enarratio. Lugduni, Sumptibus Ian. de Gabiano, & Laur. Durand., 1617.

Fracassini, Antonio: Opuscula physiologico-pathologica. Dissertationes tres exibentia [!] I. De affectionibus infantiae ac pueritiae, II. De affectionibus senectutis III. De visionis sensorio. Veronae, Ex typographia Marci Moroni, 1763.

Friis, Christian Lodberg Friis/Heinrich, Robert Stephan: Dissertatio medica de morbis senum secundum Hippocratis Aphor. [X]XXI Sect. 3. Havniae 1739.

Fuchs, Gilbert: Gerocomice, hoc est senes rite educandi modus & ratio. Coloniae, Martinus Gymnicus, 1545.

Fumanelli, Antonio: Antonio Fumanelli Medici Veronensis celeberrimi De senum regimine commentarius ... In: Idem, Opera multa et varia, cum ad tuendam sanitatem, tum ad profligandos morbos plurimum conducentia. Tiguri, Per Andream Gesnerum, 1557, S. 1-89

Galenos von Pergamon: Opera omnia graeca, ed. C.C. Kühn. 20 vols., Leipzig 1821 – 1833 (Reprint Hildesheim, Olms, 1964 – 1965).

Gavois, Jacobus/Perrault, Claudius: An ut corporis sic animae senectus? Lutetiae/Paris 1639.

Geille de Saint Leger, Carolus/Latier, Jacobus Franciscus: An homini maturo senescere, et ultimùm mori, tam naturale, tam ineluctabile sit, quam adolevisse, et maturuisse? Parisiis/Paris, Typis Quillau, 1751.

Geist, Lorenz: Klinik der Greisenkrankheiten. Erlangen, Ferdinand Enke, 1860.

Gernet, Joachim Heinrich: De siccitatis senilis effectibus. Lipsiae, Ex officina Langenhemiana, 1753.

La gérocomie, ou code physiologique et philosophique, pour conduire les individus des deux sexes à une longue vie, en les dérobant à la doleur et aux infirmités; par une société de médecins. Paris, Chez F. Buisson, 1807.

Gessner, Johannes/Ochsner, Jacobus/Schmid, Jacob/Dänzler, Rudolf: Dissertatio physico-medico-mathematica De termino vitae. Tiguri/Zürich, Ex officina Gessneriana, 1748.

Gevigland, Natale Maria de/Dorigny, Anna Claudius: An a potibus spirituosis praematura senectus? Parisiis/Paris, Typis Quillau, 1749.

Glagau, Aegidius: Disputatio medica inauguralis De senectute ipsa morbo. Leiden 1715.

Grimm, Jacob: Rede auf Wilhelm Grimm und Rede über das Alter, gehalten in der königlichen Akademie der Wissenschaften, hg. von Herman Grimm, Berlin 1863.

Grosser, Heinrich: Fulcrum hypocraticum senectutis humanae. Wirceburgi, Typis Francisci Ernesti Nitribitt, 1770.

Günther, Anton/Horn, Andreas: Aenigmatica senectutis et mortis descriptio ex Cap. 12 Ecclesiastae a v.1 ad 7, ad disputationem philologicam proposita. Wittebergae, Excudebat Johannes Hake, 1653.

Haller, Albrecht von: Elementa physiologiae corporis humani. Editio secunda aucta et emendata. Tomus octavus, Lausanne 1778.

Harcouet de Longeville [o.V.]: Histoire des personnes qui ont vecu plusieurs siecles, et qui ont rajeuni; avec le secret du Rajeunissement, tiré d'Arnauld de Villeneuve, et des Régles pur se conserver en santé, & pour parvenir à un grand âge. Paris, Chez la veuwe Carpentier, & Laurent de Comte, 1716.

Hausted, Peter: Senile odium. Comoedia Cantabrigiae publicè Academis recitata in Collegio Reginali ab eiusdem Collegii juventute. Cantabrigiae/Canterbury 1633.

Hegendorffinus, Christopherus: De sene amatore. In: Comedie due ... Lipsiae 1521.

Helmont, Johan Baptista van: Ortus medicinae, id est initia physicae inaudita. Progressus medicinae novus, in morborum ultionem ad vitam longam. Amsterodami, Apud Ludovicum Elzevirium, 1648 (Reprint Brüssel 1966).

Heumann, Christoph August Franz: Dissertatio medica solemnis De cessante, ob aetatem, mensium fluxu et morbis inde oriundis. Helmstedt, P.D. Schnorr (Vidua), 1776.

[Hill, John:] The old man´s guide to health and longer life: with rules for diet, exercise, and physick; for preserving a good constitution, and preventing disorders in a bad one. The second edition. London, Printed for M. Cooper ... and J. Jolliffe [um 1750?].

Hilliger, Sigismund Gottlieb/Vinhold, Georg Andreas: Interpretationem ... De miseria humana ex prooemio Pliniano lib. VII. hist. nat. decerpti. Cygneae/Zwickau [?], Literis Fridericianis, 1707.

Hilscher, Simon Paul: Prolusio de longaevitate hominum antediluvianorum. Jena, Litteris Mulle-rianis, 1733.

Hilscher, Simon Paul/Ranis, Samuel Gottlieb: Dissertatio medica inauguralis peculiares sistens Observationes de sene lethifera cachexia correpta. Jenae, Litteris Io. Christ. Croekeri, 1746.

Hippokrates s. Corpus Hippocraticum

Hoffmann, Conrad Philipp: Tractatio juridica De matrimonio sexagenarii cum quinquagenaria, senis cum juvencula, et vetulae cum juvene, sive Vom Heyrathen alter Persohnen. Cui Annexa Tractatio De notabilioribus circa nuptias contrahendas temporibus. Sive Von denen Zeiten der Verlobungen. Regiomonti & Lipsiae, Sumtu [sic!] Joh. Philippi Haasii, 1722.

Hoffmann, Friedrich: Opera omnia physico-medica. 6 vols., Geneva 1740.

Hubault, Cyprianus/Foucault, Tussanus: An irasci, senibus salubre? Lutetiae/Paris 1646.

Hufeland, Christoph Wilhelm: Makrobiotik oder die Kunst das menschliche Leben zu verlängern. ⁸Berlin, Georg Reimer, 1860.

Hutter, Jacob: Tractatio medica qua senectus ipsa morbus sistitur Das ist: Daß das Alter an und vor sich selbst eine Kranckheit seye. Halae Magdeburgicae, Typis Jo. Christiani Hilligeri, 1732.

Josephus, Flavius: Flavii Josephi Opera, ed. Benedictus Niese, Vol. II, Antiquitatum judaicarum libri VI-X. Berolini, Apud Weidmannos, 1885.

Juch, Hermann Paul/Kamper, Johannes Gottfried: Dissertatio inauguralis medica De senectute. Erfordiae, Typis Joh. Christopheri Heringii, 1732.

Juncker, Friedrich Christian/Buihring, Johannes Heinrich: Dissertatio inauguralis medica De caussis [sic!] quibusdam praematurae senectutis praecipuis. Halae, Aere Stephaniano, 1765.

Joubert, Laurent s. Gale, Frederick M. (1971; s. Abschnitt 2: Literatur ab 1900)

Kallmeyer, Thomas: Dissertatio inauguralis medica De praecavendis senum morbis venae sectione. Erfordiae, Stanno Nonniano, 1768.

Knorr von Rosenroth, Christian: Aufgang der Artzneykunst. Reprint der Ausgabe von 1683 in 2 Bänden. München, Kösel, 1971.

Koch, Johann: Cohelet sive Ecclesiastes Salomonis. Bremae, Prostat apud Justum Colerum, 1636.

Korber, Otho: Resolutae Quaestiones CXXXVIII De molesta senectute. Angehängt an: Lukianos (1537).

Kromayer, Johann Heinrich/Henrici, Christoph Wilhelm: Senectutem optari ab omnibus adeptam adcusari. Jenae, Litteris Hornianis, 1732.

Laguna, Andrés de: De victus et exercitiorum ratione maxime in senectute observanda. In: Victus ratio, scolasticis pauperibus paratu facilis et salubris. Coloniae, Excudebat Hen. Mameranus, 1550 (o.S.). Reprint und deutsche Übersetzung in: Arm, aber gesund. Ein Leitfaden für gesundes Leben speziell für arme Studenten. Mit einen Anhang für ältere Semester. Übersetzt von Beatrix Kroll, herausgegeben von Hans Zotter. Graz, Universitätsbibliothek, 2002.

Larivière, Raymundus/Verdelhan des Moles, Jacobus: An senibus vinum parcius, dilutius? (Parisiis/ Paris, 1743). In: Quaestiones medicae Parisinae, Ex Bibliotheca Georgii Friderici Sigwart, Phil. Med. Et Chirurg. Doct. Huiusque Et Anatomes In Acad. Tubing. P.P.O. Bd. 2, Tubingae/ Tübingen 1760, S. 207-211.

Laurentius, Andreas s. Du Laurens, André

Le Breton, Carolus/Fagon, Gudy Crescent: An senibus nocet meri potio? Lutetiae/Paris 1664.

Le Clerc, Daniel: Histoire de la medécine. A La Hague, Chez Isaak van der Kloot, 1729.

Le Gaigneur, Stephanus/Marteau, Carolus: Est-ne senibus studium contentius salubre? Lutetiae/Paris 1663.

Lemnius, Levinus: De habitu et constitutione corporis. Erphordiae, Lechler, 1582.

Le Secq, Robert/Bonier, Joannes: An senibus exercitatio? Lutetiae/Paris 1627.

Lessius, Leonard (León): Hygiasticon, seu vera ratio valetudinis bonae et vitae una cum sensuum, iudicii, et memoriae integritate ad extremam senectutem conservandae. Editio secunda, Antverpiae, Ex officina Plantiniana, 1614.

Liefmann, Michael Friedrich: Dissertatio inauguralis medica De adynamia artis medicae in senibus. Erfordiae, Typis Heringii, 1737.

Linné, Carl von/Pilgren, Johan: Senium Salomoneum (Uppsala 1759). In: Caroli Linnaei Amoenitates academicae, seu Dissertationes variae physicae, medicae, botanicae, antehac seorsim editae, nunc collectae et auctae. Vol. 5, Holmiae, Salvius, 1760, S. 253-272.

Lodberg Friis, Christian s. Friis, Christian Lodberg

Lopes, Franciscus/Parigault, Romanus: An praematurae senectutis index praecox sapientia? Lutetiae/ Paris 1652.

Ludwig, Christian Gottlieb: Pro-Cancellarius D. Christianus Gottlieb Ludwig ... Panegyrin medicam ... indicit et De sanitate senili disserit. [Leipzig] 1759.

Lukianos von Samosata: De senectute, habes hic primum Luciani Samosateni Macrobios, hoc est longaevos, Vincentio Opsopoeo interprete ... Adj. Carmen Erasmi Roterodami de molestiis senuctutis [!]. Pra. quae Henricus Stromerus Aurbachius ed. [Decreta aliquot medica (de senectute) quae in disquisitionem publicam proponentur] ... Norimbergae/Nürnberg 1537.

Lullus, Raymundus: Raymundi Lulli Tractatus brevis et eruditus, De conservatione vitae; item Liber secretorum seu quintae essentiae ... nunc primum in lucem deitus. Argentorati, Impensis Lazari Zetzneri, 1616.

Mackenzie, Jakob: Die Geschichte der Gesundheit und die Kunst dieselbe zu erhalten. Eine Nachricht von dem allen, was die Aerzte und Weltweisen von den ältesten bis auf gegenwärtige

Zeiten zur Erhaltung der Gesundheit angepriesen. Nach der zweyten Ausgabe aus dem Englischen übersetzt. Altenburg, In der Richterischen Buchhandlung, 1762.

Madeira Arraes, Duarte s. Bacon, Roger (1683)

Mai, Franz Anton/Vanderlinde, Franz Joseph: Fata ac incommoda ex menstruis naturae lege tandem cessantibus oriunda. Heidelberg, Ex officina Joannis Wiesen, 1789.

Majault, Michael Joseph/Millin de la Courveault, Joannes Nicolaus: An junioribus, ex seniorum cohabitatione, detrimentum? Paris 1753.

Mandat, Joannes/De Frade, Lancelotus: An mel senibus? Lutetiae/Paris 1630.

Martini, Nicolai/Jönsen, Heinrich: Dissertatio inauguralis juridica De jure senum singulari, Von Begnadigung und Freyheiten alter Leute. Kiloni/Kiel, Typis Joachimi Reumanni, 1689.

Mauchart, Burkhard/Sarwey, Theophil Andreas: Paracentesis oculi in hydrophthalmia et ambyopia senum. Tubingae, Typis Sigmundino Mezianis, 1744.

Maximianus: Elegies on old age s. Zerbi, Gabriele

Mead, Richard: Medica sacra. In: Idem, The medical works. Edinburgh, Printed for Alexander Donaldson and Charles Elliot, 1775 (Reprint 1978), S. 442-490.

Meckel, Philipp Friedrich/Müller, Johannes Franz: Specimen inaugurale medicum De marasmo senili. Halae, Typis Frid. Daniel. Frankii, 1800.

Meibom, Heinrich: Epistola de longaevis ad serenissimum celissimumque principem ac dominum Dn. Augustum, Ducem Brunsuicensem ac Lunaeburgensem octogesimum sextum annum agentem. Helmaestadi, Typis Henningi Mulleri, 1664.

Mercuriale, Girolamo: Hieronymi Mercurialis De arte gymnastica libri sex. Venetiis, Apud Iuntas, 1587.

Mislei, Lucas: Dissertatio inauguralis De marasmo senili. Viennae Austriae, E Typographeo Kaliwodiano, 1757.

Morgagni, Giovanni Battista: De sedibus et causis morborum. Ed. Justus Radius. 6 vols., Lipsiae, Vossius, 1827 – 1829.

Morgagni, Giovanni Battista: Opera postuma. Ms. Laurenziano Fondo Ashburnhamiano 227-159. 6 vols., Roma, A cura dell'Instituto di Storia della Medicina dell'Università di Roma, 1964 – 1975.

Neander, Samuel: De coniugio senum decrepitorum cum iuvenculis succiplenis discursus politico-iuridicus. [Frankfurt/Oder] 1621.

Neukum, Georg Michael: Dissertatio inauguralis medica De marasmo senili sive marcore naturali. Academiae Basilensis (Basel), Typis Joh. Henrici Deckeri, 1743.

Oberkamp, Franz Joseph von/Reyss, Andreas Joseph: Dissertatio inauguralis medica De diaeta ad longaevitatem. Heidelberg, Typis Joannis Jacobi Haener, 1755.

Oosterdyk Schacht, Joannes: Oratio inauguralis qua senile fatum inevitabili necessitate ex humani corporis mechanismo sequi demonstratur, dicta publice ad diem XII. septembris 1729. Trajecti ad Rhenum/Utrecht, Apud Alexandrum van Megen, 1729.

Paleotti, Gabriele: De bono senectutis. Rom 1595.

Paracelsus, Theophrastus: Bücher und Schriften, hg. von Johannes Huser. 11 Teile (tom.), Basel/Straßburg 1589 – 1605, Reprint in 6 Bde., Hildesheim/New York 1971 – 1975.

Paracelsus, Theophrastus: Werke, 5 Bde, besorgt von Will-Erich Peuckert. Basel/Stuttgart, Schwabe & Co., 1965 – 1968.

Patin, Robertus/Gouel, Franciscus: An senibus vinum parcius, dilutius? Lutetiae/Paris 1657.

Pauli, Tobias Ferdinand: Dissertatio inauguralis medica De stranguria senum. Altorfii, Typis Magni Danielis Meyeri, 1714.

Peil, Johannes: De privilegiis senum, quibus illi apud Deum & homines gaudent. Ex omni jure, tam Divino quàm Canonico & Civili collecta & digesta. Vesaliae Clivorum, Typis Henrici Wolphardt, 1643.

Perreau, Petrus/Lopes, Franciscus: An a sterilitate tarda senectus? Lutetiae/Paris 1650.

Philaretes, Gilbert s. Fuchs, Gilbert

Philites, Constantin Anastasius: Vom Alter des Menschen überhaupt und dem Marasmus senilis insbesondere. Archiv für die Physiologie (hg. von J. Christian Reil und Johann Heinrich Ferdinand von Autenrieth), Bd. 9/1, Halle, In der Curtschen Buchhandlung, 1809, S. 1-128.

Philologus, Thomas s. Rangone, Tommaso

Piiart, Franciscus/Chrestien (Christianus), Claudius: An rea seni praefestinati venus? Lutetiae/Paris 1629.

Ploucquet, Wilhelm Gottfried: Vom menschlichen Alter, und den davon abhangenden Rechten. Tübingen, Bey Johann Friedrich Heerbrandt, 1779.

Poggio Bracciolini, Giovanni Francesco: Dialogus an seni sit uxor ducenda. Florentinae, Apud Stephanum Audin, 1823.

Pohl, Johann Christoph/Haenel, Christian Heinrich: De morbis ex senio. Lipsiae, Ex officina Langenhemii, 1777.

Pohl, Johann Christoph/Hagemeyer, Johann Arnold Lebrecht: De fibra senili. Lipsiae, Ex officina Langenhemia, 1746.

Pomis, David de: Enarratio brevis de senum affectibus praecavendis, atque curandis ... Venetiis, Apud Joannem Variscum, 1588.

Posner, Caspar/Vultejus, Justus Hermann: Diatribe academica De longaevitate hominum. Jena, Stanno Nisiano, 1673.

Pré s. Depré

Preaux, Germanus/Le Moine, Antonius: An vigens in senectute appententia vitae longissimae argumentum? Parisiis/Paris, Typis Jacobi Quillau, 1714.

Premauer, Carolus Narcissus: Dissertatio inauguralis medica sistens causas praematuri senii et mortis. Friburgi Brisgoviae, Typis Joannis Andreae Satron, 1782.

Probstius, Johannes Friedrich: Specimen inaugurale medicum practicum De Haemorrhagiis narium in senibus. Halae Magdeburgicae, Litteris Hendelianis, 1752.

Püttmann, Josias Ludwig Ernst: De nuptiis senum commentatio. Halae, Imp. Joannis Jacobi Gebaueri, 1782.

Ramazzini, Bernardino: De principum valetudine tuenda commentatio serenissimo principi Francesco Estensi dicata. In: Idem, Opera omnia. Londini, Vaillant, 1741, S. 697-782.

Ranchin, François: GEROKOMIKE; De senum conservatione & senilium morborum curatione. In: Idem, Opuscula medica, publici juris facta, cura et studio Henrici Gras. Lugduni, Apud Petrum Ravaud, 1627, S. 456-592.

Rangone, Tommaso: Thomae Philologi Ravennatis medici clarissimi De vita hominis ultra CXX. Annos protrahenda. Venetiis, Apud Andream Arrivabenum, 1560.

Raoult, Robertus/Afforty, Franciscus: An senibus, meri potio insalubris? Parisiis/Paris, Ex typographia Francisci Muguet, 1673.

Rebhan, Johannes/Ebner, Johannes Paul: De jure senum senectutisque privilegiis. Argentorati, Literis Georgii Andreae Dolhopffii, 1663.

Regemann, Johann Ludwig: Specimen medicum inaugurale De morbis ex menstruis per aetatem cessantibus. Lugduni Batavorum, Apud Conradum Wishoff, 1737.

Regius, Henricus/Beeck, Adrianus: Medicatio senis vertiginosi. Utrecht, Apud Petrum Danielis Sloot, 1645.

Regnier, Petrus/Dieuxivoye, Bertinus: An parentibus iam senibus nati prudentiores? Lutetiae/Paris 1647.

Reinhard, Christian Tobias Ephraim: Bibelkrankheiten, welche im alten Testamente vorkommen. Erster und anderer Theil, Frankfurth und Leipzig, Verlegts Christian Friedrich Günther, 1767.

Renaudot, Isaac/De Caen, Antonius: An vinum hispanicum senibus confert? Lutetiae/Paris 1659.

Richard, Nicolaus/Marais, Petrus: An ad retardandam senectutem hilaritas? Parisiis/Paris, Apud Franciscum Muguet, 1688.

Richter, Georg Gottlob: Prolusio de morte sine morbo, tanquam extrema artis salutaris meta et de legibus diaeteticis, quae ad illam maxime ducunt ... publice docendi mense Aprili 1736. In: Idem, Opuscula medica. 3 vols., Frankfurt 1780/81, III 1-24.

Richter, Georg Gottlob: Prolusio de constantia senilis valetudinis ... d. 7, mensem Sept. 1752. In: Idem, Opuscula medica. 3 vols., Frankfurt 1780/81, III 207-215.

Richter, Georg Gottlob: Prolusio de commodis senectutis inprimis senili satietate vitae. Panegyri VI. Medicinae candidatorum, d. 17. Mens. Sept. 1764. In: Idem, Opuscula medica. 3 vols., Frankfurt 1780/81, III 486-508.

Richter, Georg Gottlob/Berger, Johann Samuel de: Dissertatio de sene valetudinis suae custode, publice proposita Gottingae, d. 13. Maji 1757. In: Richter, Georg Gottlob, Opuscula medica. 3 vols., Frankfurt 1780/81, II 220-259.

Richter, Georg Gottlob/Seip, Fr. Chr.: De spe et praesidiis longaevorum, publice proposita Gottingae A. 1752. In: Richter, Georg Gottlob, Opuscula medica. 3 vols., Frankfurt 1780/81, II 40-74.

Riolan, Jean: Universae medicinae compendium per Joannem Riolanum. Basiliae, Per Conradum Waldkirch, 1600.

Robert, Marin Jacques Clair: De la vieillesse. Paris, Chez Louis Cellot, 1777.

Rush, Benjamin: Von dem Zustand des Körpers und des Geistes im hohen Alter, benebst einigen Bemerkungen über die Krankheiten sehr alter Leute und den bey solchen anzuwendenden Heilmitteln. In: Sammlung auserlesener Abhandlungen zum Gebrauche praktischer Ärzte, hg. von Christian Erhard Kapp. Bd. 17, Leipzig 1796, S. 109-139.

Rychner, Wilhelm: Dissertatio inauguralis medica De aetate et temporibus morborum. Giessae Hassorum/Gießen, Literis Viduae Joh. Reinh. Vulpii, 1717.

Santorio, Santorio: Sanctorii Sanctorii De statica medicina aphorismorum sectiones septem; cum commentario Martini Lister. Londini, Typis Gul. Bowyer, 1716.

Saur, Abraham: Dissertatio medica inauguralis materiam sistens De marasmo senili, oder von dem sich selbst verzehrenden Alter. Regiomonti, Litteris Reusnerianis, 1744.

Schelhammer, Günther Christoph/Waltsgott, Johann Ernst: Dissertatio inauguralis medica De morbis aetatum. Jenae, Litteris Joh. Zach. Nisi, 1694.

Schelhaß, Christian Friedrich/Schmid, Johannes Andreas: Dissertatio medica exhibens Valetudinarium senum. Jenae, Typis Mullerianis, 1718.

Schmid, Willibald: Ueber diejenigen Krankheiten der Harnblase, Vorsteherdrüse und Harnröhre, (mit Ausnahme der Blasensteine) denen vorzüglich Männer im höhern Alter ausgesetzt sind. Wien, In der Camesinaischen Buchhandlung, 1806.

Scholl, Friedrich Salomon: Dissertatio medica inauguralis De origine, nutritione incremento & decremento hominis. Basel, Imprimebat Johannes Pistorius, 1733.

Schrader, Friedrich/Blume, Johann Heinrich: Dissertatio medica inauguralis De senectutis praesidiis. Helmestadii, Georg-Wolfgangi Hammi, 1699.

Schreger, Christ. Henr. Theod.: Patri optimo Nath. Glauberecht Schreger cum munere per quadraginta annos et amplius gesto sese abdicaret pie gratulatur ... insunst quaedam De senum diaeta. Erlangae, Litteris Jungeanis, 1798.

Schulz, Carl Heinrich: Ueber die Verjüngung des menschlichen Lebens und die Mittel und Wege zu ihrer Kultur. Nach physiologischen Untersuchungen in praktischer Anwendung dargestellt. Berlin, August Hirschwald, 1842.

Schulze, Johann Heinrich/Rohr, Johann Daniel: De senum diaeta. Halae Magdeburgicae, Typis Jo. Christ. Hilligeri, 1735.

Schwarz [Schwarzius], Christian Gottlieb: Lectorem benevolum ad orationem de senio naturae humanae. Altorfii/Altdorf, Typis Iod. Guil. Kohlesii, 1719.

Sebiz [Sebitz], Melchior/Gosky, Anton Uldaricus: Disputatio solennis De marasmo, sive marcore: Macilentia item et Gracilitate sanorum; Macilentia et Gracilitate Aegrotantium; Craßitie et Corpulentia Sanorum naturali; Craßitie et Magnitudine Corporis morbosa Aegrorum. Argentinae, Typis Eberhardi Welperi, 1658.

Sebiz [Sebitz], Melchior/Welsch, Georg Hieronymus: Disputatio de senectutis et senum statu ac conditione. Argentorati, Typis Eberhardi Welperi, 1645.

Seiler, Burkhard Wilhelm: Anatomiae corporis humani senilis specimen ... ad Gradum Doctoris Medicinae et Chirurgiae legitime obtinendum. Erlangae, Typis Hilpertianis, 1799 (dt.: Über die Zergliederung des menschlichen Körpers im Alter, Archiv für die Physiologie 6, H.1, Halle 1805, S. 1-119).

Seiler, Burkhard Wilhelm/Neuhoff, Johannes Friedrich: Disputationem inauguralem ... De morbis senum. Particula I, Vitebergae, Typis exscripsit Fridericus Immanuel Seibt, 1806.

Seiler, Burkhard Wilhelm/Grupe, Karl August: De morbis senum. Particula II, Vitebergae, Typis exscripsit Fridericus Immanuel Seibt, 1807.

Sennert, Daniel: Institutionum medicinae libri 1 – 5. Ultimum recogniti et aucti, ac tertium editii. Wittebergae, Hered. Zach. Schüreri, 1628.

Serres, Jean de: A Godlie and learned commentarie upon the excellent book of Salomon, commonly called Ecclesiastes, or the Preacher ... Written in latin by John Serranus, and newly turned into English by John Stockwood, Schoolmaster of Tunbridge. London, John Windet, 1585.

Sheafe, Thomas: Vindiciae senectutis, or A plea for old age, which is senis cujusdam cygnea cantio. London, Printed by George Miller, 1639.

Sinclair, James: The code of health and longevity. Edinburgh 1807.

Smith, John: The Pourtract of Old Age, Wherein is contained a sacred anatomy both of soul, and body and a perfect account of the infirmities of age incident to them both. Being a paraphrase upon the six former verses of the 12. chapter of Ecclesiastes, by John Smith, M.D. Second edition corrected, London, J. Mackock, 1666 [1676?].

Soemmering, Samuel Thomas: Abhandlung über die schnell und langsam tödtlichen Krankheiten der Harnblase und Harnröhre bey Männern im hohen Alter. Gekrönte Beantwortung einer von der K.K. Medicinisch-Chirurgischen Josephinischen Academie zu Wien in den Jahren 1806 und 1807 aufgestellten Preisfrage. Wien, in Commission bey Aloys Doll, 1810.

Sommer, Johannes Friedrich: Dissertatio inauguralis medica de affectibus pruriginosis senum. Altorfii Noricorum, Typis Magini Danielis Meyeri, 1727.

Staehelin, Onufrius: Specimen medicum inaugurale De morbis aetatum. Basel, Typis Joh. Henrici Deckeri, 1755.

Stahl, Georg Ernst: Propempticon inaugurale De sterilitate foeminarum per aetatem. Halae Magdeburgicae, 18. Juni 1699.

Stahl, Georg Ernst/Beyer, Georg Wilhelm: Dissertatio medica inauguralis De vita. Halle, Typis Johannis Jacobi Krebsii, 1715.

Stahl, Georg Ernst/Michaelis, Johannes Conrad: Dissertatio inauguralis medica De senum affectibus. Halae Magdeburgicae, Literis Christiani Henckelii, 1710.

Stahl, Georg Ernst/Struve, Ernestus Gottholdt: Dissertatione solenni Mortis theoriam medicam ... [Halle] Typis Christoph. Andreae Zeitleri, 1702.

Stahl, Georg Ernst/Titius, Simon Daniel: Dissertatio medica inauguralis De fine mensium initiis morborum variorum opportuno. Halae Mageburgicae, Henckelii, 1710.

Stainer, Bernhard: Gerocomicon, sive diaeteticum regimen, De conservanda senum sanitate, et vitae corundem ad praefixum terminum (per praxin sex rerum non naturalium) productione ... nunc vero per Ioannem Neydecker ... contractum atque concinnatum. Wirceburgi, Typis Eliae Michaelis Zinck, 1631.

Stromer [von Auerbach], Heinrich: [De Senectute], [Decreta aliquot medica]. Angehängt an: Lukianos (1537).

Stromer [von Auerbach], Heinrich: Schuotzrede und verteidigung des ehrlichen und loeblichen Alters, welchs von groben unverstendigen/ unbillich verschmecht und gelestert wird. Wittemberg, Bei Georg Rhau, 1537.

Struve, Christian August: Der Gesundheitsfreund des Alters oder praktische Anweisung wie man im Alter seine Gesundheit erhalten, sein Leben verlängern und froh genießen könne. Hannover 1805.

Struve, Georg Adam: Tractatus exhibens iura ac privilegia senectutis, Von Freyheiten Alter betagter Leute. Jenae, Apud Ernest. Christian. Rudolph, 1737.

Süßmilch, Johann Peter: Die göttliche Ordnung in denen Veränderungen des menschlichen Geschlechts, aus der Geburt, dem Tode und der Fortpflanzung desselben erwiesen. 3 vols., Berlin, 1765 – 1776 (Herausgeber von Bd. 3: Christian Jacob Baumann).

Swieten s. Van Swieten

Sydenham, Thomas: Thomas Sydenhams ... Medizinische Werke, übersetzt und mit Anmerkungen über einige Medikamenten [!] versehen von Joseph Johann Mastalir. 2 vols., Wien 1786/87.

Temple, William: Of health and long life. In: The works of Sir William Temple. 4 vols., London 1770, III 266-303.

Theroulde de Vallun, Carolus Franciscus/Nollan, Jean Jacques: An senibus lac ovilluma? Parisiis/ Paris, Typis Quillau, 1769.

Pseudo-Thomas von Aquin s. Goltz/Telle/Vermeer (vgl. Abschnitt 2: Literatur ab 1900)

Tossanus, Daniel: De senectute tractatus christianus et consolatorius. Heidelbergiae, Impensis Andreae Cambieri, 1599.

Triller, Daniel Wilhelm: Decanus Daniel Wilhelmus Trillerus .... Panegyrin medicam habendam indicit praemissa Exercitatione de senilibus morbis diverso modo a Salomone et Hippocrate descriptis atque inter se comparatis, Wittenberg 1771 [= Dissertatio medico-philologica octava De senilibus morbis diverso modo a Salomone et Hippocrate descriptis atque inter se comparatis. In: Opuscula medica ac medico-philologica. Vol. III, Frankfurt/Leipzig, Sumptibus Joannis Georgii Fleischeri, 1779, S. 313-332].

Triller, Daniel Wilhelm: Dissertatio medico-philologica nona De senilibus morbis diverso modo a Salomone et Hippocrate descriptis atque inter se comparatis. In: Opuscula medica ac medico-philologica. Vol. III, Frankfurt/Leipzig, Sumptibus Joannis Georgii Fleischeri, 1779, S. 333-362.

Triller, Daniel Wilhelm: Daniel Wilhelm Trillers diätetische Lebensregeln oder Belehrung wie es anzufangen ein hohes Alter zu erlangen. In dessen Sieben und Achtzigsten Jahre aufgesetzet. Frankfurt/Leipzig, Bey Johann Georg Fleischer, 1783.

Vallés, Francisco de: De iis, quae scripta sunt physice in libris sacris, sive de sacra philosophia liber singularis. Lugduni, In officina Q. Hug. a Porta, Apud Fratres de Gabiano, 1592.

Van Diepen, Cornelius: Dissertatio medica inauguralis De senectute morbosa ... Lugduni Batavorum/ Leiden, Apud Joannem Bos, 1768.

Van Helmont s. Helmont.

Van Swieten, Gerard: Commentaria in Hermanni Boerhaave Aphorismos de cognoscendis et curandis morbis. Tom. I-V in 10 vols., Taurini, Ex typographia regia, 1744 – 1773.

Van Swieten, Gerard: Oratio de senum valetudine tuenda. Viennae 1778, s. Glaser, Hugo (vgl. Abschnitt 2: Literatur ab 1900).

Vater, Abraham/Richter, Adolf Gottlob: Dissertatio inauguralis medica De senectutis praesidiis. Vitembergae, Literis Schroederi, 1724.

Venner, Tobias: Via recta ad vitam longam, or A plaine philosophical discourse of the nature, faculties, and effects, of all such things ... London, Printed by Edward Griffin for Richard Moore, 1620.

Vesti, Justus/Stegmann, Ambrosius: Disputatio inauguralis medica de affectibus senum Salomonaeis. Erfurti, Charactere Kindlebiano, 1692.

Villforth, Johannes David: Dissertatio inauguralis medica De venae sectione senibus utili et necessaria. Altdorfii, Ex officina Hesseliana, 1766.

Waldungus, Wolfgang: Certamen senectutis cum adolescentia. Altorfi, Typis Theodorici, Per Cunradum Agricolam, 1611.

Warlitz, Christian: Christiani Warlitzii ... Valetudinarium senum Salomonaeum medico-sacrum ad Ecclesiastae cap. 12, in quo simul itinerarium sanguinis microcosmicum seu circulus sanguinis, antiquis tectus, detegitur. Lipsiae, Sumptibus Friderici Lanckisii, 1708.

Weber, Andreas: Programma De Placida senum morte occasione mortis Mosis Deut. XXXVI, 5 ad orationem parentalem in ... Christiani Guilielmi, Principis de Schwarzburg ... placida morte ad superas sedes translati beatissimum obitum ... Arnstadii, Prelo Nicolai Bachmanniani, Typogr. Aul., 16. Juni 1721.

Wedel, Georg Wolfgang: Propempticon inaugurale De morbis senum Salomonaeis. Jenae, Literis Krebsianis, 1686.

Wedel, Georg Wolfgang/Hieronymi, Georg Dietrich: Dissertatio medica inauguralis De Vita longa. Jenae, Litteris Krebsianis, 1707.

Welsted, Robert: De aetate vergente liber ad Reverendum admodum Hugonem Episcopum Bristolliensem. London, Impensis Guilielmi & Johannis Innys, 1724.

Westhoven, Hermann Werner von: Tractatus curiosus de senum avaritia medicorum experimentissimorum curam prorsus eludente, variis emblematis, et hieroglyphicis exornatus, forasque datus. Lemgoviae, Sumptu & typis Meyerianis, 1724.

Willis, Thomas: De anima brutorum. In: Idem, Opera omnia, Bd 2, Genevae, Samuel de Tournes, 1680.

Willis, Thomas: Cerebri Anatome, London 1664, englished 1681 by Samuel Pordage. In: Idem, The anatomy of the brain an nerves, vol. 2, Montreal 1965 (Facsimile).

Witsius, Hermann: Exercitatio VI ad Ecclesiastes XII. V 1-7: De officio juventutis et incommodis senectutis Breviarium. In: Idem, Miscellaneorum sacrorum libri quatuor, ed. tert., tom. 2, Herbornae Nassauiorum, Typis et sumtibus Johannis Nicolai Andreae, 1712, S. 164-185.

Wolff, Nathanael Matthaeus: Dissertatio inauguralis medica De senectutis natura et artibus longissimam vivendi senectutem veris. Erfordiae, Typis Heringii, 1748.

Yon, Petrus/Preaux, Germanus: An senectus aetas plena malis? Parisiis/Paris 1673.

Zanardi, Michele: Disputationes De universo parvo mixto homine, usque in senium conservando ... In: Idem, Disputationes De triplici universo, coelesti, elementari, ex mixto, parvo homine ... Coloniae Agrippinae, Apud Antonium Boetzerum, 1620 (eigene Seitenzählung).

Zacchia, Paolo: Quaestiones medico-legales. 4 vols., Lipsiae 1630.

Zerbi, Gabriele: Gerontocomia: On the care of the aged and Maximianus, Elegies on old age and love. Translated from the latin by L[evi] R[obert] Lind. Philadelphia, American Philosophical Society, 1988.

Zerbi, Gabriele: Gabrielis Zerbi Veronensis ad Innocentium VIII. Pon. Max. Gerentocomia [!] feliciter incipit [Rom 1489].

Zwinger, Theodor [d. Ä.]: Theatrum vitae humanae. Basel 1604.

Zwinger, Theodor [d. J.]: Unterricht, ein hohes Alter zu erlangen ... [De aquirenda vitae longaevitate dt.]. Aus dem lateinischen ins teutsche übersetzt von I. F. K., Med. Dogmat. Cult. Nordhausen, Verlegts Joh. Heinrich Groß, 1726.

2. Verzeichnis der Literatur ab 1900

Ageing in the past. Demography, society, and old age. Edited by David I. Kertzer and Peter Laslett. Berkeley/Los Angeles, University of California Press, 1995.

Albou, Philippe: L'image des personnes âgées à travers l'histoire. Paris 1999.

Allweiss, Werner: Von der Disputation zur Dissertation. Das Promotionswesen in Deutschland vom Mittelalter bis zum 19. Jahrhundert. In: Dissertationen in Wissenschaft und Bibliotheken. Hg. von Rudolf Jung und Paul Kaegbein. München/New York/London/Paris 1979, S. 13-28.

Der alte Mensch in der Geschichte. Hg. von Helmut Konrad. Wien, Verlag für Gesellschaftskritik, 1982.

Amit, Michael: History of Gerontology. Med. Diss. Jerusalem 1978 (hebräisch mit englischer Zusammenfassung).

Anonymus Namurcensis: De Senectute, ed. Hugo Henrichus Paoli. Florenz 1948.

Bagliani, Agostino Paravicini: Der Leib des Papstes. Eine Theologie der Hinfälligkeit. Aus dem Italienischen übersetzt von Ansgar Wildermann. München, C.H. Beck, 1997.

Beauvoir, Simone de: Das Alter [La Vieillesse]. Reinbek 1997.

Berg, Alexander: Die Lehre von der Faser als Form- und Funktionselement des Organismus. Die Geschichte des biologisch-medizinischen Grundproblems vom kleinsten Bauelement des Körpers bis zur Begründung der Zellenlehre. Virchows Archiv für pathologische Anatomie und Physiologie und klinische Medizin 309, 1942, S. 333-460.

Bergdolt, Klaus: Leib und Seele. Eine Kulturgeschichte des gesunden Lebens. München, C.H. Beck, 1999.

Bobbio, Noberto: Vom Alter – De senectute. Berlin 1997.

Borscheid, Peter: Geschichte des Alters. 16. – 18. Jahrhundert. Münster, F. Coppenrath, 1987.

Borscheid, Peter: Der alte Mensch in der Vergangenheit. In: Zukunft des Alterns und gesellschaftliche Entwicklung. Hg. von Paul B. Balthes, Jürgen Mittelstraß und Ursula M. Staudinger (Akademie der Wissenschaften zu Berlin, Forschungsbericht 5). Berlin/New York 1992, S. 35-61.

Bourlière, François: Geschichte der Pflege und Behandlung des alten Menschen, in: Illustrierte Geschichte der Medizin. Sonderausgabe in 6 Bde., Salzburg 1990, Bd. 4, S. 2017-2043.

Bullough, Vern/Campbell, Cameron: Female longevity and diet in the Middle Ages. Speculum 55, 1980, S. 317-325.

Burrow, John Anthony: The ages of man. A study in Medieval writing and thought. Oxford 1988.

Byl, Simon: Platon et Aristote ont-ils professé des vues contradictoires sur la vieillesse? Les Études Classiques 4, 1974, S. 113-126.

Byl, Simon: Le vieillard dans les comédies d'Aristophane, L'Antiquité Classique 4, 1977, S. 52-73.

Byl, Simon: Plutarque et la vieillesse. Les Études Classiques 45, 1977, S. 107-123.

Byl, Simon: Lucien et la vieillesse. Les Études Classiques 46, 1978, S. 317-325.

Byl, Simon: La vieillesse dans le Corpus hippocratique. In: Formes de pensée dans la Collection hippocratique. Ed. François Lasserre/Philippe Mudry. Genève 1983, S. 89-95.

Byl, Simon: La gérontologie de Galien. History and Philosophy of the Life Sciences 10, 1988, S. 73-92.

Camporesi, Piero: Geheimnisse der Venus. Aphrodisiaka vergangener Zeiten. Frankfurt/New York, Campus, 1991.

Ceccarelli, Ubaldo: Un precursore delle geriatria: Aurelio Anselmi, Mantovano e la sua „Gerocomica“. Atti e memorie dell'Accademia di Storia dell'Arte Sanitaria 27, 1961, S. 155-172.

Chevalier, A.[G.]: Medizinische Promotionen an alten französischen Universitäten. Ciba Zeitschrift (Basel) 3 (Nr. 34), 1936, S. 1159-1162.

Chevalier, A.[G.]: Die medizinische Fakultät von Paris im siebzehnten und achtzehnten Jahrhundert. Ciba Zeitschrift (Basel) 9 (Nr. 104), 1947, S. 3788-3797.

Chevalier, A.[G.]: Die Thesensammlung der medizinischen Fakultät von Paris. Ciba Zeitschrift (Basel) 9 (Nr. 104), 1947, S. 3805-3808.

Coffman, Georges R.: Old age from Horace to Chaucer. Some literary affinities and adventures of an idea. Speculum 9, 1934, S. 249-277.

Conrad, Christoph: Vom Greis zum Rentner. Der Strukturwandel des Alters in Deutschland zwischen 1830 und 1930. Göttingen, Vandenhoeck & Ruprecht, 1994 (Kritische Studien zur Geschichtswissenschaft 104).

Demaitre, Luke: The care and extension of old age in medieval medicine. In: Aging and the aged in medieval Europe. Ed. by Michael M. Sheehan. Toronto, Pontifical Institute of Mediaeval Studies, 1990, S. 3-22.

Demaitre, Luke: The medical notion of 'withering' from Galen to the fourteenth century: The treatise on marasmus by Bernard of Gordon. Traditio 47, 1992, S. 259-307.

Diepgen, Paul: Studien zu Arnald von Villanova. III. Arnald und die Alchemie. Archiv für Geschichte der Medizin 3, 1909, S. 369-396.

Diethelm, Oscar: Medical dissertations of psychiatric interest. Printed before 1750. Basel 1971.

Durling, Richard J.: The innate heat in Galen. Medizinhistorisches Journal 23, 1988, S. 210-212.

Ehmer, Josef: Sozialgeschichte des Alters. Frankfurt/M. 1990.

Eidam, Stefan: De senectute: Eine medizinhistorische Studie. Diss. med. München (TU) 1989.

Engelhardt, Dietrich von: Altern zwischen Biologie und Kultur. Beobachtungen aus der Vergangenheit, Anregungen für die Zukunft. In: Behandlung und Rehabilitation vor Pflege. Hg. von Rudolf Schmidt und Werner Vogel. Köln 1995, S. 31-39 (Forum 27).

Engelhardt, Dietrich von: Altern und Alter in der Literatur und den Künsten. In: La Vecchiaia nel tempo (Old age in time), a cura di Antonio Guerci/Stefania Consigliere. Genova, Erga edizioni, 2002 (Bibliotheca di antropologia della salute, vol. 5), S. 163-182.

Florey, Ernst: MEMORIA: Geschichte der Konzepte über die Natur des Gedächtnisses, in: Das Gehirn – Organ der Seele? Zur Ideengeschichte der Neurobiologie. Hg. von Ernst Florey und Olaf Breidbach. Berlin 1993, S. 151-215.

Förster, Else: Roger Bacon's „De retardandis senectutis accidentibus et de sensibus conservandis“ und Arnald von Villanova's „De conservanda inventute [!] et retardanda senectute“. Diss. med. Leipzig 1924.

Fooken, Insa: Frauen im Alter in Bildern der Kunst – Eine Spurensuche nach Erscheinungsformen weiblicher Kompetenz im Alter. Zeitschrift für Gerontologie 27, 1994, S. 16-25.

Freeman, Joseph T.: François Ranchin, Contributor of an early chapter in geriatrics. Journal of the History of Medicine 5, 1950, S. 422-31.

Freeman, Joseph T.: Aging. Its history and literature. New York, Human Sciences Press, 1979.

Freeman, Joseph T.: The history of geriatrics. Annals of Medical History 10, 1983, S. 324-335.

Gale, Frederick M.: „Whether it is possible to prolong man's life through the use of medicine" (Translation of chapter two in book 1 of Joubert's Erreurs populaires au fait de la médecine et régime de santé, by Frederick M. Gale). Journal of the History of Medicine 26, 1971, S. 391-399.

Geschichte des Alters in ihren Zeugnissen von der Antike bis zur Gegenwart. Hg. von Gerd Biegel. Braunschweig 1993 (Veröffentlichungen des Braunschweigischen Landesmuseums 72).

Glaser, Hugo: Gerhard Freiherr van Swieten. Rede über die Erhaltung der Gesundheit der Greise (Wien 1778). Ins Deutsche übertragen und biographisch eingeleitet von Hugo Glaser. Mit Erklärungen von Johannes Haussleiter. Leipzig 1964 (Sudhoffs Klassiker der Medizin und der Naturwissenschaften 36).

Gnilka, Christian: Altersklage und Jenseitssehnsucht. Jahrbuch für Antike und Christentum 14, 1971, S. 5-23.

Gnilka, Christian: Aetas spiritalis, Die Überwindung der natürlichen Altersstufen als Ideal frühchristlichen Lebens. Köln/Bonn 1972.

Göckenjan, Gerd: Das Alter würdigen. Altersbilder und Bedeutungswandel des Alters. Frankfurt/M. 2000.

Göckenjan, Gerd/Taeger, Angela: Matrone, Alte Jungfer, Tante. Das Bild der alten Frau in der bürgerlichen Welt des 19. Jahrhunderts. Archiv für Sozialgeschichte 30, 1990, S. 43-79.

Goltz, Dietlinde/Telle, Joachim/Vermeer, Hans J.: „Von der Multiplikation" von Pseudo-Thomas von Aquin. Untersuchungen und Texte. Wiesbaden, Franz Steiner Verlag, 1977.

Grant, Richard L.: Concepts of aging: An historical review. Perspectives in Biology and Medicine 6, 1962/63, S. 443-478.

Grmek, Mirko D: On ageing and old age. Basic problems and historic aspects of gerontology and geriatrics. Den Haag 1958 (Monographiae biologicae V, 2).

Grmek, Mirko D.: Morgagni und die Greisenkrankheiten. Sudhoffs Archiv für Geschichte der Medizin 44, 1960, S. 117-128.

Gruman, Gerald J.: A history of ideas about the prolongation of life. The evolution of prolongevity hypothesis to 1800. Philadelphia, The American Philosophical Society, 1966 (Transactions of the American Philosophical Society, N. S., 56, 9).

Gutton, Jean-Pierre: Naissance de vieillard. Essai sur l'histoire des rapports entre les viellards et la société en France. Paris, Aubier, 1988.

Haber, Carole: Beyond sixty-five. The dilemma of old age in America's past. Cambridge 1983.

Hagner, Michael: Homo cerebralis. Der Wandel vom Seelenorgan zum Gehirn. Berlin 1997.

Hall, Thomas S.: Life, Death, and the Radical Moisture. Clio medica 6, 1971, S. 3-23.

Horn, Ewald: Die Disputationen und Promotionen an den Deutschen Universitäten vornehmlich seit dem 16. Jahrhundert. Leipzig 1893 (Beihefte zum Centralblatt für Bibliothekswesen 11).

Howell, Trevor H.: Aretaeus and the aged sick. Age and Ageing 16, 1987, S. 128-29.

Howell, Trevor H.: King Solomon's portrait of old age by John Smith. Age and Ageing 16, 1987, S. 331-33.

Isler, Hansruedi: Thomas Willis. Stuttgart 1965.

Janssen, Rosalind M. and Jacobus J.: Getting old in Ancient Egypt. London 1996.

Joutsivuo, Timo: Scholastic tradition and humanistic innovation. The concept of neutrum in Renaissance medicine. Helsinki 1999 (Annales Academiae Scientiarum Fennicae, Humaniora tom. 303).

Jütte, Robert: Aging and body image in the sixteenth century: Hermann Weinsberg's (1518-97) perception of the aging body. European History Quarterly 18, 1988, S. 259-90.

Keil, Gundolf: Altern und Alter in der Antike. Acta Gerontologica 13, 1983, S. 47-52.

Kirkebøen, Geir: Descartes′ embodied psychology: Descartes′ or Damasio′s error? Journal of the History of Neurosciences 10, 2001, S. 173-191.

Kondratowitz, Hans-Joachim von: Die Medikalisierung des höheren Lebensalters. Kontinuität und Wandlungen vom ausgehenden 18. bis zum frühen 20. Jahrhundert. In: Medizinische Deutungsmacht im sozialen Wandel des 19. und frühen 20. Jahrhunderts. Hg. von Alfons Labisch und Reinhard Spree. Bonn 1989, S. 207-222.

Kutzer, Michael: Das Bild der Epilepsie in medizinischen Inauguraldissertationen aus der Zeit zwischen 1670 und 1770. Diss. med. Mainz 1984.

Kutzer, Michael: Anatomie des Wahnsinns. Geisteskrankheit im medizinischen Denken der Frühen Neuzeit und die Anfänge der pathologischen Anatomie. Hürtgenwald, Pressler, 1998.

Lehrbuch der Greisenkrankheiten. Hg. von Julius Schwalbe. Stuttgart, Ferdinand Enke, 1909.

Leibowitz, Joshua O.: Early accounts in geriatric pathology (Leonardo, Harvey, James Keill). Koroth 7, 1980, S. 253-262.

Life, death, and the elderly. Historical perspectives. Edited by Margaret Pelling and Richard M. Smith. London, New York, 1991.

Lokhorst, Gert-Jan C.: The movements of the worm. The cerebellar vermis through the ages [Vortrag Köln 2001]. In: http://www.eur.nl/fw/staff/lokhorst/ishn2001.html (PDF-file; Stand 12.1.2004).

Lokhorst, Gert-Jan C./Kaitaro, Timo: Descartes and the pineal gland. Journal of the History of Neurosciences 10, 2001, S. 6-18.

Lüth, Paul: Geschichte der Geriatrie. Dreitausend Jahre Physiologie, Pathologie und Therapie des alten Menschen. Stuttgart, Ferdinand Enke, 1965.

Maier, Johann: Die Wertung des Alters in der jüdischen Überlieferung der Spätantike und des frühen Mittelalters. Saeculum 30, 1965, S. 355-364.

Masson, Louis: La fontaine de la jouvence. Aesculape 27, 1937, S. 244-251; 28, 1938, S. 16-23.

McVaugh, Michael R.: The 'humidum radicale' in thirteenth-century medicine. Traditio 30, 1974, S. 259-283.

McVaugh, Michael R.: Medicine before the plague. Practitioners and their patients in the crown of Aragon 1285 – 1345. Cambridge 1993.

Minois, George: History of old age. From Antiquity to Renaissance. Cambridge, Polity Press, 1989.

Montagu, J.D.: Length of life in the ancient world: A controlled study. Journal of the Royal Society of Medicine 87, 1994, S. 25f.

Müller, Ingo Wilhelm: Iatromechanische Therapie und ärztliche Praxis im Vergleich zur galenistischen Medizin (Friedrich Hoffmann – Pieter van Foreest – Jan van Heurne). Stuttgart 1991.

Müller, Ingo Wilhelm: Humoralmedizin. Physiologische, pathologische und therapeutische Grundlagen der galenistischen Heilkunst. Heidelberg, Karl F. Haug, 1993.

Müller, Karl: Die Entwicklung der Geriatrie im 18. Jahrhundert. Diss. med. Zürich 1966.

Münster, Ladislao: Il primo trattato pratico compiuto sui problemi della vecchiaia: La »Gerontocomia« di Gabriele Zerbi. Rivista di Gerontologia e Geriatria 1, 1951, S. 38-54.

Münster, Ladislao: „L'ennaratio brevis de senum affectibus" („Bref commentaire aux maladies des viellards") de David de Pomis, le plus grand médecin israélite en Italie au XVIe Siècle. Revue d'Histoire de la Médecine Hébraïque 7, 1954, S. 7-16, 125-136.

Munde, Barbara: Francis Bacons Vorschläge zur Verlängerung des Lebens durch Einwirkung auf das Blut und die anderen Körpersäfte, auf die Verdauung vermittels der Zubereitung der Nahrungsmittel usw. Aus dem Lateinischen ins Deutsche übersetzt. Diss. med. Leipzig 1957.

Niebyl, Peter H.: Old age, fever, and the lamp metaphor. Journal of the History of Medicine and Allied Sciences 26, 1977, S. 351-368.

Nühlen-Graab, Maria: Philosophische Grundlagen der Gerontologie. Wissenschaftstheoretische und philosophiehistorische Aspekte zum Alter und Altern des Menschen (Diss. phil. Aachen TH 1989). Heidelberg/Wiesbaden, Quelle & Meyer, 1990.

Old age from antiquity to post-modernity. Hrsg. v. Paul Johnson/Pat Thane. London 1998.

Old age in preindustrial society. Hrsg. v. Peter N. Stearns. London 1982.

Orth, Hermann: Diaita Geronton – die Geriatrie der griechischen Antike. Centaurus 8, 1963, S. 19-47.

Pelling, Margaret: Old age, poverty, and disability in early modern Norwich: Work, remarriage, and other expedients. In: Life, death, and the elderly (1991), S. 74-101.

Probyn, Clive T.: Swift and the physicians: Aspects of satire and status. Medical History 18, 1974, S. 249-261.

Quecke, Kurt: „... unserm alter eine gütige milde ruhe sezen...". Gerontologie und Geriatrie im Schrifttum des Paracelsus. Medizinischer Monatsspiegel 1959 (Heft 9), S. 193-99.

Raslan, Usama: Über die Erhaltung der Gesundheit. Ein Hygiene-Traktat von Ali ibn Sahl Rabban at-Tabari. Diss. med. Bonn 1975.

Rau, Hedda Maria: Francis Bacons Vorschläge zur Verlängerung des Lebens durch Arzneimittel, Kräftigung der Lebensgeister und Fernhaltung der Außenluft. Aus dem Lateinischen ins Deutsche übersetzt. Diss. med. Leipzig 1957.

Reuber, Markus: Staats- und Privatanstalten in Irland. Irre, Ärzte und Idioten (1600 – 1900). Bergisch Gladbach/Köln, Eul, 1994.

Richardson, Bessie Ellen: Old age among the ancient Greeks. The greek portrayal of old age in literature, art, and inscriptions with a study of the duration of life among the ancient Greeks on the basis of inscriptional evidence. Baltimore 1933, Reprint New York 1969.

Roots of modern gerontology and geriatrics. Ed. Gerald J. Gruman. New York, Arno Press, 1979.

Rosenmayr, Leopold: Die menschlichen Lebensalter in Deutungsversuchen der europäischen Kulturgeschichte, in: Die menschlichen Lebensalter. Kontinuität und Krisen. Hg. von L. Rosenmayr. München 1978, S. 23-79.

Schadewaldt, Wolfgang: Lebenszeit und Greisenalter im frühen Griechentum. Die Antike 9, 1933, S. 282-302.

Schledorn, Anni von: Francis Bacons Abhandlung über die Lang- und Kurzlebigkeit des Menschen. Aus dem Lateinischen ins Deutsche übersetzt. Diss. med. Leipzig 1957.

Schäfer, Daniel: Texte vom Tod. Zur Darstellung und Sinngebung des Todes im Spätmittelalter. Göppingen, Kümmerle, 1995.

Schäfer, Daniel: Signa mortis, Antike Vorgaben und spätmittelalterliche Ausprägungen, Würzburger medizinhistorische Mitteilungen 16, 1997, S. 5-13

Schäfer, Daniel: „Hebraeorum Hippokrates rei medicae peritissimus fuit." Über die Rezeption der pseudosalomonischen Metaphern zum Greisenalter (Koh. 12, 1-6) in der frühneuzeitlichen Medizin. Medizinhistorisches Journal 35, 2000, S. 219-250.

Schäfer, Daniel: Gerokomien – eine vergessene Fachliteratur der Frühen Neuzeit. Würzburger medizinhistorische Mitteilungen 21, 2001, S. 7-17.

Schäfer, Daniel: Ein Haus der Vergeßlichkeit. Medizinische Konzepte zur altersbedingten Gedächtnisschwäche in der Frühen Neuzeit. Schriftenreihe der Deutschen Gesellschaft für Geschichte der Nervenheilkunde 6, 2001, S. 295-308.

Schäfer, Daniel: „That senescence itself is an illness ...". Concepts of Age and Ageing in Perspective. Medical History 46, 2002, S. 525-48.

Schäfer, Daniel (2003/I): Die alternde Frau in der frühneuzeitlichen Medizin – eine „vergessene" Gruppe alter Menschen. Sudhoffs Archiv 87, 2003, S. 90-108.

Schäfer, Daniel (2003/II): Gerodontie aus der Patientenperspektive: Der Fall Girolamo Cardano (um 1565) und seine ethischen Implikationen. Deutsche Zahnärztliche Zeitschrift 58, 2003, S. 347-349.

Schäfer, Daniel (2003/III): Gulliver meets Descartes. Early Modern Concepts of Age-Related Memory Loss. Journal of the History of Neurosciences 12, 2003, S. 1-11.

Schäfer, Daniel (2003/IV): Langlebige Beispiele. Überlegungen zur Funktion und Gestaltung von historischen Exempel für ein hohes Alter in der diätetischen Literatur der Frühen Neuzeit. Würzburger medizinhistorische Mitteilungen 22, 2003, S. 188-203.

Schäfer, Daniel (2004): Medical Reflections on Growing Old in the Renaissance – The Influence of Non-Medical Texts. In: Growing Old in Early Modern Europe: Cultural Representations. Ed. by Erin Campbell. Aldershot, Ashgate, 2004 (im Druck).

Schipperges, Heinrich: Heilkunst als Lebenskunde oder die Kunst, vernünftig zu leben. Zur Theorie der Lebensordnung und Praxis der Lebensführung. Freudenstadt 1991 (hg. von der Gesellschaft für Gesundheitsbildung e.V.).

Schmitt, Wolfram: Theorie der Gesundheit und „Regimen Sanitatis" im Mittelalter. Habilitationsschrift (masch.) Heidelberg 1973.

Scholz, Achim: Paracelsus und die künstliche Lebensverlängerung. Diss. med. dent. Göttingen 1994.

Schubart-Fikentscher, Gertrud: Untersuchungen zur Autorschaft von Dissertationen im Zeitalter der Aufklärung. Berlin 1970 (Sitzungsberichte der Sächsischen Akademie der Wissenschaften zu Leipzig, Phil.-hist. Klasse 114, 5).

Schultheiss, Dirk/Jonas, Udo/Musitelli, Sergio: Some historical reflections on the ageing male. World Journal of Urology 20, 2002, S. 40-44.

Schwalbe, Julius s. Lehrbuch der Greisenkrankheiten (1909)

Senectus. La vecchiaia nel mondo classico. Hg. von Umberto Mattioli. Vol. II Roma. Bologna, Pàtron Editore, 1995.

Shahar, Shulamith: Growing old in the Middle Ages. „Winter clothes us in shadow and pain". Translated from the Hebrew by Yael Lotan. London/New York 1997.

Siraisi, Nancy: Taddeo Alderotti and his pupils. Princeton 1981.

Siraisi, Nancy: The clock and the mirror. Girolamo Cardano and Renaissance medicine. Princeton 1997.

Sprandel, Rolf: Altersschicksal und Altersmoral. Stuttgart 1981.

Sprandel, Rolf: Alter und Todesfurcht nach der spätmittelalterlichen Bibelexegese. In: Death in the Middle Ages. Ed. Herman Braet and Werner Verbeke. Leuven 1983, S. 107-116.

Sprandel, Rolf: Modelle des Alterns in der europäischen Tradition. In: Historische Anthropologie. Hg. von Hans Süssmuth. Göttingen 1984, S. 110-123.

Stearns, Peter N.: Old age in European society. The case of France. London [2]1977.

Stearns, Peter N.: Old women: Some historical observations. Journal of Family History 5, 1980, S. 44-57.

Steudel, Johannes (1942/I): Zur Geschichte der Lehre von den Greisenkrankheiten. Sudhoffs Archiv 35, 1942, S. 1-27.

Steudel, Johannes (1942/II): Der Marasmus senilis und die Geschichte der Alterskrankheiten. Medizinische Welt 16, 1942, S. 932-35, 957-961.

Steudel, Johannes: Gerokomie. Deutsches medizinisches Journal 7, 1956, S. 89-91.

Stolberg, Michael: Die Lehre vom „calor innatus" im lateinischen Canon medicinae des Avicenna. Sudhoffs Archiv 77, 1993, S. 33-53.

Stolberg, Michael: A women's hell? Medical perceptions of menopause in preindustrial Europe. Bulletin of the History of Medicine 73, 1999, S. 404-428.

Thane, Pat: Old Age in English history. Past experiences, present issues. Oxford 2000.

Triebs, Michaela: Die medizinische Fakultät der Universität Helmstedt (1576 – 1810). Eine Studie zu ihrer Geschichte unter besonderer Berücksichtigung der Promotions- und Übungsdisputationen, Wiesbaden, Harrasowitz, 1995 (Repertorien zur Erforschung der Frühen Neuzeit, hg. von der Herzog August Bibliothek, Bd. 14).

Welti, Manfred: Das Altern im Mittelalter und in der Frühen Neuzeit. Schweizerische Zeitschrift für Geschichte 37, 1987, S. 1-32.

Wilson, T.G.: Swift's deafness, and his last illness. Annals of Medical History 2, 1940, S. 291-305.

Wilson, T.G.: The mental and physical health of Dean Swift. Medical History 2, 1958, S. 175-190.

Wöhrle, Georg: Studien zur Theorie der antiken Gesundheitslehre. Stuttgart 1990 (Hermes, Einzelschriften Heft 56).

Zeman, Frederick D.: Life's later years: Studies in the medical history of old age (part I-XII). Journal of the Mt. Sinai Hospital 8, 1941/42 – 17, 1950/51. Reprint in: Roots of modern gerontology and geriatrics (1979; ohne eigene Paginierung).

Personenregister

Abisag von Sunem 115, 278, 300
Abraham (Patriarch) 364
Abulcasis (Abū l-Qāsim az-Zahrāwī) 64, 79
Adam (erster Mensch) 135, 141, 165, 364
Adam, Johann Stephan 78, 249, 401
Adelphus, Johannes 304
Aeson 45, 159, 207, 251, 297, 299, 380
Aetios aus Amida 63, 79
Afforty, Franciscus 172, 235-37, 252, 254, 412
Alanus ab Insulis 304
Alberti, Michael 159, 173-75, 194-95, 221-22, 228, 231-32, 238, 241-43, 245-57, 260-63, 282-83, 285-86, 353, 383, 401-402
Albertus Magnus 15, 45, 72, 166, 283
Albites, Evaristo 76, 211-12, 215-18, 256, 258-59, 402
Albou, Philippe 23, 417
Alderotti, Taddeo 293, 368, 423
Alembert, Jean le Rond d' 233, 263
Alexander der Große 293, 303
Alexander von Tralles 57, 75
Alexis (attischer Komödiendichter) 145
al-Hawith (Arzt um 600) 287
Allweiss, Werner 235, 237, 401, 417
Althoff, Jochen 72
Altmann, Christian 231-32, 262-63, 402
Alton, Mathurinus 172, 236-38, 250, 402
Amit, Michael 22, 358, 417
Andreä, Jakob 152
Angeli, Jacques 381
Anselmi, Aurelio 27, 66-69, 73, 75, 83, 85-86, 88-90, 93, 95-97, 99-103, 105, 109-10, 113-14, 119, 133, 153-60, 163, 248, 284, 295, 311, 320, 363, 369-70, 382, 385, 402, 418
Anthony, Francis 165
Antiochus (römischer Arzt) 292
Antiphon (Sophist) 77
Aquila (Übersetzer biblischer Schriften) 355
Arbuthnot, John 308, 320
Archigenes 380
Aretaios von Kappadozien 309, 320
Ariès, Philippe 23, 27, 71
Aristophanes (aus Athen) 38, 77, 287-88, 380
Aristoteles 15, 31-32, 34, 36, 38-43, 45, 48-49, 53-56, 59, 62, 66, 68-75, 77, 79, 90, 94-95, 97, 117, 119, 123, 125-26, 129-30, 139, 143, 145, 147, 154, 162, 177-79, 187-88, 209, 221, 231-34, 242-43, 246, 256, 258, 271, 283-84, 291-92, 294, 297, 303, 310, 313-14, 320-22, 351, 353, 367-70, 375, 380-82, 396
Aristoxenos 157, 293
Arnald von Villanova 32-33, 42, 45, 53-54, 60-61, 65, 67, 74-78, 80-82, 84, 95, 113, 133-34, 151, 153, 159, 165, 229, 258, 294, 402, 407, 418
Arraes, Duarte Madeira 163, 402
Astruc, Jean 285-86
at-Tabari (islamischer Arzt) 80, 303, 421
Augenio, Horatio 206
Augustinus, Aurelius 35, 42, 313
Augustus (römischer Kaiser) 293-94
Autenrieth, Johann Heinrich Ferdinand von 176, 244-45, 257, 400, 402, 411
Averroes (Ibn Roschd) 45, 64, 66, 79, 130
Avicenna (Ibn Sina) 32-33, 36, 45, 47, 50-53, 55, 57, 59, 63-68, 72-76, 78-80, 91, 94, 113, 130-31, 152, 154, 159-60, 164, 206, 261, 283, 290, 358, 368, 381, 402, 423
Azzolino, Lorenzo 68

Baader, Gerhard 381
Bacon, Francis 44, 75, 83, 85, 88, 92, 103, 113, 123, 125-31, 140, 142, 157, 162-63, 187, 189, 205, 213, 217-18, 223, 226, 229, 243, 251, 255, 259-60, 296-97, 301-302, 305, 340, 349, 363, 402, 421-22

Bacon, Roger 32-33, 47, 56, 58, 64, 66, 72, 75-78, 80-82, 84, 95, 112, 115, 126, 131, 141, 151, 159-60, 163, 258, 294, 300-301, 304-305, 381, 402-403, 418
Bacquere, Benedictus de 87, 152, 258, 295, 304, 313, 322, 352, 364, 382, 403
Badehorn, Sigmund 362
Bagliani, Agostino Paravicini 66, 72, 78, 161, 417
Baglivi, Giorgio 185
Baier, Johann Jacob 152, 228, 262, 303, 403
Barbarossa, Kaiser Friedrich I. 305
Bardin, Pierre 358, 361, 362
Baron, Hyacinthe Théodore 171-72, 236-38, 253, 403
Barroll, John Leeds 323
Barsillai 58, 354
Barthez, Paul Joseph 243
Bartholin, Thomas 207, 220, 255, 259-60, 359, 403
Bassus Aufidius 69
Battus, Jacob 228, 262-63, 403
Baumann, Christian Jacob 262, 414
Beauvoir, Simone de 23, 417
Beeck, Adrianus 174, 246, 254, 256, 412
Beese, Martina 235
Beintker, Erich 380
Beireis, Gottfried Christoph 175, 239, 242, 246, 248-49, 253-55, 361, 403
Benezet, Antony 319
Bengeser, Gerhard 237
Benzenhöfer, Udo 71, 242
Berengario da Carpi, Jacobus 310, 320
Berg, Alexander 161, 241, 417
Bergdolt, Klaus 11, 69, 76, 80, 161, 405, 417
Bergen, Johann Georg 174, 247, 255-56, 384, 403
Berger, Johann Gottfried 174, 184, 228, 237-39, 241, 243-44, 246-48, 254, 262, 403
Berger, Johann Samuel 175, 228, 241, 243, 250, 252-56, 403, 412
Bernard de Gordon 54, 65, 75, 80, 156, 403, 418
Bever, Edward 283
Beyer, Georg Wilhelm 189, 228, 243, 249, 414
Bichat, Xavier 190, 192, 244-45, 321, 323, 400, 403
Bideau, Alain 287
Biedermann, Hans 165
Bierling, Caspar Daniel 231, 263, 406
Biese, Nikolaus 382
Birch, Johannes Jacobus à 357
Birck, Sixt 362
Blanchet, Nicolaus 172, 237, 405
Blanck, Johann Wilhelm 174, 241, 244, 246, 251-52, 256, 305, 403
Blüdorn, Christian 384
Blume, Johann Heinrich 165, 174, 180, 238-40, 243-44, 246-48, 250-55, 257, 287, 305, 372, 383, 413
Blumenbach, Johann Friedrich 188
Bobbio, Noberto 15-16, 26, 389, 417
Boccius, Hieronymus 161, 163, 403
Boden, Benjamin Gottlieb Lorenz 262, 403
Boerhaave, Herman 173, 183, 185, 207-208, 214, 220-23, 227, 240-42, 247, 255, 258, 260-61, 361, 372, 403, 415
Böhmer, Philipp Adolf 175, 248, 256, 403
Böhner, Hans 384
Bondio, Mariacarla Gadebusch 287
Bonier, Joannes 52, 172, 237, 238, 244, 246, 253, 382, 409
Bontekoe, Cornelis 206, 220, 243, 255, 260, 345, 360-61, 404
Bordeu, Théophile de 243
Bornkamm, Günther 354
Borscheid, Peter 23, 353, 378, 385, 417
Bottman, Antonius 172, 237, 241, 246-47, 249, 404
Bouionier, Franciscus 172, 237, 240, 404
Boulter, Hugh (Bischof von Bristol) 212
Bourlière, François 22, 417
Bourru, Edmundus Claudius 172, 235, 404
Brecht, Bertolt 283
Brenz, Johannes 357
Bringaud, Simon Antonius 257, 361, 404
Brinkmann, Johannes 303
Brisiani, Girolamo 83, 85, 93, 95, 113, 153, 154, 159, 404
Brown, John 189, 217, 243
Browne, Richard 163, 402
Browne, Thomas 166
Bruchier, Jean 167
Bruni, Leonardo 302
Büchner, Andreas Elias 175, 247-48, 250, 253-55, 282, 284-85, 384, 404
Budaeus, Gottlob Heinrich 174, 248
Buffon, Georges Louis Le Clerc 257
Buhl, Johann Conrad 174, 285, 404
Buihring, Johannes Heinrich 175, 246, 251, 364, 384, 408
Bullough, Vern 282-84, 417
Burckhard von Horneck 80, 404
Bürger, Max 24
Burrow, John Anthony 66-67, 70, 77, 417

Buteux, Petrus 174, 241-44, 246-49, 251-52, 255-56, 305, 323, 404
Byl, Simon 24, 66, 68-69, 71, 73, 76-78, 249, 303, 356, 380, 417

Caelius Aurelianus 309, 320
Camerarius, Elias Rudolf 174, 180, 238-41, 244, 247, 250, 252-56, 259, 404
Camerarius, Joachim 385
Campanella, Tommaso 73
Campbell, Cameron 282-84, 417
Camporesi, Piero 68, 158, 254, 283, 287, 418
Canstatt, Carl Friedrich 26, 259, 383, 391, 400, 404
Cardano, Girolamo 75, 83-88, 90-93, 95-96, 101-10, 112, 114, 118, 129, 142, 148-59, 167, 245, 254, 258, 293, 303-304, 321, 351-52, 404, 423
Carlisle, Anthony 211-12, 217-19, 258-59, 404
Carolus, M. Theodor 174, 180, 238-41, 244, 247, 250, 252-56, 259, 404
Caron, Philippe 172, 180, 235, 250, 252, 254, 404
Castalio *siehe* Châteillon
Cato Maior (Porcius Cato, Marcus) 26, 39-41, 68, 70, 107, 110, 144, 147, 149-50, 230, 263, 291, 296, 298, 302-303, 321, 323, 329, 369, 379, 385
Ceccarelli, Ubaldo 27, 151, 418
Celsus (Cornelius Celsus, Aulus) 32, 59, 67, 76, 244
Censorinus (grammaticus) 66-67
Charcot, Jean Martin 24
Charles I. Stuart (König von Großbritannien und Irland) 313
Charleton, Walter 349
Charon (mythologische Gestalt) 37, 68
Châteillon, Sébastien 358, 361
Chaucer, Geoffrey 282, 418
Chevalier, A. G. 236, 418
Cheyne, George 224, 250, 261, 304, 404
Chokier de Surlet, Jean de 68, 76, 152, 258, 313, 322, 351, 363, 405
Chrestien (Christianus), Claudius 172, 237, 253, 411
Christian IV. (Pfalzgraf) 216
Christian, Wolfgang 174, 189, 240, 243, 247, 250-51, 254, 364, 404
Christine de Pisan 270
Chrysostomus, Johannes 383
Cicero (Tullius Cicero, Marcus) 15, 26, 32, 37, 39-41, 68, 70, 144, 147-49, 218, 230, 232, 291-92, 296, 298, 302-303, 312-14, 319, 321-23, 329, 352, 369, 379, 383, 396
Cimon 63
Cipelli, Giovanni Battista (Egnazio) 304
Clemens von Alexandreia, Titus Flavius 380
Cocceius *siehe* Koch, Johann
Coffman, Georges R. 24, 380, 418
Cohausen, Johann Heinrich 207, 256, 405
Conrad, Christoph 27, 418
Constantinus Africanus 59, 74, 368
Copus, Gulielmus 146, 369
Cornaro, Alvise 79, 83, 85, 88, 104-105, 118, 121, 124, 126-27, 162, 201, 224, 230, 250, 295, 301, 304, 351-53, 364, 374, 390, 397, 405
Cornuty, Georgius 172, 235, 238, 250, 254, 405
Corpus Hippocraticum (*s.a.* Hippocrates) 32, 34-35, 45, 48-54, 56, 58-59, 62, 66-67, 70-76, 78, 80, 94, 96-97, 101, 105, 155-58, 176, 191-95, 197, 201, 214, 217, 222, 243, 245, 253, 271, 283-85, 309, 321, 343-44, 361, 382-83, 405, 408
Corvisart-Desmarets, Joannes Nicolaus 172, 252, 405
Coschwitz, Georg Daniel 174, 189, 239, 240, 242-43, 249, 256, 405
Costa ben Luca *siehe* Qusta ibn Luqa
Costar, Joachim Johannes 172, 180, 235, 250, 252, 254, 404
Courtois, Paul 257, 361, 384
Cousin, Jean 172, 236-38, 250, 252, 402, 405
Croll, Oswald 165
Cronbusch, Georg Sigismund 174, 240-42, 323, 406
Cuffe, Henry 153-54, 162, 296, 305, 321, 405

Dänzler, Rudolf 228, 256-57, 407
Daval, Joannes 237-40, 253, 405
David (altisraelitischer König) 48, 85, 88, 90, 93, 97, 111, 115, 278, 299-300, 305, 348, 354, 356
De Caen, Antonius 172, 237, 321, 412
De Frade, Lancelotus 172, 236, 252, 410
De la Vigne de Frecheville, Claudius 172, 184, 236-40, 244, 252, 405
De Launay, Hermanus 172, 237, 284, 405
Dechambre, Amédée 400
Deckherr, Friedrich 323, 382, 405
Deichgräber, Karl 152
Delmas, Bruno. 381
Demaitre, Luke 22, 66, 75, 80, 151, 159,

251, 304, 381, 418
Demokritos von Abdera 77, 106, 157, 293, 300, 304, 305
Depré, Johann Friedrich 31, 66, 174, 179, 189, 237-40, 243-46, 252, 254-55, 321, 359, 383, 405, 411
Descartes, René 169, 180, 188, 234, 239, 242, 316, 322, 374, 405, 420
Deschamps, Eustache 282
Desessartz, Joannes Carolus 172, 235, 252, 405
Desland, Pater 322
Desrousseaux, Louis Aug. Joseph 172, 237, 241, 246-47, 249, 404
Diderot, Denis 233, 263
Didymus Caecus 327, 355
Diepgen, Paul 78, 166, 287, 418
Dieterich, Conrad 357
Diethelm, Oskar 27, 234-36, 321-22, 418
Dieuxivoye, Bertinus 172, 251, 253, 412
Dilherr, Johann Michael 353, 364, 405
Diodoros Siculus 61, 78
Diogenes Laertios 67, 73
Dionis, Pierre 285
Dionysos (Gott des Weines) 62
Dioscorides (astrologus) 66
Dobbelaer, Marinus 400
Doerr, Wilhelm 384
Dorigny, Anna Claudius 172, 241, 251-52, 287, 407
Dorn, Gerhard 166
Dornau, Caspar 83, 85, 123-25, 161, 234, 405
Driesch, Hans 243
Drumumde, Jonas 77
Du Cerf, Claudius 172, 184, 236-40, 244, 252, 405
Du Laurens, André 66, 68, 73, 79, 83, 85-88, 90-92, 93, 109-10, 113, 118, 130, 152-55, 157-59, 170, 216, 258, 284, 304, 334, 337, 340, 352, 357-59, 363, 381, 405, 409
Ducos, Joannes Jacobus Hieronimus 172, 235, 404
Duling, Dennis C. 362-63
Dullaeus, Arnold 174, 241, 406
Dummel, Johann Heinrich 175, 241-42, 244, 246, 249, 251, 254, 364, 406
Durling, Richard J. 23, 72, 418
Duve, Thomas 363

Easton, James 229, 406
Ebert, Augustus Helfgott 358, 406
Ebert, M. Eusebius Traugott 358, 406
Ebner, Johannes Paul 249, 287, 323, 382, 412
Egranus, Christian Betulius 353, 405
Ehmer, Josef 27, 418
Ehrmann, Johann Christian 217, 230, 256, 258, 262, 406
Eidam, Stefan 22, 66, 77-78, 356, 418
Eleazar (jüdischer Magier) 362
Elisabeth I. (Königin von England) 362
Ellis, Robert Leslie 162, 305, 402
Elvert, Joseph Philipp 406
Elyot, Thomas 156, 293, 303, 406
Empedokles von Agrigent 48, 283
Engelbert von Admont 161
Engelhardt, Dietrich von 418
Engler, Johann Georg 161, 163, 403
Epstein, Johannes von (Graf in Dietz) 88
Erasmus von Rotterdam 76, 83-84, 146-48, 151, 167, 269, 282, 303, 321, 329, 348, 369, 381, 406, 409
Erastus, Thomas 174, 234, 244, 246, 406
Esmarch, Nikolaus 175, 245, 248, 252, 255, 262, 401
Essig, Christian Ludwig 176, 244-45, 257, 400, 402
Estouteville, Guillaume d' 171

Fabius, Quintus Maximus 291
Fabricius, Jacob 250
Fagon, Gudy Crescent 172, 236, 252, 409
Falcke, Johannes Josephus 228, 251-53, 262, 364, 406
Farr, Samuel 248
Faselt, M. Christian 231, 263, 406
Feltz, Johann 406
Ferdinand II. (Erzherzog von Tirol) 88
Fernel, Jean 75, 83, 119-21, 160-61, 232, 340, 351, 406
Ferret, Laurentius 172, 237, 241, 250-51, 383, 406
Ficino, Marsilio 73, 83-84, 86-87, 90-93, 95-96, 103, 106-107, 109-10, 112-14, 116, 118, 124, 126, 128-29, 132, 134, 136, 152-60, 163-64, 295-96, 299-301, 304-305, 352, 406
Fick, Johann Jakob 174, 238, 240-41, 246-48, 251-52, 254, 286, 406
Filesac, Jean 406
Finger, Christian Gottfried 174, 240-42, 323, 406
Fischer, Johann Bernhard von 163, 211-14, 222, 241-42, 245, 247-49, 256-58, 283-85, 287, 321, 323, 376, 406

Fischer-Homburger, Esther 284, 286
Flacius, Matthias 125, 162
Florey, Ernst 322, 418
Florio, Luigi di 151
Floyer, John 211-13, 258, 406
Follinus, Johannes 155, 159, 407
Fooken, Insa 282, 288, 418
Formanek, Ruth 282
Förster, Else 304, 418
Förstl, Hans 323
Fothergill, John 285-86
Foucault, Michel 398
Foucault, Tussanus 172, 237, 252-53, 408
Fougerolles, François de 73, 83, 85-88, 91, 97, 100-101, 110, 113, 152-55, 158, 160, 271, 284, 320-21, 382, 407
Fracassini, Antonio 211-14, 240, 258, 284, 317, 323, 407
Franck, Sebastian 79
Freeman, Joseph T. 22, 26-27, 151, 256, 419
Friedlander, Ed 384
Friedrich II. (König von Preußen) 229
Friis, Christian Lodberg 167, 175, 240-44, 246-48, 250-52, 254-55, 260, 384, 407, 409
Fuchs, Gilbert 83-84, 86-88, 90-92, 95, 113, 152-54, 156-57, 159, 407, 411
Füger, Wilhelm 320
Fulgosio, Raphael 304
Fumanelli, Antonio 83-84, 95, 151-52, 158, 160, 407

Gale, Frederick M. 163, 408, 419
Galenos von Pergamon 20, 32-37, 42-43, 45, 48-53, 55-68, 70-82, 86, 89-91, 94, 96, 99-100, 104, 107, 115, 117, 119-21, 129-31, 133, 148, 151-56, 158, 160, 162, 178, 180-81, 194, 196, 201, 206, 209, 218, 222, 255, 258-59, 283, 289-90, 292-94, 296, 300, 302-303, 305, 309-13, 320-22, 325, 327, 336, 342, 347, 351, 359-60, 364, 367-72, 374-75, 378, 380-82, 407, 418
Gallus Cornelius *siehe* Maximianus
Gassendi, Pierre 323
Gavois, Jacobus 172, 236-37, 253, 322, 407
Gazio, Antonio 303
Geille de Saint Leger, Carolus 172, 241, 255, 407
Geisau, Hans von 320
Geist, Lorenz 26, 383, 407
Gélis, Jacques 23
George II. (König von Großbritannien und Irland) 323, 345
Gernet, Joachim Heinrich 175, 241, 243, 245, 247, 284, 321, 360-61, 407
Gérocomie *siehe* Millot, Jacques André
Gessner, Johannes 238, 242, 256-57, 407
Gevigland, Natale Maria de 172, 241, 251-52, 287, 407
Glagau, Aegidius 174, 240, 242, 244, 246-47, 251, 254, 362, 372, 374, 383, 407
Glaser, Hugo 79, 415, 419
Glauer, Reiner 385
Glisson, Francis 189
Gnilka, Christian 167, 305, 419
Göckenjan, Gerd 27, 282-83, 419
Gohory, Jacques 166
Goltz, Dietlinde 363, 415, 419
Gorgias von Leontinoi 291
Gorn, Gottlieb Ernst 175, 247-48, 250, 253-55, 282, 284-85, 384, 404
Gosky, Anton Uldaricus 174, 237, 244, 248, 252, 413
Gouel, Franciscus 172, 235, 252, 411
Grant, Richard L. 22, 72, 419
Grätz, Frank 11, 236
Graunt, John 384
Gregor I. (der Große, Papst) 77, 355
Grimm, Hermann 407
Grimm, Jacob 69, 291, 303, 407
Grimm, Wilhelm 407
Grmek, Mirko D. 22, 27, 72, 151, 165, 222, 256, 261, 380, 419
Grosser, Heinrich 211-12, 215-16, 258, 364, 384, 407
Gruman, Gerald J. 23, 71-72, 419, 421
Grupe, Karl August 176, 413
Guainerius,Antonius 270, 283
Guettard, Joannes Stephanus 172, 404
Guido de Vigevano 80, 304
Guilelmus de Saliceto 293
Günther, Anton 358, 407
Gutton, Jean-Pierre 27, 419

Haber, Carole 27, 419
Haenel, Christian Heinrich 175, 241-42, 245, 247-48, 256, 411
Hagemeyer, Johann Arnold Lebrecht 175, 241-242, 246, 248-51, 260, 284, 383, 411
Hagenbuch, Johann Heinrich 174, 189, 239-40, 242-43, 249, 256, 405
Hagner, Michael 322, 419
Hall, Thomas S. 23, 73, 304, 419

Haller, Albrecht von 11, 173, 189, 214, 220, 223-24, 227, 260-61, 284-87, 308, 320-21, 403, 407
Haly Abbas (Ali Ibn-al-Abbas al-Magusi) 57, 59, 64, 79, 368
Harcouet de Longeville 229, 262, 407
Harris, Charles Reginald Schiller 74
Härtel, Hermann 31, 66, 174, 179, 237-38, 244-46, 254-55, 321, 359, 383, 405
Hartmann, Sieglinde 167, 282, 357
Harvey, William 71, 130, 168, 184, 239, 340, 374, 420
Hase, Johannes Amadeus 175, 238, 303, 401
Hattaway, Michael 362-63
Hausted, Peter 38, 69, 249, 408
Hegendorff, Christoph 68, 249, 408
Heinrich, Robert Stephan 175, 240-44, 246-48, 250, 384, 407
Heinsius, Johann Gottlieb 174, 238, 240-41, 246-48, 251-52, 254, 286, 406
Helmont, Johan Baptista van 83, 85, 88, 123, 132, 134, 140-43, 165-66, 180-81, 183, 206, 239-40, 245, 372, 408, 415
Henkelmann, Thomas 243
Henrici, Christoph Wilhelm 263, 406, 409, 411, 414
Herbst, August 400
Hermes Trismegistos 349
Herodikos von Selymbria 126, 291, 295, 305
Hertzberg, Hans Wilhelm 355
Hesdin, Jean 313
Heumann, Christoph August Franz 175, 242, 248, 250-51, 284-86, 288, 408
Heumannus [o. V.] 361
Hieronymi, Georg Dietrich 228, 238-40, 252, 255-56, 262, 287, 410, 416
Hieronymus, Eusebius 160, 178, 327-28, 330, 332, 336-37, 355-59, 371, 403, 413
Hill, John 211-13, 258, 408
Hilliger, Sigismund Gottlieb 364, 408
Hilscher, Simon Paul175, 228, 238-39, 242, 245-47, 251, 254, 256, 262, 408
Hiob (Gestalt der Bibel) 69, 359
Hippokrates 32-33, 43, 58-59, 71, 86, 97, 99-100, 104, 109, 126, 148, 150-51, 179, 188, 194, 204, 215, 217-18, 238, 259, 291-92, 320, 340, 342, 344, 349-50, 360-61, 370-75, 377, 382-83, 408, 422
Hippolytus von Rom (Presbyter) 363
Hiskia (jüdischer König) 363
Hoffmann, Christian Gottfried 231-32, 262-63, 402
Hoffmann, Conrad Philipp 249, 287, 408
Hoffmann, Friedrich 173-74, 177, 183, 195-96, 208, 214, 221, 229, 242, 244-45, 247-48, 252-53, 255, 257-58, 260, 263, 372-74, 376, 380, 382-84, 392, 408, 421
Hoffmann, Johann Gottlieb 194, 247-48, 254, 283, 285, 383-84, 401
Hofmann, Paul 174, 184, 237-39, 241, 243-44, 246-48, 254, 403
Holtzhammer, Henry 355
Homer 39, 69
Horaz (Horatius Flaccus, Quintus) 38, 58, 69, 72, 76, 233, 245, 269, 282, 328, 380
Horn, Andreas 358, 407
Horn, Ewald 167, 235, 419
Horn, Joachim 174, 247, 255-56, 384, 403
Horneck *siehe* Burckhard von Horneck
Hornius, Georg 240
Hort, Irmgard 236
Hottinger, Solomon 357, 360
Hourmann, Auguste Joachim 400
Howell, Trevor H. 22, 66, 359-60, 419
Hubault, Cyprianus 172, 237, 252-53, 408
Hübner, Alexander Johann August 175, 249-50, 254, 282, 285-86, 401
Hufeland, Christoph Wilhelm 188-90, 217, 225, 227, 244, 250, 256, 258-59, 261-62, 287, 408
Huser, Johannes 78, 163-65, 287, 410
Husner, Fritz 235
Hutter, Jacob 31, 66, 175, 241-42, 244, 247-48, 250-54, 361, 365, 372-74, 376, 380, 383-84, 408
Hyginus (Mythograph) 79

Ibn Abu Oseiba 287
Ibn-Butlân 64
Imhof, Arthur Erwin 24, 27
Innozenz IV. (Papst) 61
Innozenz VIII. (Papst) 88
Isaac Israeli (Isra'ili, Ishaq Ibn-Sulaiman ¬al-¬) 57
Isidor von Sevilla (Isidorus Hispalensis) 35, 37-39, 67-69, 77, 271, 321
Isigonos (Paradoxograph) 289-90, 295
Isler, Hansruedi 322, 420
Isokrates 291

Jäger, Theo 11
James, Henry 300
Janssen, Jozef M.A. 66
Janssen, Rosalind M./Jacobus J. 420
Jaucourt, Louis Chevalier de 233
Jetter, Dieter 363

Johannes de Forda 328, 356
Johannitius (Hunain ibn Ishâq) 36
Jonas, Udo 282, 423
Jones, George Fenwick 79, 167, 357
Jönsen, Heinrich 410
Josephus, Flavius 348, 362, 408
Joubert, Laurent 83-85, 123, 130-31, 138, 163, 296, 305, 408, 419
Joutsivuo, Timo 22, 66, 75, 151, 154, 156, 161, 381-82, 420
Jouvin, Jacobus 172, 236-37, 252, 405
Juch, Hermann Paul 175, 240, 242, 244, 248, 250-51, 258, 383-84, 408
Julius III. (Papst) 88, 124
Juncker, Friedrich Christian 175, 246, 251, 364, 384, 408
Jungius, Johann Christian 174, 189, 238-40, 243-45, 252, 405
Jütte, Robert 11, 24, 159, 167, 420
Jüttner, Guido 70
Juvenal (Iuvenalis, Decimus Iunius) 38, 52, 73, 245, 249, 311, 320, 380

Kaitaro, Timo 320, 420
Kallmeyer, Thomas 175, 247-50, 255, 286, 408
Kamper, Johannes Gottfried 175, 240, 242, 244, 248, 250-51, 258, 383-84, 408
Kapferer, Richard 382
Karenberg, Axel 11, 78, 234, 323
Keil, Gundolf 22, 66, 73, 165-66, 420
Kephalos 39, 68, 144, 291
Kertzer, David I. 27, 417
Kieser, Franz 349
Kimchi, Rabbi David 363
Kirkebøen, Geir 420
Klibansky, Raymond 67, 154
Klinck, Roswitha 68
Knorr von Rosenroth, Christian 140, 165, 166, 408
Koch, Johann 329-30, 333, 358-59, 408
Koelbing, Huldrych M. 162
Komorowski, Manfred 234-35
Kondratowitz, Hans-Joachim von 23, 26, 118, 248, 257, 384, 398, 400, 420
Konrad von Eichstätt 293
Korber, Otho 76, 84, 146, 151, 329, 350, 357, 363, 409
Korwitz, Ulrich 11
Krebs, Gottlob Friedrich 175, 245, 248, 250-55, 257, 383, 401
Kromayer, Johannes Heinrich 263, 409
Kruse, Britta-Juliane 282, 286
Kühn, Carl Gottlob 218
Kümmel, Werner Friedrich 158
Kutzer, Michael 27, 322, 383, 420
Kyros (persischer König) 294

Lacasce, Steward 320
Laguna, Andrés de 78, 83-84, 88, 95, 152, 160, 252-53, 288, 303, 409
Lamettrie, Julien Offrai de 169, 234
Larivière, Raymundus 172, 235, 253, 409
Laslett, Peter 27, 67, 417
Latier, Jacques François. 172, 241, 255, 407
Lauha, Aarre 355
Le Breton, Carolus 172, 236, 252, 409
Le Clerc, Daniel 345, 358, 361, 363, 409
Le Febure, Jacobus 172, 235, 238, 250, 254, 405
Le Gaigneur, Stephanus 172, 237, 253, 371, 409
Le Moine, Antonius 236-39, 245, 247, 250, 411
Le Secq, Robert 152, 172, 237-38, 244, 246, 253, 382, 409
Leake, John 282, 284-86
Lederer, Thomas 363
Leeuwenhoeck, Antonie van 241
Leeuwenhoek, Antonie van 185
Lefevre, Jacques 313, 381
Leibniz, Gottfried Wilhelm 166, 305
Leibowitz, Joshua O. 71, 359, 420
Lemay, Helen Rodnite 283
Lemnius, Levinus 152, 161, 320-21, 352, 364, 409
Lesky, Erna 74
Lessius, Georg 323, 382, 405
Lessius, Leonard 152, 162, 288, 295, 304, 320-21, 352-53, 364, 409
Lewry, Osmund 72
Lichtenberg, Georg Christoph 250, 379, 385
Liefmann, Michael Friedrich 175, 241, 244, 246-48, 250, 257, 361-62, 384, 409
Limburg Brouwer, Petrus van 400
Lind, Levi Robert 151-52, 245, 416
Linné, Carl von 175, 244-45, 250, 335, 343, 355, 359-60, 362, 383, 409
Lister, Martinus 412
Little, Andrew George 77, 151, 403
Lodberg *siehe* Friis, Christian Lodberg
Lokhorst, Gert-Jan C. 320, 420
Longolius (Longueil), Johann Daniel 243
Loos, Johann Jacob 259
Lopes, Franciscus 172, 236-37, 253-54, 409, 411

Lorin, Jean de 357
Lotario Conte di Segni (Papst Innozenz III.) 58, 76
Lüders, Johann Nikolaus 228, 253, 401
Ludwig, Christian Gottlieb 175, 189, 241, 243, 247, 250, 383, 409
Lukianos von Samosata 71, 84, 151, 226, 292, 296, 303-304, 406, 409, 414
Lukrez (Titus Lucretius Carus) 321
Lullus, Raymundus 151, 165, 409
Lüth, Paul 22, 27, 244, 261-62, 420
Luther, Martin 84, 151, 249, 314, 322, 328-29, 332, 348, 357, 362, 369, 382

Mackenzie, James 26, 151, 259, 302, 409
Madeira Arrais *siehe* Arraes, Madeira
Mai, Franz Anton 175, 284-87, 410
Maier, Johann 358, 420
Maier, Michael 349
Maimonides 47, 72, 78, 292, 303, 363
Majault, Michael Joseph 172, 256, 287, 410
Malpighi, Marcello 184, 185
Mandat, Joannes 172, 236, 252, 410
Manick, Andreas 362
Marais, Petrus 159, 172, 237, 253-54, 412
Marche, Olivier de la 282
Maria Theresia (römisch-dt. Kaiserin) 222
Marinello, Giovanni 254, 285
Marteau, Carolus 172, 237, 253, 371, 409
Martigne [o.V.] 258
Martini, Nicolai 410
Massaria, Alessandro 206
Masson, Louis 72, 161, 420
Mattioli, Umberto 27, 423
Mauchart, Burkhard 175, 246, 410
Maupertuis, Pierre Louis Moreau 229, 262
Mauriceau, François 285
Maximianus 38, 245, 380, 410, 416
Mayer, August Franz Joseph 400
McVaugh, Michael R. 23, 66, 74-75, 80, 151, 304, 420
Mead, Richard 211, 258, 323, 344-45, 355, 359-62, 384, 410
Mecchia, Aldo 151
Meckel, Philipp Friedrich 66, 176, 238, 243, 248, 410
Medea 45, 251, 288, 297, 298, 299, 305
Meibom, Heinrich (d. J.) 226, 228, 246, 262, 303, 410
Melanchthon, Philipp 363
Mendaña, Alvaro de 362
Mentel, Jacques 169
Mercuriale, Geronimo 107, 158, 321, 410
Mersenne, Pater 322
Michaelis, Johannes Conrad 174, 190, 243-44, 247, 250-55, 257, 284-87, 383, 385, 414
Michaelis, Johannes Heinrich 356, 359
Mileti, Giovanni Matteo 249
Millin de la Courveault, Joannes Nicolaus 172, 256-57, 287, 361, 404, 410
Millot, Jacques André 211-12, 218, 258-59
Minkowski, Helmut 162-63
Minois, George 23, 67-70, 76, 151, 161-62, 164, 249, 282-83, 303, 305, 364, 380-81, 420
Mislei, Lucas 175, 242, 245-46, 248, 251-52, 254, 256, 305, 410
Montagu, J.D. 303, 420
Montaigne, Michel de 84, 151, 348
Montanus, Benedictus Arias 355
Montanus, Robertus 258
Morand, Joannes Franciscus Clemens 172, 237-38, 253, 403
Morgagni, Giovanni Battista 27, 102, 191, 222, 224, 261, 272, 321, 376, 410, 419
Morrison, James C. 305
Mose (altisraelitischer Führer) 364
Mosengel, Heinrich Josua 228, 251, 401
Moulin, Daniel de 286
Müller, Ingo Wilhelm 322, 383, 421
Müller, Johann E. 357
Müller, Johannes Franz 66, 176, 238, 243, 248, 410
Müller, Karl 22, 421
Munde, Barbara 402, 421
Münster, Ladislao 27, 151, 356, 417, 421
Musitelli, Sergio 282, 423
Mykon 79

Nascher (Nasher), Ignaz L. 24, 27
Nauck, Ernst Theodor 235
Neander, Samuel 249, 410
Nepotian (Priester) 160
Nestor 39, 144
Nestroy, Johann 68, 77
Neuburger, Max 245
Neuhoff, Johannes Friedrich 176, 361, 413
Neukum, Georg Michael 175, 241-43, 246-48, 251, 254, 383-84, 410
Neydecker, Johann 151, 414
Niebyl, Peter H. 23, 72-73, 75, 163, 165, 260, 364, 421
Nikolaus de Balis 88
Nikolaus von Lyra 328, 356
Nikolaus von Myra (Hl.) 356

Nitschius, Moritz Friedrich 174, 242, 244-45, 247-48, 252-53, 255, 374, 383
Noll, Heinrich 240
Nollan, Jean Jacques 172, 235, 251-52, 415
Nühlen-Graab, Maria 69, 161, 421
Nutton, Vivian 305

Oberkamp, Franz Joseph von 228, 251-53, 410
Ochsner, Jacobus 228, 256-57, 407
Ödipus (auf Kolonos) 144, 323
Olympiodorus Alexandrinus 356
Oosterdyk Schacht, Joannes 174, 241, 250-51, 305, 410
Oporinus, Johannes 163
Opsopoeus, Vincentius 296, 409
Oreibasios 63, 79
Orth, Hermann 22, 66, 79, 421
Oswald von Wolkenstein 147, 167, 357
Ottmer, Johann Heinrich Gottfried 175, 239, 242, 246, 248-49, 253-55, 361, 403
Ovid (Ovidius Naso, Publius) 38, 67-68, 72, 113, 157, 159, 245, 249, 297-98, 305, 320

Paal, Hermann 256
Pagel, Walter 163-64, 166, 258, 259
Paleotti, Gabriele 69, 152, 159, 295, 304, 313, 322, 350, 352, 363, 410
Pallu, Victor 172, 237, 240, 257, 404
Panofsky, Erwin 67, 154
Paoli, Hugo Henrichus 27, 417
Paracelsus, Theophrastus 27, 61, 65, 78, 83-84, 94, 113, 123, 132, 134-43, 154-55, 159, 163-66, 181, 183, 206, 240, 254, 279, 287, 296, 305, 410-11, 421-22
Paré, Ambroise 369, 382
Parigault, Romanus 172, 236-37, 254, 409
Parmenides 72, 283
Parr(e), Thomas 71
Patin, Guy 257, 361, 384
Patin, Robertus 172, 235, 252, 411
Patzke, Johann Samuel 283
Paul III. (Papst) 152
Paul IV. (Papst) 124
Pauli, Tobias Ferdinand 174, 194, 238-40, 244-45, 247-48, 254, 256, 411
Paulos von Aigina 33, 63, 79, 368, 381
Paulus von Tarsos 42, 70, 322, 351
Pecquet, Jean 169
Peil, Johannes 249, 323, 411
Pelias 45, 291, 298
Pelling, Margaret 27, 420-21
Pero 63
Perrault, Claudius 172, 236-37, 253, 322, 407
Perreau, Petrus 172, 236-37, 253, 411
Petrarca, Francesco 40, 69, 148, 304, 348
Petrus (Apostel) 124
Petrus Damianus 124
Petrus Hispanus 45, 70, 72
Pfister, Manfred 320
Philaretes *siehe* Fuchs, Gilbert
Philipp II. (König von Spanien) 336
Philipp von Novarra 67
Philippos (griech. Arzt) 56, 77, 292, 294, 380-81
Philites, Constantin Anastasius 189-90, 192, 202, 235, 244-45, 248-53, 255, 323, 411
Philo Judaeus 263
Philologus, Thomas *siehe* Rangone, Tom.
Philon von Alexandreia (Philo Judaeus) 67
Piccolomini, Enea Silvio 199
Pierer, Johann Friedrich 245-46, 257-58, 263
Piiart, Franciscus 172, 237, 253, 411
Pilgren, Johan 175, 244-45, 250, 335, 342-43, 355, 359-60, 362, 383, 409
Pinel, Philippe 400
Pius IV. (Papst) 124
Placcius, Vincent 263
Plater, Felix 275
Platon 31-32, 39-41, 43-44, 59, 62, 68-70, 77, 79, 144, 158, 160, 187, 203, 285, 291-92, 295, 303, 310-11, 313, 319-23, 417
Plautus (Maccius Plautus, Titus) 38, 145, 245, 249
Plempius, Vobiscus Fortunatus 258
Plinius Secundus, Gaius (d. Ä.) 32, 44, 58-59, 63, 76, 78-79, 159-60, 245, 271, 283, 289-90, 292-95, 302-303, 320
Plotinos 42, 70
Ploucquet, Wilhelm Gottfried 175, 229, 235-36, 246, 254, 257, 262, 287, 319, 323, 411
Plutarchos 39, 58, 69, 76, 145, 198, 230, 232, 257, 312, 319, 321-22, 352, 396
Poggio Bracciolini, Giovanni Francesco 249, 411
Pohl, Johann Christoph 175, 241-42, 245-53, 255-56, 260, 284, 383, 411
Pollio Romulus (Romilius) 293-94, 304
Pomis, David de 27, 83, 85-86, 88, 90-91, 93, 97, 100-101, 111, 113, 151-153, 155, 159-160, 411, 421
Pomponius Mela 302
Posner, Caspar 70, 228, 237-38, 240, 371, 383, 411

Praunius [o.V.] 361
Pré *siehe* Depré
Preaux, Germanus 172, 236-39, 245, 247, 250, 257, 411, 416
Premauer, Carolus Narcissus 175, 244-45, 249-51, 256, 287, 411
Probstius, Johannes Friedrich 175, 242, 248, 256, 411
Probyn, Clife T. 320, 421
Ptahhotep 380
Ptolemaios, Klaudios 35-36, 67, 76
Putscher, Marielene 70, 162
Püttmann, Josias Ludwig Ernst 249, 287, 411
Pythagoras 35, 73, 105-106, 126-127, 157, 214

Quecke, Kurt 27, 66, 163, 421
Qusta ibn Luqa 310

Ramazzini, Bernardino 224, 261, 294, 411
Ranchin, François 27, 73, 83, 85-88, 90-92, 94-95, 100-101, 104-105, 107, 110-11, 113-16, 118-19, 127, 152-60, 163, 170, 179, 196, 207, 216, 244, 246, 258, 284, 286-87, 300, 305, 316, 320-22, 340, 345, 359-61, 370, 382-83, 411, 419
Rangone, Tommaso 66, 83-84, 88, 123-24, 161, 226, 296, 305, 411-12
Ranis, Samuel Gottlieb 175, 238-39, 242, 245-47, 251, 254, 256, 262, 408
Raoult, Robertus 172, 235-37, 252, 254, 412
Rashi (jüdischer Rabbi) 363
Raslan, Usama 80, 303, 421
Ratherius Veronensis 356
Rau, Hedda Maria 402, 421
Rebhan, Johannes 249, 287, 323, 382, 412
Regemann, Johann Ludwig 175, 285-86, 412
Regenboge (Pseudo-) 77
Regius, Henricus 174, 197, 246, 249, 254, 256, 412
Regnier, Petrus 172, 251, 253, 412
Reichsigl, Johannes Stephan 362
Reil, Johann Christian 190, 411
Reinhard, Christian Tobias Ephraim 211, 245, 256, 305, 343-44, 360, 383, 412
Renaudot, Isaac 172, 237, 252, 321, 412
Renbourn, Edward Tobias 161
Reuber, Markus 320, 421
Reyss, Andreas Joseph 228, 251-53, 410
Rhazes (Abu Bakr Muhammed
Ibn Zakariya) 63, 66, 74, 79
Rhodiginus, Ludovicus Caelius 305
Richard, Nicolaus 159, 172, 237, 253-54, 412
Richardson, Bessie Ellen 66, 421
Richter, Adolf Gottlob 174, 239, 242, 244, 246-47, 254-55, 364, 415
Richter, Georg Gottlob 173, 175, 228, 241-42, 245, 250-57, 305, 364, 376, 384, 412
Riolan, Jean 73, 83, 120-21, 158, 160-61, 188, 242, 402, 412
Ritter, Stefan 162
Robert I. (König von Neapel und Sizilien) 60
Robert, Marin Jacques Clair 211-12, 216, 258-59
Rohr, Johann Daniel 175, 241-42, 250, 253, 384, 413
Rosenmayr, Leopold 27, 66, 422
Rössle, Robert 384
Rostan, Louis Léon 400
Rothschuh, Karl E. 81, 151, 162-63, 166, 238-39, 242-43, 260, 405
Ruinella, Andreas 174, 234, 244, 246, 406
Rush, Benjamin 211-12, 217-19, 259, 319, 321, 324, 412
Russell, Richard 284
Ruysch, Frederik 184-85, 209
Rychner, Wilhelm 174, 190, 238, 243-45, 248, 412

Sa´id B. al–Hasan 303
Sachs, Hans 166
Sachse, Leberecht August 228, 402
Salomo (altisraelitischer König) 309, 314, 325-26, 330, 337-38, 340-45, 348-49, 357, 361-63
Salomo, Rabbi (jüd. Kommentator) 358
Samius 303
Sander, Sabine 282, 288
Santorio, Santorio 83, 92, 119, 121, 160, 186, 188, 213, 242-43, 252, 336, 371, 383, 412
Sappho 282
Sarwey, Theophil Andreas 175, 246, 410
Saur, Abraham 175, 241, 243, 245-54, 284, 361, 412
Saxl, Fritz 67, 154
Schadel, Helene 70
Schadewaldt, Wolfgang 67-69, 422
Schäfer, Daniel 26, 68-72, 77, 151, 166, 167, 246, 303, 422
Schelhammer, Günther Christoph 160, 174, 238, 240, 244-45, 247, 254, 413
Schelhaß, Christian Friedrich 174, 179, 237-38, 244, 246-48, 254, 364, 413

Schipperges, Heinrich 70, 80, 422
Schledorn, Anni von 402, 422
Schlosser, Horst Dieter 167
Schmid, Jacobus 228, 246, 256-57, 407
Schmid, Johannes Andreas 174, 179, 237-38, 244, 246-48, 254, 364, 413
Schmid, Willibald 400, 413
Schmidius, Johann Gottfried 174, 402
Schmidt, Sebastian 357
Schmitt, Wolfram 66-67, 77, 79-80, 422
Scholl, Friedrich Salomon 175, 241-42, 413
Scholtz, Gunter 305
Scholz, Achim 163-65, 422
Schöner, Erich 73, 283
Schrader, Friedrich 165, 174, 178, 180, 238-40, 243-44, 246-48, 250-55, 257, 287, 305, 372, 383, 413
Schreger, Christian Heinrich Theodor 175, 262, 413
Schreger, Nathanael Glauberecht 413
Schröck, Johann Friedrich 231-32, 262-63, 402
Schubart-Fikentscher, Gertrud 235, 422
Schultheiss, Dirk 282, 423
Schulz, Carl Heinrich 413
Schulz, Zacharias Philipp 228, 242, 402
Schulze, Johann Heinrich 175, 241-42, 250, 252-53, 384, 413
Schütze, Ingo 164, 166
Schwalbe, Julius 384, 420, 423
Schwarz, Christian Gottlieb 413
Schwenner, Petrus 249
Sebiz (Sebitz d. J.), Melchior 174, 177-79, 237-38, 243-48, 250, 252, 255, 351, 361, 371, 382-83, 413
Seidel, Robert 161
Seiler, Burkhard Wilhelm 152, 175-76, 191-92, 235-36, 245-46, 256-57, 263, 284, 287, 361, 376, 384, 413
Seinsheim, Adam Friedrich Graf von 215
Seip, Fr. Chr. 228, 250-51, 253, 257, 305, 412
Seneca (Aenneus Seneca, Lucius) d. Ä. 166, 246, 312, 321-322
Seneca (Aenneus Seneca, Lucius) d. J. 31-32, 37, 40, 42, 68-70, 89, 142, 145, 153, 158, 193, 245, 254, 262, 283, 321-22, 347, 365, 369, 373, 376-77, 380-81, 383-84
Senn, Alfons 69
Sennert, Daniel 79, 83, 160-61, 413
Serres, Jean de 329, 333, 337, 357-58, 360, 413
Severus Iatrosophista 381
Sextus Pompeius Festus 68
Shahar, Shulamith 23, 423
Sheafe, Thomas 313, 322, 413
Shorter, Edward 286
Sibylle von Cumae 72, 320
Silva, Joannes Baptista 237-40, 253, 405
Sinclair, James 26, 218, 259, 413
Siraisi, Nancy 151, 154, 156, 167, 304, 381, 423
Smith, John 76, 211, 258, 317, 323, 334, 337-42, 344-45, 358-63, 414, 419
Smith, Richard Manning 288
Smits, F. Wilhelm 330, 355-59
Soemmering, Samuel Thomas 400, 414
Sokrates 105, 223
Solon von Athen 35, 67
Soman, Alfred 283
Sommer, Johannes Friedrich 174, 239-41, 244, 246-48, 251-52, 255, 364, 414
Sophokles (attischer Dichter) 39, 291, 323, 380
Soranos von Ephesus 309
Spieghel, Adrian van den (Spigelius) 340
Spina, Girolamo 261
Sprandel, Rolf 23, 27, 322-23, 364, 381, 423
St. Germain, Marquis de 229, 287
Staehelin, Onufrius 175, 238, 245, 247, 249, 414
Stahl, Georg Ernst 166, 174, 188-90, 195, 208, 219, 221, 228-29, 242-44, 247, 249-55, 257, 282, 284-87, 372, 383, 385, 414
Stainer, Bernhardin 68, 83, 86-87, 106, 113-14, 151, 153-55, 157-60, 382, 414
Stauder, Peter 235
Stearns, Peter N. 27, 282, 287, 421, 423
Stegmann, Ambrosius 174, 180, 238-40, 244-48, 250, 253-56, 284-87, 305, 334, 341-42, 344-45, 360, 383, 415
Steinbrecher, Aline 384
Steinmeyer, Arnold Friedrich 159, 228, 247, 250, 253-55, 402
Stemberger, Günter 362
Steudel, Johannes 22, 75, 248, 256, 258, 304, 423
Stolberg, Michael 23, 73-75, 159, 282, 284, 286, 423
Stoll, Ulrich 74
Stromer, Heinrich (von Auerbach) 69, 83-84, 146-48, 151, 234, 288, 296, 312, 321, 329, 385, 414
Struve, Christian August 211-12, 217-18, 227, 256-57, 259, 262, 414

Struve, Ernst Gottholdt 228, 242, 414
Struve, Georg Adam 68-69, 249, 287, 323, 414
Suavius, Leo 166
Sudhoff, Karl 67, 164
Sueton (Suetonius Tranquillus) 187
Süßmilch, Johann Peter 27, 256, 262, 284, 287, 330, 358, 383, 414
Swieten *siehe* Van Swieten
Swift, Jonathan 306-308, 316-320, 324, 421, 423
Sydenham, Thomas 207, 220, 252, 255-56, 259, 283, 285-86, 414
Sylvius (De le Boë, François) 181, 219, 239
Symmachos (Übersetzer) 355

Taeger, Angela 282-83, 419
Taschkandi, Shah Ekram 303
Telephos aus Pergamon (Grammatiker) 292
Telle, Joachim 161, 164, 363, 415, 419
Temple, William 259, 262, 415
Tenon, Jacques René 257
Terenz (Terentius Afer, Publius) 31-32, 66, 68, 70, 245, 347, 354, 365, 367, 369, 371-73, 377-81, 383, 385
Tertullianus, Quintus Septimius Florens 364
Thales von Milet 73
Thalheim, Michael Gottlieb 228, 241-42, 247-49, 251, 402
Thane, Pat 27, 421, 423
Theodas von Laodikeia 152
Theroulde de Vallun, Carolus Franciscus 172, 251-52, 415
Thomas de Chobham 355, 356
Thomas von Aquin 363, 415, 419
Thoner, Augustin 371, 382
Thorin, Carl 400
Thorndike, Lynn 362-63
Tiberius (römischer Kaiser) 257
Tiraqueau, André 249
Tithonos 45, 68, 72, 307, 317, 320, 323, 380
Titius, Simon Daniel 174, 250, 282, 285-86, 414
Torrigiano de' Torrigiani, Pietro 368
Tossanus, Daniel 152, 154, 295, 304, 314, 320-22, 351, 363, 415
Tremelli, Johannes Immanuel 355
Triebs, Michaela 234-36, 423
Triller, Daniel Wilhelm 175, 177, 225, 230, 237, 244-45, 250, 252-55, 262, 334, 344, 360-61, 363, 415
Tuke, Thomas 288

Uhland, Gotthold E.J. 175, 235-36
Uzéz, Herzogin 88

Valerius Maximus 79, 292, 303-304
Vallés, Francisco de 79, 83-84, 88, 123, 130-33, 160, 163, 207, 252, 256, 300, 305, 334, 336, 344, 356, 358-59, 415
Van Diepen, Cornelius 175, 243-54, 284-85, 384, 415
Van Swieten, Gerard 37, 68, 175, 178, 222, 237, 242, 247, 261, 414-15, 419
Vanderlinde, Franz Joseph 175, 284-87, 410
Varro Terentius, Marcus 34-35, 66-68
Vater, Abraham 174, 239, 242, 244, 246-47, 254-55, 364, 415
Venner, Tobias 103, 155, 293, 415
Verdelhan des Moles, Jacobus 172, 235, 253, 409
Vergil (Vergilius Maro, Publius) 68, 245
Vermeer, Hans J. 363, 415, 419
Vesalius, Andreas 249, 310
Vespasianus, Titus Flavius (röm. Kaiser) 362
Vesti, Justus 174, 180, 238-40, 244-48, 250, 253-56, 284-87, 305, 334, 341, 344, 360, 383, 415
Vieillard, Louis Alexandre 172, 237, 241, 250-51, 383, 406
Villa, Claudia 381
Villforth, Johannes David175, 248, 253, 254, 255, 256, 284, 415
Villon, François 147, 282, 357
Vinhold, Georg Andreas 364, 408
Vogel, M. Michael 228, 262, 403
Voltaire (Arouet, François Marie) 218, 229, 234
Vultejus, Justus Hermann 70, 228, 237-38, 240, 371, 383, 411

Wagner, Joachim Friedrich 175, 248, 256, 403
Wahl, Christian Gottlob 255
Waldung, Wolfgang 83, 145, 167, 234, 415
Walker, Daniel P. 162
Walther, Hans 69, 381
Waltsgott, Johann Ernst 160, 174, 238, 240, 244-45, 247, 254, 413
Warlitz, Christian 68, 174, 180, 184, 211, 236-41, 244-47, 250, 256, 258, 284, 321, 335, 342, 344, 354, 358, 360, 362-63, 383, 415
Watzke, Daniela 27
Weber, Andreas 364, 416
Webster, Charles 363

Weddigen, Erasmus 161
Wedel, Georg Wolfgang 143, 174, 177-79, 208, 227-28, 238-40, 242, 244, 252, 254-56, 262, 287, 344-45, 360-61, 416
Weil, Gotthold 72
Weinsberg, Hermann 24, 159, 167, 420
Weisser, Ursula 74
Welsch, Georg Hieronymus 174, 178, 237-38, 243-48, 250, 255, 321, 361, 371, 382, 413
Welsted, Robert 211-12, 258, 416
Welti, Manfred 27, 66, 167, 263, 283, 423
Westendorf, Wolfhart 287, 380
Westermann, Claus 354
Westhoven, Hermann Werner von 31, 66, 233, 263, 416
Wilbush, Joel 282, 284-86
Williams, Elizabeth A. 243
Willis, Thomas 180-81, 185, 220, 239, 255, 260, 316, 322, 340, 416, 420
Wils, Arnold 197, 249
Wilson, T.G. 320, 423
Witsius, Hermann 76, 316, 323, 330, 332, 358, 360, 416
Wittern, Renate 158
Wöhrle, Georg 157, 303, 423
Wolf, Hans Walther 354
Wolf, Hans-Jürgen 282
Wolff, Caspar Friedrich 188
Wolff, Nathanael Matthäus 175, 240-42, 245-49, 251-56, 416
Wolfram, Peter 285
Wyer, Robert 77
Wyssius, Felix 357

Xanthippe 79
Xenophilus (Pythagoräer, Musiker) 294

Yon, Petrus 172, 236-38, 257, 416

Zacchia, Paolo 121, 199, 250, 317, 321, 323-24, 370, 382-83, 416
Zanardi, Michele 156, 159, 161, 353, 364, 416
Zedler, Johann Heinrich 151, 233, 242, 263
Zeman, Frederick D. 22, 78, 151, 303, 400, 423
Zerbi, Gabriele 27, 37, 76, 80, 82-84, 86-91, 93-97, 103, 107, 110, 112, 114-15, 124, 126-27, 129, 151-60, 162, 167, 245, 259, 270-71, 283-84, 294, 304, 321, 369, 382, 410, 416, 421
Zola, Emile 300
Zopf, Johann Caspar 228, 252, 402
Zwinger, Theodor (d. Ä.) 126, 162, 229, 304, 416
Zwinger, Theodor (d. J.) 228, 238, 240, 242-43, 252-53, 255, 257, 416